傷寒論を読もう

髙山宏世 編著

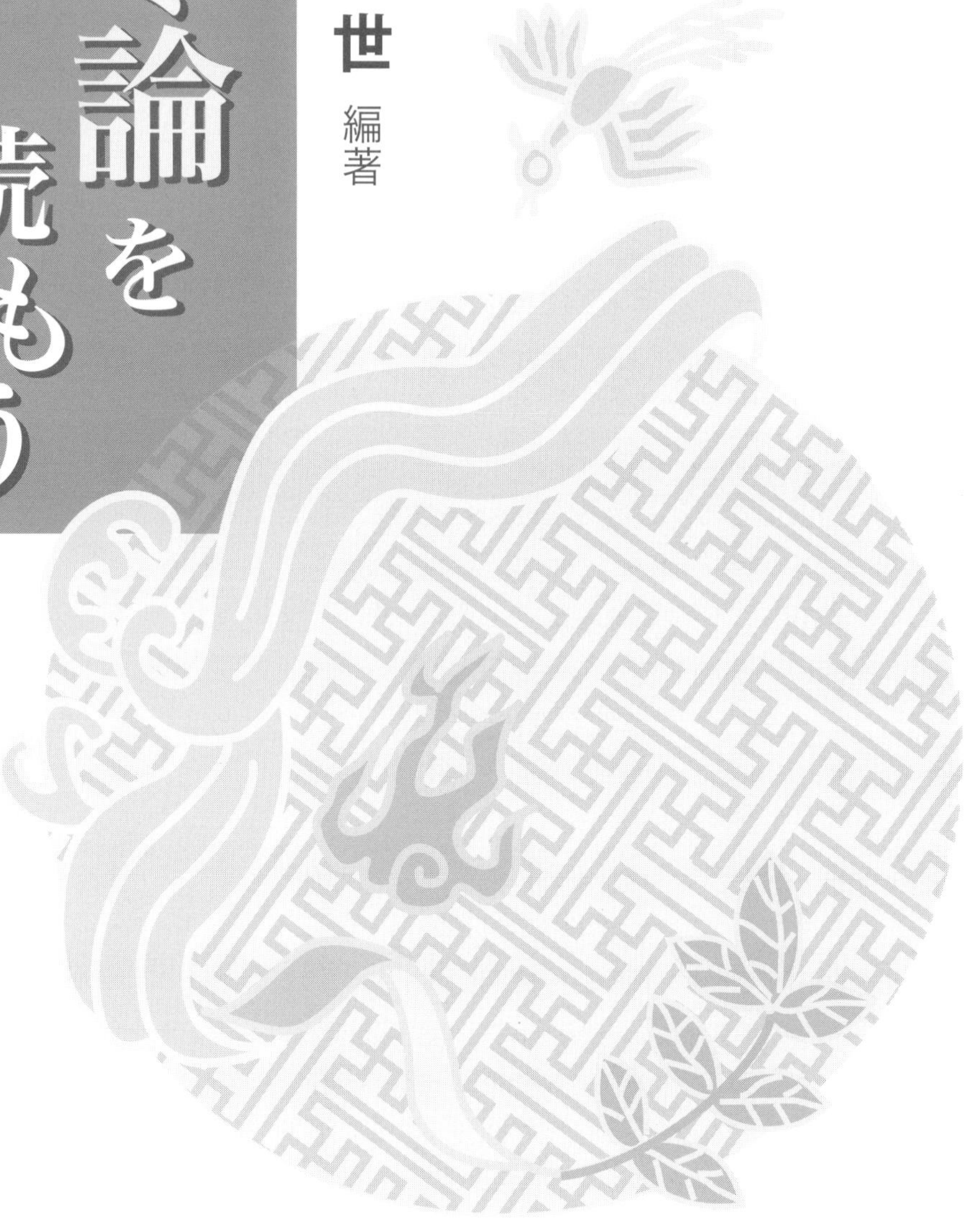

序

『傷寒論』一書は中国漢代以前の張仲景の著で、医学的に集大成された重要な経典医書である。原書は『傷寒雑病論』であるが、宋の時代にいたり『傷寒論』と『金匱要略』の二部に分けられ、中国医学発展史上、画期的な意義と承前啓後の役割を具えている。

『傷寒論』は、多種の外感病の弁証論治についての論述を主としているが、論中に創造された六経弁証論治の体系は、理・法・方・薬がともに備わり、理論体系は実践的であり、その臨床的価値は歴代医家によって称賛され、「衆法の宗」「衆方の祖」として今日にいたるまで伝承されてきたのである。

しかれども、昔日『傷寒論』を初学し、その古文の深奥、涵義のはなはだ深きことに悩まされ、条文を理解することができず、かつ論中の証と省文・衍文と合せて諸家の注釈にはそれぞれの見解があり、往々にして条文の本質的精神を理解することが困難であった。さらに学習難度のために、常に茫然として適従するところがなかった。しかし、『傷寒論』を反復熟読し、その理解を深めるにつれて、証ごとの主方と方ごとの証を掌握して、臨床と結び付けて応用することで、『傷寒論』の学習は「始め難きと雖も、既にして易きなり」と痛感するのである。

このたび、髙山宏世先生の『傷寒論を読もう』が世に問われることになった。誠にめでたいことである。先生は一九八五年（昭和六〇年）より、福岡において「漢方を知る会」を主催し、『傷寒論』を約八年（計三十五回）にわたり講義され、その講義録を集積して『傷寒論を読もう』なる一書を著された。

この書は、『内経』の学術思想と理論的原則を継承しているのみならず、後世の八綱弁証の内容をも包括し、かつ『傷寒論』における複雑な証候について、属性（陰・陽）、病位（表・裏）、病性（寒・熱、虚・実）、臓腑経絡、気血の生理機能と病理変化を分析し、人体抗病力の強弱・病因の属性・病勢の進退緩急などの素因を根拠に、疾病の伝変過程の中で出現する各種証候について分析・総合・帰納を行ったものである。しかも方証の証候・病機・治法・方薬などの方面についても、詳細かつ透徹な解説を行い、その弁証論治の精神と理論は全書を貫く一本の主線をなしている。これらの内容は、『傷寒論』を学習する者にとって、必ずや理解するうえでの助けとなり、多大な効果と啓蒙をもたらすものと確信する。

髙山宏世先生は私の師友であり、親交することかれこれ三十数年になるが、常に互いに学たる道を論じ、意気投合し、絶えず会晤して、医学全般について互いに切磋琢磨し、その心得と見解を交流してきたのである。先生の学問に臨む態度は真摯、かつ中医学理論の造詣は深く、約四十年の臨床経験にもとづく潜心研鑽のなかで、系統的にその学術を整理し、自ら体系をなし、『内経』『本草経』および『傷寒論』に精通し、古今を集めて一身とし、医学・教育・研究・著作などに精力を注ぎ、その数々の著作の条理は明晰、文筆は流暢、理論は実践的である。代表作である『腹証図解・漢方常用処方解説』は、日本東洋医学会奨励賞（二〇〇五年）を受賞し、その業績は燦然としている。先生には大家の風格が備わり、令名は全国に響き、誠に道深く医の方術は精にして究めにいたる。

本書はこれから『傷寒論』を初学する者、あるいはより深く『傷寒論』の世界に足を踏み入れ、その弁証論治の精神を理解し習得しようとする者にとって、一条の捷径を開き、その奥義に直達せしむるものである。

以上が私の『傷寒論を読もう』を全面的に推薦するところであり、かつ本書がただちに臨床実践を指導する手助けになることを切望するものである。ゆえに謹んで筆を取り、小志を以て記し、序となす。

二〇〇七年十二月吉日

原田　康治

凡例

一・本書の内容

本書はいまから『傷寒論』を学習しようとしている人、あるいは現代語訳を読んだがその内容がよく理解できなかったという人々を対象に、各条ごとの現代語訳ではなく、各条に述べられている内容の意味と、作者が何を教えようとしているのかを解説したものである。

内容は、太陽病上篇より陰陽易差後労復病篇にいたる三百九十八箇条である。

従来の参考書で省略されがちであった、処方と直接関係のない条文も省略せず『傷寒論』全体の流れの中で留意すべき点について解説した。

二・原典

『傷寒論』の条文、および番号は日本漢方協会学術部が編集出版された『傷寒雑病論』三訂版に拠った。したがって原典は『宋版傷寒論』の趙開美版である。ただし、各篇の子目は省略した。

各条文は片仮名混じりの読み下し文とし、読み方・句読点・段落などについては必ずしも従来の参考書のそれには捉われず、一読して意味が取りやすい平易な文章になるように心がけた。

本文中の漢字の字体については旧字体を改め、基本的に常用漢字・人名用漢字を用い、それ以外の漢字については正字を採用した。

三．各篇構成の略図

各篇に読み入る前に、その篇の条文の配列が、編集上どのように配慮・工夫されているかを理解する一助になるよう、条文配列の略図を示した。

四．図解

よく繁用される四十処方については、挿絵入りでその要点を記した「図解」を挿入した。

1、**方意**……その処方が傷寒六経のどの時期（病位）に用いられ、どのような証候（証）に対応するか、その処方の特徴を記し、あわせて証と脈・舌・腹の所見についても記した。

2、**臨床応用**……その処方が有効な症状や現代医学の病名を記した。ただし、これは必ずしも健康保険の適応病名に一致するものではない。

3、**運用の要点**……その処方を用いるうえで、有力な目標となる特徴的症状や所見を簡潔に記した。

4、**類方鑑別**……似たような症状を呈し、選択に迷う可能性のある『傷寒論』中の他の処方を列記し、それぞれの処方の特徴を比較検討できるように配慮した。

5、**原典**……証と治の根拠となる条文を示した。

6、**方解**……処方を構成する生薬の性味と薬能を君・臣・佐・使の順序に従って記した。

（　）内の数字は現在わが国で一般に用いられている分量を参考までに示したが、分量は本来状況に応じて適宜増減すべきものである。

五．総括

各篇の最後には、その篇の内容を一覧できる総括を付した。

目次

弁太陽病脈証并治　上

弁太陽病脈証并治　中

『傷寒論』について

『傷寒論《しょうかんろん》』の成り立ち

『傷寒論』は、成立した時代には『傷寒雑病論』と呼ばれていましたが、後世になって現代の『傷寒論』と『金匱要略』という二冊の書物に分かれて伝えられました。『傷寒雑病論』は傷寒(急性病)と雑病(慢性病)について、その診断と薬物治療をはじめて系統立てて詳しく論じた書物です。同書によって確立された方法論があって、はじめて漢方医学は今日の発展を迎えたといっても過言ではありません。

『傷寒雑病論』は後漢の末期、長沙の太守であった張仲景(一五〇~二一九年頃)という人によって書かれたと伝えられています。張仲景はその功績により後世の医家から医聖と崇められていますが、正史には名前がなく、その実在も含めて謎に包まれています。中国の医学史の教科書によれば、張仲景は名は機、南郡涅《ねっ》陽(いまの河南省南陽市)の人で、人柄は篤実で学問を好み、青年時代に医学を同郷の張伯祖という人に学んだとあります。当時は疫病が流行して多くの人が死に、張仲景の一族も以前には二百人以上いたのに、大部分の者が夭折しました。この惨状に遭って彼は優れた医学書を著して人々を救おうという悲願を立て、古典や当時用いられていた優れた処方を広く集め、それに自身の豊富な医学的経験を結合して『傷寒雑病論』十六巻を著したということです。張仲景に関する伝説はほかにもあり、実際に彼が一人で書いたのか、あるいは太守という地位から、いわばプロジェクトチームを統率して編纂したのか、はっきりしたことはわかりません。もちろん、張仲景という人物の実在を否定する歴史家もいます。なにしろ当時の中国は動乱の世で、せっかくの『傷寒雑病論』も、完成から五十年後にはもう散逸してしまっていたと伝えられています。

その後、『傷寒雑病論』の内容は西晋時代の王叔和を始め多くの学者の手によって部分的に伝えられてきたのです。中国の歴史の上でもいろいろな変遷があって、宋の時代に印刷技術が飛躍的に発展したのに伴い、国家的事業の一つとして、林億らが散逸した条文を編集し、一〇六五年に傷寒を扱った部分が『傷寒論』として出版されました。同じ頃、雑病を扱った部分も『金匱要略』という書名で出版され、それらが今日『傷寒雑病論』の原典を伝えた正式のテキストとされています。現在私たちが『傷寒論』と呼んでいるのは、下って明代の趙開美という人が残在していた宋本の『傷寒論』を翻刻して出版した、『趙開美本傷寒論』を原本としたものです。

このように現在の『傷寒論』は歴史的にも紆余曲折を経ているので、考証学者の間では張仲景の書いたオリジナルの書物の内容や字句はどうであったかという議論が絶えないのですが、私たちはいまに伝わる宋本のテキストを『傷寒論』としてこれからの話を進めていくことにします。

『傷寒論』の意義

傷寒とは、広い意味では外界の気候条件や病原体の侵襲など、外部からの因子によって引き起こされる外感病全般を指しており、狭い意味では外因のうち特に風寒の邪によって引き起こされる急性発熱性疾患を指しています。漢方の立場からみると、インフルエンザを始めとする多くの感染症が傷寒の範疇に属します。

外感熱病である傷寒は一時も静止することなく、その症状は常に変化していきます。『傷寒論』では、この傷寒という病気の発病から最終段階まで、疾病の各段階における病変のある部位とそれらの特徴的臨床症状およびその治療法を論じています。そこでは、正証(標準的な症状)について詳しく論述するだけでなく、病人の体質的特徴や、治療法が誤っていたり不適切であったりしたために引き起こされた変証や壊証(例外的な臨床像やこじれた症状)、あるいは合併症などについてもその診断や治療法を講述しています。

張仲景が最も独創的でかつ偉大であった点は、傷寒病の臨床像の進展と変化を、「太陽・陽明・少陽」の三陽病期と、「太陰・少陰・厥陰」の三陰病期という三陽三陰にまとめて、いわゆる傷寒の六経弁証といわれる証候分類を確立した点にあります。

風寒の病邪が人体を侵襲する場合、病は人体の外側から内側へ、つまり表から裏へと侵入します。一方、病邪の侵入に対し人間のもつ正気(抵抗力あるいは自然治癒力)は激しくこれに抵抗し、ここで病邪と正気の邪正闘争が生じます。病人の臨床症状とは、実はこの邪正闘争の姿にほかなりません。

病邪の侵襲に対して初期の段階では、正気は十分旺盛で病邪と激しく対抗する結果、炎症反応が顕著で病人は発熱していわゆる熱証を呈します。この時期が「太陽・陽明・少陽」の三陽病期です。しかし病邪の勢が強く病気が進行するにつれ、正気は衰えて病邪に十分対抗できなくなる結果、病邪は体内深くまで侵入し、病人はもはや熱発する力もなく冷えを主症状とする寒証を呈するようになります。この時期が「太陰・少陰・厥陰」の三陰病期です。

一方、「太陽・陽明・少陽・太陰・少陰・厥陰」という六経は傷寒病の進展の各段階を表現していると同時に、足太陽膀胱経・手太陽小腸経・足陽明胃経・手陽明大腸経・足少陽胆経・手少陽三焦経・足太陰脾経・手太陰肺経・足少陰腎経・手少陰心経・足厥陰肝経・手厥陰心包経という十二正経脈と、それらに連なる臓腑に病変があることを同時に示しています。つまり『傷寒論』では病変の時間的進展と同時に、病人の体の中のどこにどのような病変があり、その病変が時間の経過とともにどのように移り変わっていくのか、またそのときの病邪と正気の力関係はどうなっているのかという点までがわかるようになっているのです。

『傷寒論』の診断のシステムとその処方は非常に優れているので、『傷寒論』の理論はその後長い歴史の中で今日にいたるまで、いつも漢方の臨床面をリードしてきており、歴代の医家はみな、この『傷寒論』の研究には情熱を傾けました。また、これを母胎に後世、温病理論など多くの優れた新しい理論と治療法が生まれています。このように『傷寒論』は漢方医学の臨床体系をはじめて確立するとともに、その後の発展の基礎を築いたため、漢方の基礎理論を確立した『黄帝内経《こうていだいきょう》』とともに、現代でも漢方医学の最大の典範とされています。

『宋版傷寒論』の構成

『傷寒論』の構成には、伝えられている各種のテキストによって多少の差があります。私たちがこれから読んでいこうとしている『宋版傷寒論』（趙開美本『傷寒論』）は全十巻から構成され、次のようになっています。

まず始めに、林億ら宋臣たちの序文や、編集に携った人々の紹介などがあり、次に『傷寒卒病論集』と題する序文があります。これは一応、張仲景の自序とされていますが、ほかに全文あるいは後の半分を、宋より前の西晋時代に、『傷寒雑病論』の傷寒の部分だけを収集・整理した王叔和という医家が書いたという説もあります。誰が書いたにしろ、『傷寒論』の冒頭を飾るにふさわしい名文なので、あとで一度読んでみたいと思います。

次に内容を目録から見ていくと、

巻第一　弁脈法第一、平脈法第二

巻第二　傷寒例第三、弁痓湿暍脈証第四、弁太陽病ノ脈証并ビニ治上第五

巻第三　弁太陽病ノ脈証并ビニ治中第六

巻第四　弁太陽病ノ脈証并ビニ治下第七

巻第五　弁陽明病ノ脈証并ビニ治第八、弁少陽病ノ脈証并ビニ治第九

巻第六　弁太陰病ノ脈証并ビニ治第十、弁少陰病ノ脈証并ビニ治第十一、弁厥陰病ノ脈証并ビニ治第十二

巻第七　弁霍乱病ノ脈証并ビニ治第十三、弁陰陽易差後労復病ノ脈証并ビニ治第十四、弁不可発汗病ノ脈証并ビニ治第十五、弁可発汗病ノ脈証并ビニ治第十六

巻第八　弁発汗後病ノ脈証并ビニ治第十七、弁不可吐第十八、弁可吐第十九

巻第九　弁不可下病ノ脈証并ビニ治第二十、弁可下病ノ脈証并ビニ治第二十一

巻第十　弁発汗吐下病ノ脈証并ビニ治第二十二

以上です。

『傷寒論』の骨子となる本論は、あくまでも巻二第五の「弁太陽病ノ脈証并ビニ治上」から巻六第十二の「弁厥陰病ノ脈証并ビニ治」にいたる、いわゆる傷寒病の三陽三陰の傷寒六経に関わる部分です。これに巻七第十三の「弁霍乱病ノ脈証并ビニ治」と、第十四の「弁陰陽易差後労復病ノ脈証并ビニ治」が傷寒六経に収まりきれない補遺的な部分です。それ以外の前後の残りの部分は脈象の全般的解説であったり、また、各篇の

冒頭、条文が始まる前に付された子目（その篇で用いられる治療法あるいは処方の要約を記す）については六経の条文と重複するものであったりするので、これらは本書では割愛しています。

『傷寒論』のおおまかな内容

『傷寒論』の本論をなす部分は前述したように、傷寒という病の発症から最終段階までを三陽と三陰の六段階（六経）に分類し整理しています。

一．太陽病

太陽病は風寒の邪によって引き起こされる傷寒の最初の段階です。病邪と正気の闘争はまだ体表部に限局して行われるので表証を呈します。風寒の邪が原因で発病するので表寒証を呈し、主症状は悪寒・発熱・頭項強痛・脈浮です。したがって治療は温めながら発汗させて邪を発表させる、辛温解表剤が用いられます。

太陽病には基本的に表寒虚証の中風と、表寒実証の傷寒とがあり、基本処方はそれぞれ桂枝湯と麻黄湯です。多くの処方がこの二処方から派生しています。

太陽病篇は太陽病の診断や治療法だけを論ずるのではなく、太陽病から進展変化した他の陽病や陰病の診断や治療にまで言及しているので、三陽三陰病全体の約半分を占め、上・中・下の三篇に分かれています。

二．陽明病

外感熱病である傷寒が表（太陽）の部位で治らず、風寒の邪が熱と化して体内（裏）に向かって進展すると、陽明病に転属（移行）します。

陽明病では病邪と正気の勢力が伯仲し、激烈な邪正闘争が展開されるので熱証が顕著で、裏熱実証を呈します。

陽明病には大別して、病邪が陽明経脈にある経病（陽明外証）と、病邪が陽明経脈に連なる腑である胃や大腸に伝入してしまった腑病（正陽陽明）とがあります。

陽明経証は発熱・大発汗・煩渇（強い口渇があって水を飲みたがる）・脈が滑あるいは洪大などが主症状で、治療の原則は清熱で基本処方は白虎湯（石膏、知母、粳米、甘草）です。

陽明腑証の主症状は潮熱（潮の干満のように毎日一定の時間に体温が上昇する、多くは午後に発熱する）・譫語（うわごと）・腹満便秘・舌苔焦黄・脈沈実有力などで、治療の原則は瀉熱と攻下で、代表的処方は大承気湯（大黄、厚朴、枳実、芒硝）です。

陽明病は、経証・腑証のそれぞれの正証のほか、伝変（変則的な病の進展）、合病（二つ以上の経で同時に発病する）、併病（一つの経の病が治らないうちに他の経も侵される）、あるいは誤治などにより、病状は多岐に変化するので証候は複雑で処方も多彩です。

三．少陽病

太陽病が五、六日経過し、寒熱往来（発熱と悪寒が交互に現れる）、胸脇苦満（みぞおちから季肋部にかけたあたりが重苦しく抵抗がある）、食欲不振などが現れ、脈が硬く緊張した弦脈を呈するときは、病が少陽病に移行したことを示します。

少陽病は、陽病の中で太陽病と陽明病の中間的な病型で、太陽病の表、陽明病の裏に対し病は表裏の間、すなわち半表半裏にあると考えられます。

少陽病では太陽病や陽明病に比較して、病邪に対抗する正気の力は弱まっており、邪正闘争では病邪と正気の力関係が一進一退するので病人は発熱したり悪寒を生じたりします。また、少陽病の舞台である足少陽胆経脈や手少陽三焦経脈は、胸や上腹部と関係が深いので、少陽病では肝胆のほか、呼吸器や胃腸に症状が現れやすく、現代医学的にも多くの疾患が少陽病の範疇に属します。

少陽病を治療するには発汗による解表も、瀉下剤による攻下も禁忌であり、和解法を用います。代表的な処方は、小柴胡湯（柴胡、黄芩、半夏、人参、甘草、大棗、生姜）です。

四．太陰病

傷寒の病が三陰病の時期に入ると、病邪は体内深く入り込み、正気は虚し病邪の方が優勢になるので、病人は虚寒証を呈します。三陰病では治療はすべて体の抵抗力（正気）を補い養うことを目的にします。

太陰病は三陰病の最初の段階で病気は主に太陰脾経、すなわち脾（消化器系）にあります。消化・吸収の機能が低下して、食欲不振や下痢、腹痛があるとともに、元気がなく体が冷えます。脈は沈で弱い脈です。太陰病は脾の虚寒証です。したがって、胃の実熱証である陽明病とはまったく反対の病態といえます。

太陰病の治療原則は脾を温め元気を補うことで、脾の陽気を回復させるには人参湯（人参、白朮、甘草、乾姜）、虚寒による腹痛を治すには桂枝加芍薬湯(桂枝、白芍、大棗、甘草、生姜）が基本処方です。

五．少陰病

少陰病は傷寒の病が少陰経、すなわち心腎にまで及ぶ時期です。腎は人の陰陽の要で、心と協力して全身の陰陽の平衡を維持しています。少陰病では全身の陰陽が失調するので全身の虚寒と衰弱が顕著です。したがって、典型的な少陰病の病人は、脈も微弱で起きあがる気力もなく、ただ横になって半ば眠ったような状態になります。現代医学的にみると、太陰病の胃腸虚弱に加えて循環器系統の機能も低下してきたという段階です。

少陰病の治法原則は身体を温めて陽気を補い、衰微した新陳代謝を回復させてやる回陽救逆という治療です。四逆湯（甘草、乾姜、附子）の類がその代表処方です。

六．厥陰病

厥陰病は三陰病の最後で、傷寒六経の最終段階です。厥陰病では最も身体の奥深くにある肝まで冷えて陽気が完全に衰微・涸渇してくるので、陽気は四肢に到達できず、完全な寒証と四肢の厥逆がみられます。このときの治療は四逆湯類による回陽救厥です。

しかし一方で、厥陰病は陰が極まって陽が回復する兆が現れ始める時期でもあるので、寒熱が錯雑して上熱下寒というような複雑な症状も現れます。このときは温寒併用の治法を用います。

もし、ここで陽気を回復できないと、陰盛亡陽となり病人は死にいたります。

脈証	腹証	治療原則	主な処方
浮緩……中風	あまり際立った腹証はない。ときに心下痞や臍傍の圧痛。	辛温解表（発汗解肌）	桂枝湯
浮緊……傷寒			麻黄湯
洪大	実満 全体的に硬く、ときに抵抗圧痛	清熱	白虎湯 白虎加人参湯
沈実		瀉下	大承気湯 調胃承気湯
弦（弓のつるを張ったような硬い脈）	胸脇苦満や心下痞硬	和解	柴胡桂枝湯 （兼表証） 小柴胡湯 （基本処方） 大柴胡湯 （兼裏証）
沈弱	虚満 ときに心下痞鞕腹皮拘急や圧痛	温裏散寒	人参湯
			桂技加芍薬湯
沈微細 （微欲絶）	軟弱無力 全体的に軟かいが、ときに抵抗圧痛もある	回陽救逆	四逆湯 真武湯
沈細数		清虚熱	黄連阿膠湯 猪苓湯
沈微細 （細欲絶）	軟弱無力 胸内苦悶	不定 （臨機応変）	烏梅丸 当帰四逆加 呉茱萸生姜湯

表一　傷寒各病期の症状の特質

<table>
<tr><th colspan="2">病期</th><th>特徴</th><th>病態</th><th>舌証</th></tr>
<tr><td rowspan="6">陽病期</td><td rowspan="2">太陽病</td><td rowspan="2">表証
頭痛・発熱・悪寒</td><td>虚
中風</td><td>ほとんど正常</td></tr>
<tr><td>実
傷寒</td><td>ときにやや赤みを帯びる</td></tr>
<tr><td rowspan="2">陽明病</td><td rowspan="2">裏実証
内外ともに熱盛
腹満便秘・潮熱・ときに譫語煩躁</td><td>経証</td><td rowspan="2">乾燥
厚い白苔
黄苔</td></tr>
<tr><td>腑証</td></tr>
<tr><td rowspan="2">少陽病</td><td rowspan="2">半表半裏証
寒熱往来・口苦・咽乾・目眩・食欲不振・嘔気・咳など</td><td>表証寄り</td><td rowspan="2">やや乾燥
白苔</td></tr>
<tr><td>裏証寄り</td></tr>
<tr><td rowspan="5">陰病期</td><td rowspan="2">太陰病</td><td rowspan="2">裏証（消化器に限定）
発熱なし・腹満下痢・腹痛</td><td>脾陽虚</td><td rowspan="2">湿潤
白苔</td></tr>
<tr><td>裏寒腹痛</td></tr>
<tr><td rowspan="2">少陰病</td><td rowspan="2">裏証（心、腎の衰弱循環障害に及ぶ）
悪寒（＋）・発熱（－）・下痢・胸苦・四肢厥冷</td><td>虚寒証</td><td rowspan="2">湿潤
薄白苔</td></tr>
<tr><td>虚熱証</td></tr>
<tr><td>厥陰病</td><td>裏証陽虚
上熱下寒・寒熱錯雑・厥逆</td><td>寒証
熱証
陰盛亡陽</td><td>舌淡、乾、
無苔または薄白苔</td></tr>
</table>

傷寒卒病論集（序文）

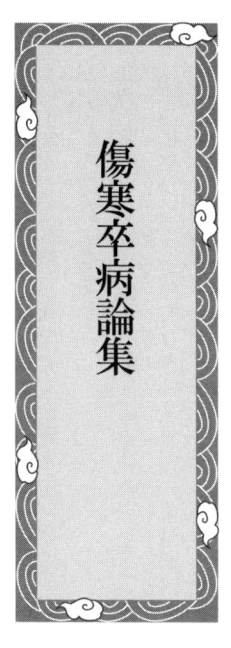

傷寒卒病論集

これから本文を拾い読みしていきたいと思います。本文はもちろん漢文ですから、仮名混じりの文に直して読み下してみます。ゴシックの部分が本文です。

論ニ曰ク、余越人ノ虢《カク》ニ入ルノ診、斉《セイ》候ノ色ヲ望ムヲ覧《ミ》ル毎ニ、未ダ、嘗テ慨然トシテ、其ノ才ノ秀デシヲ歎《タン》ゼズンバアラザルナリ。

「論ニ曰ク」とは、そもそもというような出だしの決まり文句です。「論」は序論です。テキストによっては省かれているものもあります。

越人とは古代の名医・扁鵲のことです。この一節は『史記』列伝の中の「扁鵲倉公列伝」という、二人の名医の伝記を収めた部分に出てくる、扁鵲の名医ぶりを示す二つのエピソードを引用しています。この篇は内容が特殊な古代医学に関することなので、一般の『史記』の解説書や現代語訳では省かれています。以下に簡単に紹介してみます。

『史記』列伝によれば、扁鵲は姓は秦、名は越人とあります。したがってここで「越人」と呼んでいるのは扁鵲のことだとわかります。この名医が活躍したのは中国の戦国時代、紀元前五世紀頃の話です。

扁鵲が虢という国に立ち寄ったのは、その国の世継の太子が病死した直後でした。扁鵲は、太子の侍医から太子の死亡時の症状と死亡の時刻とを聞き出すと、「私は太子様を生き返らせてあげることができます」と言いました。件の侍医ははじめ半信半疑でしたが、扁鵲の確信に満ちた態度と理路整然とした診断に大いに驚き、早速王様に伝えたので、丁重に治療に迎え入れられることになりました。

扁鵲が言うには、太子の病は尸蹷《しけつ》といって陽気が暴発し、体内で陰陽の分離・逆乱が生じた結果、陰気が逆上して急に身体が強直したもので、本当に死んだのではなく仮死の状態です。そこで弟子に命じて鍼を打たせると、間もなく病人は意識を回復しました。そこで次は湿布薬を調合して、両方の脇を温めてやると、太子は起きあがって座ることができるようになりました。その後煎じ薬を二十日間服用させると、太子は全快しました。

この話を聞いた人々はみな、扁鵲は死人をも生き返らせることができると噂し合いましたが、扁鵲はそれを打ち消して、死んだ人を生き返らせたのではなく、まだ生きるべき人を蘇生させたにすぎないと謙遜していました。

次に扁鵲は、いまの中国の山東省にあった斉の国に立ち寄りました。斉の君主である桓《かん》侯は、かねてから扁鵲の名医としての評判を聞いていたので、賓客としてもてなして滞在させました。

扁鵲が参内してはじめて桓侯に拝謁したとき、「殿様は病気にかかっていらっしゃいます。いまは病は皮膚にありますが、治療しないと体内深く入り込むでしょう」と申し上げました。思いがけない言葉に桓侯は不愉快そうに「自分は病気になどかかっていない」と素気なく答えます。扁鵲が黙って退出した後で、桓侯は左右の家臣に、「医者というのは金儲けのためには病気でもない者を病人に仕立てあげるものだよ」と言いました。

その後五日経って、扁鵲は再び桓侯に拝謁して、「殿様は病気です。その病気はいまは血脈にありますが、いま治療しないとさらに深く入り込むでしょう」と申し上げました。桓侯はいよいよ不様嫌に「自分は病気ではない」と、取り合いません。扁鵲はそのまま黙って退出しました。

その後また五日して、扁鵲は桓侯の前にまかり出て、「殿様は病気です。いまは胃と腸の間に止まっていますが、いま治療なさらないと病気はもっと深いところに入り込むでしょう」と申し上げましたが、桓侯はますます不機嫌になるばかりで、扁鵲の言うことを聞こうともしません。

その後また五日経って、扁鵲はまた桓侯にお目通りに参上しましたが、今度は遠くから桓侯を見ただけで何も言わずに退出しました。桓侯は不思議に思って家臣を遣わしてその訳を尋ねさせました。扁鵲が答えて言うには、「病が腠理（皮下）にある間は、湿布で治療できます。血脈にある間は、鍼で治療ができます。胃腸の間にある間は、煎じ薬の効果が届きます。しかし病気が骨髄にまで入り込んでしまえば、人の生命を主る神といえども、もはや如何ともなしえないのです。殿様の病はすでに骨髄に入ってしまって、不治の病となっています。ですから私はお目通りもせずに退出したのです」

それから五日経って、桓侯は病気になりました。扁鵲を呼びにやりましたが、そのときすでに扁鵲は斉の国外に逃れ去っていました。桓侯はついに、病で死んでしまいました。

もし桓侯が、扁鵲の忠告を謙虚に聞き入れて、自分の病気をいまだ軽微なうちに悟り、名医に治療を任せていたら、病気は治癒し、生き長らえることができたはずです。

張仲景は、「このような名医・扁鵲の伝記を読むたびに、その才能の素晴しさや診断能力の卓越していることに一度たりとも感嘆奮起しなかったことはない」と言い、ここで自分も古代の扁鵲に負けない名医たらんとする決意を述べ、次の節では当時の医学界の情けない現状に失望し憤慨している気持ちを表現したものと思われます。

怪シムベシ、当今居世ノ士、曽《スナワ》チ神ヲ医薬ニ留メテ方術ヲ精究セズ、上ハ以テ君親ノ疾ヲ療シ、下ハ以テ貧賤ノ厄ヲ救イ、中ハ以テ身ヲ保チ長全シ、以テ其ノ生ヲ養ウヲセズ。

最近の文武を学ぶエリートたちは、誰も医薬に興味をもたず医術の修業をしようとはしない。医術を学んで君主や親の病を治して忠孝の道を行い、下々の者の難儀を救って仁慈の道を尽くし、また自分も病気から身を守って健康を保つように養生しないのは、納得のいかないことである。

ここでは世間の人々が名声や利欲にばかり心を奪われて、自分や周囲の人々の健康に注意を向けない風潮を歎き戒めています。

但《タ》ダ栄勢ヲ競逐シ、権豪ニ企踵《キショウ》シ、孜々汲々《シシキュウキュウ》トシテ、惟《タダ》名利ノミ是レ務ム。其ノ末ヲ崇飾《スウショク》シ、其ノ本ヲ忽棄《コッキ》シ、其ノ外ヲ華ヤカニシテ其ノ内ヲ悴《オトロ》エシム。皮之《コレ》存セズンバ毛将《ケハタ》イズクニカ附カン。

今の世の人々は、ただ見栄を競い権勢に憧れ、ひたすら名声や利益だけを追求している。最も大切な身体を粗末にして枝葉末節の世俗のことばかりを大切にしている。その結果、外見ばかりを華かに飾っているが中身は衰えている。『春秋』左氏伝にもいっているように、皮がなければ毛の生えようもないではないか。

卒然トシテ邪風ノ気ニ遭イ、非常ノ疾ニ罹《カカ》リ、患及ビ禍至リテ方《マサ》ニ震慄シ、志ヲ降《クダ》シテ節ヲ屈シ、巫《フ》祝《シュク》ヲ欽望《キンボウ》シ、窮ヲ告グレバ天ニ帰シ、手ヲ束ネテ敗ヲ受ク。百年ノ寿命ヲ賚《タマ》ワリ至貴ノ重器ヲ持ツニ凡医ニ委付《イフ》シ、其ノ措《オ》ク所ヲ恣《ホシイママ》ニス。

突然外からの病邪に侵されて傷寒のような重病にかかると、病苦と身の不運に恐れおののき、日頃の持論や強がりはどこへやら、苦しいときの神頼み、祈祷まじないの類にまですがっていよいよ危篤状態になれば、日頃の心得違いは棚に上げて運命のせいにし、結局なす術もなく死の到来を待つか、あるいは人は正しく養生・節制すれば百年は生きられる寿命を授っており、人命は何物にも増して尊いはずなのに、みすみす藪医者の手にかかって惜しくも一命を落してしまう。何とも痛ましいことではないか。生きるも死ぬも日頃の心掛け次第というものです。

咄嗟嗚呼《アアアア》、ソノ身已《スデ》ニ斃《タオ》レテ神明消滅シ、変ジテ異物ト為リテ重泉ニ幽潜シ、徒《イタズ》ラニ啼泣ヲ為ス。痛マシキカナ。世ヲ挙ゲテ昏迷シ、能《ヨ》ク覚悟スルコト莫《ナ》ク、其ノ命ヲ惜シマズ、是《カク》ノ如ク生ヲ軽ンズ。彼何ゾ栄勢之《コレ》云ワンヤ。

人間は、肉体が死んでしまうと精神は消滅し、物言わぬ骸となって魂は黄泉の国へ沈んでいく。そのときになって、死者の家族知人が寄り集って、徒らに嘆き悲しんで泣き叫ぶが、いまさら無駄なことで、ただ痛ましい限りである。世間の人はみなこの真実を悟らず、人間はいつかは死すべき者であると覚悟したうえで、各自の命を大切にすることを知らず、結果的に命を軽んじている。大切な生命に比べれば栄華や権勢にいったい何ほどの価値があろうか。

生命あっての物種です。健康を犠牲にしてまで富や名声を追い求めるのは本末転倒もはなはだしいというものです。

而《シカ》ルニ進ミテハ人ヲ愛シ人ヲ知ルコト能ワズ、退キテハ身ヲ愛シ己《オノレ》ヲ知ルコト能ワズ、災ニ遇イ禍ニ値《ア》イ、身厄地ニ居ルモ、蒙々昧々《モウモウマイマイ》トシテ惷《オロカ》ナルコト遊魂ノ若《ゴト》シ。哀シイカナ、趨世《スウセイ》ノ士浮華《フカ》ヲ馳《チ》競《キョウ》シテ根本ヲ固メズ、軀《ミ》ヲ忘レ物ニ徇《シタガ》イ、危キコト冰谷《ヒョウコク》ノ若ク是ニ至レルナリ。

そのような生活態度では、外にあっては人を愛し、人を知り、世のために働くこともできず、内にあっては自分を大切にしおのれの限界を知って自分の健康と寿命と全うすることもできない。人はともすれば病気や災難に遭遇し、いつも危険に取り囲まれているというのに、まったく現状に対する認識がなく、ぼんやりしているのは哀れというほかはない。お偉い人々は自分の貴重な生命と健康を犠牲にしてまで虚栄や権勢を追い求めている。このように大切な身体のことも忘れて物欲に目が眩む有様は、薄氷を踏んで河を渡るようなもので、危険このうえないことである。

出世のため、より良い生活のためにとおのれの健康も省みず、しゃにむに働くことは、サクセスストーリーの中では美談かもしれませんが、一歩間違えばたいへんな危険をはらんでいます。

余ノ宗族素《モト》多ク向《サ》キニ二百ニ余ル。建安紀年以来、猶《ナオ》未ダ十稔《ネン》ナラザルニ其ノ死亡セル者三分ノ二有リ、傷寒ハ十其ノ七ニ居ル。往昔《オウセキ》ノ淪喪《リンソウ》ニ感ジ横《オウ》夭《ヨウ》ノ救イ莫《ナ》キヲ傷ミ、乃チ勤メテ古訓ヲ求メ博《ヒロ》ク衆方ヲ采《ト》リ、『素問』『九巻』『八十一難』『陰陽大論』『胎臚薬録』并ビニ『平脈弁証』ヲ撰用シ『傷寒雑病論』合ワセテ十六巻ト為ス。未ダ尽《コトゴト》ク諸病ヲ愈《イヤ》ス能ワズト雖《イエド》モ、庶《コイネガワク》バ以テ病ヲ見テ源ヲ知ルベシ。若《モ》シ能《ヨ》ク余ノ集ムル所ヲ尋ヌレバ思イ半《ナカ》バニ過ギン。

私（張仲景）の一族は昔は二百人以上もいたのに、建安元年からまだ十年も経たないうちに、死亡した者が三分の二にも達した。しかもその死者の十人に七人は、近年猛威をふるった傷寒（伝染病）によるものである。このような悲劇を回顧し、多くの縁者を若死から救いえなかった無念さを思い起こすと、胸は悲しみで一杯である。そこで一大決心をして発奮努力し、古くからの教えや治験例を研究し、多くの医師や民間の優れた処方を収集し、そのうえで『素問』『九巻』『八十一難』『陰陽大論』『胎臚薬録』『平脈弁証』などといった書物を参考にして、全部で十六巻の『傷寒雑病論』を作りあげた。この本に書いてあることだけであらゆる病気を治療できるとは思わないが、少なくとも病人を診たらまず病気を原因から追究するという姿勢を身に付けてほしいものである。そのうえで、私の収集した内容を十分研究してもらえば、本書に不足している部分についても自分で習得していけるであろう。

この一節は、著者・張仲景が『傷寒雑病論』を著すにいたった経緯と心情を披瀝した部分で、原文の「勤求古訓、博采衆方」の語は特に有名で多くの文献や書にいまでもよく引用されます。

ここで終われば、序文として文意も調子も見事に首尾一貫した名文になります。そこで古来、ここまでが張仲景の自筆になるもので、ここから先は一行当たりの文字の数が変わっているものもあるので、近世の学者でもこれ以下は『傷寒雑病論』を発掘して後世に伝えた西晋の学者・王叔和の書いたものだろうと主張する人が少なくありません。しかし一応、現在序文として伝わっていますし、最後まで読んだうえで全体として見ると立派に首尾一貫した名文ですので、続けて読んでみましょう。

夫《ソ》レ天ハ五行ヲ布《シ》キ、以テ万類ヲ運《メグ》ラス、人ハ五常ヲ稟《ウ》ケテ、以テ五臓有リ。経絡府兪ハ陰陽会通シ、玄冥幽微ニシテ変化極《キワ》メ難《ガタ》シ。才高ク識妙《シキタエ》ニ非《アラ》ザレバ、豈《ア》ニ能《ヨ》ク其ノ理致《リチ》ヲ探ランヤ。

自然界には木・火・土・金・水という五行があって、

そこから寒・暑・燥・湿・風という気候の変化が生じ、万物が育成されている。人もまた五行の正常な運動が形に現れて、肝・心・脾・肺・腎という五臓が形成される。経絡が内臓と諸器官を有機的に統合・連結し、その中を陰陽気血が一定の調和を保ちながらめぐって生命を維持している有様は、なかなか微妙にして複雑である。その深遠な仕組みや道理は、よほど優れた才能と該博な学識をもっていないと、とても解明できるものではない。

古代中国の哲学では、宇宙のあらゆる事物を形成する基本的な要素として、陰陽と五行（木・火・土・金・水）という概念を考えました。万物は陰陽と五行によって生まれ、また陰陽五行の運動の法則に従って生成・流転していくと考えられています。もちろん、人も医学も例外ではありません。

上古ニ神農《シンノウ》、黄帝《コウテイ》、岐伯《キハク》、伯高《ハクコウ》、雷公《ライコウ》、小兪《ショウユ》、少師《ショウシ》、仲文《チュウブン》有リ、中世ニハ長桑《チョウソウ》、扁鵲《ヘンジャク》、漢ニハ公乗《コウジョウ》ノ陽慶《ヨウケイ》及ビ倉公《ソウコウ》有リ、此《コレ》ヨリ下リテ以往《イオウ》ハ未ダ之ヲ聞カザルナリ。

有史以前の伝説上の古い時代には、民に農業と薬草の知識を授けた神農、また中国最古の本格的医学書『黄帝内経』の中に登場する黄帝を始め、その臣下である岐伯、伯高、雷公、少兪、少師、仲文などという名医が存在した。中世になると漢代の『史記』に記録されていて、この序文の最初にも登場した扁鵲とその師の長桑君、および太倉公とその師で彼に秘術を伝えた公乗の陽慶などという名医が出て活躍したが、それ以後はこれといった名医の話は聞き及ばない。

昨今の医師が意欲に乏しくレベルも低いことを嘆く、次の部分への伏線になっています。

今ノ医ヲ観《ミ》ルニ、経旨《ケイシ》ヲ思求シテ以テ其ノ知ル所ヲ演《ノ》ブルヲ念《ネガ》ワズ、各《オノオノ》家技ヲ承《ウ》ケテ終始旧ニ順《シタガ》ウ。疾ヲ省キテ病ヲ問イ、務メ口給ニ在リ。相対スルコト斯須《シシュ》ニシテ、便《スナワ》チ湯薬ヲ処シ、寸ヲ按ジテ尺ニ及バズ、手ヲ握リテ足ニ及バズ、人迎趺陽《ジンゲイフヨウ》三部ヲ参セズ、動数発息五十ニ満タズ、短期ナレバ未ダ決診スルヲ知ラズ、九候曽《スナワ》チ髣髴ナク、明堂闕庭《メイドウケッテイ》尽ク見察セズ。所謂《イワユル》管《クダ》ヨリ窺イテ已《ヤ》ム。

最近の医者の傾向をみるに、医学書に書かれている内容をよく研究して自分の知識や技術を豊かにしようと努力することもせず、誰もみな家伝として継承した決まりきったことをするだけである。疾患の原因を追求することは二の次にしてただ症状だけを聞き、もっぱら口を開けば気休めやお世辞しか言わない。診察はいい加減でざっと診てはすぐに薬を処方をする。手首の寸口脈を取っても寸脈、関脈、尺脈と別々に取ることはせず、ただ寸脈を触れてみるだけである。手を握っても足を触れることはせず、頸動脈の人迎の脈や足背部の趺陽の脈といったところまではもちろん診ない。したがって三部九候の脈を綿密に診たうえで診断を下すということはない。しかも脈診しても五十拍にも足りないくらいの脈で早々に切り上げてしまうので、病気の原因や予後の良し悪しなど、全体的なことは何もわからない。まぎらわしい三部九候の脈状を見分けたり、顔面の明堂（鼻）とか闕庭（眉間）といった望診上不可欠な箇所さえ、まったく観察しようとしない有様である。これではまるで、「葦のずいから天を覗く」ようなもので、正しい診断などできるはずがないではないか。

この部分は、いまに名を残す真面目で優れた昔の名医たちと、この『傷寒論』が書かれた政治的にも道徳的にも乱れた時代の凡医たちとの、心掛けの相違を繰り返し述べています。なかなか具体的で手厳しく、著者の悲憤慷慨ぶりがよく伝わってきます。私たちにとって耳の痛い点も少なくありません。

夫《ソ》レ死ヲ視《ミ》テ生ヲ別タント欲スハ実ニ難《カタ》シト為ス。孔子云エラク、生マレナガラニシテ之ヲ知ル者ハ上、学ブハ則チ之ニ亜《ツ》グ、多聞博識ニシテ之ヲ知ルハ次ナリ。余宿《ツト》ニ方術ヲ尚《トウト》ブ、請ウ斯《コノ》語ヲ事トセン。

扁鵲が虢の太子を生き返らせたように、瀕死の病人の生死を正しく弁別しこれを救命することは、実に至難の業である。『論語』の季代篇に、「生まれつき聡明で何でも知っている人は最も優秀だ。勉強して修得した人も悪くない。多くのことを見聞して該博な知識を有している人は、生まれながらに頭のよい人に次いで優れている」と孔子様はおっしゃっている。私（張仲景）はずっと医学に心を傾けてきたので、この孔子様の言葉を座右の銘として、一生懸命勉強してますます医術に精通したいと思っている。

最後に、この序文の最初に出た扁鵲の逸話をもう一度出したり、唐突に『論語』の言葉の引用があったりして、そして最後に著者の決心が語られているわけですが、この決心も序文中ほどの『傷寒論』編纂の動機を語ったあたりで一度述べられていますので、ちょっとくどい感じで、後半は後世の人の付け足しかなという印象がしないでもありません。

弁太陽病脈証并治　上

太陽病上篇の構成

太陽病総論（一～一一条）

太陽病の提綱
- 一条　太陽病の定義
- 二条　太陽中風証
- 三条　太陽傷寒証

伝経と不伝経
- 四条　伝経
- 五条　不伝経

温　病
- 六条　温病の定義

陰　陽
- 七条　陽証と陰証

自然治癒
- 八条　邪が太陽経を一循
- 九条　太陽病の治癒は巳～未刻
- 一〇条　風家は十二日にして愈ゆ

寒熱の真偽
- 一一条　表熱裏寒・表寒裏熱

太陽中風証各論（一二～三〇条）

桂枝湯証
- 一二条　桂枝湯正証
- 一三条　桂枝湯証補遺
- 一四条　項背強：桂枝加葛根湯証
- 一五条　誤下後気上衝：桂枝湯
- 一六条　壊病：桂枝湯中らず・随証治之
- 一七条　酒客：桂枝湯は不可
- 一八条　喘家：桂枝湯加厚朴杏子
- 一九条　胃熱：桂枝湯後膿血を吐す

桂枝湯変証
- 二〇条　汗後四肢微急：桂枝加附子湯証
- 二一条　下後脈促胸満：桂枝去芍薬湯証

桂枝湯無効証

- 二二条　下後微寒：桂枝去芍薬加附子湯証
- 二三条　表邪残存：桂麻各半湯証
- 二四条　薬力不足：桂枝湯と鍼併用
- 二五条　小邪残存：桂枝二麻黄一湯証
- 二六条　陽明に伝経：白虎加人参湯証
- 二七条　熱多寒少：桂枝二越婢一湯証
- 二八条　水邪内停：桂枝去桂加茯苓白朮湯証

陰陽両虚証

- 二九条　厥・煩躁・吐逆：甘草乾姜湯
  - 厥愈え足温：芍薬甘草湯
  - 胃熱・譫語：調胃承気湯
  - 亡陽・危篤：四逆湯
- 三〇条　前条の補遺

太陽病ノ脈証並ビニ治ヲ弁ズ　上

太陽病とは、風寒の邪が足太陽経に侵入した段階です。足太陽膀胱経脈は頭部に起こり、項部から背部を下って腰に至り、膀胱に属しています。膀胱は津液を貯蔵していて、その津液は膀胱と表裏の関係にある少陰腎の働きによって気化され、太陽の気になります。太陽の気は、体表を運行して皮膚を温め、汗腺の開閉を調節する衛気というエネルギーになって体の表面をめぐります。換言すると、太陽経が体表全部を支配しています。

　風寒の邪が人体を侵襲するとき、まず体表部で邪と衛気（太陽の気）との衝突（邪正闘争）が生じるわけで、この時期を太陽病と呼んでいます。

　厳密にいうと、太陽病には、邪正闘争が太陽経の経脈上で行われている太陽経病と、病気の舞台が太陽経の腑である膀胱にある太陽腑病とに分けられますが、一般に太陽病というときは風寒の邪による外感病の初期段階の太陽経病を指しています。太陽経脈は体表部を走行しているので、太陽経病は当然表証を呈します。これに対し、太陽腑病は裏証ということになります。

　太陽病の上篇は、太陽病の総論的な説明、太陽表証の分類と各々の脈証の特徴を述べ、さらに代表的な太陽表証の一つである太陽中風証とその基本処方である桂枝湯、およびその加減方、変証や禁忌などについて詳しく論じています。

条文一

太陽ノ病タル、脈浮、頭《ズ》項強痛《コウキョウツウ》シテ悪寒ス。

　まず最初の条文は、太陽（経）病の特徴的症状について述べています。

　浮脈というのは、脈を取ると皮下の浅いところで触れる脈で、表証の第一の特徴です。外邪が体表から侵入しようとし、これに対し衛気（太陽の気）が抵抗を開始すると、体内の気血は体表部に向かうので、脈はこれに応じて内から外に発散するような浮脈を呈するのです。逆に言うと、浮脈がみられたら病はまず体表にあると、漢方では判断します。

頭項強痛というのは、頭が痛み項部がこってこわばるということです。足太陽膀胱経脈は、後頭部から項を下って背に沿っています。太陽経が邪を受けると、経脈内の気血の流通が妨げられて渋滞するので、このような症状が出現するのです。

悪寒は外感病の初期、つまり表証には必ず出現する重要な症状です。先述したように、太陽の気は体表を運行して皮膚を温める役割を担っているので、太陽経脈に邪が侵入し衛気の正常な働きが阻害されると、皮膚が温められず悪寒が生じます。

浮脈、頭項強痛、および悪寒の三症状が揃えば、直ちに病人は太陽病と診断されます。

条文二

太陽病、発熱シ、汗出デ、悪風シ、脈緩ノ者ハ名ヅケテ中風ト為ス。

条文三

太陽病、或イハ已《スデ》ニ発熱シ、或イハ未ダ発熱セザルモ、必ズ悪寒シ、体痛ミ、嘔逆シ、脈陰陽倶《トモ》ニ緊ノ者ハ名ヅケテ傷寒ト為ス。

太陽経病（表証）はその症状の軽重によって太陽中風と太陽傷寒に大別されます。

脈浮・頭項強痛・悪寒という太陽病の症状を備えていて、さらに発熱・発汗・悪風・脈が緩などの症候を呈するものを、太陽中風といいます。中風とは風邪を感受して発生した病症という意味で、一般にいわれる脳卒中などの「中風」とは異なるものです。

風邪は陽邪で体表の比較的浅い部位で衛気と相争います。衛気は陽気に属しますから、陽と陽の衝突で発熱が生じます。

皮膚には血管や汗腺があって、発汗を行っています。この発汗を主る部分を、漢方では営あるいは営陰という言葉で表現しています。体表の衛陽と営陰は、互いに協調して皮膚の生理機能を営んでいます。

体表の衛気が風邪に傷害されると、営陰の機能も失調して汗腺の働きが異常を呈するので、じっとしていても微かに発汗します。すなわち「汗出デ」という状態です。そのため風に当たると寒気を感じます。これを「悪風」すなわち風を嫌うと表現しています。

緩脈というのは血管の緊張が弱く、弛緩した脈です。浮脈は邪が表にあることを示し、緩脈は衛気と営陰の協調が破れて営陰（脈管や汗腺）が失調し、汗が出る状態を反映しています。

第三条は、太陽傷寒証について述べています。

太陽病の共通の症状のうえに、さらに体痛・嘔逆・脈緊という症状が加わったものを太陽傷寒といいます。

前の太陽中風が風邪に当てられて発病するのに対し、太陽傷寒は寒邪に傷られて発病するものです。

寒邪は陰邪で、その性質は凛烈です。皮膚から侵入すると血管は収縮し、汗腺は閉じるので、傷寒のときはけっして汗は出ません。衛気は寒邪に押し込められ、皮膚を温める作用を発揮できないので「必ず悪寒」します。押し込められた衛気は鬱積し、次に熱と化すので、太陽傷寒では早晩強い発熱が起こります。

体痛は筋肉痛や関節痛で、寒邪が体表皮下の経脈の気血の流れを梗塞・渋滞させるために生じるものです。皮膚と肺とは密接に関連しているので、体表の衛営が寒邪のために閉塞させられてその働きを止められてしまうと、肺もその宣散・粛降の働きが阻害されるので肺気が上逆して喘咳を発したり、あるいは陽明胃の働きに影響すると胃気が上逆して嘔気を誘ったりします。

寒邪は実邪で血管を緊張・収縮させるので、太陽傷寒の脈は浮緊となります。条文にある「脈陰陽倶ニ緊」というのは、寸関尺の三部の脈証がすべて緊張の強い緊脈を呈するという意味です（**図一**参照）。

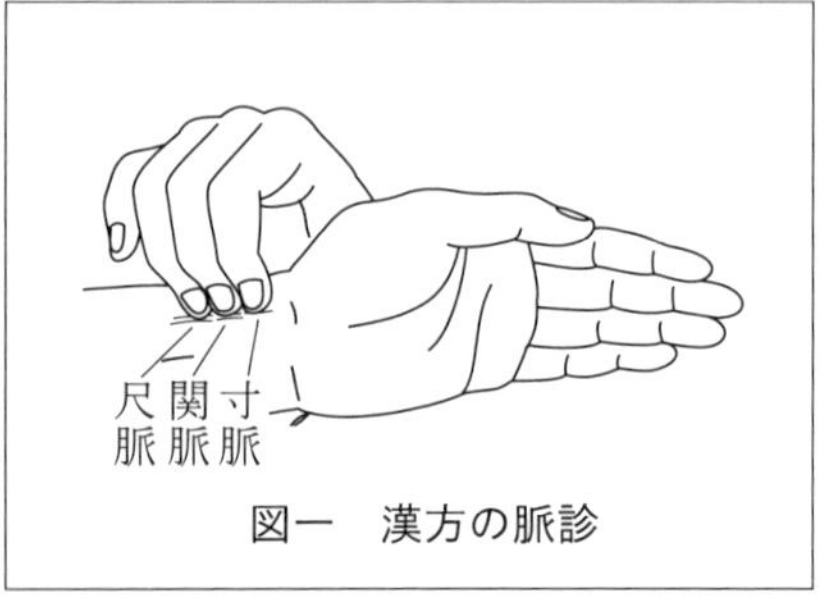

図一　漢方の脈診

太陽中風と太陽傷寒は、同じ太陽の経病（表証）でも大きく異なっています。

中風証は風邪に外感して体表の衛気を損傷し、そのため衛陽と営陰の調和が破られ、営陰から汗が外泄して、発汗・発熱・悪風・脈浮緩といった症状を呈するもので、表寒虚証です。これに対し太陽傷寒証は、寒邪が体表の衛営を閉塞してその働きを拘束するものです。その結果、無汗で強い発熱悪寒・体痛があり、脈浮緊で喘咳や嘔気を伴い、表寒実証です。

条文 四

傷寒一日、太陽之ヲ受ク。脈若《モ》シ静カナルハ伝ワラズト為ス。頗《スコブ》ル吐サント欲シ、若シ躁煩シ、脈数ニシテ急ナルハ伝ウルト為スナリ。

外感性の急性熱病である傷寒の病は、いままでに述べたようにまず足太陽膀胱経脈が邪を受け、太陽経脈が支配する体表部で邪正闘争が展開されますが、病状は一時も静止することはなく、邪気の攻撃力の勢い、正気の抵抗力の強さなどの影響で、病勢は進展したり逆に制圧・排除されたりします。治療に当たる医者は、病勢が進行して病邪が体表から体内（裏）に侵入しつつあるか否かをいち早く知って、次の治療方針を立てなくてはなりません。

「傷寒一日、太陽之ヲ受ク」の条文中の傷寒は、太陽中風も太陽傷寒も包括し、広義の傷寒病が太陽病から始まることを再度述べています。太陽病は、陽明病・少陽病とともに三陽病に属します。次に病が進展するときは、少陽経かあるいは陽明経に移っていきます。これを伝経といいます。傷寒一日とは傷寒病の初期で、ただちに伝経する病人もあれば、数日経っても伝経しない病人もいます。

病が伝経したかしないかを判別するには、発病からの日数ではなく、あくまでも客観的な症状と脈証の変化にもとづいてこれを判断しなくてはならないことを、本条では強調しています。

「脈静カナル者」とは、太陽病に特徴的な浮脈に変化がなく落ち着いているという意味で、これは傷寒の邪が依然表にあり、しかも正気が強く正勝邪退して、遠からず病は治癒することが予想される状態です。したがって当然陽明経や少陽経に伝経することはありませんので、「伝エズト為ス」といっているわけです。

これに対し、「脈数ニシテ急ナル者」とは邪気の勢力が強く、熱と化して表から裏に侵入しようとしている、つまり伝経した状態を表しています。

「頗ル吐サント欲シ」というのは、ムカムカと嘔気がして、不快感がある有様で、実はあとで出てくる少陽病の特徴である心煩喜嘔という症状を短縮して一言で表現したもので、少陽経に伝経したことを示しています。もう一つの「躁煩」とは、胸の中が熱く、落ち着かず手足をバタバタさせる様で、実熱が裏に旺盛であることを示しており、これはすなわち陽明病で病が陽明経に伝経したことを、この一語で表現しています。

本条を要約すると、脈が数に変化するのは伝経の兆候、嘔気を伴えば少陽病に、躁煩を現せば陽明病に転じたことを示します。躁煩はここでは煩躁と同義です。

条文 五

傷寒二三日、陽明、少陽ノ証見《アラワ》レザル者ハ伝エズト為スナリ。

「傷寒二三日」は「傷寒一日」に対応する言葉で、傷寒病の初期ではないことを表しています。罹患して二、三日経過すれば本来は伝経して少陽病や陽明病に移る可能性が大いにあるわけですが、脈象にも変化がなく心煩喜嘔や煩躁などの少陽病や陽明病の病状が現れないならば、病邪は未だ伝経せず、太陽経に止まっていると判断されるので、そのときは発汗解表という太陽病の治療を続けなさい、という意味です。

医者たる者は、常に病人の現す症状と脈状に注意を払って病勢の変化を知り、正しい処置を施して病気の悪化を予防し、病人を治癒に導かなくてはなりません。

条文 六

太陽病、発熱シテ渇シ悪寒セザル者ハ、温病ト為ス。若シ発汗シ已《オワ》リ、身灼熱スル者ハ名ヅケテ風温トナス。風温ノ病タル、脈陰陽倶ニ浮、自汗出デ、身重ク、眠睡スルコト多ク、鼻息スレバ必ズ鼾《カン》シ、語言出デ難《ガタ》シ。若シ下ヲ被ル者ハ小便不利、直視シ、失溲《シッソウ》ス。若シ火ヲ被ル者ハ微ナレバ黄色ヲ発シ、劇スレバ則チ驚癇《キョウカン》シ、時ニ瘈瘲《ケイショウ》ス。若シ火ニテ之ヲ熏《クン》スレバ一逆シテ尚《ナオ》日ヲ引キ、再逆スレバ命期ヲ促ス。

本条は太陽病の類証である、温病について述べているものです。

傷寒の定義によると、発熱があって悪寒がなく、口渇するときは熱邪が旺盛で、これは邪が陽明経に伝経したことを示すはずですが、はっきりと太陽病だと言いきっています。そうなると、これは従来の太陽病とは別のものだということになります。

張仲景は太陽病には中風、傷寒ともう一つ温病があると言っているのです。温病は太陽病の一つですが、その病因が風寒の邪ではなく温熱の邪である点が、傷寒と異なっています。

温邪は陽邪に属すので、人体に侵入すると容易に熱と化し、速やかに陰血を損傷し、津液（正常な水分）を消耗させます。したがって、疾患の初期から発熱が顕著でほとんど悪寒がなく、しかも傷津の症候である口渇を生じます。温病初期の発熱・口渇は、傷寒が陽明経に伝経したことによる熱証とはまったく異なる病態であることを、はっきりと認識する必要があります。

温病も表証ですから、当然浮脈を呈します。しかし傷寒と異なり始めから熱証ですから、これを反映して脈は数、したがって浮数の脈を呈します。

太陽病の中風と傷寒に対しては、辛温解表剤によって温め発汗させて病邪を発散させます。これに対して温病の場合は、辛涼解表剤を用いて体表を冷やし、清熱しながら病邪を発散させます。ここで誤って辛温の剤を用いると、熱に熱を加えることになって熱証をいっそう激化させ、病気を悪化させます。発汗させることも、津液をさらに消耗させるので禁忌です。

そして次のところでは、風温について述べています。風温は、本来は風陽と温熱の邪が結合して人体を侵襲し、強い熱証を呈する病気です。しかし本条では、温病を傷寒と誤診して辛温発汗の方剤を投与したことによって、温熱がかえって増強して、高熱と手足の灼熱感を伴う風温と化した場合について述べています。

つづいて、風温の一般的症状が記述されています。「脈陰陽倶ニ浮」とは寸関尺の三部の脈象がすべて浮である状態を表現したものです。しかし傷寒ではないので、緊脈にはなりません。風は開泄の性質があり、熱は津液を外に追い出す作用があるので「自汗出」の状態になります。温熱の邪が表に客して陽気を阻害するので、「身重」く、熱が心神を傷害すると意識がぼんやりして眠く、言葉が出がたい状態になります。熱が肺の働きを阻害すれば、「鼻息スレバ必ズ鼾シ」という症状が現れます。

風温の治療には、辛涼解熱と甘寒滋陰の方剤を用います。もし瀉下剤を用いると陰液を消耗するので、尿が出にくくなり（小便不利）、肝腎の陰血も損傷するので肝の支配下にある視力が障害され、また腎の働きが失調して、尿や便の失禁が起こります。（表二）

誤治して温針や温熱の湿布や薫蒸法などで直接熱を加えると、ますます熱証を増悪させ、軽症の例では黄疸、重症の例では精神錯乱や痙攣などの精神神経症状を惹起します。一度の誤治では治癒を遅らせるだけで済みますが、二度三度と温熱治療による誤治を重ねると、治るべき病も治らず、病人の命を縮める結果になります。太陽病の時期、傷寒と温病の鑑別にあたっては誤診しないよう、くれぐれも注意が必要です。

表二　傷寒と温病の証治の比較

病証		傷寒	温病
病因		寒邪	温邪
証候	熱感	比較的軽い	顕著
	悪寒	重い	あまりない
	口渇	ない	あることが多い
	頭痛	あることが多い	あまりない
	脈象	浮緊	浮数
治則		辛温解表	辛涼解表
予後		陽虚裏寒になり衰弱しやすい	傷陰虚熱のため消耗しやすい

条文七

病発熱有リテ悪寒スル者ハ、陽ニ発スナリ。熱無クシテ悪寒スル者ハ陰ニ発スナリ。陽ニ発スレバ七日ニシテ愈ユ。陰ニ発スレバ六日ニシテ愈ユ。陽数ハ七、陰数ハ六ヲ以テノ故ナリ。

本条は、発熱と悪寒という相対立する二つの基本的な症状によって、病人が三陽三陰の六病期の中の太陽・陽明・少陽のいずれかの陽病の時期にいるか、あるいは傷寒の邪がすでに表から裏に入ってしまった陰病（太陰・少陰・厥陰）であるかを弁別する要点を示したものです。

傷寒の邪が人体を侵襲すると、病人は、寒気（悪寒）を感じます。そして、邪に対して陽気（正気）が抵抗し、邪正闘争が生じます。もし陽気が十分に盛んであれば、病邪に強く抵抗する結果、発熱が生じます。

太陽病の発熱悪寒、陽明病の潮熱、少陽病の往来寒熱のように、三陽病ではいずれも邪気が強いが陽気もまだ旺盛であるので、みな悪寒とともに発熱が主症状として現れます。これを「病陽ニ発スナリ」と表現して、病人が陽病期にあることを示したものです。

これに対し、悪寒だけがあって発熱がみられない状態は、陽気（正気）が衰微して邪気に圧倒され、十分に闘えないことを示し、病邪はすでに裏に入って陰病になったということです。これを「病陰ニ発ス」と表現しています。

『素問』陰陽応象大論篇第五に「善ク診ル者ハ色ヲ察シ脈ヲ按ジテ先ズ陰陽ヲ別ツ」という言葉があります。本条は、その最も大切な陰陽の弁別を「発熱悪寒」「無熱悪寒」という簡潔な言葉で、はっきりと定義しています。本来『傷寒論』では条文の構成上、まずこの陰陽の定義が最初にあって、それから三陽三陰の分類が語られるべきであったといわれています。

陽病は七日、陰病は六日で治るというのは、古代から中国に伝わる奇数を陽、偶数を陰とする考えを、傷寒病の予後に当てはめたにすぎないようで、合理的な根拠には乏しいようです。

条文 八

太陽病、頭痛シテ七日以上ニ至リ自ラ愈ユル者ハ、其ノ経行《メグ》リ尽クスヲ以テノ故ナリ。若シ再経ヲ作《ナ》サント欲スル者ハ、足陽明ニ針シ、経ヲシテ伝エザラシムレバ則チ愈ユ。

頭痛は、太陽病の主症状の一つです。頭痛が七日以上続くということは、傷寒の邪が太陽経脈にあって本経を完全に一循してきたことを示しています。もし邪が伝経して裏に入り陰病になれば、頭痛という症状は発現しないからです。邪気が太陽経脈にあって七日以上経過すると、邪の勢力は自然に衰えて治癒に向かうことが多いので、これを「其ノ経行リ尽クス」と表現したものです。

しかし、邪が太陽経脈を一循してもなお勢力が衰えず、他の経に伝経することを再経といいます。七日以上経って、なお頭痛が治まらなければ再経の可能性が考えられるので、そのときは、太陽経から最も伝経しやすい陽明経の経穴に鍼を打って、陽明経の正気を強化し、太陽経から伝経してきた病邪をここで迎え撃って排除すれば、邪はここでストップして病はよくなるというわけです。「足陽明ニ針」するツボとは、おそらく足三里のツボであろうと考えられています。

条文 九

太陽病解《ゲ》セント欲ス時ハ巳《ミ》従《ヨ》リ未《ヒツジ》ノ上ニ至ル。

太陽病が治る時刻は、巳の刻（午前九時）から未の刻（午後三時）の間である、というものです。これは人の生理と自然の運行の間には密接な関係があるという、古代人の思想を示すものです。

大自然には昼と夜の交替があり、四季の変化があるのに対応して、人体の内部環境も変化すると昔の人は考えました。すなわち、人体内の陰陽の関係も自然界の陰陽の盛衰の影響を直接受けて、時々刻々と変化していると考えたのです。

巳の刻から午の刻を経て、未の刻までの約六時間は、一日の中では太陽が昇って中天に達するまでの陽の始まる時間帯ですから、人体ではその影響を受けて太陽経脈の陽気が最も旺盛になります。したがって太陽経脈の病、すなわち太陽病は、この時間帯に正気が病邪に打ち勝って治癒する可能性が最も高いということになるわけです。これはあくまでも古代の人の考え方で、現代の科学から導き出された結論と合致するか否かは、何とも言いがたいでしょう。

条文 一〇

風家、表解スレド了《リョウ》了《リョウ》タラザル者ハ十二日ニシテ愈ユ。

風家とは体質虚弱で、かねてから太陽病に罹患しやすい人を指します。表証、すなわち太陽病はすでに解除されたのに、なお完全に治癒したという自覚がなく、何となく心身ともに爽快でない状態です。こういう場合は、特に再度解表剤を用いて治療しなくても、十二日経てば自然に治癒して元気になる、というものです。十二日という日数の根拠は、第七条や第八条の七日とか六日とかという日数と同様、根拠ははっきりしません。

条文 一一

病人身大熱スルニ反テ衣ヲ得ント欲スル者ハ、熱皮膚ニ在リテ寒骨髄ニ在ルナリ。身大寒スルニ反テ衣ヲ近ヅクルヲ欲セザル者ハ、寒皮膚ニ在リテ熱骨髄ニ在ルナリ。

本条は、本当の寒熱と見せかけの寒熱について述べています。

直訳すると、病人が高い熱があるのにかえって寒がって着物やふとんをかけたがるときは、体表に熱があるが体の内は冷えている表熱裏寒、すなわち真寒仮熱の症候である。一方、体や手足は冷たいのに熱がって着物を脱ぎたがるようなときは、体の表面は冷えているが体の芯には熱がこもっている表寒裏熱、すなわち真熱仮寒の症候である、というものです。

陰寒と陽熱は、正常な人体の中では互いに拮抗しながらも協調しており、その結果生理的状態が保持されています。もし陰寒が盛大に過ぎ、一方で陽熱が相当に衰弱した状態では、陰陽は互角に協調することができず、弱い陽は強い陰によって体表に追いやられ、陽熱は微弱なのに一見、陽盛の熱証のような症状を呈します。これが表熱裏寒、あるいは真寒仮熱といわれる病態です。

反対に、もし陽熱が体内に鬱結して発散せず、弱い陰寒を体外に追いやると、表寒裏熱あるいは真熱仮寒という病態が生じます。これらはみな病の本質とは反対の仮証、見せかけの熱証や寒証ですから、これに欺かれて寒剤や温剤を用いると、寒証を冷やし、熱証を温めるという逆治になって、ますます病気を悪化させてしまいます。

作者の張仲景は鋭い観察眼で、寒熱の真仮を弁別するのに、病人が全身に発熱あるいは冷えがあるのに、衣服やふとんを近づけようと欲するか逆に遠ざけるかという点を、鑑別の拠り所にしました。

一般に仮証は、四肢・顔面や頭部・体表部に現れやすく、真の証候は多くの場合、身体の内部の症状や脈、あるいは舌に反映されます。例えば、真寒仮熱では臓腑の陽気は衰微しているため、たとえ顔色が化粧したようにうっすらと赤く脈が大であっても、全身倦怠・不活発・寒がる・温かいものを欲し、口渇はあっても冷たい飲みものは欲しない・舌の色は淡白で湿潤しており、脈は弱く遅い、などといった陽気不足や裏寒の症状が出現します。一方、真熱仮寒では体内に熱が鬱結しているので、四肢は冷たいがかえって熱さを嫌う・胸腹部が満悶する・口渇があって冷たい飲みものを好む・尿の色が濃い・大便秘結・舌質は紅で乾燥して黄色い舌苔を伴い、脈は速いなどといったように、仔細に観察すると熱証が現れています。

仮証が現れるのは、病気が重篤な場合が多いので、寒熱の真仮を見極めることが臨床の場ではとても大切です。

条文 一二

太陽ノ中風ハ陽浮ニシテ陰弱。陽浮ノ者ハ熱自《オノズカ》ラ発ス。陰弱ノ者ハ汗自ラ出ヅ。嗇嗇《ショクショク》トシテ悪寒シ、淅淅《セキセキ》トシテ悪風シ、翕翕《キュウキュウ》トシテ発熱シ、鼻鳴リ乾嘔スル者ハ桂枝湯之ヲ主ル。

桂枝湯ノ方

桂枝三両皮ヲ去ル　芍薬三両　甘草二両炙ル
生姜三両切ル　大棗十二枚擘《ツンザ》ク

右ノ五味、三味ヲ㕮咀《フソ》シ、水七升ヲ以テ微火ニテ煮テ三升ヲ取リ、滓《カス》ヲ去リ寒温ヲ適《カナ》エ一升ヲ服ス。服シ已《オワ》リ須臾《シュユ》ニシテ熱キ稀粥《キシュク》一升余ヲ歠《スス》リ以テ薬力ヲ助ケ、温カク覆イテ一時許《トキバカ》リ、遍身漐漐《ヘンシンチュウチュウ》トシテ微カニ汗有ルニ似サシムルガ益マス佳《ヨロ》シ。水流離《リュウリ》ノ如クアラシムルベカラズ、病必ズ除カレズ。若シ一服シ汗出デ病差《イ》ユレバ後服ヲ停《トド》メ必ズシモ剤ヲ尽クサズ。若シ汗セザレバ更ニ服セ、法ハ前ニ依ル。又汗セズバ後服ハ小《スコ》シク其ノ間ヲ促シ、半日許《バカ》リデ三服ヲ服シ尽クサシム。若シ病重キ者ハ一日一夜、周時《シュウジ》ニ之ヲ観テ一剤ヲ服シ尽クセ、病証猶《ナオ》在ル者ハ更ニ作リテ服セ。若シ汗出ズバ乃チ服シテ二三剤ニ至ル。生冷、粘滑、肉麵、五辛、酒酪、臭悪等ノ物ヲ禁ズ。

本条にいたり、先に第二条で出た太陽中風の証候をもっと詳しく記載し、さらに太陽中風証治療の基本処方である桂枝湯について述べています。

太陽中風証とは、まず風邪が体表にあって衛気と抗争している状態ですから、その現れとして脈を軽く触れると浮いていて軟かく余力のある脈象を呈し、邪正闘争の反映として当然熱発します。また太陽中風証では体表の衛気が風邪に傷害される結果、表衛は営陰(発汗と体温調節の基盤、つまり汗腺)を守り固めることができなくなるので営陰は弱って異常な汗を発し、また脈を強く触れると脈は消えそうな力のない脈を呈します。この機序を、「陽浮ニシテ陰弱、陽浮ノ者ハ熱自ラ発シ、陰弱ノ者ハ汗自ラ出ヅ」と表現しています。

次に太陽中風の自覚症状で、「嗇嗇トシテ悪寒シ」とは寒さを嫌い身を縮めること、「淅淅トシテ悪風シ」とは寒い風や冷たい雨に身ぶるいすること、「翕翕トシテ発熱」とは厚着をすると体が熱くなってのぼせたようになることで、太陽中風に罹った病人が発熱・悪寒・悪風する様子を巧みに表現しています。

肺は皮膚と連なっているので、体表の不和はすぐ肺に波及して肺の宣散作用が損われるので、鼻水が出てすすり上げるようになり、また太陽の邪が陽明胃経に影響すると嘔気を訴えるようになるわけです。

太陽中風証とは、発熱と悪寒悪風があり、微かに汗ばんで脈は軟い浮脈、よく鼻水・鼻づまりがあり、ときに軽い嘔気がすることもあるといった、日常私たちがよく体験する鼻カゼのような症状です。

太陽中風証を主治する処方は、桂枝湯です。

桂枝湯は桂枝、白芍薬、甘草、生姜、大棗の五種の生薬から構成されています。生薬の分量については、『傷寒論』が書かれた時代の度量衡と現代のそれとを比較研究した結果などから諸説ありますが、医師がそれらを勘案して各自決めています。ただ本方で必ず守るべきことは、桂枝と白芍薬は必ず等量を用いるということです。白芍薬の量が多くても、桂枝の量が多くても、それぞれ別の名の処方となり、その働きも適応する病態や症状(証)もまた異なってきます。

テ。復タ其ノ汗ヲ発シ栄衛和スレバ則チ愈ユ。桂枝湯ガ宜シ。（太陽病中篇第53条）
（そのほか，24・25・42・44・54・56・57・91・95・234・240・276・372・387条も参照）

方　解

君薬：桂枝３両（4.0g）　辛甘，温。発汗解肌の作用により風寒の邪を発散させるとともに，営衛を調和させる。

臣薬：芍薬（白）３両（4.0g）　酸苦，微寒。営陰を補って強化し，過剰な発汗を抑制する。

佐薬：甘草２両（2.0g）　甘，平。汗剤に入れば解肌・抗利尿に働き，姜・棗ともに津液を保護し，営衛陰陽を調和させる。

使薬：大棗12枚（4.0g）　甘，微温。姜・棗は相須の関係でともに脾胃を補う。大棗は芍薬を助ける。

生姜３両（4.0g）　辛，温。生姜は桂枝を助けるとともに嘔を止める。

＊注　芍薬には白芍薬と赤芍薬があるが，本方には必ず白芍薬を用いる。

桂枝は性味は辛甘温で発汗解肌の作用があり、体表の衛陽を温通します。

白芍薬は味は酸、性は微寒で陰血を滋養する作用があるので、営陰を固めます。桂枝と芍薬を等量ずつ合わせると、肌表の風邪を発散し、営衛を調和させることができます。

辛温の生姜は桂枝の発散作用を助け、甘温の大棗は営陰の虚を滋養し芍薬を助けます。姜棗合わせて、脾胃を補いながら営衛の調和を助けます。

甘草は甘平で脾胃を補い、陰陽を調和するために用いられています。

すべて病は陰陽の不調和によって起こるといっても過言でありません。桂枝湯は営衛を和し、気血を調え陰陽の調和を回復させるという漢方薬の薬効の典型を、わずか五味の処方の中に具体化しています。それゆえに作者は、『傷寒論』の冒頭にあえてこの方を提示し、後世の人々は本方をもって衆方の祖として処方構成のお手本とするのです。

本方は、少しばかり発汗させることによって体表の邪を発散し、営衛を再び調和させることを目的にして

桂枝湯《けいしとう》

方　意

太陽病の中風証の主方であるとともに，衆方の祖とされており，漢方の最も基本的な処方である。

風寒の邪が太陽経脈を侵し，肌表で衛気と争うのを，発汗解肌により治す。

衛陽と営陰の不和を治すので，傷寒だけでなく雑病にも広く用いられる。

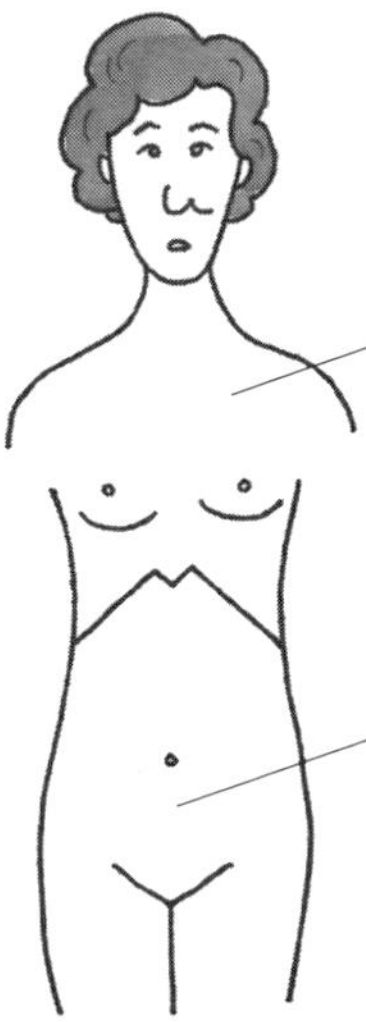

桂枝湯証

主証：頭項強痛，汗出て発熱悪寒する。
客証：鼻汁・鼻閉・咳嗽・身痛・嘔気など。
脈は浮緩。舌は正常。
特別な腹証はない。

臨床応用

感冒初期のいわゆる鼻カゼ症状，虚弱者や老年者の万年カゼ。

産後や病後の微熱・倦怠感・寝汗・自汗など。

運用の要点

表寒虚証（発熱悪風・自汗・脈浮緩）に用い，表実無汗・表寒裏熱・表熱有汗などの実証には禁忌。

主な加減方との鑑別

桂枝加附子湯（第 20 条）：発汗過多，小便難，四肢微急，屈伸難。
桂枝去芍薬湯（第 21 条）：下後，脈促，胸満。
桂枝麻黄各半湯（第 23 条）：太陽病，如瘧状，熱多寒少，身痒。
桂枝加厚朴杏子湯（第 43 条）：太陽病，微喘。
桂枝加芍薬湯（279 条）：本太陽病を誤下，腹満時に痛む。

原　典

太陽ノ中風ハ陽浮ニシテ陰弱。陽浮ノ者ハ熱自ラ発ス。陰弱ノ者ハ汗自ラ出ズ。嗇嗇トシテ悪寒シ，淅淅トシテ悪風シ，翕翕トシテ発熱シ，鼻鳴リ乾嘔スル者ハ桂枝湯之ヲ主ル。（太陽病上篇　第 12 条）

太陽病，頭痛，発熱シ，汗出デ悪風スルハ桂枝湯之ヲ主ル。（同　第 13 条）

病常ニ自ラ汗出ズル者ハ，此栄気和スト為ス。栄気和ス者ハ外諧サズ，衛気栄気ト共ニ諧和セザルヲ以テノ故ニ爾ラシム。栄脈中ヲ行キ衛脈外ヲ行ルヲ以

います。そこで気血の源である脾に栄養を与えるとともに、体を温め発汗を助けるために熱い粥を一杯与えて薬の効果を助けます。微かに汗ばむくらいがよく、あまり汗が流れ落ちるようではかえって正気を損なって結果的に病邪が除かれません。

汗が出て病が治ったら、それ以上の服用は必要ありません。もし服薬しても汗が十分出ないときは、さらに調合して追加し、汗が出て病証が解除されるまで一昼夜の間に何回も重ねて服薬することが必要です。

太陽中風の病を治すためには、体内の正気を邪正闘争の舞台になっている体表に総動員しなくてはなりません。したがって最後に、脾胃を傷害し胃気の発生を少しでも損なう恐れのある不消化物や刺激性の飲食物を禁止しています。胃気は正気の根源ですから、この指示はまったく正鵠を得たものといえます。

条文一三

太陽病、頭痛、発熱シ、汗出デ悪風スルハ桂枝湯之ヲ主ル。

桂枝湯はなにも太陽中風証だけに限定して用いられるものではなく、頭痛発熱・汗出悪風という症状があれば、中風証はもちろん、太陽傷寒でもあるいはその他一切の表証に用いてよろしい、というものです。

前条の後にある桂枝湯方についての記述は、本条の後に付ける方が適当なのかもしれません。

桂枝湯の適応範囲は非常に広く、この他にも今後、桂枝湯を用いてよい場面が数多く登場します。

条文一四

太陽病、項背強《コワ》バルコト几几《シュシュ》、反テ汗出デ悪風スル者ハ桂枝加葛根湯之ヲ主ル。

桂枝加葛根湯ノ方

葛根四両　麻黄三両節ヲ去ル　芍薬二両　生姜三両切ル　甘草二両炙ル　大棗十二枚擘ク　桂枝二両皮ヲ去ル

右ノ七味、水一斗ヲ以テ先ズ麻黄、葛根ヲ煮テ二升ヲ減ジ、上沫ヲ去リ、諸薬ヲ内レ煮テ三升ヲ取リ、滓ヲ去リ一升ヲ温服ス。覆イテ微カニ汗ニ似タルヲ取リ、須《スベカ》ラク粥ヲ啜ルベカラズ。余ハ桂枝ノ法ノ如ク将息及ビ禁忌セヨ。

太陽病は風寒の邪が太陽膀胱経脈を侵襲するので、太陽膀胱経脈の経気の流れが悪くなり、膀胱から津液も上がってこなくなります。

「項背強バルコト几几」というのは、そのために足膀胱経脈が走っている頭頂部から項、脊骨に沿った部位がこわばる様を表現しています。几几とは水鳥が飛び立つとき、首をまっすぐに伸ばして羽ばたく様子を表現した文字と解釈されています。これにより、首がこわばって前に曲げにくい症状を巧みに表現しています。葛根は甘潤辛散の性質をもち、発表解肌作用、筋脈を潤してこわばりを緩解する働き、さらに経脈中に津液をめぐらせる働きなどを有しているので太陽膀胱経の経気と津液の流通を改善し、項背強を解除する目的で加えられています。

「反テ汗出デ」と表現されていますので、本条は風邪が太陽経脈を侵した太陽中風であることがわかります。これに対し、寒邪が太陽経の経気の流れを阻害した場合には汗は出ず、葛根湯が用いられます。ところが『宋版傷寒論』の本条にある桂枝加葛根湯には麻黄が含まれていて、内容は葛根湯とまったく同じものになっています。そこでこれはおかしい何かの間違いだということになり、後世では麻黄は除いて用いられています。したがって一般の処方集でも、桂枝加葛根湯には麻黄は配合されていません。

「水一斗」とはおよそ現代の一升、「一升」はおよそ現代の一合に近い量のようです。まず葛根と麻黄を一升の水で八合に減るまで煮て、浮いた泡末を取り除き、残りの薬味を入れ三合に煮詰め、滓をこして捨て、一合を温服する。また熱い粥で薬力を助ける必要はないと指示されており、これを読む限り、後世の学者が言うように方中に麻黄が紛れ込んだわけではなく、張仲景は確信をもって麻黄の含まれた桂枝加葛根湯を登場させたとも考えられます。しかし、汗の出る太陽中風証に麻黄を用いるのはやはり理屈に合いません。

条文 一五

太陽病、之ヲ下シテ後、其ノ気上衝《ジョウショウ》スル者ハ桂枝湯ヲ与ウベシ。方ハ前法ヲ用イヨ。若シ上衝セザル者ハ之ヲ与ウルヲ得ズ。

太陽病の治療は、辛温解表剤を用いて発汗させるのが大原則です。それなのに医者が治療を誤って下剤を与えてしまった場合、表邪は解さないばかりか、病邪は虚に乗じて内陥する恐れがあります。

しかし幸いなことに、誤治にもかかわらず太陽経の正気は残存していて上に衝き上げてくるというのは、傷つきながらも表証がなおあるということです。これはすなわち表寒虚証ということですから、もとの太陽病が中風であれ傷寒であれ、ここはひとまず桂枝湯を与えなさいということです。「与ウベシ」といったのは、そのような事情を考慮すれば投与すべき処方は桂枝湯になるという意味が込められています。

気の上衝がみられなければ、太陽経の正気はすでに残存せず、したがってもはや表証はみられないわけですから、当然桂枝湯の適応ではありません。何か裏に働く別の処方を用いることになりますから、「之ヲ与ウルヲ得ズ」ということになるわけです。

条文一六

太陽病三日、已《ステ》ニ汗ヲ発シ、若シクハ吐シ、若シクハ下シ、若シクハ温針シ、仍《ナオ》解セザル者ハ此《コレ》壊病タリ。桂枝之ヲ与ウルニ中《アタ》ラザルナリ。其ノ脈証ヲ観テ、何ノ逆ヲ犯シタルカヲ知リ、証ニ随イテ之ヲ治セ。

桂枝本《モト》解肌ト為ス。若シ其ノ人脈浮緊、発熱シ、汗出デザル者ハ之ヲ与ウルベカラザルナリ。常ニ須《スベカ》ラク此ヲ識《シ》リ誤ラシムルコトナカラシムルベキナリ。

前の半分は、正しい治療をしなかったためにかえって病状が悪化してしまった壊病《えびょう》とそれへの対処の仕方を述べています。

太陽病に罹患して三日、発汗法を用いて治療したが、そのやり方が当を得ていなかったため太陽病が治らなかった。そこで吐法、瀉下、あるいは温針（経穴に針を刺し、その針の頭にもぐさを載せて火を点ける治療）など、太陽病の治法ではない、誤治を施してしまいました。その結果、病が治らないだけでなく、こじれてますます重症になってしまいました。これを壊病といいます。この段階にいたればもはや桂枝湯を用いるべきではありません。そこで現在の脈証をもう一度じっくり観て、何が原因でこのような壊病が生じたかを知ったうえで、現時点の「証」にもとづいて、改めて正しい治療を施しなさいと教えているのです。

「其ノ脈証ヲ観テ」とあり、「見て」でも「診て」でもありません。観察という言葉からも知られるように、「観」という文字はただ眼で見るだけでなく、よく状況を調べてその本質を理解するような見方を表現しています。「随証治之」は弁証論治と同義です。その意味は病人の現している症状をよく観察して、その病状の原因になっている病理機序を推察し、病理と症状に合致した処方で治療を行うことであり、漢方治療の基本的な態度を表現した言葉としてよく用いられます。

後半は、桂枝湯の禁忌の一つについて述べています。桂枝湯は発汗解肌作用によって太陽中風表虚証を治す主方ですから、絶対に太陽傷寒表実証に用いてはならないと強く戒めています。

太陽中風は、風邪が体表を侵襲し体表の衛陽と営陰の協調が乱されるもので、臨床症状は発熱・悪風・汗出・脈浮緩が現れます。桂枝湯は少し発汗させて衛営を調和させ、体表の風邪を解除するので、これを「解肌」と呼んでいます。もし病人が脈浮緊・発熱・悪寒・無汗の症状を呈するときは、寒邪が体表を傷害して衛表を閉じ込め、腠理を閉塞させて汗を出なくさせた太陽傷寒表実証ですから、腠理を開き、寒邪を発散させる麻黄湯を用いて発汗解表すべきで、桂枝湯を用いてはなりません。桂枝湯の桂枝は閉塞した腠理を開く力はなく、また方中の白芍薬は営陰を収斂させるので、むしろ過度の発汗を抑制する作用があります。したがって太陽傷寒麻黄湯証にこれを誤用すると、衛陽は寒邪とともに閉じ込められたままで発散されず、汗が十分に出ない結果、高熱煩躁したり、あるいは黄疸・発斑・狂乱などの症状を現したりして、たいへんな事態になります。また逆に、太陽中風桂枝湯証に誤って麻黄湯を与えると、病人は発汗して止まらず、体表の陽気をすっかり消耗してしまうでしょう。そこで張仲景は、医者たる者はこういった事情を十分に熟知して、けっして誤治によって病人を苦しめてはならないと、強く警告したものです。

条文一七

若シ酒客《シュカク》病メバ桂枝湯ヲ与ウベカラズ。之ヲ得レバ則チ嘔ス。酒客甘ヲ喜バザルヲ以テノ故ナリ。

本条も桂枝湯の禁忌の一つについて述べています。「酒客」とはいつも酒を飲んでいる大酒飲みのことです。酒客は脾胃に湿熱があるので、これに病人が太陽中風に罹ったからといって辛甘温の性味をもつ桂枝湯を服用すると、さらに脾胃内の湿熱が強くなって鬱滞するので、胃気が上逆して悪心・嘔吐の症状が出現してしまいます。本条で張仲景が本当に言いたかったのは、たんに飲兵衛のことではなく、広く脾胃に湿熱のある者に桂枝湯を用いるときは一考を要するということのようです。

本条に関しては、別の説もあります。『医宗金鑑』という清時代の書物の中の解説によれば、大酒飲みは脾胃に蓄積した湿熱が外に薫蒸して気血を失調させ、営衛の不和を生じ、身熱・汗出・頭痛・悪心・嘔吐など、一見太陽中風に似た「酒客病」という病を生じやすい。これは外感病に似るが実は内傷の一種であるから、桂枝湯を用いるべきではない、と書かれています。この説に従うと、本条は桂枝湯の禁忌についてではなく類証鑑別について述べたものだということになります。

条文一八

喘家《ゼンカ》ハ桂枝湯ヲ作リ、厚朴杏子ヲ加ウガ佳《カ》ナリ。

喘家とは日頃から喘息の持病がある人で、このような人が風邪に侵されて太陽中風に罹ると風邪の影響で肺の働きが悪くなり、喘息の病状が悪化します。このようなときには桂枝湯を単独で用いるよりも、桂枝湯で解肌祛風して太陽中風を治すと同時に、厚朴の働きで逆気を降し、杏仁で鎮咳祛痰してやると喘咳を軽減させることができます。ただこの二味はこれによって病人が元来持病としてもっている喘息を根治しうるものではなく、ただ病状を軽減させるだけのものなので「佳ナリ」という表現を用いています。

桂枝湯に厚朴と杏子（杏仁）を加えた処方は、桂枝加厚朴杏子（仁）湯という処方名で、太陽病中篇第四三条にも太陽病で喘咳を伴う病人に対して用いられています。

桂枝加厚朴杏子湯は風寒の邪が肺を冷やして肺の機能を低下させて喘咳を起こす、すなわち肺寒の喘咳に対する処方です。もし外感の邪が肺を侵襲して肺熱の喘咳を生じるときは、また別の処方（麻杏甘石湯）の適応になります。

条文一九

凡ソ桂枝湯ヲ服シテ吐ス者ハ、其ノ後必ズ膿血ヲ吐スナリ。

本条は第一七条と対応しています。桂枝湯を服用して嘔吐する者とは、酒客を始め脾胃に湿熱が旺盛な病人です。こういう人が辛甘温の桂枝湯を服用すると、胃の湿熱をますます助長して嘔吐することは一七条で説明した通りです。「其ノ後必ズ膿血ヲ吐ス」とは湿熱が内蘊すると旺盛な熱毒により血脈が傷害されて胃内に破れ、膿血を吐するようになるというものです。実際の臨床の場で、桂枝湯の一服が吐血を誘発した実例はそれほどないと思われますが、元来病人が胃潰瘍や胃粘膜障害をもっていれば、血管拡張作用をもった辛温の剤により出血を誘発する可能性は考えられます。

いずれにせよ、本条は湿熱証の人に対しては相手が太陽中風に限らず、何病であれ桂枝湯は禁忌であることを、強く警告したものだと考えてよいでしょう。

条文二〇

太陽病、汗ヲ発シテ遂ニ漏レ止マズ、其ノ人悪風シ、小便難、四肢微急、以テ屈伸シ難《ガタ》キ者ハ、桂枝加附子湯之ヲ主ル。

桂枝加附子湯ノ方
桂枝三両皮ヲ去ル　芍薬三両　甘草三両炙ル
生姜三両切ル　大棗十二枚擘ク　附子一枚炮ジ皮ヲ去リ八片ニ破ル

右ノ六味、水七升ヲ以テ煮テ三升ヲ取リ、滓ヲ去リ、一升ヲ温服ス。本桂枝湯ト云ウ、今附子ヲ加ウ。将息《ショウソク》ハ前法ノ如シ。

太陽病は発汗して解表させるのが正しい治療法ですが、発汗させすぎると体表の陽気である衛気を損傷し、かえって体表の邪が除かれず表証が解さないことになります。

桂枝湯の条文（一二条）には、太陽中風の発汗は「微カニ汗有ルニ似ル」程度に発汗させるのがよく、「水ノ流離スル如ク」大量に発汗させると「病必ズ除カレズ」とあります。一六条に、麻黄湯証に桂枝湯を与えてはいけないという警告がありますが、逆に桂枝湯証に麻黄湯を与えると、とめどもなく汗が流れ出て、表衛は虚し津液が損傷されるので、依然として表寒証が残って悪風し、小便が出づらくなります、表衛が虚すため陽気が四肢を温められなくなって四肢微急し、陰液が四肢を滋養できなくなる結果、屈伸しがたいという状態にいたります。

桂枝加附子湯は桂枝湯に附子一味を加味した方剤です。附子は大辛大熱であり、よく腎を温め陽気を補い、回陽救逆に働きます。

本条の表衛が虚し、汗が漏れ止まず、津液が損傷しているということは亡陽に近く、放置すれば危篤に陥る恐れもある重篤な状態ですから、附子を用いて直ちに陽気を補い、表を固めて汗を止めるとともに、桂枝湯でいまだ除かれていない体表の邪を発表させてやらなくてはなりません。

ここは黄耆や竜骨、牡蛎などを用いて補気をしたり、斂汗を試みるような悠長な場合ではないのです。

条文 二一

太陽病、之ヲ下シテ後、脈促胸満ノ者ハ佳枝去芍薬湯之ヲ主ル。

桂枝去芍薬湯ノ方

桂枝三両皮ヲ去ル　甘草二両炙ル　生姜三両切ル　大棗十二枚擘ク

右ノ四味、水七升ヲ以テ煮テ三升ヲ取リ、滓ヲ去リテ一升ヲ温服ス。本桂枝湯ト云ウ、今芍薬ヲ去ル。将息ハ前法ノ如シ。

太陽病の治療は発汗法を行うべきです。それを誤治して瀉下法を行うと、表邪は解さずかえって邪を裏に内陥させてしまいます。

邪が表から裏に入る際は、まず表に最も近い胸部に陥入します。

胸部は心肺の位置するところで、胸部に陥入した邪が陽気と抗争する結果、胸部の陽気は衰えるので、心拍が促（頻迫）となり脈は無力となります。

邪が胸部に内陥して胸中の陽気を損傷する結果、何となく胸が詰まってすっきりしない、いわゆる胸内満悶という症状が生じます。この段階では裏証とはいっても邪はいまだ浅く胸内にあって、腹の中までは下陥していないので、桂枝去芍薬湯を用いて胸中の陽気を鼓舞し、邪を胸から再び表の方へ逐いあげて出そうというものです。

本方は、桂枝湯から芍薬を除いた処方構成になっています。芍薬は陰性の薬で凝縮性・収斂性があります。薬の昇降の性質からみると降性で他の四薬が陽性・発散性・昇性であるのと相対しています。したがって胸中に下陥した邪を再び表に持ちあげようという目的に対して、芍薬の性質と働きは逆に作用します。そこで芍薬を除いて用いるのです。

条文 二二

若《モ》シ、微カニ寒スル者ハ、桂枝去芍薬加附子湯之ヲ主ル。

桂枝去芍薬加附子湯ノ方

桂枝三両皮ヲ去ル　甘草二両炙ル　生姜三両切ル　大棗十二枚擘ク　附子一枚炮ジテ皮ヲ去リ八片ニ破ル

右ノ五味、水七升ヲ以テ煮テ三升ヲ取リ、滓ヲ去リ、一升ヲ温服ス。本桂枝湯ト云ウ、今芍薬ヲ去リ附子ヲ加ウ。将息ハ前法ノ如シ。

本条は前条の証に加えて、微かに悪寒を感じるときは、陽気の損傷が一段と顕著で体を十分温めきれず、陽虚裏寒の証を現していることを示しています。したがって、陽気を補う附子を桂枝去芍薬湯に加味して胸部の陽気を一段と強化し、病邪を逐い出す正気を奮い起こそうとするものです。

テキストによっては、本条と前条が同じ条文中に収められているものもあります。

条文 二三

太陽病、之ヲ得テ八九日、瘧状《ギャクジョウ》ノ如ク発熱悪寒シ、熱多ク寒少ナク、其ノ人嘔サズ、清便自ラ可セント欲シ、一日二三度発ス。脈微緩ノ者ハ愈エント欲スト為ス。脈微ニシテ悪寒スル者ハ此陰陽倶ニ虚ス、更ニ発汗、更ニ下ス、更ニ吐スベカラズ。面色反テ熱色有ル者ハ未ダ解スヲ欲セザルナリ。其ノ小《スコ》シク汗出ズルヲ得ルアタワザルヲ以テ身必ズ痒ス。桂枝麻黄各半湯ガ宜シ。

桂枝麻黄各半湯ノ方

桂枝一両十六銖皮ヲ去ル　芍薬　生姜切ル　甘草炙ル　麻黄各一両節ヲ去ル　大棗四枚擘ク

杏仁二十四枚湯ニ浸シ皮尖及ビ両仁ノ者ヲ去ル

右ノ七味、水五升ヲ以テ先ズ麻黄ヲ一二沸、上沫ヲ去リ、諸薬ヲ内レ煮テ一升八合ヲ取リ、滓ヲ去リ、六合ヲ温服ス。本桂枝湯三合、麻黄湯三合ト云ウ。併セテ六合ト為シ、頓服ス。将息ハ上法ノ如シ。

太陽病は、陽明や少陽の諸経に伝経しなければ、およそ七日で自然に治癒するのが普通ですが、七、八日も治癒しなかった場合、自然治癒するか、表裏ともに虚した状態になるか、あるいは邪の一部がなお表に残留するか、三通りの転帰があることを述べたものです。以下にその三通りの各転帰の鑑別診断と、最後の大邪は去ったがなお小邪が残留している場合の処方について述べています。

まず条文の冒頭で、発熱悪寒とあるので表証であることがわかります。熱の方が多く悪寒することが少ないのは、邪正闘争において正気の方が優勢ということです。邪正闘争で正気と邪気がせめぎ合って寒熱の交替があるが、瘧（おこり。発熱発作）のような症状が日に二、三度というのは、症状としては軽い方というべきでしょう。病人に少陽病の特徴である嘔気がないということから少陽病ではないことがわかり、また大小便が正常に出るとは、すなわち陽明病の症状である便秘がないという意味であり陽明病でもないことを表現しています。『傷寒論』の中にこのように六経各期の主症を一つ取りあげてその有無を述べることで、病人が六経のどの時期にあるかを示唆するという表現法がいたるところに見られます。

太陽病が遷延していても、脈象を按じていくぶんでも緩脈の要素が触知されれば、緩脈は正常人の脈ですから、病気は自然に治癒に向かうので心配は要りません。

　脈が微弱であれば、これは少陰病で陽虚の証です。さらに悪寒があるのならば、太陽の陽気がすでに尽き表裏ともに虚した状態になっていることを示しています。再度太陽病の発汗や、吐法あるいは攻下法などは絶対に禁忌であり、急いで陽気を補って急場を救うような方剤が必要です。条文には具体的な処方名は挙げてありませんが、おそらく四逆湯（甘草、乾姜、附子）のような回陽救逆の附子剤が必要だと思われます。

　もし病人の顔に熱色、つまり紅味がさしていて、体を痒がるようであれば、これは体表の邪気の大方は除かれたが、一部の邪気が残留していて、体表の陽気である衛気が鬱滞し、汗とともに出ようとしても出られない状態です。そのため体表に熱があって顔色が紅く、汗が出ず体が痒いのですから、桂枝湯と麻黄湯を各三分の一の分量で合方した桂麻各半湯を与えれば、病人はちょうどよい程度に発汗し、同時に表の熱や痒みも解消されるというものです。

　麻黄の用い方は後の麻黄湯の条で出てきますが、発汗解表に用いるときには、節の部分は取り除いた茎の部分だけを用います。節や根の部分はまた別の薬理作用をもっていて、この場合の使用目的に反するからです。

　さっと一、二回麻黄を先に煎じると白い小さな泡が浮かんできます。これをすくって捨ててから残りの生薬を入れて煎じるのが、本方の正しい煎じ方です。通常一般には全部の生薬を一度に入れて煎じる常煎法というやり方が行われていますが、古典ではこのように構成生薬の特性に応じて、それぞれの処方の効果が最大限に発揮されてかつ副作用は起こりにくいように、きめ細かく調剤法や煎じ方を指示しています。

条文 二四

太陽病、初メニ桂枝湯ヲ服シ、反テ煩シ解セザル者ハ、先ズ風池《フウチ》風府《フウフ》ヲ刺シ、却《カエ》リテ桂枝湯ヲ与ウレバ則チ愈ユ。

　太陽病の中風に対しては、桂枝湯を与えるのが正しい治法です。それに従って桂枝湯を与えたのに、汗が出ず解熱するどころかかえって熱が高くなって太陽病の症状が一向によくならない場合があります。これは太陽経脈にある風邪の勢力が強大すぎて桂枝湯の薬力では在経の邪を駆逐できない結果みられる現象です。

このような場合には、風池・風府という二つの経穴（ツボ）に鍼治療を施すと、太陽経脈の流通がよくなり風邪が発散されて、在経の邪の勢力が弱められるので、その後再度桂枝湯を服用させると、今度は薬がよく効いて太陽病の症状はすべて解消する、というものです。

本条を根拠にして、正しい処方を用いたのに薬力不足のため病が治りづらい例に、湯液（煎じ薬）と鍼治療を併用する方法が、後世広く行われるようになりました。

条文二五

桂枝湯ヲ服シテ、大イニ汗出デ脈洪大ノ者ハ桂枝湯ヲ前法ノ如ク与ウ。若シ形《カタチ》瘧《ギャク》ニ似テ一日再発スル者ハ、汗出レバ必ズ解ス。桂枝二麻黄一湯ガ宜シ。

桂枝二麻黄一湯ノ方

桂枝一両十七銖皮ヲ去ル　芍薬一両六銖　麻黄十六銖節ヲ去ル　生姜一両六銖切ル　杏仁十六箇皮尖ヲ去ル　甘草一両二銖炙ル　大棗五枚擘ク

右ノ七味、水五升ヲ以テ、先ズ麻黄ヲ一二沸煮テ上沫ヲ去リ諸薬ヲ内レ、煮テ二升ヲ取リ滓ヲ去リ一升ヲ温服ス、日ニ再服ス。本桂枝湯二分、麻黄湯一分、合ワセテ二升ト為シ、分カチテ再服ス。今合ワセテ一方ト為ス。将息ハ前法ノ如シ。

前条は桂枝湯を服用しても汗が出ない場合でしたが、本条は逆に汗が出すぎる場合についての対処法です。桂枝湯で発汗させる場合、「微カニ汗有ルニ似サシムル」程度に出すのがよく、けっして発汗させすぎてはいけません。

桂枝湯を服用した後、大量に発汗し、しかも脈が太陽中風証の浮緩ではなく、力強く大きい洪大の脈証を呈していたら、これはまず陽明経脈に病邪が伝経して生じた陽明病を疑うべきところです。しかしこの場合、大量の発汗と脈の洪大はありますが陽明病の必要条件である煩渇（大いにのどが渇いて大量に水を飲みたがる）

の症状がありません。したがってこれは陽明病に似ているが実は陽明病ではなく、病邪はいまだ太陽経にあることを示しています。そこで前法のように、再度桂枝湯を与えて発汗解表させるのが正しい治法です。

もし桂枝湯を服用した後に大量の発汗があって、熱が一日二回くらい瘧(おこり。マラリアのような病気)のような出方をするならば、これは桂枝湯によって邪の大部分は解散させられたが、体表の営衛の間に小邪が若干解されずに残存していることを示しています。この場合すでに大量に発汗させていますから、これ以上発汗過多にならないように注意しながら、もう一度ほんの少し汗をかかせてやれば病人は回復するはずです。そこで前に出た桂麻各半湯よりも桂枝湯の分量は少し多く、麻黄湯の分量は少なくして、各半湯よりも発汗力を弱くした桂枝二麻黄一湯を用いればよい、というわけです。服用法は桂麻各半湯と同様に一日二回であり、服用後の注意は桂枝湯のときと同じです。

条文 二六

桂枝湯ヲ服シ、大イニ汗出デテ後、大イニ煩渇シテ解セズ、脈洪大ノ者ハ、白虎加人参湯之ヲ主ル。

白虎加人参湯ノ方

知母六両　石膏一斤砕《クダ》キ綿ニ裹《ツツ》ム　甘草二両炙ル　粳米六合　人参三両

右ノ五味、水一斗ヲ以テ煮ル、米熟シテ湯ト成ル。滓ヲ去リ、一升ヲ温服セヨ。日ニ三服ス。

前条では桂枝湯を服用した後、大量に発汗し脈が洪大になりましたが、いまだ病は太陽病の段階でした。ところが本条では桂枝湯を服用したが、症状は一向に改善されず、前条の大量発汗と脈洪大にさらに「大いに煩し、渇して解さず」、すなわち気分がイライラして、口の渇きがひどいという症状が加わっている場合です。これは辛温の桂枝湯によって病人の熱を助長し大量に発汗させた結果、胃中の水分(津液)がなくなって胃が乾燥し、さらに正気も消耗して虚に乗じて邪気が陽明の気分に内陥して、太陽病が陽明病に変化してしまったということです。旺盛な胃熱が心を脅かすので気分がイライラ(煩)し、胃が乾燥して正常な水分(津液)が生成されないので強い口渇があります。体の内外ともに熱が旺盛ですが、発汗過多の結果正気は衰え、津液が不足しているので、脈は波が打ち寄せるような洪脈なのですが、どこか充実度に乏しい洪大の脈を現します。

白虎加人参湯は、陽明病で体表も胃も熱証が旺盛な場合を主治する白虎湯に、薬用人参を加味した薬方です。

知母と石膏は清熱薬であると同時に口渇を止める働きがあります。粳米と甘草は胃を保護し、津液を生じるのを助けます。人参は正気を補うとともに津液を生じさせ、煩渇を止める働きをします。これらの生薬の組み合わせによって、体の内外の旺盛な熱をさますとともに正気と津液を再生させるのが本方の薬効です。

以上、第二四条から二六条までは、太陽中風証で法に則して桂枝湯を与えた後、（一）かえって熱が高くなって煩するとき、（二）大量に発汗して脈が洪大になるが煩渇はないとき、（三）大量の発汗、脈洪大に加えて煩渇もあるとき、という三通りの反応の現れ方とその対処法を詳細に論じています。

条文二七

太陽病、発熱悪寒シ、熱多ク寒少ナク脈微弱ナル者ハ、此陽無キナリ。汗ヲ発スベカラズ。桂枝二越婢一湯ガ宜シ。

桂枝二越婢一湯ノ方

桂枝皮ヲ去ル　芍薬　麻黄　甘草各十八銖炙ル　大棗四枚擘ク　生姜一両二銖切ル　石膏二十四銖砕キテ綿ニテ裹《ツツ》ム

右ノ七味、水五升ヲ以テ麻黄ヲ一二沸煮テ上沫ヲ去リ、諸薬ヲ内レ、煮テ二升ヲ取リ、滓ヲ去リ一升ヲ温服ス。本云ウ当《マサ》ニ裁《タ》チテ越婢湯ト桂枝湯ト為スベシ。之ヲ合シ一升ヲ飲ス。桂枝湯二分、越婢湯一分、今合ワセテ一方ト為ス。

本条は条文が非常に簡略であるばかりでなく、漢文の読み方の常識に従うと二通りに読めるので、その解釈をめぐって昔から議論の多い箇所です。

まず条文をその通り素直に読んで解釈すると、次のようになります。すなわち、太陽病が解さず何日も経過して、発熱悪寒という表証はあるが、熱が出ている時間の方が長く、脈は浮緊でなく微弱に変化したのは、邪の一部が内部に圧迫されて発散されず鬱滞しているからである。これは表寒表実の陽証ではなくなっているので脈も微弱になったのである。したがって、これ以上強く発汗させるべきではない。桂枝二越婢一湯を用いてほんの少し発汗させて、表に残存した寒邪を発散させるとともに鬱滞した裏熱を軽く清熱させてやるのがよい。

ところが一方で、この解釈では発汗すべからずと言いながら、少し発汗作用のある方剤を用いるという矛盾があり、またこの条文は漢文の常識からみてもおかしいとの見方もあります。むしろここは、「太陽病発熱悪寒シ、熱多ク寒少ナキ者ハ桂枝二越婢一方ガ宣シ。脈微弱ナル者ハ、此陽無キナリ、発汗スベカラズ」というのが正しい書き方であり、後世の編集の過程で条文の順序が入れ変わってしまったのである、との意見です。そのように解釈すると、本条は桂枝二越婢一湯の適応と禁忌を論じたものであるといえます。すなわち、太陽病でまだ発熱悪寒はあるが、熱が出ている時間の方が長いときには桂枝二越婢一湯を用いて少し発汗解肌させるとともに鬱滞した熱を軽く冷ましてやるのがよろしい。しかし、もし脈が微弱に変じれば、これは陽気が大いに虚した証拠であるから、本方も含めて発汗作用のある方剤は一切与えてはならない、ということになります。

『傷寒論』は昔の本で非常に簡潔な文章で書かれているうえに、原文は散逸し後世の人の手で再編集されているので、こうした議論の的になる部分が少なくありません。一方で、それがまた『傷寒論』の研究、ひいては漢方医学の理論を発展させるきっかけにもなっています。

越婢湯（麻黄、石膏、甘草、生姜、大棗）は雑病論に該当する『金匱要略』の水気病の脈証並びに治第十四に出てくる処方で、全身にむくみのある病人に用いられます。

越婢湯の名の由来にも諸説があって、一つは「越」は発越の越、「婢」は卑で地位が低い、力が弱いの意ですから、あまり強力でなく発汗と裏熱を清す方剤だという説、もう一つは「婢」は脾で、脾胃の気を発越して津液をよくめぐらせる働きをする方剤を意味するという説です。

桂枝二越婢一湯の処方は、桂枝湯四分の一量に越婢湯八分の一量を合わせたもので、内容的には桂枝湯加麻黄石膏になります。本来は桂枝湯と越婢湯を別々に煎じ、これを二対一の分量比で合わせたものを一升(現在の一合程度)服用すべきですが、始めから一緒にして煎じてよいといっています。

太陽病が遷延して、大邪は去ったが小邪が残存して完全に治りきらない場合には、発熱悪寒は残りますが、一方で瘧のような熱発があります。この場合、桂枝湯も麻黄湯も単独で用いることはできません。熱の度合と随伴症状に応じて、桂麻各半湯、桂枝二麻黄一湯、桂枝二越婢一湯を適宜に使い分けて、少しばかり発汗させながらこれらを治療する方法を第二三・二五・二七条で教えています。

条文二八

桂枝湯ヲ服シ、或イハ之ヲ下スモ、仍《ナオ》頭項強痛、翕翕《キュウキュウ》トシテ発熱シ、汗無ク、心下満シテ微カニ痛ク、小便不利ノ者ハ、桂枝去桂加茯苓白朮湯之ヲ主ル。

桂枝去桂加茯苓白朮湯ノ方

芍薬三両　甘草二両炙ル　生姜切ル　白朮　茯苓各三両　大棗十二枚擘ク

右ノ六味、水八升ヲ以テ煮テ三升ヲ取リ、滓ヲ去リ一升ヲ温服ス。小便利スレバ則チ愈ユ。本桂枝湯ト云ウ、今桂枝ヲ去リ茯苓白朮ヲ加ウ。

太陽病と症状はよく似ているが、実は異なる病態による証候がいくつもあります。本条は、それらのうちの一つを取りあげて論じたものです。

頭痛と項強があり、発熱すると太陽中風で発汗法の適応と誰でも思うでしょう。また心下(みぞおち)が満して少し腹痛があれば、邪が裏(消化管)に結集したと解釈して攻下するのが普通です。それなのに、発汗も攻下も効かなかったという場合です。

この病人にはもう一つ小便不利(尿量が少ない)という症状があり、これが病態を解明する鍵になっています。

小便不利とは膀胱の気化作用(水を全身にめぐらせ、尿を生成する働き)が失調して体内に水邪(異常な水分）が停滞している現象です。膀胱の働きが失調すると当然それに連なる太陽膀胱経脈の陽気の流通にも異常を生じるので、頭項強痛・翕翕発熱といった一見太陽病に似た症状を現してくることになります。

また異常な水分が停滞すると、水を口から取り込んで全身に配布する脾胃の働きも阻害されるので、心下が膨満したり痛んだりします。

本条の病態は太陽病中風証ではなく、水邪内停であって表証はまったくありません。そこで桂枝湯より桂枝を去り、利水健脾の茯苓と白朮を加えます。生姜は脾胃の働きを賦活し心下の水を除くとともに、大棗と協力して脾胃の働きを強めます。芍薬と甘草は脾陰を補益し、発汗後の傷陰を防ぐと同時に心下の痛みを解く働きをもっています。

処方の説明の後に「小便利スレバ則チ愈ユ」とあるので、本条の症状はすべて小便不利、すなわち水邪の停滞に起因していたことがわかります。

条文 二九

傷寒脈浮、自汗出デ、小便数、心煩、微カニ悪寒シ、脚攣急《レンキュウ》スルニ反テ桂枝ヲ与エ、其ノ表ヲ攻メントス欲スルハ、此誤リナリ。之ヲ得テ便《スナワ》チ厥シ、咽中乾キ、煩躁吐逆スル者ハ甘草乾姜湯ヲ作リ之ヲ与エ、以テ其ノ陽ヲ復セ。

若シ厥愈エ足温ノ者ハ更ニ芍薬甘草湯ヲ作リテ之ヲ与ウレバ、其ノ脚即チ伸ブ。

若シ胃気和セズ譫語《センゴ》スル者ハ少シク調胃承気湯ヲ与ウ。

若シ重ネテ汗ヲ発シ、復《マ》タ焼針ヲ加エシ者ハ四逆湯之ヲ主ル。

甘草乾姜湯ノ方

甘草四両炙ル　乾姜二両

右ノ二味、水三升ヲ以テ煮テ一升五合ヲ取リ、滓ヲ去リ分カチ温メテ再服ス。

芍薬甘草湯ノ方

白芍薬　甘草各四両炙ル

右ノ二味、水三升ヲ以テ煮テ一升五合ヲ取リ、滓ヲ去リ分カチ温メ再服ス。

調胃承気湯ノ方

大黄四両皮ヲ去リ清酒ニテ洗ウ　甘草二両炙ル

芒硝半升

右ノ三味、水三升ヲ以テ煮テ一升ヲ取リ、滓ヲ去リ芒硝ヲ内《イ》レ、更ニ火上微カニ煮テ沸サシメ、少少之ヲ温服ス。

四逆湯ノ方

甘草二両炙ル　乾姜一両半　附子一枚生ニテ用ウ皮ヲ去リ八片ニ破ル

右ノ三味、水三升ヲ以テ煮テ一升二合ヲ取リ、滓ヲ去リ、分カチ温メ再服ス。強人ハ大ナル附子一枚、乾姜三両タルベシ。

冒頭の傷寒脈浮・自汗出・小便数・心煩・微悪寒・脚攣急とは、太陽と表裏の関係にある少陰の陰陽気血までともに虚している人が、風寒の邪に外感した状態であり、非常に複雑な症状を呈します。陽気が虚しているので、寒邪に抵抗できずダラダラと汗が出て、微かに寒気がし、小便頻数となります。陰血が不足しているので心陰が滋養されず心煩（胸中に虚熱があってモヤモヤする）を生じたり、筋脈が滋養されない結果、脚の攣急（ひきつり）が起こったりします。表裏の陰陽がともに虚しているのに表の陽気を発表する桂枝湯で攻めると、虚した者をさらに虚す結果となり、陽虚のため手足はさらに厥冷し、陰虚のために上焦を栄養できずにのどが乾燥し、体内で陰陽が協調できないため虚陽上浮や陰虚内熱による煩躁、あるいは裏気不和による吐逆といった多様な症状が加わって、どう対処すればよいのかわからないような状態になっています。

　このように陰陽がともに虚している重篤なときには、何はさておき生命維持に不可欠な陽気を回復させるのが治療の鉄則です。

　甘草乾姜湯は、脾の陽気を回復させる基本処方です。附子を用いず乾姜を用いるのは、腎陽ではなく脾陽を回復させるのが目的であるからです。ここでもし附子のように急速に温める薬を用いれば陰血を損なう恐れがあります。また、本方は甘草を乾姜の倍量用いて脾を保護しています。

　甘草乾姜湯によって脾の陽気が回復すると陽気はただちに全身に行きわたり、四肢の厥逆は自然に寛和されます。

陽気が回復し、手足が温まって厥逆から回復した段階で芍薬甘草湯を与えると、陰血が回復して筋脈は滋潤され、ひきつっていた脚も緩解して自由に動くようになります。芍薬甘草湯は芍薬の酸、甘草の甘の薬性によって陰血を滋養し、筋を軟らかくし、急迫を徐し、四肢の攣急を治します。

もし甘草乾姜湯を与えただけで放置すると、陽気は回復しますが、今度は温まりすぎて陰液が損傷して熱証となり、胃熱を生じて陽明腑実に似た譫語（うわごと）をいうことがあります。そのようなときには調胃承気湯を少量与えれば、胃熱を清して胃気の不和（失調）も治まり、譫語も止まるというものです。この場合は、陰陽両虚の証を少々温めすぎたというだけなので、陽明腑実に特有の燥結による便秘もなく、本当の陽明病とはいえないようです。したがって、承気湯の中でも最も作用の緩かな調胃承気湯を、少量用いるだけでよいのです。

調胃承気湯は大黄、芒硝、甘草の三味から構成されています。大黄と芒硝は寒性で胃腸の燥熱を排泄しますが、甘草は性味が甘平で胃腸を保護し、その働きを調える作用をもっています。同時に、大黄と芒硝の峻烈な瀉下作用を緩和するように働きます。したがって本方は、瀉下作用よりも胃腸の働きを調え潤いを与える効能の方が主で、同時に軽い瀉下作用によって胃の熱を排出して清冷します。

太陽と少陰の陰陽気血がともに虚している病人に、甘草乾姜湯や芍薬甘草湯をまったく与えずに再度発汗させたり、あるいは焼鍼を加えたりすると、再三誤治を繰り返すことになるので、完全に陽気を消耗させて危篤の状態に陥らせてしまいます。そのときには、回陽救逆に最も即効性のある四逆湯で治療しないと、病人は救命できません。

四逆湯は全身の循環系統が衰弱している少陰病を主治する薬方ですから、処方については少陰病篇で詳しく説明します。

条文三〇

問ウテ曰ク、証ハ陽旦《ヨウタン》ニ象《カタド》ル、法ヲ按ジテ之ヲ治スレドモ増マス劇《ハゲ》シク、厥逆シ咽中乾キ、両脛拘《コウ》急《キュウ》シテ譫語《センゴ》ス。師曰ク、夜半手足当ニ温マルベク、両脚当ニ伸ブベシト。後ニ師ノ言ノ如シ、何ヲ以テ此ヲ知ルカ。

答エテ曰ク。寸口ノ脈浮ニシテ大、浮ハ風タリ、大ハ虚タリ。風ハ即チ微カニ熱ヲ生ジ、虚スレバ則チ両脛攣《レン》ス。病形ハ桂枝ニ象ル、因リテ附子ヲ加エ其ノ間ニ参ズ。桂ヲ増シ汗ヲ出サシムレバ附子ハ経ヲ温メ、陽ヲ亡スガ故ナリ。厥逆シ、咽中乾キ、煩躁シ、陽明内結シ、讝語煩乱《センゴハンラン》ス。更ニ甘草乾姜湯ヲ飲メバ夜半陽気還《カエ》リ両足当《マサ》ニ熱スベクモ、脛尚微カニ拘急ス。重ネテ芍薬甘草湯ヲ与ウレバ、乃《スナワ》チ脛伸ブ。承気湯ヲ以テ微カニ溏スレバ、則チ其ノ讝語止ム。故ニ病愈ユベキヲ知ル。

本条は前の第二九条の注解で、問答形式になっています。あるいは後世の人が書き加えたものかもしれません。いまさら説明することもないようですが、一応現代語に訳してみます。

質問、症状が桂枝湯証（桂枝湯は別名陽旦湯という）に似ていたので、治療の法則に従って治療したところかえって症状が悪化し、手足が冷たくなり、咽喉部が乾き、両方のふくらはぎがひきつり、うわごとまで言うようになりました。先生は夜半になれば病人の手足は温かくなり、下肢のひきつりもとれて自由に伸ばせるようになるだろうといわれましたが、果たしてその通りになりました。先生はどうしてそのことがわかっていらっしゃったのですか。

答え、寸口の脈が浮でかつ大であったからである。浮脈は病人が太陽中風であることを示し、大脈は少陰が虚していることを示している。中風証であるから微熱があり、少陰が虚しているからふくらはぎがひきつるのである。見たところは桂枝湯証のように見えるが実はそうではなく、本当は桂枝湯に附子を加えて経脈を温めてやるべきであった。ところがさらに桂枝湯を増量して病人を大量に発汗させると、附子は経脈を温めるので陽気を消耗し、陰液も損傷するので手足が冷え、のどが渇き、煩躁して苦しむようになる。さらに陽明（胃）に熱が結聚して、病人はますます危篤に陥りうわごとまで言うようになる。こういった場合には、何よりもまず病人の陽気を回復させなくてはならない。まず甘草乾姜湯を作って服用させると、夜半に及んで陽気は回復し、両足が自然に暖かくなるだろう。しかし下肢のふくらはぎのあたりはまだ少しひきつっているだろうから、さらに芍薬甘草湯を作って服用させると、陰液も回復して両足が自由に屈伸できるようになる。調胃承気湯を与えて少し大便を下してやれば、胃熱は治まり胃の陰液も回復して胃気が正常に働くようになるので、煩悶して苦しんだり、うわごとを言うのも止まるだろう。これらの経過を予見できれば、病は治ることがわかるであろう。

太陽病上篇の総括

「太陽病ノ脈証并ビ二治ヲ弁ズ上」を一応読み終えたところで、その構成と内容をまとめてみます。

第一～一一条までは、太陽病についての総論ともいえる部分です。

一条　太陽病の定義。
二条　太陽中風の定義。
三条　太陽傷寒の定義。
四・五条　伝経と不伝経。
六条　温病の定義と病因。
七条　陽証と陰証。
八～一〇条　太陽病と自然治癒。
一一条　真寒仮熱（表熱裏寒）と真熱仮寒（表寒裏熱）。

第一二条からは、太陽中風証についての各論にあたる部分で、証候と治法、薬方が述べられています。

一二・一三条　桂枝湯証。
一四条　桂枝湯の類証の桂枝加葛根湯証。
一五・一六条　誤治による変証、壊病。
一七条　桂枝湯の禁忌、酒客病。
一八条　喘咳を伴う者、桂枝湯加厚朴杏仁。
一九条　桂枝湯の禁忌、胃熱証。
二〇条　発汗過度による変証、桂枝加附子湯証。

二一・二二条　誤下による変証、桂枝去芍薬湯証および桂枝去芍薬加附子湯証。
二三〜二五条　表の大邪は解したが小邪が残存している場合、桂枝麻黄各半湯証、桂枝湯と鍼法との併用、桂枝二麻黄一湯証。
二六条　太陽病が陽明経に伝入した場合は白虎加人参湯証。
二七条　小邪が残存し熱多寒少は桂枝二越婢一湯証。
二八条　太陽病類似証で実は水邪内停の桂枝去桂加伏苓白朮湯証。
二九・三〇条　誤治、発汗過多による変証の甘草乾姜湯証、芍薬甘草湯証。さらに調胃承気湯および四逆湯を援用すべき証候について。

弁太陽病脈証并治 中

太陽病中篇の構成

太陽傷寒証各論（三一～一二七条）

葛根湯証
- 三一条　葛根湯正証
- 三二条　太陽陽明合病は下痢：葛根湯証
- 三三条　合病・ただ嘔：葛根加半夏湯証
- 三四条　協熱下痢：葛根黄芩黄連湯証

麻黄湯証
- 三五条　麻黄湯正証
- 三六条　太陽陽明合病の喘：麻黄湯証
- 三七条　胸満脇痛：小柴胡湯
  ただ脈浮：麻黄湯

麻黄湯加減
- 三八条　汗出でず煩躁：大青竜湯証
- 三九条　身重く・たちまち軽し：大青竜湯証
- 四〇条　心下水気・嘔咳：小青竜湯証
- 四一条　咳喘して渇：小青竜湯証

麻黄湯・桂枝湯の対比
- 四二条　脈浮弱：桂枝湯
- 四三条　喘：桂枝加厚朴杏子湯
- 四四条　外証未解は不可下：桂枝湯
- 四五条　脈浮は邪外にあり：桂枝湯
- 四六条　煩・目瞑・衄：麻黄湯証
- 四七条　自ら衄す者は愈ゆ
- 四八条　二陽併病はさらに発汗

不可発汗証
- 四九条　誤下・裏虚の者
- 五〇条　尺中遅の者は営気不足

可発汗証
- 五一条　脈浮：麻黄湯
- 五二条　脈浮数：麻黄湯
- 五三条　衛弱営強：桂枝湯
- 五四条　衛強営弱：桂枝湯
- 五五条　脈浮緊・衄：麻黄湯証

- 五六条　便秘・尿清・衄：桂枝湯
- 五七条　汗後煩・脈浮数：桂枝湯

誤治および変証

- 五八条　誤治も陰陽和せばおのずから愈ゆ
- 五九条　亡津は治すなかれ
- 六〇条　振寒・脈微細は内外ともに虚
- 六一条　昼日煩躁・夜安静：乾姜附子湯証
- 六二条　身痛・脈沈遅：桂枝加芍薬生姜各一両人参三両新加湯証
- 六三条　汗後汗出喘：麻黄杏仁甘草石膏湯証
- 六四条　発汗過多・心下動悸：桂枝甘草湯証
- 六五条　臍下悸：茯苓桂枝甘草大棗湯証
- 六六条　腹脹満：厚朴生姜半夏人参湯証
- 六七条　心下逆満：茯苓桂枝白朮甘草湯証
- 六八条　発汗後悪寒：芍薬甘草附子湯証
- 六九条　汗下後冷え煩躁：茯苓四逆湯証
- 七〇条　悪寒せずただ熱：調胃承気湯

下焦蓄水証

- 七一条　脈浮・尿不利・消渇：五苓散証
- 七二条　脈浮数・煩渇：五苓散証
- 七三条　汗出で渇せず：茯苓甘草湯証
- 七四条　水逆：五苓散証
- 七五条　手叉冒心・聾は虚の喘

虚煩証

- 七六条　虚煩不眠：梔子豉湯証
  - 少気：梔子甘草豉湯証
  - 嘔：梔子生姜豉湯証
- 七七条　煩熱胸中窒：梔子豉湯証
- 七八条　心中結痛：梔子豉湯証
- 七九条　心煩腹満：梔子厚朴湯証
- 八〇条　身熱微煩：梔子乾姜湯証
- 八一条　微溏：梔子豉湯禁忌

腎虚水氾証

- 八二条　悸・瞑・瞤動：真武湯証

発汗禁忌証

- 八三条　咽喉乾燥の者
- 八四条　淋家
- 八五条　瘡家
- 八六条　衄家
- 八七条　亡血家

八八条　汗家・小便後陰痛：禹餘粮丸
八九条　有寒にまた汗・必ず蛔を吐す

表裏両感証の治則

九〇条　先表後裏と先急後緩
九一条　先急後緩：先に四逆湯・あとに桂枝湯
九二条　表証脈沈：四逆湯
九三条　先裏後表で表裏ともに虚し冒す
九四条　脈陰陽ともに停：汗出でて解す
ただ陰脈微：調胃承気湯
九五条　発熱汗出は営弱衛強：桂枝湯

少陽病に伝経

九六条　小柴胡湯正証
九七条　少陽経直中：小柴胡湯証
九八条　湿熱証：小柴胡湯不可
九九条　三陽の合病：小柴胡湯証
一〇〇条　腹中急痛：小建中湯・小柴胡湯
一〇一条　主証ただ一証を見せば柴胡湯証
一〇二条　心中悸煩：小建中湯証
一〇三条　少陽陽明併病：大柴胡湯証
一〇四条　脇満潮熱：柴胡加芒硝湯証
一〇五条　譫語・有熱：調胃承気湯証
一〇六条　熱結膀胱：桃核承気湯証
一〇七条　胸満・煩驚・譫語：柴胡加竜骨牡蛎湯証
一〇八条　肝脾に乗ず：期門を刺せ
一〇九条　肝肺に乗ず：期門を刺せ

火法の壊証

一一〇条　熨して大汗：胃熱・躁煩譫語
一一一条　火劫発汗：発黄・衄・小便難・枯燥
一一二条　亡陽・驚狂：桂枝去芍薬加蜀漆牡蛎竜骨救逆湯証
一一三条　温病に火法：必ず譫語
一一四条　火薫：不汗・必ず燥し・血便
一一五条　熱に灸：咽燥・吐血
一一六条　火逆：熱盛・裏熱上行・煩逆
一一七条　焼鍼・奔豚：桂枝加桂湯証
一一八条　火逆の煩躁：桂枝甘草竜骨牡蛎湯証
一一九条　傷寒に温鍼：必ず驚す

吐法の壊証

一二〇条　朝食暮吐：胃気損傷・胃中傷陰

一二一条　誤吐内煩：不悪寒・胃中煩熱証
一二二条　発汗過度：胃中虚冷・真寒仮熱証
一二三条　経を過ぎ鬱々微煩：調胃承気湯

下焦蓄血証
一二四条　発狂・少腹鞕満：抵当湯証
一二五条　身黄・少腹鞕・尿不利：抵当湯証
一二六条　少腹満・尿自利：抵当丸証
一二七条　水飲内蓄証は動悸あるいは裏急

太陽病ノ脈証並ビニ治ヲ弁ズ　中

太陽病の表証（経病）はその症状の軽重によって太陽中風と太陽傷寒に大別されることは、すでに第二条と三条に記載された通りです。

太陽病上篇は太陽中風証の診断と治療が系統的に論述してありましたが、中篇ではもう一つの系列である太陽傷寒について、上篇と同じような形式でその正証だけでなく多くの兼証や変証についても、それらの証候や治法を詳しく論述しています。

さらに、太陽病の病邪が足太陽膀胱経脈を伝って直接裏に達した太陽蓄水証、および太陽蓄血証という裏証（腑病）についての論述があります。

また太陽病の病邪が、陽明経脈や少陽経脈に伝経したときの証候や治法についても触れており、太陽病上篇をさらに発展・深化させた内容になっていて、分量的にも上篇や下篇よりも長く、太陽病篇の中心をなす部分といえます。

太陽傷寒は寒邪に外感して発病するもので、太陽病の一般的症状である脈浮・頭項強痛・悪寒に加えて脈は緊であり、さらに無汗・喘咳・頭痛・身痛・骨節疼痛などの症状が加わったものです。太陽中風の表寒虚証に対して、太陽傷寒は表寒実証であり、その基本処方は麻黄湯です。

条文 三一

太陽病、項背強バルコト几几《シュシュ》、汗無ク悪風スルハ、葛根湯之ヲ主ル。

葛根湯ノ方

葛根四両　麻黄三両節ヲ去ル　桂枝二両皮ヲ去ル　生姜三両切ル　甘草二両炙ル　芍薬二両　大棗十二枚擘ク

右ノ七味、水一斗ヲ以テ先ニ麻黄葛根ヲ煮テ二升ヲ減ジ、白沫ヲ去リ、諸薬ヲ内レ、煮テ三升ヲ取リ滓ヲ去リ一升ヲ温服ス。覆イテ微カニ汗ニ似タルヲ取ル。余ハ桂枝ノ法ノ如ク将息及ビ禁忌ス。諸湯皆此ニ倣《ナラ》エ。

寒邪に外感すると、太陽傷寒証を呈するだけでなく、寒邪が経脈の流通を阻滞させるために太陽膀胱経脈の気血の流れが不利となり、津液が膀胱から経脈を伝って上に運ばれなくなるので項背部の筋脈は栄養されなくなります。その結果、無汗と悪風という太陽傷寒の症状に加えて、「項背強バルコト几几」という症状が起こります。葛根湯は発汗解表によって、太陽の寒邪を散ずる働きとともに、太陽膀胱経脈の津液を上昇させて、筋脈をのびやかにし、強直を緩解させる作用があります。

もし、寒邪でなく風邪に外感した太陽中風証で、太陽膀胱経脈の流通が悪くなって「項背強バルコト几几」という症状を呈する場合は、第一四条にあった桂枝加葛根湯で主治します。両者の鑑別の要点は葛根湯証は無汗、桂枝加葛根湯は汗出という一点です。もう一度、第一四条を復習してみてください。

葛根湯の処方構成を見ると、桂枝湯加麻黄葛根となっています。処方名の通り、葛根が君薬で体表の邪を解除すると同時に、津液を上昇させて筋脈を滋養し、項背部の強直を緩和します。

麻黄には強い発汗と解表作用があり、桂枝には解肌発表の作用があります。この二薬を組み合わせると、体表の営衛を整えながら寒邪を散じて表証を解すので、風寒による表寒実証、すなわち太陽傷寒の治療には必ず用いられます。

芍薬、甘草の働きは、桂枝湯のときと同じように、営陰を補うことで営衛の調和をはかるとともに、津液を補って筋肉の強直を緩和し、葛根の舒筋作用を助けています。

本方を古人があえて桂枝湯加麻黄葛根として、麻黄湯（麻黄、桂枝、杏仁、甘草）加葛根と作らなかった理由は、おそらく麻黄湯の強力な発汗作用に解表作用のある葛根を加えると、汗が出すぎてかえって津液が供給されなくなり、結果的に筋脈を柔らげるという目的を達することができなくなると考えたからでしょ

中篇　第31条）

太陽ト陽明ノ合病ノ者ハ必ズ自ラ下利ス，葛根湯之ヲ主ル。（同　第32条）

方　解

君薬：葛根４両（8.0ｇ）辛甘，涼。発汗と清熱，項背の強直を緩和し，陽明の表証を治す。

臣薬：麻黄３両（4.0ｇ）辛，温。強い発汗解肌作用。喘咳を止め利尿作用がある。

佐薬：桂枝２両（3.0ｇ）辛甘，温。発汗解肌作用。麻黄と桂枝を合わせると無汗の表実寒証を治す。

芍薬（白）２両（3.0ｇ）酸苦，微寒。筋肉の緊張を緩和し，過剰の発汗を抑制。

使薬：甘草２両（2.0ｇ）甘，平。諸薬を調和し脾胃を補う。芍薬と協同で営陰を補い，筋肉の緊張緩和を助ける。

生姜３両（3.0ｇ）辛，温。桂・麻とともに発汗，解表に働き，温経散寒，嘔気を止める。

大棗12枚（4.0ｇ）甘，微温。脾胃を補うとともに芍薬と協同して筋肉の緊張を緩和する。

う。桂枝湯加麻黄葛根であれば、桂枝湯の発汗抑制作用が効いてほどよく発汗させて解表することができ、津液を損なう恐れがありません。

葛根湯は、桂枝湯と麻黄湯の中間的な性質をもっているので、鼻カゼ（桂枝湯証）とインフルエンザ（麻黄湯証）の中間的な一般感冒症状に広く用いられてよく奏効します。そのうえ、次条に出てくる胃腸炎型感冒の一部にも適応するので、カゼには葛根湯といわれるくらい、広く用いられています。

本方の煎じ方にもまた、古人の工夫がみられます。麻黄と葛根を他薬より先に煮ることで、両者の辛散の性質を緩和して過度の発汗を避け、同時に麻黄を服用したときに生じやすい、動悸・胸苦しさ・めまいなどの副作用を予防していると考えられます。服薬後は、桂枝湯のときのように熱い粥を啜る必要はありませんが、衣服やふとんで温かくして発汗を若干助けてやると効果的だと書かれている理由も、十分納得できます。

条文　三二

太陽ト陽明ノ合病ノ者ハ必ズ自ラ下利ス。葛根湯

葛根湯《かっこんとう》

方　意

太陽傷寒表実証の処方である。風寒の邪が太陽膀胱経脈の流れを阻害するので，項背部のこわばりや痛みが起こるのが特徴である。

また，太陽経と陽明経の合病を治す。

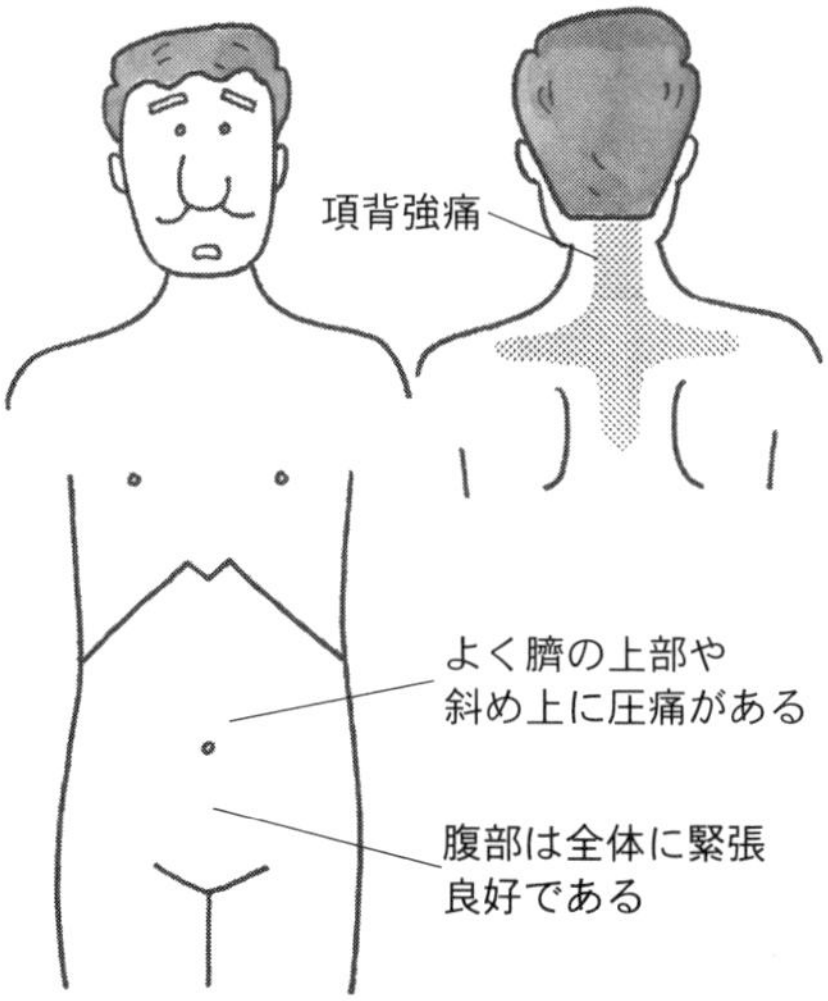
項背強痛
よく臍の上部や
斜め上に圧痛がある
腹部は全体に緊張
良好である

葛根湯証

主証：発熱悪寒・項背強・無汗・悪風。

客証：顔面発赤・前頭痛・眼痛・鼻乾・下痢腹痛・嘔気。

脈は浮緊。

舌は湿潤，淡紅，少し白苔。

腹は腹壁緊張良好，しばしば臍の上部に圧痛がある。

臨床応用

1）汗なく，頭痛・発熱・悪寒・肩こりなどを伴う感冒症状に繁用されるほか，背筋痛・上肢の神経痛・頸腕症候群・蕁麻疹・皮膚疾患，あるいは上半身の疼痛性あるいは炎症性諸疾患。

2）急性胃腸炎・胃腸型感冒のほか，下痢・嘔吐・腹痛などを伴う諸症。

運用の要点

項背強・無汗・脈浮緊。

類方鑑別

桂枝湯：太陽中風証（表寒虚証），病変部は浅い部分にあり，発熱・悪風・自汗があり，脈は浮緩。

桂枝加葛根湯：太陽中風証で太陽膀胱経の流通が阻害される場合で，同じように項背部のこわばりがあるが，発汗を伴う。

麻黄湯：同じ太陽傷寒であるが，寒邪によって衛気が閉塞され項背部のこわばりより筋肉痛・腰痛・関節痛および咳が顕著。

原　典

太陽病，項背強バルコト几几，汗無ク，悪風スルハ葛根湯之ヲ主ル。（太陽病

之ヲ主ル。

合病とは、二つ以上の経脈が同時に外感の邪に侵されるものです。一般に合病を生じる場合は、外邪の勢力が一つの経だけを侵すときよりも強力で、侵された経脈の症状がすべて現れます。

太陽と陽明の合病では、太陽経証（表証）の脈浮・発熱悪寒・無汗・頭項強痛といった症状とともに、陽明経証すなわち陽明病の表証である面赤・前頭痛・目痛・鼻乾といった症状が加わります。体表の太陽経と陽明経が同時に邪を受けますが、ここではどちらかといえば陽明経の方がより強く邪を受けています。そのため陽明経に連なる胃気の昇降作用が失調して、下痢を生じている状態です。下痢という裏（胃腸）の症状であっても、原因は表にあるので、太陽と陽明両経の邪を逐えばよいわけです。

葛根は、陽明の表証(経証)を治す主薬です。したがって、葛根湯を用いれば太陽経と陽明経の表邪を解すとともに、胃気を上昇させる働きがありますから、二陽の合病による下痢を治します。これは臨床的には、胃腸炎を伴うタイプのカゼ症候群の初期の症状に、よく合致しています。

条文 三三

太陽ト陽明ノ合病、下利セズ但ダ嘔スル者ハ、葛根加半夏湯之ヲ主ル。

葛根加半夏湯ノ方

葛根四両　麻黄三両節ヲ去ル　甘草二両炙ル

芍薬二両　桂枝二両皮ヲ去ル　生姜二両切ル

半夏半升洗ウ　大棗十二枚擘ク

右ノ八味、水一斗ヲ以テ先ズ葛根麻黄ヲ煮テ二升ヲ減ジ、白沫ヲ去リ、諸薬ヲ内レ、煮テ三升ヲ取リ、滓ヲ去リ一升ヲ温服セヨ。覆イテ微似汗ヲ取ル。

前条に続いて本条も、太陽と陽明の二経が同時に傷寒の外邪に侵された合病です。陽明の経病により、これに連なる胃の働きが失調して胃気の昇降に異常を来している状況ですが、本条は前条とは逆に胃気が上逆するため、下痢ではなく嘔吐します。そこで葛根湯に、降逆・止嘔の作用をもつ半夏を加えた葛根加半夏湯を与えれば、二陽の表邪が解消すると同時に、胃気上逆による悪心や嘔吐も治まります。

条文 三四

太陽病桂枝ノ証、医反テ之ヲ下シ、利遂ニ止マズ、脈促ノ者ハ表未ダ解セザルナリ。喘シテ汗出ズル者ハ葛根黄芩黄連湯之ヲ主ル。

葛根黄芩黄連湯ノ方

葛根半斤　甘草二両炙ル　黄芩三両　黄連三両

右ノ四味、水八升ヲ以テ先ズ葛根ヲ煮テ二升ヲ減ジ、諸薬ヲ内レ煮テ二升ヲ取リ、滓ヲ去リ分カチ温メ再服ス。

太陽病中風は、すなわち桂枝湯証で発汗解肌法を行うのが正しい治療法ですが、そこでもし誤治して瀉下法を用いると、病邪を裏（胃腸）に内陥させてしまって、下痢が止まらないという事態が生じます。

下痢という症状は、寒熱虚実のいかなるときでも起こりうるので、この下痢がどのような病理機序で生じたのかを診断するには、あくまでも脈象によらなくてはなりません。「脈が促」というのは、脈が促迫して早く打っている状態であり、裏に熱があって陽気が旺盛な状態を現しています。したがって、病邪を外に逐い出す勢いが強く、表邪のすべてが内陥することはなく、一部は表に残存します。これを「表未ダ解セズ」という言葉で表現しています。表に病邪が残存し、裏にも旺盛な熱があるため、下痢を起こしてきます。ちなみにこの病態は、「協熱下痢」と呼ばれています。

裏熱が肺に上薫するので喘咳を生じ、また一方では津液を外に逐い出そうとするので汗が出ます。すなわち「喘シテ汗出ズ」という症状が発現します。

太陽病の中風証に下剤を与えて促脈というのは、第二一条の桂枝去芍薬湯証にもありました。このときの症状は「脈促胸満」で、誤治によって表の邪は内陥しますが、その邪は裏（腹）までは落ちず、胸内に留まっている病態でした。

表に邪が残存し、裏に熱が盛んという病態に対する治法は、表邪を解しながら裏熱を清する、表裏双解法です。

葛根黄芩黄連湯は、葛根を君薬とする薬方の一つで、

原　典

太陽病桂枝ノ証，医反テ之ヲ下シ，利遂ニ止マズ，脈促ノ者ハ表未ダ解セザルナリ。喘シテ汗出ズル者ハ葛根黄芩黄連湯之ヲ主ル。(太陽病中篇　第34条)

方　解

君薬：葛根半斤（6.0g）　辛甘，涼。辛涼で表の邪を清解すると同時に，陽明の津液を上騰させ下痢を止める。

臣薬：黄連3両（3.0g）　苦，寒。心・肺・胃・大腸に入り，清熱燥湿・解毒。

佐薬：黄芩3両（3.0g）　苦，寒。清熱燥湿，肺と大腸の熱を清す。芩・連二薬で裏熱を清泄・降逆し肺火を瀉す。

使薬：甘草2両（2.0g）　甘，平。諸薬を調和し，健胃補脾・中焦を緩す。

処方全体としては表邪を解し，裏の湿熱を清泄し，肺の熱毒を清解することで解熱・止痢・平喘をはかる。

比較的大量の葛根を用いて辛涼解表するとともに、胃腸の熱を清し、そのうえ津液を上騰させるので、熱性の下痢を止める効能があります。黄芩と黄連はともに苦寒の性味をもち、裏熱を清して下痢を止めます。甘草は、胃腸を保護し健やかにする作用があります。臨床的には表証がなお残存して、腹痛や排便時に肛門の灼熱感や裏急後重を伴うような熱性下痢の病人に用いると、表裏双解してとてもよく効く処方です。

条文 三五

太陽病、頭痛、発熱、身疼、腰痛、骨節疼痛、悪風、汗無クシテ喘スル者ハ麻黄湯之ヲ主ル。

麻黄湯ノ方

麻黄三両節ヲ去ル　桂枝二両皮ヲ去ル　甘草一両炙ル　杏仁七十箇皮尖ヲ去ル

右ノ四味、水九升ヲ以テ先ズ麻黄ヲ煮テ二升ヲ減ジ、上沫ヲ去リ、諸薬ヲ内レ煮テ二升半ヲ取リ、滓ヲ去リ八合ヲ温服ス。覆イテ微似汗ヲ取ル。須ラク粥ヲ啜ルベカラズ、余ハ桂枝ノ法ノ如ク将息ス。

葛根黄芩黄連湯《かっこんおうごんおうれんとう》

方　意

太陽病を誤下した結果，病邪が表に残存するとともに，陽明胃大腸にも内陥して実熱性の下痢を生じたもので，実証の協熱下痢の証である。

同時に裏の旺盛な熱邪が肺を上攻するので，咳喘を生じ，津液を外に逐い出すので汗が出る。

表に邪が残存し，裏に実熱が盛んなので，治療は表裏双解をはかる。

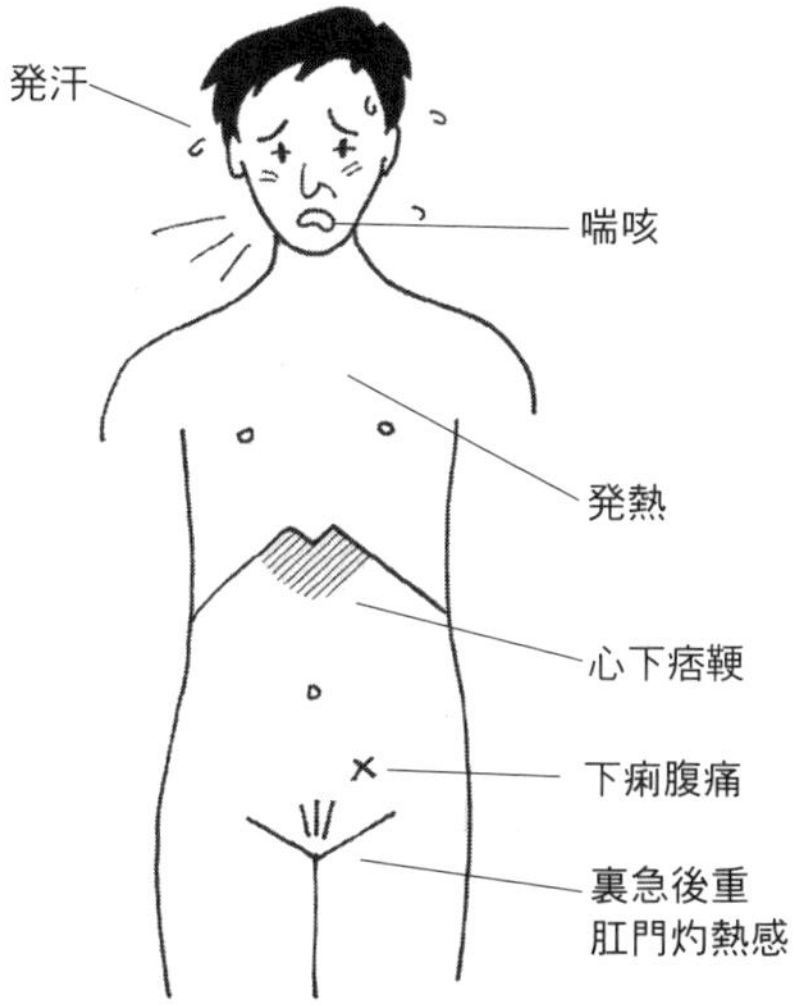

葛根黄芩黄連湯証

主証：熱性下痢（口渇，裏急後重，肛門灼熱感など）・発熱。

客証：発汗・咳喘・腹痛・嘔気。

脈は促（数）脈（実）。

舌は舌質紅・苔黄膩・乾燥。

腹は皮膚に熱があって発汗・圧痛・心下痞鞕。

臨床応用

急性胃腸炎・嘔吐下痢症・食あたり・食中毒・感冒性胃腸炎・喘息・泄痢・潰瘍性大腸炎・クローン病。

運用の要点

発熱・発汗と咳に，腹痛・裏急後重・肛門灼熱感を伴う下痢。（熱痢）

類方鑑別

葛根湯：発熱とときに下痢腹痛があるが軽い。項背強が著明，発汗はない。

黄芩湯：発熱・下痢・裏急後重。喘咳や発汗はない。

半夏瀉心湯：心下痞・嘔・腹中雷鳴して下痢するが，裏急後重はない。

黄連湯：脾胃の不和で表熱裏寒の下痢腹痛。寒痢で裏急後重はない。

桂枝人参湯：虚寒性の協熱下痢。残存する表証・心下痞鞕・裏寒性下痢。

桂枝去芍薬湯：内寒した邪が咽喉や上胸部に留まったもの。胸満・脈促を呈すが下痢はない。

太陽病，脈浮緊ニシテ汗無ク発熱シ，身疼痛，八九日解セズ，表証仍在ルハ此当ニ其ノ汗ヲ発スベシ。薬ヲ服シ已リテ微カニ除カレ，其ノ人煩ヲ発シ目瞑ス，劇シキ者ハ必ズ衄ス，衄スレバ乃チ解ス。然ル所以ノ者ハ陽気重キガ故ナリ。麻黄湯之ヲ主ル。(同　第46条)

脈浮ニシテ数ノ者ハ汗ヲ発スベシ。麻黄湯ガ宜シ。(同　第52条)

傷寒脈浮緊，汗ヲ発セズ因リテ衄ヲ致ス者ハ，麻黄湯之ヲ主ル。(同　第55条)

陽明病，脈浮汗ナクシテ喘スル者ハ汗ヲ発スレバ則チ愈ユ。麻黄湯ガ宜シ。(陽明病篇　第235条)

(そのほか，37・51・232条も参照)

方　解

君薬：麻黄３両	(5.0ｇ)	辛，温。腠理を開き，発汗し骨節の風寒を毛孔より逐う。体表の風寒を発散する第一の剤。
臣薬：桂枝２両	(4.0ｇ)	辛甘，温。発汗解肌，麻黄を助ける。麻黄と桂枝の配合で寒邪を散じ，営衛を整え表証を治す。
佐薬：杏仁70個	(5.0ｇ)	苦甘，温。寒を散じ気を降す。祛痰平喘の働きがある。
使薬：甘草１両	(1.5ｇ)	甘，平。諸薬を調和，外に風寒を拒み，内に気血を和す。

太陽病には、風邪に外感して発病する中風と、寒邪に外感して発病する傷寒に大別されることは最初に述べました。本条は第三条の太陽傷寒の症状に対応し、太陽傷寒に対する基本処方は麻黄湯であることを明記しています。

発熱・悪風・無汗・身疼・頭痛・腰痛・骨節疼痛・喘の八つの症状は、「傷寒八証」あるいは「麻黄八証」と呼ばれ、それぞれ太陽傷寒の病理機序を反映したものです。

太陽傷寒の症状とその病理機序については、第三条の説明で一度述べましたので省略しますが、その要点は寒邪の侵襲によって衛気（体表を覆っている陽気）が閉塞させられてしまうことです。したがって、その治法は辛温で発汗の峻剤である麻黄湯を用いて、寒邪を解表散寒させることです。

麻黄は性味辛温で体表の寒邪を発散させ、毛孔・汗孔を開いて発汗させるとともに、肺の宣散作用を回復して止咳平喘します。麻黄の節には痙攣などを起こさせる毒性があるので、麻黄は節を取り去ったものを用い、また麻黄を先に煎じて上沫（白い泡）を取り除く

麻黄湯《まおうとう》

方　意

太陽病傷寒の主方。

寒邪が太陽経脈を侵し，体表の営衛を閉塞させてその働きを拘束している状態を発散により治す。

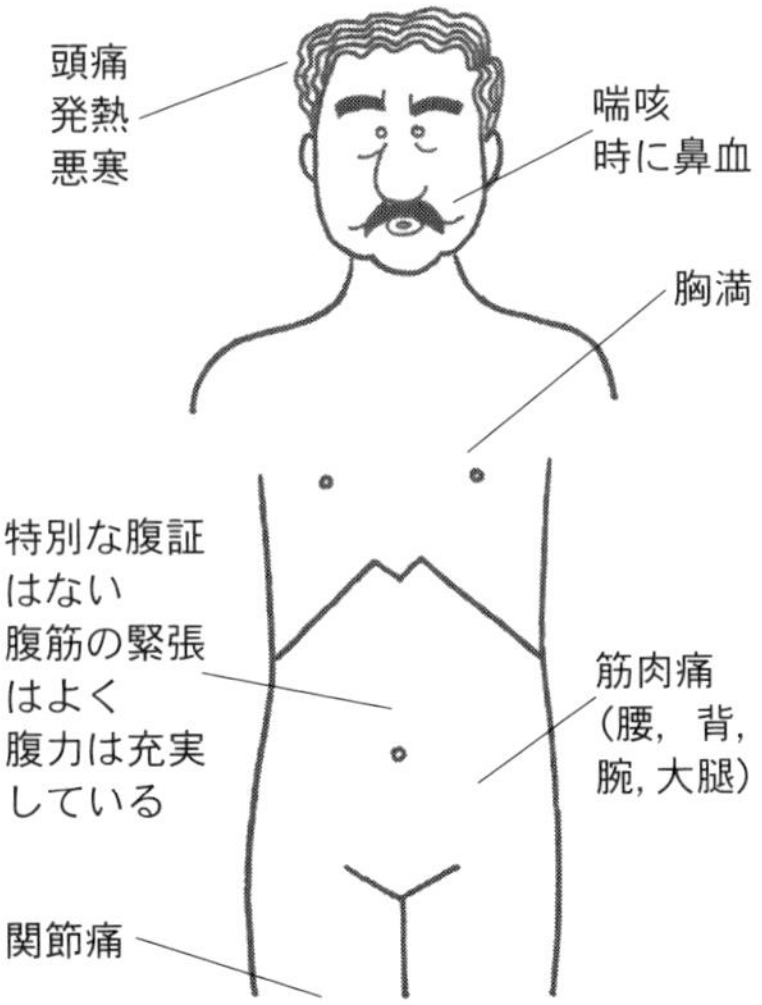

麻黄湯証

主証：麻黄八証（発熱・悪寒・無汗・身疼・頭痛・腰痛・骨節疼痛・喘）。

客証：胸満・便秘・煩躁・目瞑（羞明）・衄（鼻出血）。

脈は浮緊。

舌は変化なく，ときに白薄苔。

腹は特別な腹証はないが，腹部の緊張はよく，筋肉痛を訴えることもある。

臨床応用

激しいカゼ症状やインフルエンザ初期など。寒冷により増悪する気管支喘息・鼻アレルギー・関節リウマチなど。

また乳児の鼻閉や哺乳困難に用いると，有効である。

運用の要点

カゼ症状が強い。発熱・無汗・咳・筋肉や関節痛・実脈。

処方全体としては辛温解表で，表寒実証用である。虚証に用いると発汗しすぎて脱津亡陽を来す恐れがある。

類方鑑別

桂枝湯：太陽中風証。発熱悪風・自汗あり・脈浮緩で，筋肉痛や喘咳はない。

葛根湯：同じく太陽傷寒であるが症状がやや軽く，項背強痛が顕著。

小青竜湯：表寒実証に痰飲証が合併，水様の鼻汁や痰。

麻杏甘石湯：表熱実証。肺熱の喘咳（汗有りて喘す）。

原　典

太陽病，頭痛，発熱，身疼，腰痛，骨節疼痛，悪風，汗無クシテ喘スル者ハ麻黄湯之ヲ主ル。（太陽病中篇　第35条）

太陽ト陽明ノ合病，喘シテ胸満スル者ハ下スベカラズ。麻黄湯ガ宜シ。（同第36条）

ことによって、動悸などの副作用を予防しています。

桂枝も辛温で発汗解表の働きがあり、陽気を通じ麻黄の風寒を発散する働きを助けます。

杏仁は苦温で祛痰と平喘の働きがあり、麻黄の平喘作用を助けています。

甘草は甘平で、諸薬の働きを調整するとともに脾胃を保護します。

麻黄湯内の諸薬の分量比は、麻黄三に対して桂枝は二、甘草は一が最適とされています。この比率をはずれると麻黄湯特有の発汗解表の作用が十分に発揮されません。『傷寒論』の処方の構成やその分量比は、古人の幾世代にもわたる長い経験により寸分の無駄もないまでに完成されていますから、その内容や分量は後人の浅知恵で軽々しく変更することは不可能です。

麻黄湯は臨床的には、インフルエンザのような激しい全身症状を伴う急性呼吸器感染症、あるいは寒冷時に発症ないしは症状が増悪する気管支喘息に用います。

条文 三六

太陽ト陽明ノ合病、喘シテ胸満スル者ハ下スベカラズ、麻黄湯ガ宣シ。

本条の場合、太陽と陽明の二つの経脈が同時に邪を受けていますが、太陽経の方の邪が盛んなので、表衛が鬱閉するとともに肺の宣散粛降の作用が失調し、喘息や胸満が生じています。同時に、手の太陰肺と手の陽明大腸とは表裏の関係にあるので、大腸の働きも失調して便秘を生じます。しかしこの便秘は陽明腑証、胃家実の便秘とは異なるものですから、陽明病の治療である攻下の治療は行わず、麻黄湯で解表平喘をしてやれば、肺の正常な宣散粛降の作用が回復するとともに便秘も治ります。

太陽と陽明の合病は、本条以前に第三二条と三三条にも出てきました。

陽明経の邪が重く、胃の働きに影響して下痢する者には葛根湯を用い（三二条）、胃気が上逆して下痢せず嘔逆するときには葛根加半夏湯を用います（三三条）。

この三つの条文の理解と鑑別が大切です。

条文 三七

太陽病、十日ヲ以テ去リ、脈浮細ニシテ臥スルヲ嗜ム者ハ外已ニ解スナリ。設《モ》シ胸満脇痛スル者ハ小柴胡湯ヲ与ウ。脈但ダ浮ノ者ハ麻黄湯ヲ与ウ。

小柴胡湯ノ方

柴胡半斤　黄芩　人参　甘草炙ル　生姜各三両切ル　大棗十二枚擘ク　半夏半升洗ウ

右ノ七味、水一斗二升ヲ以テ煮テ六升ヲ取リ、滓ヲ去リ、再ビ煎ジテ三升ヲ取リ、一升ヲ温服ス。日ニ三服ス。

太陽病はほかに伝経しなければ、おおかたは七日くらいで自然に治癒するのが普通ですが（第八条参照）、十日以上経過する場合には大体三通りの予後に分かれることを述べています。

第一は、体表にあった病邪はすでに去って表証は解消しているのですが、正気（体力）の回復が完全でなく、一見いまだ病人のように弱々しく見える場合です。薬を服用する必要はなくただ安静にして心身を養えば程なく元気になるでしょう。これを「脈浮ニシテ臥スルヲ嗜ム者」という言葉で表現しています。

第二の場合は、「胸満脇痛」する場合で、これは少陽病の典型的な症状である胸脇苦満と同義で何となくみぞおちから脇腹、季肋部のあたりが重苦しいというもので、病が少し裏に入って少陽病に変化したことを示しています。したがって、少陽病を主治する小柴胡湯を用いて治療しなくてはなりません。

小柴胡湯の処方内容については、『傷寒論』の編集方針に従い、内容の流れに関係なく薬方名が最初に出たところで処方内容が記載されていますが、少陽病のところで詳しく説明するのが適当と思われます。

第三は、十日を経過してもなお太陽傷寒が持続している場合です。条文は「脈但ダ浮ノ者」となっていますが、この一節で浮緊の脈があり、発熱悪寒・頭痛身疼などのいわゆる傷寒八証がなお残存していることを暗示しています。これは当然、麻黄湯を用いて傷寒の病邪を一掃しなくてはなりません。ただ麻黄湯を再度用いて発汗解表させるといっても、発病から十日も経過し正気も虚しているので、その使用には当然慎重を要します。そこで「麻黄湯之ヲ主ル」（麻黄湯で主治する）という強い表現でなく、「与ウ」（与えてみなさい）という穏かな表現になっています。

条文 三八

太陽ノ中風、脈浮緊、発熱悪寒、身疼痛、汗ニシ出デズシテ煩躁スル者ハ、大青竜湯之ヲ主ル。若シ脈微弱、汗出デ悪風スル者ハ之ヲ服スベカラズ。之ヲ服セバ則チ厥逆シ筋惕肉瞤《キンテキニクジュン》ス、此逆タルナリ。

大青竜湯ノ方

麻黄六両節ヲ去ル　桂枝二両皮ヲ去ル　甘草二両炙ル　杏仁四十枚皮尖ヲ去ル　生姜三両切ル　大棗十枚擘ク　石膏鶏子《ケイシ》大ノ如キヲ砕ク

右ノ七味、水九升ヲ以テ先ズ麻黄ヲ煮テ二升ヲ減ジ、上沫ヲ去リ諸薬ヲ内レ、煮テ三升ヲ取リ、滓ヲ去リテ一升ヲ温服ス。微カニ汗ニ似タルヲ取ル。汗出ルコト多キ者ハ温粉ニテ之ヲ粉《フン》ス。一服シテ汗スル者ハ後服ヲ停《トド》ム。若シ復タ服スレバ汗多ク陽ヲ亡シテ遂ニ虚シ、悪風、煩躁シテ眠ルヲ得ザルナリ。

太陽の中風とありますが、脈は浮緊・身疼痛とありますからこれは明らかに表実の太陽傷寒です。「汗ニシ出デズ」は原文では「不汗出」で「汗出デズ」（汗不出）とは異なり、発汗しなくてはならないのに、あるいは発汗法を用いたのに発汗しないという状態です。発汗しないので体表の寒邪が解することができず、衛陽は寒邪によって閉じ込められたままなので、鬱滞して熱と化し、内熱が精神の舎る心に迫るので煩躁、すなわち胸の中が熱苦しく、手足をばたつかせたいような気分になるのです。つまり汗を出せないということが、煩躁の原因になっています。

　本証は内外ともに邪実で、外寒内熱という病態になっています。脈浮緊・発熱悪寒・身疼痛ですから、外は中風や温病でなく太陽傷寒、内は発汗できず煩躁しますが、口渇多飲などの症状は現れていないので、内外熱盛の陽明経証白虎湯証ではないことがわかります。表の実寒だけなら麻黄湯でよいのですが、これでは内熱が清瀉されません。そこで大青竜湯を用いると、外の風寒と内の煩熱の清瀉が同時にできます。

　大青竜湯は、麻黄湯の加味方の一つです。麻黄湯の中の麻黄の分量を倍増して、発汗作用を強めています。

これに生姜、大棗、石膏を加味した処方です。辛温解表の麻黄、桂枝、生姜の力で強力に発汗させ、同時に杏仁で肺の働きをよくします。石膏は性味が辛甘大寒、代表的な清熱剤で、麻黄と併用すると衛陽の鬱滞を開くとともに、内熱を清瀉して煩躁を除きます。甘草と大棗は脾胃を保護して、発汗による正気の消耗を予防しています。大青竜湯の証は、体質強壮で外邪に対する邪正闘争反応の強盛な病人によくみられます。発熱悪寒して汗が出ず煩躁するというのが、この処方を用いるときの目標です。

大青竜湯は非常に強い発汗剤なので、体質虚弱、すなわち脈が微弱な人や、あるいは発汗して悪風するといった太陽中風証の病人に誤って用いると、たちまち発汗過多で体内の陽気を消耗して陽気が四肢にめぐらなくなって厥逆（強い冷え）、津液不足（脱水症状）を引き起こし、その結果筋肉が栄養されず、筋惕肉瞤（痙攣）を起こしたりする恐れがあります。誤治すると重等な症状（壊証）に陥らせるので、「逆タルナリ」と著者張仲景は警告しています。

また一回服薬させて発汗し、治療の目的を達したら、直ちに中止しないと、証が合った病人でも発汗過多で亡陽に陥って、悪風・煩躁ひいては不眠などの症状を現します。発汗が少し多いと思われたら、米粉を体にふるというのは漢の時代によく行われていた止汗法のようです。

条文 三九

傷寒、脈浮緩、身疼マズ但ダ重ク、乍《タチマ》チ軽キ時有リテ少陰ノ証無キ者ハ大青竜湯之ヲ発ス。

太陽傷寒は当然脈は浮緊で身疼するはずです。いま傷寒で、脈は中風に似て浮緩、身疼せず身重というのは、通常の症状とまったく矛盾し、従来議論の多い条文です。

本条は前条を受けています。解除されない表寒の邪は次第に化熱するので、脈は表寒実証の浮緊から浮緩に変化してきます。一方衛陽は依然として閉塞させられたままなので、全身の気のめぐりが円滑に行われず、体は痛まずただ重だるいという症状が現れます。邪が表裏の間を迷走するので、症状は顕著になったり軽減

臣薬：桂枝２両（3.0ｇ）　辛甘，温。麻黄を助け発汗解肌。
佐薬：石膏鶏子大（10.0ｇ）辛甘，大寒。内熱を清瀉し煩躁を除く。
使薬：杏仁40枚（5.0ｇ）苦甘，温。麻黄を助け宣肺。
甘草２両（2.0ｇ）　甘，平。杏仁とともに麻黄の発表を助ける。
生姜３両（2.0ｇ）　辛，温。桂枝を助け解肌。
大棗10枚（3.0ｇ）甘，微温。甘草とともに補脾，石膏の胃障害を予防。

補　遺

処方全体としては強い発汗・清熱・利水作用を示す。特に発汗の働きは非常に強いので，適用を誤ると発汗過多となり，脱津して厥逆し，筋惕肉瞤すると条文中で注意している。

大青竜湯は表邪を汗とともに発散し，同時に裏に鬱した熱を清すので湿熱壅滞による煩躁を治し，小青竜湯は表邪を散じ温裏利水するので，寒邪によって既存の痰飲が寒飲と化して生じた冷え・咳喘・喀痰などを治す。

したりと変化します。これらは前条の病証に対する治療がうまく完結していないことを示しているので、さらに大青竜湯を用いるよう指示しているものです。

ただ身重煩躁という症状は、ときに少陰病で心腎の陽気が虚衰した際にも現れます。少陰病では脈沈微細となり四肢厥逆しますから、間違う心配はあまりないのですが、もしこれに大青竜湯を用いると虚証をさらに虚することになるので、これと間違うことのないよう鑑別診断の注意を促しています。

三八条と三九条の「太陽中風脈浮緊」「傷寒脈浮緩」は、歴代の学者の間で錯簡（綴り間違い）ではないかという議論の多いところです。またよく参照する『医宗金鑑』などは、太陽病には風邪により表の衛が傷害される中風＝桂枝湯証、寒邪により表の営が傷害される傷寒＝麻黄湯証と、もう一つ風寒により衛営ともに傷害される風寒両傷衛営倶病があり、これが大青竜湯証であると位置付ける学説もありますが、大多数の人は大青竜湯証は麻黄湯証が発汗できず煩躁するものであると理解しているようです。

図解

大青竜湯《だいせいりゅうとう》

方　意

麻黄湯の加味方，太陽傷寒で，体表の汗孔が閉じて開かないため，表の寒邪は汗とともに発散されず，一方邪正闘争によって発生した熱は閉じ込められて外泄されないので，体内に熱と汗が壅滞して煩躁を生じたものである。

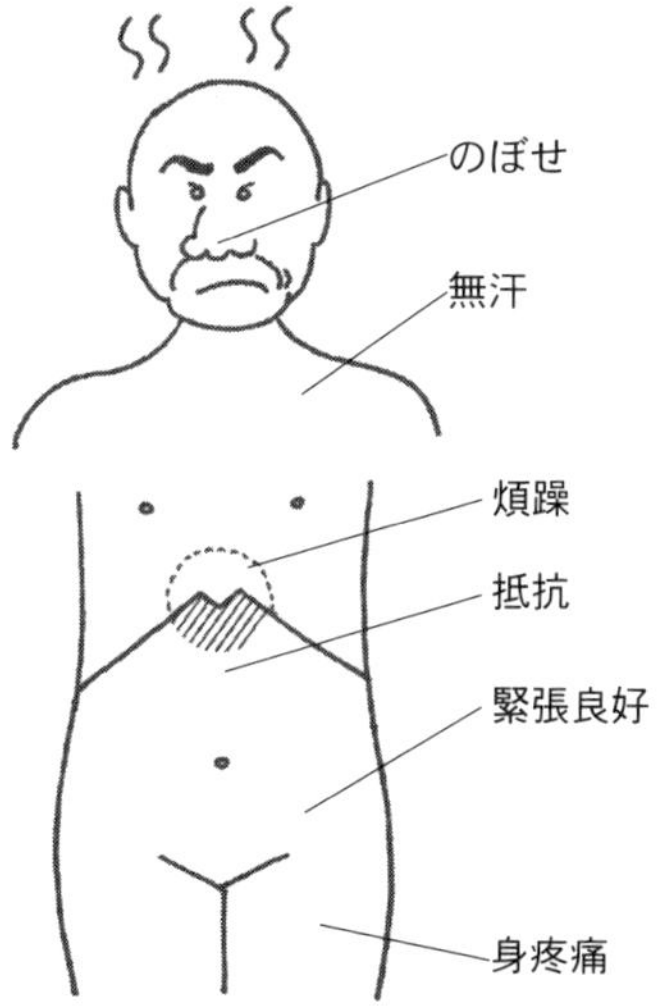

大青竜湯証

主証：発熱悪寒・無汗・身疼痛・煩躁。

客証：頭痛・眼の充血・腰痛・身重・瘙痒。溢飲を伴うときは浮腫・四肢倦怠・喘咳。

脈は浮緊，ときに浮緩。

舌は舌質淡紅・苔白膩。

腹は緊張良好・胸中煩悶・心下に抵抗圧痛。

臨床応用

湿熱型の感冒・インフルエンザ・肺炎・気管支炎・気管支喘息・急性腎炎・腎盂炎・変形性膝関節炎・アトピー性皮膚炎など。

運用の要点

発熱悪寒・無汗・煩躁。(「汗無クシテ煩ス」)

類方鑑別

小青竜湯：発熱悪寒・喘咳・心下に水気あり（痰飲証)。

麻黄湯：発熱悪寒・無汗・喘咳があるが煩躁がない。

梔子豉湯：身熱・不眠・虚煩。

原　典

太陽ノ中風，脈浮緊，発熱悪寒，身疼痛，汗ニシ出デズシテ煩躁スル者ハ，大青竜湯之ヲ主ル。若シ脈微弱，汗出デ悪風スル者ハ之ヲ服スベカラズ。之ヲ服セバ則チ厥逆シ筋惕肉瞤ス。此逆タルナリ。(太陽病中篇　第38条)

傷寒，脈浮緩，身疼マズ但ダ重ク，乍チ軽キ時有リテ少陰ノ証無キ者ハ大青竜湯之ヲ発ス。(同　第39条)

方　解

君薬：麻黄６両（6.0ｇ）　辛，温。傷寒を治す主薬，発汗解表。分量は麻黄湯の倍量である。

条文 四〇

傷寒、表解セズ、心下ニ水気有リテ乾嘔、発熱シテ欬シ、或イハ渇シ、或イハ利シ、或イハ噎シ、或イハ小便不利シテ少腹満シ、或イハ喘スル者ハ小青竜之ヲ主ル。

小青竜湯ノ方

麻黄節ヲ去ル　芍薬　細辛　乾姜　甘草炙ル　桂枝各三両皮ヲ去ル　五味子半升　半夏半升洗ウ

右ノ八味、水一斗ヲ以テ先ズ麻黄ヲ煮テ二升ヲ減ジ、上沫ヲ去リ一升ヲ温服ス。

若シ渇スル者ハ半夏ヲ去リ栝楼根三両ヲ加ウ。若シ微カニ利スレバ麻黄ヲ去リ蕘花《ジョウカ》ヲ加エ、一鶏子ノ如キヲ熬シテ赤色ナラシム。若シ噎スル者ハ麻黄ヲ去リ附子一枚ヲ炮ジテ加ウ。若シ小便不利シテ少腹満スル者ハ麻黄ヲ去リ茯苓四両ヲ加ウ。若シ喘スレバ麻黄ヲ去リ杏仁半升ヲ皮尖ヲ去リテ加ウ。且ツ蕘花利ヲ治サズ、麻黄喘ヲ主ル、今此語之ニ反ス、仲景ノ意ニ非ルヲ疑ウ。

小青竜湯は水分過剰の体質の人が傷寒に罹患したとき、これを主治する薬方です。条文ではその病態を「傷寒表不解、心下有水気」という言葉で総括しています。

「傷寒表解セズ」とあるので、発熱・悪寒・無汗・身疼痛といった太陽傷寒に特有の症状は当然現れているわけです。「心下ニ水気有リ」というのは、水分過剰の体質で、いつも胃内に水飲が停滞しているので胃気の正常な下降作用を妨げ、胃気が上逆して嘔気を生じます。水邪が肺を侵すと、肺の宣発粛降という生理作用が失調するので咳嗽を生じます。このように体液の循環や調節がうまくいかないので、ほかにも上焦・中焦・下焦で種々の症状を生じます。例えば水飲が停滞して上に昇らないと口渇が起こりますが、実際には水は飲みたがりません。逆に上焦で鬱滞すると、咽がつまります（噎）。水飲が腸に下流すると下痢を生じ、膀胱に貯まったままで気化作用が失調すると、尿が生成されず乏尿（尿不利）となって下腹部が張るといった具合です。

これらの症状は見かけは違っても、みな傷寒をきっかけに体内の過剰の水分の流れや調節が失調して生じるもので、原因は一つですから、小青竜湯で主治すれば外は太陽傷寒を解表し、内は過剰な水飲が除かれます。

小青竜湯は麻黄湯から杏仁を去り、乾姜、細辛、五味子、白芍薬、半夏を加えた麻黄湯の加減方です。

麻黄は辛温で強力な発汗解表・鎮咳平喘、さらに利水作用をもっています。桂枝は麻黄の働きを助けるとともに、温める作用で寒邪を逐い陽気のめぐりをよくします。半夏と乾姜は中焦を温めるとともに胃気の上逆を治し、心下の水飲を除去します。乾姜、細辛、五味子の三味の組み合わせは、『傷寒論』や『金匱要略』で肺と胃の寒飲を除去するためによく用いられる配合です。さらに本方では麻黄を始め辛温で発散性の生薬を多く用いているので、正気を損傷する恐れがあります。そこで酸味で収斂性をもつ五味子と白芍薬を加えてこれを予防し、かつ甘草を加えて脾胃を保護し正気を扶ける工夫をしています。

小青竜湯が適合する病人は寒と飲の病なので、脈は弦脈、舌は舌質淡色で苔は白滑です。そして、咳とともに水のような希薄な痰や鼻水を出し、冬の季節や寒い日に症状が悪化する傾向があります。一方、乾咳や粘稠な痰を出す肺熱証の咳に対しては本方は禁忌でかえって症状を悪化させるので、しっかり鑑別して用いることが大切です。

処方構成の説明の後に種々加減方が出ているのは、前述したように傷寒と水飲という病態の上に多種多様な症状が現れるので、後世の人がそれらの症状に対処する薬味の加減を書き込んだのではないかと思われます。

小青竜湯と大青竜湯の働きを比較すると、どちらも麻黄湯の加減方ですが、大青竜湯には石膏が配合されていて、太陽傷寒と兼ね合わせて衛気が鬱滞して内熱と煩躁を生じたもので、清熱と発汗させることが主です。これに対し小青竜湯は乾姜、五味子、細辛、半夏などを加えてあり、太陽傷寒に水飲停滞を兼ねているので、発汗とともに寒飲を除去します。どちらも表裏双解の薬方ですが、裏の熱を取るか水を取るかの違いです。

条文 四一

傷寒、心下ニ水気有リテ、欬シテ微カニ喘シ発熱シテ渇セズ。湯ヲ服シ已リ渇スル者ハ此寒去リテ解セント欲スナリ。小青竜湯之ヲ主ル。

本条は少し文章のつながりがおかしく、意味が取り

主ル。(太陽病中篇　第40条)

傷寒，心下ニ水気有リテ，欬シテ微カニ喘シ発熱シテ渇セズ。湯ヲ服シ已リ渇スル者ハ此寒去リテ解セント欲スナリ。小青竜湯之ヲ主ル。(同　第41条)

方　解

君薬：麻黄3両（3.0 g）	辛，温。発汗解表・鎮咳平喘・利水。	
臣薬：桂枝3両（3.0g）	辛甘，温。麻黄を助け発汗解表・温経散寒。	
甘草3両（3.0g）	甘，平。桂枝とともに麻黄を助け解表に働く。諸薬を調和する。	
佐薬：芍薬3両（3.0g）	酸苦，微寒。桂枝と組むと営衛を調和し，肺気の上逆を止める。	
五味子半升（3.0g）	酸，温。肺を温め逆気を収斂する。芍薬と組めば喘咳を治す。	
使薬：細辛3両（3.0g）	辛，温。	中焦を温め，痰飲を散じ，逆気を収め，気を降ろす。
乾姜3両（3.0g）	大辛，大熱。	
半夏半升（6.0g）	辛，温，有毒。	

にくいようです。そこで最後の「小青竜温之ヲ主ル」は、「傷寒心下ニ水気有リテ、微カニ喘シ発熱シテ渇セズ」の下に接続させると意味がよく通ります。

本条は前の四〇条を承け、小青竜湯の主証の症状を補足するとともに、小青竜湯を服用して寒飲が除去された状態を述べています。

小青竜湯証では寒飲が過剰に内在していますので、太陽傷寒による発熱や咳はありますが口渇はありません。もし小青竜湯を服用した後、口渇を覚えて水を飲みたがるようであれば、寒飲すなわち心下の水気が除かれて胃の陽気が回復し、水分代謝も正常に行われるようになった証拠で、望ましい兆候です。このような場合、ごく少量の水を与えればよいので、ここで飲みすぎると本来の体質が治癒したわけではないので、また寒飲の症状に逆戻りしてしまいます。

条文 四二

太陽病、外証未ダ解セズ脈浮ニシテ弱ノ者ハ当ニ汗ヲ以テ解スベシ。桂枝湯ガ宜シ。

桂枝湯ノ方

小青竜湯《しょうせいりゅうとう》

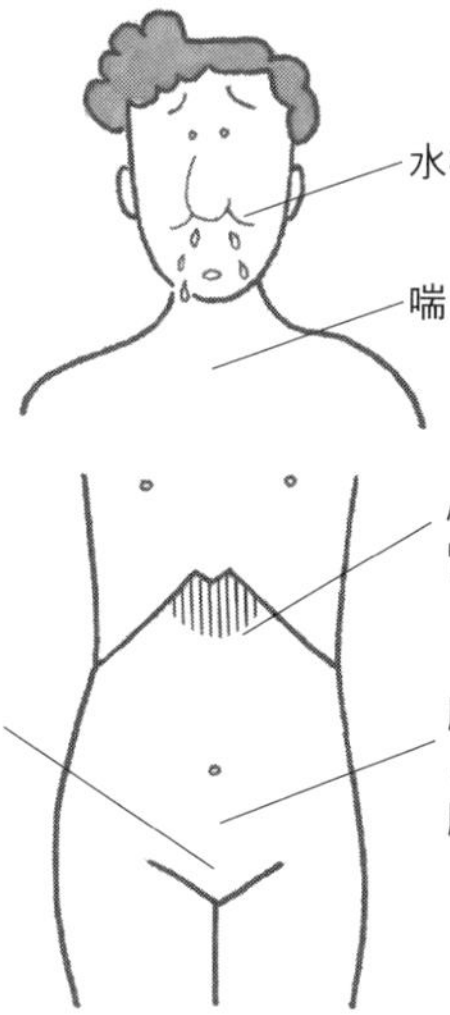

方　意

太陽傷寒と痰飲証を相兼ねる者，すなわち寒邪と水気が相搏って此の証をなす。

体質的に水分が多く，分泌過剰な人に，傷寒の発熱・悪風が加わった場合である。

小青竜湯証

主証：発熱悪風，汗なく渇せず，乾嘔，水様の鼻汁や喀痰に伴う咳や嘔気。

客証：口渇・下痢・小便不利・のどの痞え（噎）・喘息・胃の痞え・下腹部膨満感。

脈は緊あるいは弦。

舌は舌質淡で白厚苔あるいは滑苔を伴う。

腹は「心下ニ水気有リ」，心下痞・胃内振水音・腹満腹鳴など。

臨床応用

水っぽい鼻汁やくしゃみを伴う鼻炎・アレルギー性鼻炎・水様の痰を伴いゼコゼコと咳する喘息・気管支炎・アレルギー性結膜炎・感冒性胃腸炎・急性腎炎など。

運用の要点

水様鼻汁・ゼコゼコいう喘咳・胃内停水。

太陽傷寒に寒飲を伴うときは小青竜湯，煩躁を伴うときは大青竜湯の証となる。

類方鑑別

麻黄湯：傷寒で発熱悪寒・身痛して咳喘があるが，痰飲の証候がない。

麻杏甘石湯：肺熱による咳喘。発汗して表熱はなく，黄色く粘稠な痰を伴う。

麦門冬湯：大逆上気・咽喉不利で反射性の激しい乾咳があるが痰は出ない。

小柴胡湯：咳喘があり，少陽病往来寒熱・胸脇苦満・脈弦。

原　典

傷寒，表解セズ心下ニ水気有リ，乾嘔，発熱シテ欬ス，或イハ渇シ，或イハ利シ，或イハ噎シ，或イハ小便不利，少腹満，或イハ喘スル者ハ小青竜湯之ヲ

桂枝皮ヲ去ル　芍薬　生姜各三両切ル　甘草二両炙ル　大棗十二枚擘ク

右ノ五味、水七升ヲ以テ煮テ三升ヲ取リ、滓ヲ去リテ一升ヲ温服セヨ。須臾ニシテ熱稀粥一升ヲ啜リ、薬力ヲ助ケ微汗ヲ取ル。

第三八条から四一条までは麻黄湯の加減方である大青竜湯と小青竜湯の記述でしたが、ここで本論の筋は再び第三七条に戻ります。

第三七条の最後に「脈タダ浮ノ者ハ麻黄湯ヲ与ウ」とありましたが、ここに本条を接続させると、太陽病が十日以上経過しても脈が浮で緊の者には麻黄湯を与えるとよいが、脈が浮で弱すなわち浮緩の者は傷寒ではなく中風であるから、発汗解肌の治療法則に従って桂枝湯を用いるのがよろしい、という意味になります。

本条から第四五条まで、脈浮緊の麻黄湯証に対し再び脈浮弱の桂枝湯証が登場し、第四六条ではまた麻黄湯に還ります。作者はここでも太陽傷寒と中風を重ねて何回も対比させて、読者に両者の正確な鑑別診断を教示しています。

条文 四三

太陽病、之ヲ下シ微カニ喘スル者ハ表未ダ解セザルガ故ナリ。桂枝加厚朴杏子湯之ヲ主ル。

桂枝加厚朴杏子湯ノ方

桂枝三両皮ヲ去ル　甘草二両炙ル　生姜三両切ル　芍薬三両　大棗十二枚擘ク　厚朴二両炙リ皮ヲ去ル　杏仁五十枚皮尖ヲ去ル

右ノ七味、水七升ヲ以テ、微火ニテ煮テ三升ヲ取リ、滓ヲ去リテ一升ヲ温服セヨ。覆イテ微似汗ヲ取ル。

発熱悪寒し、脈が浮、舌苔が薄く白いといった太陽病の症状が残存していたら、たとえ便秘という症状があっても、絶対にこれに対し下剤を与えてはいけません。必ず表証を先に解し、表証が完全に消失したことを確認してから下剤を与えるべきです。さもないと体表に傷寒の邪が残存しているのに裏を攻めることになり、裏気が傷害される結果、表に残存する邪が裏の虚に乗じて内陥して肺に迫り、肺気はその影響を受けて上逆するので、咳や軽い喘息を起こします。この場合、病の中心は「表未ダ解セズ」でなお表にあるので、桂枝湯で解表すると同時に、鎮咳平喘の杏仁と逆気を降ろす厚朴を同時に用いると喘息や咳も同時に治ります。

先に誤下によってすでに正気を損傷しているので、解表の際に発汗作用が強く、陽気を消耗させる恐れのある麻黄湯は避け、桂枝湯に加味した本方を用います。

桂枝加厚朴杏子湯は桂枝湯に厚朴と杏仁を加味した処方であり、先に第一八条にも出ています。そちらの場合は、元来喘息の持病のある人が太陽中風に罹ったもので、「急なればその標（続発症）を治す」という漢方の治療法則に従って、それまでの喘息の治療はひとまず置いて、まず桂枝湯で急性症状である太陽病を治すことを当面の目標とし、これに厚朴と杏仁を加えると本来の喘息にもよく効きますよ、という意味で「桂枝湯ヲ作リ、厚朴杏子ヲ加エテ佳ナリ」という表現になっているのであって、けっして喘息を根本的に治そうとしているわけではありません。ところが本条の場合は、太陽病の誤治が原因で喘咳を合併させてしまったのですから、一八条とは事情が異なります。太陽病と喘咳を同時に治療しなくてはなりません。その条件に適うのは、前述したように桂枝加厚朴杏子湯しかないので、本条では「……之ヲ主ル（主治する）」という表現になっています。

条文 四四 太陽病、外証未ダ解セズバ下スベカラザルナリ。之ヲ下セバ逆トナル。外ヲ解サント欲スル者ハ桂枝湯ガ宜シ。

太陽病で表証が解除されない場合は、攻下の治療法を用いてはなりません。もし攻下すればそれは誤治であり、必ず変証や壊証を生じます。前条の桂枝加厚朴杏子湯の喘咳も、表証が残存しているうちに之を下したために生じた変証の一つでした。

表証はこれを発汗によって解除し、裏の邪実は瀉下によって排泄します。

さらに太陽病から厥陰病にいたる傷寒六経の中で、最も大切な治療原則の一つが、本条にいう、表証が残存するものはまず表証を解除してから裏証の治療に取りかかるべしという、先表後裏の法則です。本条はその治療原則をはっきり明示したものです。

ここは当然、裏証の便秘が表証とともに併存している状態です。もしここで表証を解除するのに発汗作用の強い麻黄湯を用いると、病人の津液を損傷してますます大便が出づらくなるので、次の裏証の治療に苦労することになります。そこで表証を解除するのに、発汗作用が緩やかで表の衛営を調和させる効能をもつ桂枝湯を用いる方が適切です。

条文 四五

太陽病、先ズ汗ヲ発シテ解セズ、而ルニ復タ之ヲ下スモ脈浮ノ者ハ愈エズ。浮ハ外ニ在ルト為ス、而ルニ反テ之ヲ下ス、故ニ愈エザラシム。今脈浮、故ニ外ニ在リ、当ニ須ラク外ヲ解セバ則チ愈ユベシ。桂枝湯ガ宜シ。

太陽病で一応その治療原則に従って発汗法を試みたが、発汗の力が十分でなく、表証が解除されなかった場合です。そこで今度は瀉下剤を用いてみましたが、脈が浮を呈するならば依然表証が残存している証拠ですから、之を攻下しても病は除かれるはずがありません。かえって変証や壊証を招く危険が大です。このことを条文では「浮ハ外ニ在ルト為ス、而ルニ反テ之ヲ下ス。故ニ愈エザラシム」と表現しています。

いま病人が浮脈を呈しているということは、病邪がまだ表にあることをはっきり示しているのですから、何も迷うことなく表証と決断して、再度発汗法を用いて表証を解除してやれば、病は除かれるでしょう。ただし前に一度発汗法を用いていますから、病人の正気はかなり虚していると考えられます。そこで再度発汗法を用いるにあたっては、作用の峻烈な麻黄湯でなく、作用の緩徐な桂枝湯が適当である、という意味を込めて、本条では「桂枝湯ガ宜シ」という表現が用いられています。このように、病人の状況や虚実を考慮して作用の緩かな処方を選択するという発想は、第二五条の桂枝二麻黄一湯の際にもみられました。

条文 四六

太陽病、脈浮緊ニシテ汗無ク発熱シ、身疼痛、八九日解セズ、表証仍在ルハ此当ニ其ノ汗ヲ発スベシ。薬ヲ服シ已リテ微カニ除カレ、其ノ人煩ヲ発シ目瞑ス、劇シキ者ハ必ズ衄《ジク》ス、衄スレバ乃チ解ス。然ル所以ノ者ハ陽気重キガ故ナリ。麻黄湯之ヲ主ル。

太陽病で、脈浮緊・無汗・発熱・身体痛という傷寒の症状が八九日も解除されずに持続するときには、再び麻黄湯を用いて発汗させなくてはなりません。条文の「八九日解セズ」は太陽病のすぐ後に、「麻黄湯之ヲ主ル」は「当ニ其ノ汗ヲ発スベシ」の後に持ってくると理解しやすくなります。

もし再び麻黄湯を服用してもまったく汗が出ない場合は、表の衛陽が寒邪に閉じ込められて発散できずに煩躁する大青竜湯の証（第三八条）となります。しかし服薬した後「微カニ除カレ」たとあるので、少々汗が出て症状は若干改善したことがわかります。しかし発汗が不十分なため、傷寒の邪は完全には発散されず依然表衛を閉じ込め続けようとするので、激しい邪正闘争が続き、病人は煩躁したりまぶしくて目が開けられなかったりします。

さらに発汗の時期を失すると、傷寒の邪は熱と化して血分に迫るので、血熱妄行を来して病人は鼻腔より衄（鼻血）を出します。こういう現象は邪気が非常に強いときに、正気が邪気をかわすための自然の治癒機転ともいえます。

もともと漢方では、汗は津液より生じたもので汗血同源と考えられていますので、発汗の代りに鼻血が出れば、これによって傷寒の邪は除かれると考えます。

条文 四七

太陽病、脈浮緊、発熱シ、身ニ汗無クシテ、自ラ衄スル者ハ愈ユ。

本条は前の条を承けて、太陽傷寒の表実証は鼻血が出ると自然に治癒すると再び述べています。

太陽傷寒は、発汗させないと解除されません。発汗しないと衛陽は発散されずに閉じ込められ、邪熱は妄行して営分に迫りますが、この営分の熱は清熱剤を与えなくても鼻血を通して自然に排出されます。これが「衄を以て替え、衄すれば乃ち解す」といわれる病理機序です。このような理由から、太陽傷寒の鼻血を「紅汗」とも呼んでいます。

条文 四八

二陽ノ併病、太陽初メテ病ヲ得シ時、其ノ汗ヲ発スルモ、汗先ズ出デテ徹セズ、因リテ陽明ニ転属シ、続イテ自ラ微カニ汗出ズルモ悪寒セズ。

若シ太陽病ノ証罷《ヤ》マザル者ハ下スベカラズ。之ヲ下セバ逆ト為ル。此《カク》ノ如キハ小シク汗ヲ発スベシ。設《モ》シ面色縁縁トシテ正ニ赤キ者ハ陽気怫鬱トシテ表ニ在リ、当ニ之ヲ解シ之ヲ熏スベシ。

若シ発汗シテ徹セズ。足ラザレバ、陽気怫鬱トシテ越スヲ得ズト言ウ。当ニ汗スベキニ汗セズシテ、其ノ人躁煩シ、痛ム処ヲ知ラズ。乍チ腹中ニ在リ、乍チ四肢ニ在リ、之ヲ按ジテ得ルベカラズ。其ノ人短気シテ但ダ坐スハ汗出ズルモ徹セザルヲ以テノ故ナリ。更ニ汗ヲ発スレバ則チ愈ユ。何ヲ以テ汗出デテ徹セザルヲ知ル、脈濇ナルヲ以テノ故ニ知ルナリ。

この条は太陽病と陽明病の併病の成因について論じ、併せてその治療原則を述べていますが、具体的な処方名は出ていません。

この条は珍しく長いのですが、文意はそれぞれ改行したところで切れて大きく三つに分かれています。

まず最初の段で、二陽の併病というのは太陽と陽明二経の併病であると述べています。

併病とは傷寒六経の病の経過中、一つの経の病がまだ治癒しないうちに他の経に伝経して、他の経の症状も併せて現れる現象をいいます。

本条の場合、太陽病の時期に発汗治療が不十分であったために邪気が残存し、それが陽明経に伝経して太陽陽明二陽の併病となったのです。

陽明経は三陽経脈のうち最も陽気の強い経脈ですから、ここに邪気が入ると裏熱が旺盛となるため、熱証ばかりが現れて悪寒はなく、裏熱が津液を外に逐い出すので汗が出ます。

次は、太陽と陽明の併病の治療法について述べられています。太陽病の症状が残存しているのに、陽明の熱盛に惑わされて瀉下法を用いると、第四四条と四五条で説明したように病邪は除かれず、かえって太陽経の邪気を内陥させて変証を生じさせますから、瀉下は禁忌です。必ず先表後裏の治療原則に従って、まず発汗法を実行しなくてはなりません。ただし太陽経の邪気は一部陽明に伝入してかなり減弱していると考えられるので、発汗法を施すに際してはあまり強力に発汗させて津液を損傷させることは避けて、少し発汗させるに止めた方がよいのです。「面色縁縁トシテ正ニ赤キ者」とは顔全体が強い赤色を呈している様を表し、内外熱盛の実熱証の顔色です。つまり陽明経脈中の陽熱が表に鬱閉して発散させられずにいることを示しています。そこでこれを、発汗剤か薫蒸法により発汗解表させなくてはなりません。発汗剤については条文では何も言っていませんが、おそらくは第三二条、太陽と陽明の合病に用いられた葛根湯でしょう。

「若シ発汗シテ徹セズ」から条文の最後までは、二陽の併病の主な症状とそれらの症状を発現させる病理機序について論じています。

太陽病の段階で発汗させて解表すべきであったのに、その発汗が不十分であったために、表邪が完全に発散されず、閉じ込められた陽気が化熱する結果、煩躁すなわち体中が熱くなって悶え苦しむことになります。発散されなかった邪気が太陽陽明の二経に沿って流れると、営衛はそのためスムーズに流れることができなくなるので、「通ぜざれば則ち痛む」の道理で部位不定の疼痛が生じ、腹かと思えば今度は手足が痛むといった具合で、あちこちさすってみても、一体どこが痛いのか病人自身もわからないといった有様になります。発散されず迷走する邪気が肺にいたると、肺の宣発作用が阻害されて「其ノ人短気シテ但ダ坐ス」のように、呼吸困難に陥って起坐呼吸を呈します。これらの症状はすべて汗を出させるのが不十分なために起こっているので、再度発汗法を用いて治療すれば治ると作者は述べています。ではこれらの症状が、なぜ発汗が不完全であるために生じているとわかるのかというと、それは病人の営気が経脈内で凝滞し、そのために血の流れがスムーズでないことを示す渋脈という脈象を呈していることから知ることができると、最後にその理由を断言しています。

『傷寒論』では、脈象は体内で生じている病理変化の直接的表現であると考えられており、したがって脈診が常に診断の決定的根拠となります。

条文 四九

脈浮数ノ者ハ法ハ当ニ汗出ズレバ愈ユベシ。若シ之ヲ下シ、身重ク心悸スル者ハ汗ヲ発スベカラズ、当ニ自ラ汗出ズレバ乃チ解スベシ。然ル所以ノ者ハ、尺中脈微、此裏虚ナリ。須ラク表裏実シ、津液自ラ和セバ、便チ自ラ汗出デテ愈ユベシ。

本条と次の条は太陽病の発汗禁忌の場合について述べられています。汗は陽気が体内の津液を蒸化して、体表に滲出させて形成されるものです。したがって陽気や津液が欠乏していれば汗は出そうとしても出ません。これを無理やり発汗させせようとすると、必ず気血津液を損傷して病人を変証や壊病に陥らせてしまいます。

そういった点を念頭に置いて、本条の意味を辿ってみます。脈浮数の者とは、脈浮緊の麻黄湯証の病人のことを指しています。一般に脈浮緊の麻黄湯証では数脈（頻脈でおよそ毎分九十拍以上の脈拍）となり、浮緩の桂枝湯証では遅脈を呈するので、このような表現になったと思われます。脈浮緊の者は当然麻黄湯で発汗させるべきで、そうすれば病は治るはずですが、もし間違って瀉下すると病人は体が重だるくなり動悸を訴えることがあります。これは表にある傷寒の邪は除かれず、下剤によって正気が損傷して裏気が虚してしまうために生じる表実裏虚の証ですから、再度発汗法を用いてはなりません。自ら汗が出て太陽病が自然に治るのを待つべきです。

裏気が虚していることは、裏すなわち腎の状態を反映する尺脈が微弱になっていることから診断がつきます。そこで安静にすることで裏気が回復して表裏ともに充実すれば、陽気と津液はともに回復し調和するので、自然な発汗が起こって病は自ら治愈します。

条文 五〇

脈浮緊ノ者ハ法ハ当ニ身疼痛スベシ、汗ヲ以テ之ヲ解スガ宜シ。仮令《モシ》尺中遅ノ者ハ汗ヲ発スベカラズ。何ヲ以テ然《シカ》ルヲ知ル、栄気不足スルヲ以テ血少キガ故ナリ。

本条も前条と同じような文章の構成になっています。脈浮緊は、太陽傷寒で表寒実証の脈象です。傷寒の邪が体表を拘束し、そのため営衛が凝滞して疏通しなくなるので汗が出ず、さらに身体疼痛の症状が現れます。当然麻黄湯を用いて強力に発汗させなくてはなりません。

しかし身体疼痛がみられても脈が浮緊でなく、裏の状態を反映する尺脈が遅（除脈でおよそ毎分六十拍に達しない、あるいは微弱に通じる）であれば、之は裏が虚していて、営血が不足して脈中の流通も渋滞しがちであることを示しています。汗の源は営血にあります。汗の源が不十分なのに発汗を強行すれば、当然脱汗無血となり病人を疲弊消耗させます。したがってこの場合、発汗法は禁忌です。

「栄気」は営と同義、気血でいえば営は血で衛は気です。

条文 五一

脈浮ノ者ハ病表ニ在リ、汗ヲ発スベシ。麻黄湯ガ宜シ。

条文 五二

脈浮ニシテ数ノ者ハ汗ヲ発スベシ、麻黄湯ガ宜シ。

この二条は第四九・五〇の両条を承けて、太陽病で発汗してよい場合について、再度確認して述べたものと考えられます。

浮脈は病が体表にあることの現れですから、発汗によって治療します。浮緊であれば麻黄湯、浮緩であれば桂枝湯証です。一説では五一条は浮緩の桂枝湯とあるべきものが麻黄湯と誤り伝えられたもの、五二条は浮数は前に述べたように浮緊の意を含みますから、当然麻黄湯の証を述べたものだという人もいます。あるいは四九・五〇条の脈浮緊と浮数に対応して両条を設けたのに、五一条で「緊」の字が抜けたものとも考えられます。

どちらにしろ、この二条は言外に尺脈微あるいは遅の脈象がない場合という意味が込められています。

条文 五三

病常ニ自ラ汗出ズル者ハ此栄気和スト為ス。栄気和ス者ハ外諧サズ。衛気栄気ト共ニ諧和セザルヲ以テノ故ニ爾《シカ》ラシム。栄脈中ヲ行キ衛脈外ヲ行《メグ》ルヲ以テ、復タ其ノ汗ヲ発シ栄衛和スレバ則チ愈ユ。桂枝湯ガ宜シ。

本条と次の条では営衛の不和によって生ずる発汗の症状と桂枝湯による治法が述べられています。

『傷寒論』でいう「衛」とは体表を防衛する陽気を意味し「栄（営）」とは汗の物質的基盤すなわち血とか津液などの働きを指しています。したがって生理的な状況下では営は血管内にあって汗液を供給し、衛は体表にあって発汗を調節支配しています。両者は互いに依存し協調し合って働いているので、営衛が調和を欠くと発汗異常が生じます。

本条の状況は営は正常ですが、衛が虚弱で体表を固める働きが失調する結果、いつもジトジトと汗が出るというものです。臨床的にはこの状態を衛弱営強と呼んでいます。

衛弱営強によってしきりに汗が出るときは、桂枝湯を投与して少し発汗させてやると、営衛が調和してこの不愉快な発汗症状は快愈します。

条文 五四

病人臓ニ他病無ク、時ニ発熱シ自ラ汗出デテ愈エザル者ハ、此衛気和セザルナリ。先ズ其ノ時ニ汗ヲ発セバ則チ愈ユ。桂枝湯ガ宜シ。

本条も衛営不和ですが、その病態は若干前条と異なります。「臓ニ他病無ク」とは飲食・尿便・睡眠などの内証がなく、したがって裏には異常がないことを示しています。それなのにときどき発熱して同時に汗が出るといった症状が何日も治愈しないのは、衛気が体表に鬱滞して営を内に抑圧するために、営（営血）がそれに反発してときに発熱とともに自汗や盗汗を現しているのです。発熱しないときには、発汗はありません。臨床的にはこれを「衛強営弱」といっています。このときも桂枝湯を用いて営衛を調和します。

このように営衛不和には、衛弱営強と衛強営弱の二通りの場合があります。強い弱いというのは、そのときの営と衛との間の相対的な強弱です。営衛の不和に対しては桂枝湯で発汗させてやるのが正しい治療法ですが、衛弱営強のときはいつも汗が出ているので桂枝湯は随時服用させてよいのに対して、衛強営弱の場合は発熱するときに服用させると有効であると、本条の最後に指示してあります。

営衛不和という病態は、何も太陽病に限らず、病後・体質虚弱・老人、あるいは女性の産後や更年期障害などでも、しばしばみられます。清熱・滋陰・補気・止汗などの諸治療で効果のないときに、桂枝湯を用いると劇的に奏効するといった例が少なくありません。

条文 五五

傷寒脈浮緊、汗ヲ発セズ因リテ衄ヲ致ス者ハ、麻黄湯之ヲ主ル。

本条は、脈浮緊・無汗の表寒実証の病人が発汗せず、代りに鼻血を出す場合も麻黄湯で主治する、というものです。

一見したところ第四六・四七条の衄によく似ています。両条とも表寒実証の麻黄湯証ですが、四六条は麻黄湯を投与すべき時期を失して、遅れて麻黄湯を与えたが不十分だったので症状は少ししか改善されず、傷寒の邪が熱と化して血熱妄行し、衄血（鼻血）となって外に出ることにより解したものです。四七条は同じ表寒実証ですが、麻黄湯を与える前に衄血が出ることで、病邪が排出されて自然治癒した場合です。

本条も同じ表寒実証ですが、病邪の勢力が非常に強いために、血熱妄行して衄血が出ても、病邪はそれによって完全には排出・解消されない場合です。

そのようなときは、麻黄湯を用いてさらに発汗させてやらないと、太陽経脈中の病邪は完全には逐い出されないというものです。

条文 五六

傷寒、六七日大便セズ、頭痛ミ熱有ル者ハ承気湯ヲ与ウ。其ノ小便清ナル者ハ、裏ニ在ラズ仍チ表ニ在ルヲ知ルナリ、当ニ須ラク汗ヲ発スベシ。若シ頭痛スル者ハ必ズ衄ス。桂枝湯ガ宜シ。

傷寒の経過中に六七日も便通がなく、熱があって頭痛する病人を診たら、まずは胃中に邪がある陽明腑証の燥熱による便秘と発熱と捉えて、承気湯を与えて攻下することを考えるべきでしょう。しかし、頭痛発熱とあるだけでは、「翕翕発熱」の太陽病の発熱か、「蒸蒸発熱」の陽明病の発熱かわかりません。これを鑑別するには、尿の色を調べればよいと張仲景は教えています。もし頭痛発熱が陽明病の裏熱によるものであれば、同時に必ず病人の尿は赤黄色になります。ところが病人の尿が清、すなわち無色で澄んでいるということは、裏熱がない証拠で病邪は裏ではなく表にある、つまり太陽病です。太陽病ならまず発汗させるのが治療の大原則ですから、桂枝湯を用いるとよいということになります。「桂枝湯ガ宜シ」という部分は、「当ニ須ラク汗ヲ発スベシ」の後に来るべきで、けっして衄(鼻血)に対して桂枝湯がよいという意味ではありません。

太陽病であればたとえ六七日便通がなくても腹が張ったり苦しかったりといった裏証は現れません。脈も浮脈のはずです。したがって瀉下剤を用いることは考えず、桂枝湯で発汗させてやらないと、熱と頭痛は治りません。

「若シ頭痛スル者ハ必ズ衄ス」というのは、第四六・四七および五五の各条で見たような、太陽経にある邪が何日も解消しないと邪が化熱して血熱妄行し、鼻血となって鼻から排出されて自然に治る治癒転機を、再度述べたものと考えられます。

条文 五七

傷寒汗ヲ発シテ已ニ解シ、半日許リシテ復タ煩シ、脈浮数ノ者ハ、更ニ汗ヲ発スベシ、桂枝湯ガ宜シ。

本条は、太陽傷寒を麻黄湯を用いて発汗させ、一度は治ったように見えたものが、実際は発汗が不十分であったために病邪が完全には排出されておらず、一部の邪が体表に残存して衛気と相争う結果、一度は下った熱が半日くらいして再度現れたものです。「煩」というのは熱が出て苦しがる様子です。

「脈浮数」とは五二条にあったのと同じ表現で、浮緊の脈と同じであり、太陽傷寒であることを表現しています。太陽病の余邪が残存しているので、再度発汗法を用いて残余の邪の一掃をはかるべきですが、四五条の、一度発汗させて解さないものを再度発汗させる治法と同じく、最初の麻黄湯投与により皮膚の腠理(汗孔)が開き正気も虚していますから、二度目は峻剤の麻黄湯は避け、緩剤の桂枝湯で穏やかに発汗させます。

条文 五八

凡ソ病、若シクハ発汗シ、若シクハ吐シ、若シクハ下シ、若シクハ亡血シ、津液ヲ亡スルモ、陰陽自ラ和ス者ハ必ズ自ラ愈ユ。

たんなる中風や傷寒に限らず、あらゆる疾病に際し、発汗法・吐法・瀉下法といった病邪を逐い出し排泄させる治療を種々施して、もしその治療が当を得ていなければ、仮に病は治っても、営血を損傷したり津液を失ったりしてしまいます。そういうときは、再度薬物による治療を施さなくても、適切な飲食や休養を心掛け実行すれば、人間には自然治癒力があるので気血は自然に回復し、陰陽は再び調和を取り戻すことができ、病は愈えて元の健康な体に戻る、ということです。

昔から、病気になっても何も治療をしないで放っておけば、中くらいの腕の医者にかかったのと同じくらいには治るという諺があります。本条は、治療の要諦が陰陽の調和にあることを教えるとともに、薬の乱用や過度の治療はかえって病人の気血や津液を損なうだけで有害無益であると戒めています。

条文 五九

大イニ之ヲ下シテ後、復タ汗ヲ発シ、小便不利ノ者ハ津液ヲ亡セルガ故ナリ。之ヲ治ス勿カレ。小便利スルヲ得テ必ズ自ラ愈ユ。

本条も前条と同じく、津液を損耗したときは、自然に体内に津液が戻り陰陽が調和を回復するのを待つのが最善というものです。

表裏ともに病んだときは、先表後裏の治療原則に従って、まず表証を治療してから裏証を治すのが順序です。しかし本条の場合は、その順序が逆になって強い瀉下剤で裏を攻め、その後でさらに発汗させたために津液を排泄させすぎて脱水状態となり、尿量減少を来したものです。これは水飲が体内に停滞して尿が出ないのではなく、尿の源となる津液が欠乏して尿が出ないのですから、利尿剤を投与することは禁忌です。そこで「之ヲ治ス勿カレ」と禁じたのです。このような状況下では前条と同様、適切な飲食と休養をとれば自然に体内の津液は回復して、いままで途絶えていた尿も正常に出るようになります。自然な排尿があったということは、体内の陰陽が調和を取り戻し、津液も再び正常な生理機能を果たすようになったことを示していますから、病は間もなく治愈するでしょう。

条文 六〇

之ヲ下シテ後、復タ汗ヲ発スレバ、必ズ振寒シ、脈微細ナリ。然ル所以ノ者ハ内外倶ニ虚スルヲ以テノ故ナリ。

先表後裏の治療原則を守らず、先に下して後で発汗するという誤治を犯すことによって、前条では体内の陰液（津液）を損傷したのに対し、本条では内外表裏の陽気を傷害した状況を論述しています。

「振寒」とはさむけがして身振いしている様子で、体表の陽気不足の症状です。脈微細は、裏の陽気虚衰を反映しています。「振寒脈微細」で、表裏の陽気がともに虚している状態を表現しています。

一身の陽気は腎に源を発していますから、本条の病態は誤治による腎陽虚衰です。

条文 六一

之ヲ下シテ後、復タ汗ヲ発シ、昼日煩躁シテ眠ルヲ得ズ、夜ハ安静ニシテ、嘔サズ、渇サズ、表証無ク、脈沈微ニシテ身ニ大熱無キ者ハ乾姜附子湯之ヲ主ル。

乾姜附子湯ノ方

乾姜一両　附子一枚生ニテ用イ皮ヲ去リ八片ニ切ル

右ノ二味、水三升ヲ以テ煮テ一升ヲ取リ、滓ヲ去リ頓服ス。

これも前条と同じく、先表後裏を逆にしたため、表裏の陽気が倶に虚した状態ですが、陽気が衰えた分だけ陰気の勢いが盛んになって、陰陽が相争う結果、病人が煩躁するものです。煩躁とは、体内で陰陽が相争うときに熱を発し、悶え苦しむものです。

昼は外界の陽気が旺盛で、夜は陰気が旺盛です。したがって、昼間は体内の弱い陽気も外界の強い陽気に助けられて旺盛となるため、陰と強く抗争する結果、煩躁して眠れないという症状を呈します。夜になると逆に外界は陰気が強くなり、体内の陽気はますます弱まるので、強い陰と抗争する力はなくなり、したがって病人は煩躁せず、一見安静に見えるのです。

もし病人が昼は静かで夜になると煩躁するときは、本条とは逆に陰虚陽盛です。

陽気が虚し陰気が盛んであるということは、病は三陽病でなく三陰病の段階に入ったということです。そこで条文では、「嘔サズ」から少陽病ではないことを、「渇サズ」から陽明病ではないことを、「表証無ク」から太陽病でもないことを示しています。さらに「脈沈微」とあります。脈沈は裏証すなわち陰病であることを示し、脈微は陽虚の脈象です。したがって本条はすなわち病人が少陰病腎陽虚証に陥っていることを示しています。

「大熱」とは表熱と同義です。そこで「脈沈ニシテ身ニ大熱無シ」とは、陽虚陰盛が極限まで来て、陰寒が体の内外をすべて覆い尽くし、表裏ともに冷えきってはいますが、陽気が完全に尽きたわけではなく、ごくわずか残存している状態を表現したものです。

本条は、陽気が表裏ともに虚した重篤な病状ですから、急いで陽気を回復させてやらないと、虚脱に陥る危険があります。

乾姜附子湯は、乾姜と附子という大辛大熱の二味の生薬を用いて、まさに消滅しようとしている脾と腎の陽気を急速に回復させる処方です。その作用の強さは、回陽救逆の代表処方とされる四逆湯と比較しても、まず緩和作用のある甘草を用いず、また附子は最も作用の強い生附子を用いていることや、さらに全量を一回に頓服させることによって薬力を集中し、強力に発揮させるようにしている点が特徴的です。

条文 六二

発汗後、身疼痛、脈沈遅ナル者ハ桂枝加芍薬生姜各一両人参三両新加湯之ヲ主ル。

桂枝加芍薬生姜各一両人参三両新加湯ノ方

桂枝三両皮ヲ去ル　芍薬四両　甘草二両炙ル

人参三両　大棗十二枚擘ク　生姜四両

右ノ六味、水一斗二升ヲ以テ煮テ三升ヲ取リ、滓ヲ去リ、一升ヲ温服ス。本桂枝湯ト云ウ、今芍薬生姜人参ヲ加ウ。

ここからしばらくは、太陽病を発汗させすぎた結果生じた変証についての条文が続きます。

まず本条は、発汗過多により気血が損傷されて筋肉痛を起こした場合の脈証と治法です。

太陽病で発汗法を行う前に身体が痛むのは、表証がいまだ解していないからで、このときは脈は浮のはずです。ところが、本条では発汗後に筋肉痛が生じ、しかも脈は沈遅とあります。脈沈は裏証を示し、遅脈（一分間に六十拍未満の脈）は血管の中の気血が不足して、充実した拍動を発現しえないことを示しています。したがって、本条の筋肉痛は太陽病の表証によるものではなく、発汗過多によって体表の気血が損傷された結果、筋肉が十分に栄養されなくなって生じたものであることがわかります。それゆえに治法は発汗法によるのではなく、温補して筋肉を養ってやらなくてはなりません。

桂枝加芍薬生姜各一両人参三両新加湯は、もともと営衛調和の働きをもっている桂枝湯をベースとして、芍薬の分量を増して営血を滋養し、人参を新たに加えて大いに元気を補い津液を益し、生姜の分量を増やすことで温めて血行を促進し、薬の作用が速やかに四肢に到達して筋肉を滋養するようにした加味方です。

条文 六三

発汗後、更ニ桂枝湯ヲ行ウベカラズ。汗出デテ喘シ、大熱無キ者ハ麻黄杏仁甘草石膏湯ヲ与ウベシ。

麻黄杏仁甘草石膏湯（麻杏甘石湯）ノ方

麻黄四両節ヲ去ル　杏仁五十箇皮尖ヲ去ル　甘草二両炙ル　石膏半斤砕キ綿ニテ裹《ツツ》ム

右ノ四味、水七升ヲ以テ、麻黄ヲ煮テ二升ヲ減ジ、上沫ヲ去リ、諸薬ヲ内レ、煮テ二升ヲ取リ、滓ヲ去リ一升ヲ温服ス。本黄耳杯ト云ウ。

太陽病を発汗させる際にやり方が適切でなかったために、表邪が解消しないだけでなく、さらに熱邪と化して肺を侵襲したものです。熱邪のために津液（正常な体液）が外に逐い出されるので汗が出、熱邪によって肺の正常な呼吸機能が阻害されるので肺気が逆上して喘（呼吸困難）や咳を起こすものです。

「汗出デテ喘シ」とありますから、これは「汗無ク喘ス」の麻黄湯証とは違います。また、「大熱無シ」で発熱悪寒ではないので、桂枝湯を与えるべきでもありません。また煩渇の証もないので、陽明病で内熱が肺に上逆して生じる喘咳でもなく、ただ邪熱が肺に居座って喘咳を生じたものであることがわかります。したがって治法は、清熱宣肺（熱を冷まして肺機能を回復させる）です。

　麻杏甘石湯はまず麻黄を主薬とし、石膏を配合して肺の熱を清します。麻黄は桂枝と組み合わせると、麻黄湯にみられるように強い発汗作用を現しますが、本方のように大量の石膏と組み合わせると発汗には働かず、肺熱を清し、鎮咳と利尿の効果を現します。杏仁は麻黄を助け、逆上した肺気を降ろして喘咳を鎮め、痰を除きます。甘草は諸薬の働きを調整し、同時に脾胃を補います。

　本方は病名は何であれ、肺熱によって生じた激しい喘咳にはすべて奏効します。

条文　六四

発汗過多、其ノ人手ヲ叉《サ》シ自ラ心ヲ冒《オオ》イ、心下動悸シテ按ズルヲ得ント欲スル者ハ桂枝甘草之ヲ主ル。

桂枝甘草湯ノ方

　桂枝四両皮ヲ去ル　甘草二両炙ル

右ノ二味、水三升ヲ以テ煮テ一升ヲ取リ、滓ヲ去リ頓服ス。

　本条は太陽病を治療するのに発汗法で治療したが、発汗させすぎた結果、心陽が虚して動悸を起こしたものです。

　汗は心の液で、陽気が津液を蒸化することによって生成されるものです。したがって発汗させすぎると、心の陽気を消耗させます。心の陽気が不足すると心は空虚となり、動悸や不安感が生じます。そのため自然に両手を前で組んで心臓部をしっかり押えます。本条のように胸をさすってもらって気持ちよく感じる人は虚証、逆に不快に感じる人は実証です。

　桂枝甘草湯は桂枝と炙甘草二味からなる簡明な処方で、辛温の桂枝で心陽を補い、甘温の炙甘草で心の津液を滋養します。簡素ですが無駄がなく、薬力を心の陰陽を補うことに集中した名処方で、心陽を補うため

原　典

発汗後，更ニ桂枝湯ヲ行ウベカラズ，汗出デテ喘シ，大熱ナキ者ハ麻黄杏仁甘草石膏ヲ与ウベシ。（太陽病中篇　第63条）（太陽病下篇163条は，63条の発汗後が下後とあるほかは同文）

方　解

君薬	麻黄４両（4.0ｇ）	辛，温。宣肺平喘。発汗解表。肺経の専薬で，咳逆上気・表寒体痛・喘咳を治す。
臣薬	石膏半斤（10.0ｇ）	辛甘，大寒。清熱降火・除煩止渇。麻黄と組むと顕著に肺熱を清瀉する。
佐薬	杏仁50個（4.0ｇ）	辛苦，温。平喘祛痰・止咳。肺を潤し痰を出す。
使薬	甘草２両（2.0ｇ）	甘，平。諸薬を調和し，脾胃を補い急迫を除す。

補　遺

本方は麻黄湯の桂枝が石膏に代った処方である。一味の違いによって，麻黄湯が肺寒の咳喘を治すのに対し，本方は肺熱の咳喘を治すことになり，薬効の寒熱が逆転する。

の基本処方になっています。

条文 六五

発汗後、其ノ人臍下悸《セイカキ》ス者ハ、奔豚《ホントン》ヲ作《ナ》サント欲ス。茯苓桂枝甘草大棗湯之ヲ主ル。

茯苓桂枝甘草大棗湯（苓桂甘棗湯）ノ方

茯苓半斤　桂枝四両皮ヲ去ル　甘草二両炙ル

大棗十五枚擘ク

右ノ四味、甘爛水一斗ヲ以テ先ズ茯苓ヲ煮テ二升ヲ減ジ、諸薬ヲ内レ煮テ三升ヲ取リ、滓ヲ去リ、一升ヲ温服セヨ。日ニ三服ス。

甘爛水ヲ作ル法ハ、水二斗ヲ取リ、大盆内ニ置キ、杓ヲ以テ之ヲ揚ゲ、水上ニ珠子《シュシ》五六千顆相逐《オ》ウ有ラバ、取リテ之ヲ用ウ。

本条は太陽病を発汗させすぎた結果、心の陽気が虚したという点では前条と同じですが、奔豚という症状が起こりかけているものです。

奔豚の症状は、突然発作的に下腹から胸に向かって気が衝き上げ、腹が張り、胸は苦しく動悸がし、咽が

麻黄杏仁甘草石膏湯《まおうきょうにんかんぞうせっこうとう》
（麻杏甘石湯）

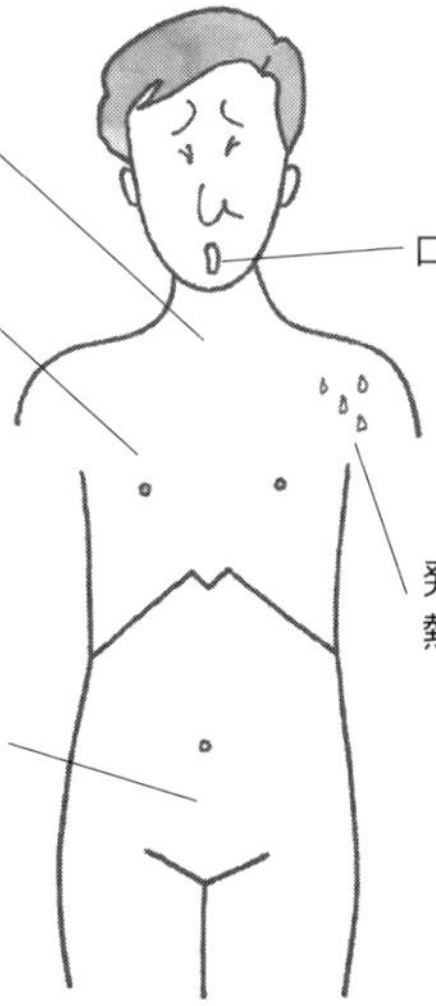
咳嗽
喘息
呼吸困難
口渇
喘鳴
発汗，表熱はない
腹壁の緊張はよいが，特別な腹証はない

方　意

太陽病の発汗が適切でなかったか，あるいは誤下の結果，表邪が解されず，かえって熱邪と化して肺を侵襲したものである。

熱邪が肺に鬱してその働きを阻害するので咳や喘息となり，肺熱が体内の津液を外に逐出するので汗をかく。

麻杏甘石湯証

汗出て喘し，大熱（表熱）なし。これに対し，汗なくして喘する者は麻黄湯証。汗なくして煩する者は大青竜湯証である。

脈は浮で滑数。

舌はやや乾燥し黄苔がある。

腹には特別な腹証はない。

臨床応用

急性気管支炎・肺炎・マイコプラスマ肺炎・気管支喘息・小児喘息などの喀痰が粘性で出にくい咳によい。

運用の要点

肺熱のため発汗・口渇・黄痰・粘痰を伴う咳。

類方鑑別

麻黄湯：汗なくして喘す。

小青竜湯：肺寒で冷えと汗なく水っぽい痰を伴う咳。

大青竜湯：発熱悪寒・無汗・煩躁ありて喘せず。

麦門冬湯：肺胃の陰虚乏津による肺燥。したがって虚熱と気道乾燥による激しい反射性乾咳。

麻黄細辛附子湯：少陰病表裏両感証で，虚寒性の咳。冷えと無力感が著明。脈沈弱。

塞がったようで息ができなくなり、目がまわって冷汗が吹き出すといった症状が出現し、患者は苦しくて死ぬかもしれないという不安に襲われますが、発作が過ぎてしまうとまったく普通の状態に戻ります。この症状は、自律神経失調症やパニック症候群でみられる発作に似ているようです。漢方では、上焦(心)と中焦(脾)の陽気が不足して、下焦（腎）にある水飲（陰邪に属します）を制御することができなくなった結果、その水飲が上焦まで衝き上がって奔豚の症状を起こすと考えています。奔豚という名は、小豚が囲いの中を駆け回るように、発作が体の中を走り回ることから付けられた名称です。

本条は奔豚の初期で、腎水が動き始めてもまだ心胸部に衝き上げるまでにはいたらず、臍の下で動悸を打っているだけなので「奔豚ヲ作サント欲ス」と表現しているわけです。

茯苓桂枝甘草大棗湯（苓桂甘棗湯）では、まず大量の茯苓を用いて水飲の邪を攻めて津液をめぐらせるとともに、さらに茯苓には心神を養って精神を安定させる作用があります。諸薬より先に煎じ、薬力を強めます。桂枝と炙甘草は、心陽の虚を補います。大棗は脾胃を補い、その働きを強化します。

本条の奔豚は水飲の邪によって引き起こされたものですから、薬を煎じるにあたって通常の水を用いると水邪を助長する恐れがあるので、わざわざ甘爛水を作って煎じるようにと指示しています。甘爛水は杓で水を繰り返しすくい上げて攪拌することで、水質を軟かくしてその寒性を緩和したものです。

条文 六六

発汗後、腹脹満スル者ハ厚朴生姜半夏甘草人参湯之ヲ主ル。

厚朴生姜半夏甘草人参湯ノ方

厚朴半斤炙リ皮ヲ去ル　生姜半斤切ル　半夏半斤洗ウ　甘草二両　人参一両

右ノ五味、水一斗ヲ以テ煮テ三升ヲ取リ、滓ヲ去リ一升ヲ温服セヨ。日ニ三服ス。

本条は、元来脾胃虚弱であった人が太陽病に罹り、発汗法（麻黄湯）により治療した結果、表証は治ったが、脾を損傷してしまい、その結果脾の水分を運化する働きが失調して痰飲（異常な水分）が心下部に停滞し、そのため気のめぐりも阻害されて腹が張るようになった状態です。

気と痰飲が停滞して動かないという状態は実で、治療上はこれを排除しなくてはなりませんが、本来は脾の虚が原因で生じた因虚致実の病態です。したがってこれを実とみて攻めたてれば、脾はますます虚して結果的にさらに水と気を停滞させるという矛盾に陥ります。だからといって、脾虚を補うだけでは停滞した異常な痰と気は動きません。

このような場合、治療には脾を温め補いながら、停留した水と気を自然に流通させて排除してやるという補瀉兼治の方法を取らなくてはなりません。

厚朴生姜半夏甘草人参湯は、主薬の厚朴で気を下にめぐらせて腹満を取り、生姜で脾を温め陽気をめぐらせて痰飲を散じ、半夏で胃を開き脾の湿を燥かします。上記の三薬で、停滞した痰と気の流通を改善します。人参と甘草は脾の虚を補い、胃の働きを健やかにして脾胃の運化（消化吸収）を促進します。

中国二千年以上にわたる臨床経験から、本方は厚朴、半夏、生姜の行気散痰（実）の薬を多めに、人参、甘草の補気（虚）の薬は少なめに、両者をおよそ七対三の割合に配合すると最も効果的だということまでわかっています。

条文 六七

傷寒、若シクハ吐シ、若シクハ下シテ後、心下逆満シ、気上リテ胸ヲ衝キ、起《タ》テバ則チ頭眩シ、脈沈緊。汗ヲ発スレバ則チ経ヲ動カシ、身振振トシテ揺ヲ為ス者ハ、茯苓桂枝白朮甘草湯之ヲ主ル。

茯苓桂枝白朮甘草湯（苓桂朮甘湯）ノ方

茯苓四両　桂枝三両皮ヲ去ル　白朮　甘草各二両炙ル

右ノ四味、水六升ヲ以テ煮テ三升ヲ取リ、滓ヲ去リ、分カチ温メ三服ス。

太陽病に対しては発汗法を用いるべきなのに、吐法や瀉下を行ったため、心と脾の陽気が損傷されて下焦の水気を制御・抑制できなくなり、その結果水気が上衝して

原　典

傷寒，若シクハ吐シ，若シクハ下シテ後，心下逆満シ，気上リテ胸ヲ衝キ，起テバ則チ頭眩シ，脈沈緊。汗ヲ発スレバ則チ経ヲ動カシ，身振振トシテ揺ヲ為ス者ハ，茯苓桂枝白朮甘草湯之ヲ主ル。（太陽病中篇　第67条）

方　解

君薬：茯苓４両（6.0ｇ）甘（淡），平。利水・化飲。痰飲を治し，水道を滲らし，脾腎を補う。

臣薬：桂枝３両（4.0ｇ）辛甘，温。通陽化気・平衝降逆。陽気を通じ，痰飲内停を去り逆気を散ず。

佐薬：白朮２両（3.0ｇ）甘苦，温。健脾益気・燥湿利水。脾虚で痰飲が停蓄した下痢，浮腫を治す。

使薬：甘草２両（2.0ｇ）甘，平。諸薬調和・補脾。中を緩和し，茯苓と協同して利水排泄を促進。

きた病態です。第六五条の茯苓桂枝甘草大棗湯の証に似ていますが、本条の場合、下焦の水気は完全に上焦まで衝き上がってさまざまな症状を出現させます。

「心下逆満」というのは気の上逆により心窩部が膨満する感じを生じるものです。

「気上リテ胸ヲ衝キ」という症状も気の上逆によるもので、咽喉部が塞がって窒息するような感覚です。水気が心を脅かすと、当然動悸が起こります。上衝した水気が目・鼻・口・耳といった顔面の孔（清竅）を塞ぐので、「起テバ則チ頭眩」という激しいめまいの症状を起こします。また、「脈沈緊」とあります。沈脈は裏証を意味し、緊脈は寒飲の邪によるものですから、すなわちこれまでの諸症状はすべて裏の寒水によるものであると理解されます。

本条のいまの症状はすでに表証ではなくなっていますから、ここでいまさら発汗法を行うことはできません。もし発汗させればそれは誤治で、経脈の気を傷つけ、ますます陽気を損なう結果、筋脈を栄養することもできなくなって「身振振トシテ揺ヲ為ス」のように体がぐらついてしっかり立っていられない状態になっ

茯苓桂枝白朮甘草湯《ぶくりょうけいしびゃくじゅつかんぞうとう》
（苓桂朮甘湯）

頭痛
めまい
身体動揺感
動悸
心下膨満感
強い臍動悸
腹部の緊張
良好
呼吸息迫
冷え
尿不利

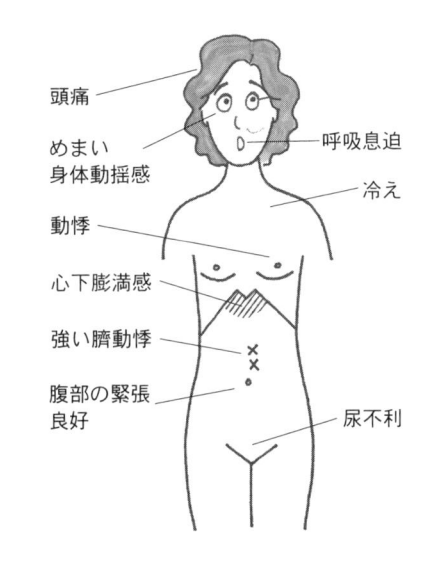

方　意

太陽病を誤って吐かせたり，下したりしたため，心と脾の陽気がともに損傷されて虚し，痰飲が生じた。同時に下焦も制御を失い，中下焦の水と気が一緒になって上衝した病態である。

苓桂朮甘湯証

主証：心下逆満（心窩部膨満感），気上りて胸を衝く（動悸・息苦しさ），起てば則ち頭眩（起立性眩暈）。

客証：身体動揺感・頭痛・尿不利・冷え。

脈は沈緊。

舌は舌質淡白・胖大・滑苔。

腹壁の緊張は比較的良好・心下痞・臍動悸・胃内振水音。

臨床応用

気虚と水飲の上逆によるめまい・動悸・息切れ・頭痛などの諸証にすべて有効である。起立性低血圧性の眩暈や頭痛，あるいは春先や梅雨時に起こる眩暈や動悸には特に奏効する。

運用の要点

起立性眩暈・動悸・息切れ・臍上悸を触れる

類方鑑別

茯苓桂枝甘草大棗湯：下腹部の動悸・胸腹部の不快感と不安感（「奔豚ヲ作サント欲ス」の状態）。

真武湯：起立性眩暈や身体動揺感は似ているが，手足が冷えて下痢しやすい・脈が沈で弱。

五苓散：水飲内蓄によるめまい・頭痛・嘔吐など。口渇・尿不利がある。

炙甘草湯：心の気陰両虚による動悸や息切れ。不整脈・不眠・手足のほてり・皮膚枯燥などを伴う。

てしまいます。

正しい治法は温陽化水、すなわち温めて陽気を回復させ、症状の原因になっている寒水を逐うことであり、これには茯苓桂枝白朮甘草湯（苓桂朮甘湯）が最も適しています。

茯苓と白朮は脾を補うとともに水飲を吸収・排泄し、水分過剰の病態には不可欠のものです。

桂枝と甘草は、心の陽虚を補います。桂枝はまた、心の陽気を温めて通行させるとともに気の上衝を下降させる働きがあり、気の上逆による動悸やめまいには必ず用いられます。第二八条に、異常な水分が停滞して「心下満シテ微カニ痛ム」症状に桂枝去桂加茯苓白朮湯を用いる場面がありましたが、この場合はただ「心下満」ですなわち水分停滞はあっても「心下逆満」という水気の上逆はありません。したがって茯苓と白朮は用いても、桂枝は用いないのです。『傷寒論』の処方における、薬物一味一味の厳格な使用の一例といえるでしょう。

条文 六八

発汗スレド病解セズ、反テ悪寒スル者ハ虚スルガ故ナリ。芍薬甘草附子湯之ヲ主ル。

芍薬甘草附子湯ノ方

芍薬　甘草各三両炙ル　附子一枚炮ジテ皮ヲ去リ八片ニ破ル

右ノ三味、水五升ヲ以テ煮テ一升五合ヲ取リ、滓ヲ去リ、分カチ温メ三服ス。

太陽病に発汗法を用いて治療をすれば、当然病は解消して、発熱悪寒は治るはずなのに、かえって悪寒がひどくなり、ブルブル震えるようになったというものです。

これは発汗が強すぎたために、体表の陽気すなわち衛陽が消耗した結果、体が温まらなくなって、表証は解さずかえって寒気が残った状態です。また同時に津液も損耗するので、筋膜が養われず脈は細弱となり、四肢の痙攣などが生じます。こういった発汗過多によって陰陽両虚に陥った状態を、「虚スルガ故ナリ」と表現しています。

芍薬甘草附子湯は、白芍薬で営陰を滋養し、附子で陽気を扶益します。甘草は営陰衛陽双方を助けて、急迫した状態を寛解します。三味が協同して陰陽をともに補う効果をあげています。簡素な配合の中でそれぞれの薬味が有効に働いて、寸分の隙も一つの無駄もないので、古来組方用薬の模範とされている薬方の一つです。

条文 六九

汗ヲ発シ、若シクハ之ヲ下シテ、病仍解セズシテ煩躁スル者ハ茯苓四逆湯之ヲ主ル。

茯苓四逆湯ノ方

茯苓四両　人参一両　附子一枚生ニテ用ウ皮ヲ去リ八片ニ破ル　甘草二両炙ル　乾姜一両半

右ノ五味、水五升ヲ以テ煮テ三升ヲ取リ、滓ヲ去リ、七合ヲ温服セヨ、日ニ二服ス。

本条は太陽病の治療に際して、発汗法や瀉下法などの治療が当を得ていなかったために病人を陰陽両虚に陥らせ、煩躁させてしまった状況を述べたものです。

まず、発汗過多で陽気を消耗させ、次に誤って瀉下法を用いたために陰精を損傷し、太陽病が治癒しないだけでなく陰陽両虚に陥ってしまったものです。

人の陰陽の源は、少陰腎にあります。少陰は太陽と表裏の関係にありますから、太陽病を誤治すると直ちに少陰の陰陽が損傷されます。少陰腎は陰陽の根源であるとともに、水と火を主る臓です。ここで陰陽両虚となると陰陽が互いに扶け合うことができず分離して陽気だけが独り体表に浮越する結果、病人は煩躁して悶え苦しむことになります。また少陰の陽気すなわち命門の火が虚衰するので、煩躁とともに病人は悪寒・虚脱・脈微細といった症状を現すようになります。このような症状を主治する薬方が茯苓四逆湯です。

煩躁という症状は、第六一条乾姜附子湯証でもありました。しかしこちらは先表後裏の治療原則を誤って、先に瀉下させた後に発汗させた結果、表裏の陽気だけがともに虚に陥ったもので、そのために外界に陽気が充満している日中は外界の陽気の力を借りて邪正闘争が起こる結果、病人は煩躁し、外界に陽気がなくなる夜間には邪正闘争が起こらないので一見安静を保って

呉茱萸湯：少陰病陽虚裏寒証で残存した陽気が陰邪と抗争する過程で煩躁を生じるもの。旺盛な陰寒のため，煩躁に手足逆冷と下痢嘔吐を伴う。

原　典

汗ヲ発シ，若シクハ之ヲ下シテ，病仍解セズシテ煩躁スル者ハ茯苓四逆湯之ヲ主ル。（太陽病篇　第69条）

方　解

君薬：	附子１枚（1.0ｇ）	大辛，大熱。温陽散寒・回陽救逆。少陰腎の陽気を温補する主薬である。
臣薬：	乾姜１両半（2.0ｇ）	大辛，大熱。温中散寒・温経回陽。脾陽を温補し，附子を助ける。
佐薬：	人参１両（2.0ｇ）	甘微苦，微温。益気生津。元気を益し津液を生じることで陰を養う。
	茯苓４両（4.0ｇ）	甘（淡），平。利水滲湿・寧心安神。陰気を益して精神を安定させる作用がある。
使薬：	甘草２両（2.0ｇ）	甘，平。諸薬を調和し，寒を散じる。四逆湯で陽を復し人参茯苓で陰を復す。

いるというものでした。

本条の場合は陰陽両虚ですから、昼夜の別なく煩躁の症状が出現し持続するという点で、六一条の場合と異なっています。

茯苓四逆湯は茯苓、人参、附子、甘草、乾姜の五味で構成される薬方ですが、乾姜と生附子は六一条の乾姜附子湯と同じで、経脈を温め陽気を回復させます。人参は益気生津の作用があり、陰を救済します。茯苓には、陰気を益して精神を安定させる安魂養神の働きがあります。甘草は諸薬を調和させるとともに、脾胃を補い気血生成の源の強化をはかります。これらの諸薬の働きによって、陰陽をともに補益し煩躁を止めます。

条文 七〇

発汗後、悪寒スル者ハ虚スルガ故ナリ。悪寒セズ但ダ熱スル者ハ実ナリ。当ニ胃気ヲ和スベシ、調胃承気湯ヲ与ウ。

調胃承気湯方

芒消半升　甘草二両炙ル　大黄四両皮ヲ去リ清酒ニテ洗ウ

図解

茯苓四逆湯《ぶくりょうしぎゃくとう》

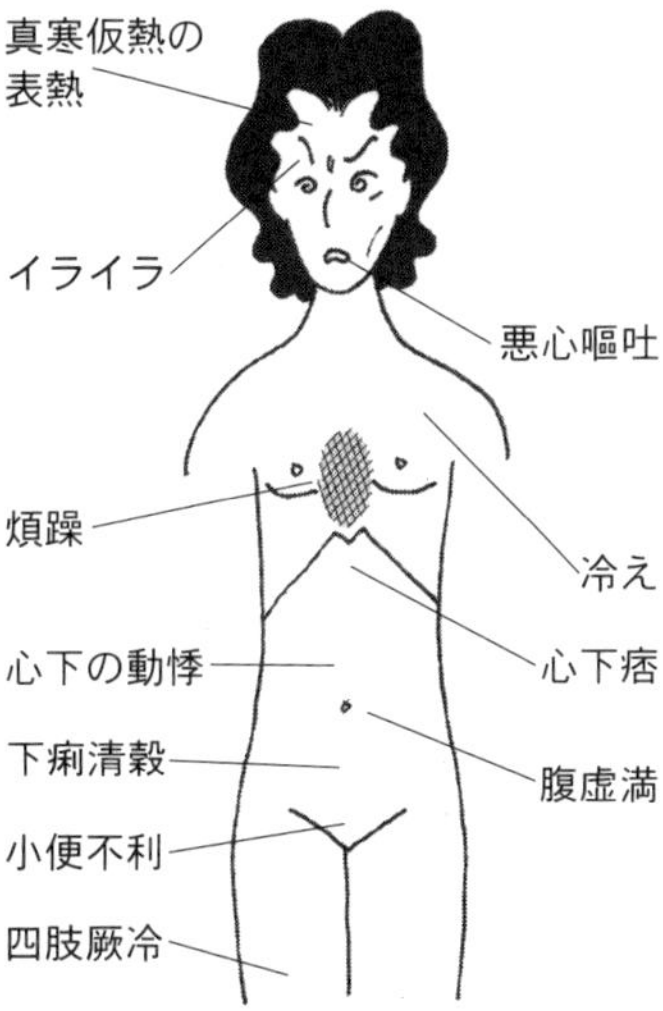

方　意

太陽病に不適当な発汗を行い，さらにその後，誤って瀉下を行った結果，発汗で陽気を消耗し，誤下によって陰精を損傷して病人を陰陽両虚に陥らせ，真寒仮熱による煩躁を生じさせたものである。

茯苓四逆湯証

主証：①煩躁。本方証の煩躁は陰陽ともに虚して，陰陽が接続協調することができないので，裏には強勢な陰寒があり，乏しい陽気は表に浮き上がってくるので煩躁する。
②表熱。陽病による表熱ではなく，真寒仮熱による虚陽上浮の表熱である。
③裏の虚寒証。すなわち手足厥冷・嘔吐腹痛・下痢清穀。

客証：冷え性・嗜眠・貧血・生気不足・眩暈・動悸・浮腫・尿不利など。

脈は沈で微弱。

舌は舌質淡白・滑苔。

腹は虚満・心下痞と臍上の動悸。

臨床応用

パニック症候群・不安神経症・冷え性・自律神経失調症・感冒・急性胃腸炎・潰瘍性大腸炎・発汗過多症・不整脈・ショック症状。そのほか，冷え性で煩躁する場合に幅広く用いられる。

運用の要点

陰陽両虚証。真寒仮熱・虚脱・煩躁。

類方鑑別

乾姜附子湯：表裏の陽気がともに虚した結果，外界の陽気が盛んな日中だけ外界の陽気を借りて病人が煩躁するもの。（茯苓四逆湯証では陰陽両虚の虚陽上浮による煩躁なので，昼夜の別がない。）

甘草乾姜湯：少陰病で陰陽両虚の人が風寒の邪に外感した際に，桂枝湯を与え発汗過多を来した結果，手足厥冷・煩躁・嘔吐を生じたもの。

右ノ三味、水三升ヲ以テ煮テ一升ヲ取リ、滓ヲ去リ芒消ヲ内レ、更ニ煮ルコト両沸、頓服ス。

表証は、ほとんどの場合は発汗法によって解消して治癒しますが、必ずしも全部が成功するわけではなく、病人の体質の虚実によって病状は思いがけない展開をみせることもあります。

本条前半は第六八条の反復で、病人にもともと陽虚がある場合に強く発汗させすぎると、さらに陽気を損傷させてますます悪寒が増強し、芍薬甘草附子湯の証になります。

一方、太陽の邪気が非常に旺盛な場合は、発汗法を行っても病邪はすでに太陽経脈に留まらず多くはそのまま陽明経脈を伝って裏に向かいます。この場合、まず陽明経病の内外熱盛の症状が現れて、「悪寒セズ但ダ熱スル」という状態になります。次に病邪は陽明の腑である胃に入り、胃中の津液が乾き、大便が燥結して「陽明ノ病タル、胃家実是ナリ」という陽明腑病に移行するでしょう。

調胃承気湯は胃熱を泄瀉して胃気の調和を回復する働きをもち、陽明腑病の最も初期の段階を主治する薬方で、すでに第二九条に出ていました。体質的に少陰の陰陽が虚している人が風寒の邪に侵されたときに、うっかり桂枝湯を与えて発汗過多になり、その後さらに重篤な陽虚に陥ってしまったために甘草乾姜湯で脾陽を補い、その結果温補しすぎると胃熱を生じ、胃の津液を消耗して胃気不和・讝語するというものでした。ここにいたる経過は本条と異なりますが、病態は同じですから治法も同じですなわち異病同治といえます。調胃承気湯の処方内容（大黄、芒硝、甘草）は二九条にも出ていますが、再掲されています。

条文 七一

太陽病、汗ヲ発シテ後大イニ汗出デ、胃中乾キ煩躁シテ眠ルヲ得ズ、水ヲ飲ムヲ得ント欲スル者ハ少少与エテ之ヲ飲マセ、胃気ヲ和サシムレバ則チ愈ユ。若シ脈浮、小便不利、微熱シテ、消渇スル者ハ五苓散之ヲ主ル。

五苓散ノ方

猪苓十八銖皮ヲ去ル　沢瀉一両六銖　白朮

十八銖　茯苓十八銖　桂枝半両皮ヲ去ル

右ノ五味、擣《ツ》キテ散ト為シ、白飲ヲ以テ和シ方寸《ホウスン》七《ヒ》ヲ服セ、日ニ三服ス。多ク煖水《ダンスイ》ヲ飲シ汗出ズレバ愈ユ、法ハ将息ノ如クス。

本条の前半は発汗過多で津液を損傷した場合の症状と処置、後半は太陽経脈の邪が解さず、ついに足太陽経の腑である膀胱に達して、太陽腑病にいたった場合の症状と処方について論述しています。

本条は、前半と後半と二つに分かれています。

前半は、太陽病に発汗法を行ったがそのやり方が当を得ず、発汗させすぎた結果、津液を損傷しそのため胃の中が乾燥して口渇煩躁するものです。これは傷津といっても比較的軽証で､適量の水を少しずつ飲ませ、津液不足を解消させてやれば、徐々に胃の正常な働きも回復するので、特別に薬方を用いる必要はない、というものです。

後半は、発汗しても足太陽経脈の邪は解消されず、邪が太陽経脈の腑である膀胱に達してその気化作用（働き）を傷害したものです。脈が浮ということは、太陽経表証の邪がまだ解されず、残存していることを示しています。太陽経脈の腑である膀胱は、その気化作用によって水を蒸騰して上に運びあげたり、不用の水を尿として下に排泄したりします。太陽腑に達した邪によって膀胱の気化作用が失調すると、水が下に排泄できなくなるので尿不利となり、上に蒸騰しないので強い口渇を感じます。しかもこの口渇は、膀胱の気化不利により水が正常にめぐらないために生じているので、たんに胃中乾燥した場合とは異なり、いくら水を飲んでも解消しません｡これを消渇と呼んでいます。つまりここでいう消渇とは、水を飲んでも飲んでもなお煩渇する症状のことです。

このような尿不利・煩渇を主治する薬方は、化気行水・小便通利の働きをもつ五苓散です。

五苓散は、茯苓、猪苓、沢瀉、白朮、桂枝の五味から構成されています。茯苓、猪苓、沢瀉は水をめぐらせ利尿の働きがあります。白朮は脾から水を運化（吸収輸送）する働きを助け、水の停滞を防ぎます。桂枝は解表駆邪の働きがあって残余の表熱を解すとともに､陽気を通じて水をめぐらせる働きを兼ねています。

中風，発熱シテ六七日解セズ，煩シテ表裏ノ証有リ，渇シテ水ヲ飲マント欲スレド，水入レバ則チ吐ス者ハ名ヅケテ水逆ト曰ウ。五苓散之ヲ主ル。（同上第74条）

霍乱，頭痛，発熱，身疼痛シ，熱多ク水ヲ飲マント欲ス者ハ五苓散之ヲ主ル。寒多ク水ヲ用イザル者ハ理中丸之ヲ主ル。（霍乱病篇　第386条）

（そのほか，141・156・244条の各条文を参照）

方　解

君薬：茯苓18銖（3.0g）　甘（淡），平。滲湿利水。

臣薬：猪苓18銖（3.0g）　甘，平。滲湿利水，君臣両薬で肺腎に入り膀胱より排尿する。

佐薬：白朮18銖（3.0g）　苦，温。補脾燥湿。（「脾土ヲ燥シ水湿ヲ逐ウ」）

使薬：沢瀉1両6銖（4.0g）甘，寒。下焦に働き利尿作用が強い。

桂枝半両（3.0g）　辛，温。残余の表証を散じるとともに，腎を温め小便を利す。

（漢代の1銖は現代の約0.125gで，24銖を以て1両としていた）

五苓散は，全体としては水飲の内蓄と残余の表証を同時に治す，表裏双解剤。

これらの生薬が協同して解表利水し、水分代謝を正常化するので、水は上下にめぐり小便は正常に排泄され、口渇も自然に止まるのです。

五苓散は煎剤でなく、本来は細末にした散剤として用います。これは散剤の方が煎剤や丸薬よりも薬の吸収や発散が迅速だからです。服用法も白飲（重湯）や多量の煖水（熱い湯）で服用することによって体が温まり、薬力が高まります。桂枝湯の服用法の指示と同じです。散剤ですから匙や枡で計って飲ませます。方寸匕というのは一辺が一寸の立方形の枡に柄がついた古代の計量用の匙で一杯という意味で、現代の約十グラムに相当するといわれています。

五苓散は傷寒に限らず、水飲が内停して小便の出が悪くなった病人に、たとえ表証がなくても使用してよい利水の基本処方です。

条文 七二

発汗シ已リテ脈浮数、煩渇スル者ハ、五苓散之ヲ主ル。

図解

五苓散《ごれいさん》

方　意

太陽病の邪が解消されず，足太陽経の腑である膀胱に達して膀胱の機能を失調させ，水飲内蓄の証を呈したものである。

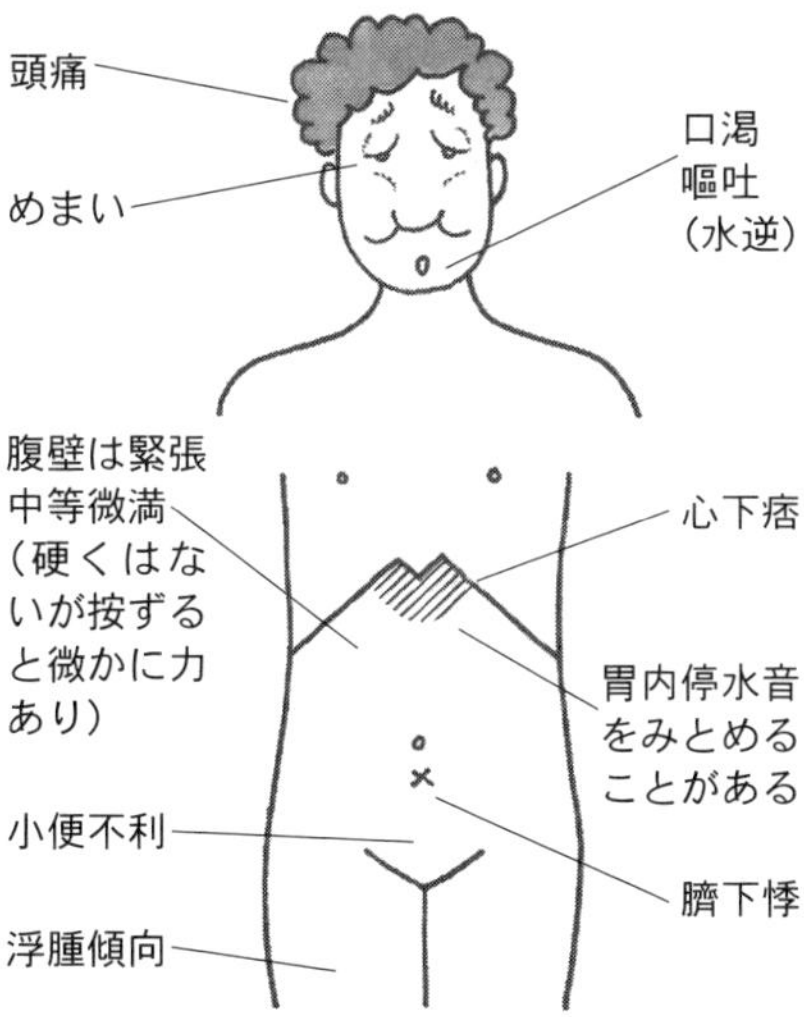

五苓散証

太陽蓄水証：発汗後微熱・煩渇・小便不利・煩躁不眠。

水逆証：「飲水ヲ欲スレド，水入レバ則チ吐ス」。

熱霍乱証：頭痛発熱・身疼痛・「熱多ク飲水ヲ欲ス」。

脈は浮あるいは浮数。

舌は乾燥せず，白膩苔。

腹は緊張正常・心下痞。浮腫傾向。

臨床応用

急性腎炎・慢性腎不全・ネフローゼ症候群・特発性浮腫・眩暈症・慢性頭痛・乗り物酔い・嘔吐下痢症・慢性下痢・二日酔い・糖尿病など，幅広い用途。

運用の要点

尿量減少・口渇・浮腫傾向。

類方鑑別

猪苓湯：下焦水熱互結・傷陰。尿量減少・口渇のほか，排尿痛・排尿後不快感など。

白虎加人参湯：陽明病内外熱盛。煩渇多飲するが尿不利や排尿痛はない。

苓桂朮甘湯：動悸・眩暈・身体動揺感や嘔気はあるが，口渇や尿不利・嘔吐はない。

真武湯：腎虚水泛証。尿不利・眩暈・むくみなど，ともに冷え・無力が顕著。口渇がない。

原　典

太陽病，汗ヲ発シテ後大イニ汗出デ，胃中乾キ，煩躁シテ眠ルヲ得ズ，水ヲ飲ムヲ得ント欲スル者ハ少少与エテ之ヲ飲マセ，胃気ヲ和サシムレバ則チ愈ユ。若シ脈浮，小便不利，微熱シテ，消渇スル者ハ五苓散之ヲ主ル。（太陽病中篇　第71条）

発汗シ已リテ脈浮数，煩渇スル者ハ，五苓散之ヲ主ル。（同上　第72条）

傷寒，汗出テ渇スル者ハ五苓散之ヲ主ル。渇セザル者ハ茯苓甘草湯之ヲ主ル。（同上　第73条）

前条の後半の部分を承けて補足した内容になっています。

「脈浮数」とは浮脈で一分間に九十以上拍つ頻脈で、「浮」は表証がいまだ解消していないことを示し、「数」は傷寒の余熱がいまだ残存していることを示しています。

「煩渇」ははなはだしい口渇を訴える様を表し、膀胱の気化作用が失調して、その津液が上に蒸騰されないために強い口渇を感じるものです。

本条は、脈浮数の後に当然「小便不利」の文字があるべきものが、前条との重複を避けて省略されていると考えられます。そう考えないと陽明病で内熱・口燥して煩渇する白虎湯（石膏、知母、粳米、甘草）の証とまぎらわしくなります。白虎湯証は煩渇して尿自利、五苓散証は煩渇して尿不利と、尿の出方が自利と不利で両者正反対です。

条文 七三

傷寒、汗出デテ渇スル者ハ五苓散之ヲ主ル。渇セザル者ハ茯苓甘草湯之ヲ主ル。

茯苓甘草湯ノ方

茯苓二両　桂枝二両皮ヲ去ル　甘草一両炙ル
生姜三両切ル

右ノ四味、水四升ヲ以テ煮テ二升ヲ取リ、滓ヲ去リ、分カチ温メ三服ス。

本条は、下焦膀胱蓄水証と中焦脾虚停水証の、症状と治法の鑑別を述べています。

太陽病を発汗法で治療したあと、膀胱の機能が失調して膀胱内の水が再び津液と化して上に蒸騰されないと、病人は口渇と尿不利に苦しむので、五苓散を用いて主治します。同様に、発汗させたあとに脾胃の陽気が傷つけられると、脾の消化吸収の機能が失調し、胃内に水が停滞します。しかし、これは膀胱の気化作用の失調とは無関係なので、この場合尿不利はあるが口渇は生じません。この二つの病理機序の相異が、条文では、「渇」と「不渇」で簡潔に表現されています。

茯苓甘草湯は後出の厥陰病篇に、寒飲が胃内に停滞して厥（四肢の冷え）と動悸と下痢を生じるときの処方として、再度出てきます。そこで、本条も「不渇」の下に「心下悸」の三字が当然あるべきなのに脱落したのではないかという学者もいます。

本方は茯苓、桂枝、甘草、生姜の四味で構成されています。桂枝で温経通陽、茯苓で利水、甘草で脾胃を補って消化吸収の働きを正常化させ、やや大量の生姜で胃を温め停滞した水の排泄を促進させます。

本方と、六五条の茯苓桂枝甘草大棗湯（苓桂甘棗湯）、六七条の茯苓桂枝白朮甘草湯（苓桂朮甘湯）の三方は、その現す症状は互いに近似し、処方構成はそれぞれ、茯苓、桂枝、甘草は共通で、わずかに生姜、大棗、白朮の一味がそれぞれ異なるだけです。茯苓甘草湯は、生姜を用いて胃陽不足・水停中焦・心下悸を治し、苓桂甘棗湯は、大棗を用いて心陽不足・水停下焦・上逆奔豚を治し、苓桂朮甘湯は、白朮を用いて健脾し、脾の運化失調と水気内停・心下逆満を治すものです。鑑別診断はなかなか微妙です。

条文 七四

中風、発熱シテ六七日解セズ、煩シテ表裏ノ証有リ、渇シテ水ヲ飲マント欲スレド水入レバ則チ吐ス者ハ名ヅケテ水逆ト曰ウ。五苓散之ヲ主ル。

太陽病の腑証、膀胱蓄水証で消渇（七一条）と並ぶ、もう一つの病態である「水逆」について述べています。太陽病が六七日間も解消せず、発熱悪寒や、頭痛などの経証（表証）と、煩渇という腑証（裏証）がともにある状態です。

「水逆」とは、煩渇があるのに水を飲むと即座に吐いてしまう症状で、「水邪上逆」の意です。膀胱の気化作用が失調して膀胱に水が停滞する結果、胃中の水を吸収して、膀胱に下降・到達することができなくなり、胃中の水が逆流・上逆するので、水を飲めばすなわち吐くという水逆の症状が出現するものです。水逆は、飲んでも飲んでも口渇が消失しない消渇より、さらに重篤な膀胱蓄水証ですが、やはりこれも五苓散で主治します。

条文 七五

未ダ脈ヲ持サザル時、病人手叉シテ自ラ心ヲ冒ス。師因リテ教エ試シニ欬サシム、欬セザル者ハ此必ズ両耳聾シテ聞コユル無キナリ。然ル所以ノ者ハ、重ネテ汗ヲ発スルヲ以テ虚スルガ故ニ此ノ如シ。

汗ヲ発シテ後、水ヲ多ク飲メバ必ズ喘ス。水ヲ以テ之ヲ灌《ソソ》ゲバ亦喘ス。

本条は、前後二段に分かれています。まず前段は病人を診察する際、脈を取る前に病人が両手を交叉して胸を押えているのは、第六四条桂枝甘草湯の証でも見たように、心の陽気が虚して動悸がしていることを物語っています。そこで医師が試みに咳をするようにと指示したのに、咳をしようとしません。これは病人の耳が聞こえなくなっているからなのです。腎は耳に開竅しています。ここで両耳が聞こえないということは、すなわち腎気が虚していることを示唆しています。これは重ねて何回も発汗させすぎた結果、心と腎の陽気をともに虚衰させてしまった状態であることがわかります。第六四条は発汗過多の結果、心陽だけが虚した状態ですが、本条の方は心腎両虚であり、より重症です。

後段は、発汗過多により正気が虚した病人に大量の水を飲ませたり、冷水浴をさせたりすると、必ず喘息発作を誘発するというものです。

肺は大腸と表裏の関係にあり、手太陰肺経脈は心窩部より起こり、大腸と連絡し、さらに胃口を通って肺に達しています。いま正気が虚した状態のときに大量の水を飲ませると、水飲の邪は肺経脈を伝って肺に上迫する結果、肺気の宣発粛降という正常な機能を失調させて喘咳を発するにいたるというものです。

次に「肺の合は皮なり」（肺は皮膚と連なっている）と『素問』五臓生成篇の始めにあるように、皮膚と肺は最も密接に関連しています。発汗して正気が虚しているときに冷水を浴びると、肺と連なっている皮膚の毛孔・汗孔から容易に寒邪が侵入するので、肺の宣散粛降が阻害されて喘咳を生じるというものです。

条文 七六

汗ヲ発シテ後、水薬口ニ入ルヲ得ザルハ逆ト為ス。若シ更ニ汗ヲ発スレバ必ズ吐下シテ止マズ。

発汗、吐下ノ後、虚煩シテ眠ルヲ得ズ、若シ劇シキ者ハ必ズ反覆顛倒《ハンプクテントウ》、心中懊憹《シンチュウオウノウ》ス、梔子豉湯之ヲ主ル。

若シ少気スル者ハ梔子甘草豉湯之ヲ主ル。

若シ嘔ス者ハ梔子生姜豉湯之ヲ主ル。

梔子豉湯ノ方

梔子十四箇擘ク　香豉四合綿ニテ裹ム

右ノ二味、水四升ヲ以テ先ズ梔子ヲ煮テ二升半ヲ得、豉ヲ内レ煮テ一升半ヲ取リ、滓ヲ去リ分カチテ二服ト為ス。温メテ一服ヲ進メ、吐ヲ得ル者ハ後服ヲ止ム。

梔子甘草豉湯ノ方

梔子十四箇擘ク　甘草二両炙ル　香豉四合綿ニテ裹ム

右ノ三味、水四升ヲ以テ先ニ梔子、甘草ヲ煮テ二升半ヲ取リ、豉ヲ内レ煮テ一升半ヲ取リ、滓ヲ去リ二服ニ分カツ。温メテ一服ヲ進メ吐ヲ得ル者ハ後服ヲ止ム。

梔子生姜豉湯ノ方

梔子十四箇擘ク　生姜五両　香豉四合裹ム

右ノ三味、水四升ヲ以テ先ニ梔子、生姜ヲ煮テ二升半ヲ取リ、豉ヲ内レ煮テ一升半ヲ取リ、滓ヲ去リ二服ニ分カツ。温メテ一服ヲ進メ吐ヲ得ル者ハ後服ヲ止ム。

先に第七一条から七四条までは、太陽病の邪が太陽の腑である膀胱に達して生じた太陽腑証、すなわち蓄水証について論じていましたが、本条から八〇条までは太陽病に発汗・吐・下を行った後、傷寒の余熱が一部残留して解されず、胸隔に内陥して生ずる虚煩証について論述しています。

本条は四段に分かれています。

まず最初の段は、発汗法を行った後、病人が水や薬を口から受け付けなくなったのは、発汗のやり方が不適切であったために胃気が損傷されたことを示しています。つまり順調な経過をたどっていない変証なので、「逆」といったのです。それなのに再度発汗を行えば、さらに誤治を重ねることになり、胃中の陽気は完全に消耗して、嘔吐と下痢が止まらない重篤な症状に陥るというものです。この部分は、次の梔子豉湯証への導入部となるものですが、条文の流れの上からはむしろ前条の発汗過多により、心腎および肺気が虚した場合に続くものと考えた方が、より自然なような気がします。

次の段は、梔子豉湯の正証です。病邪が表にあるときは発汗によって発表し、胸にあるときは吐法により

原　典

汗ヲ発シテ後，水薬口ニ入ルヲ得ザルハ逆ト為ス。若シ更ニ汗ヲ発スレバ必ズ吐下シテ止マズ。

発汗吐下ノ後，虚煩シテ眠ルヲ得ズ，若シ劇シキ者ハ必ズ反覆顚倒，心中懊憹ス，梔子豉湯之ヲ主ル。若シ少気スル者ハ梔子甘草豉湯之ヲ主ル。若シ嘔スル者ハ梔子生姜豉湯之ヲ主ル。(太陽病中篇　第76条)

発汗，若シクハ之ヲ下シ，煩熱シテ胸中窒スル者ハ梔子豉湯之ヲ主ル。(同上　第77条)

傷寒五六日，大イニ之ヲ下シテ後，身熱去ラズ心中結痛スル者ハ未ダ解スルヲ欲セザルナリ。梔子豉湯之ヲ主ル。(同上　第78条)(そのほか，太陽病中篇79・80条，陽明病篇221・228条，厥陰病篇375条も参照)

方　解

君薬：山梔子14個（3.0ｇ）	苦，寒。清熱瀉火，三焦の熱を下に導き心煩を除く。豆豉と合わせると清熱除煩。
臣佐薬：淡豆豉４合（4.0ｇ）	辛甘，微寒。宣鬱除煩，胸中残余の熱を昇散し胃気を和す。

吐かせ、腹にあるときは攻下法を用いて瀉下させる、というのがそれぞれ正しい治療法です。ところが汗・吐・下を行った後、病人が煩悶して眠られないのは、実邪は去ったが余熱が除かれずに、胸隔に内陥して鬱滞していることを示しています。傷寒の邪が裏に入るとき、胸が表と最も近いところにあるので、邪はまず胸隔に内陥します。そのことはすでに太陽病を誤下して脈促胸満するにいたる、二一条桂枝去芍薬湯証でも見た通りです。

ここで「虚煩」といっている虚は、通常の虚実でいう正気の虚という意味ではなく、残余の邪熱がいまだ痰飲や宿食といった有形物と結合して有形の実邪になっていない、ただ熱という無形の邪であるという意味です。「煩」とはこの熱のために胸中煩悶することです。これがさらにひどくなると、病人は熱感のためにじっとしていられず、手足をばたつかせて苦しがり、輾転反側します。この様子が条文では、「反覆顚倒、心中懊憹」と表現されています。この状態を主治するのは、梔子豉湯です。

梔子豉湯は梔子と豆豉のわずか二味で構成された、

梔子鼓湯《しししとう》

方　意

太陽病に発汗・吐・下を行ったが，傷寒の余熱が一部残留して解されず，胸膈に内陥した結果，虚煩を生じたもの。

虚煩証とは胸中に内陥して鬱しているが，有形の実邪とは結合していない無形の熱邪による症状で，原因は①誤治，②自然経過の中で傷寒の邪が内陥，③熱病後余熱が胸中に残存，④治療により実邪は除かれたが余熱が残存した場合，などに生じる。

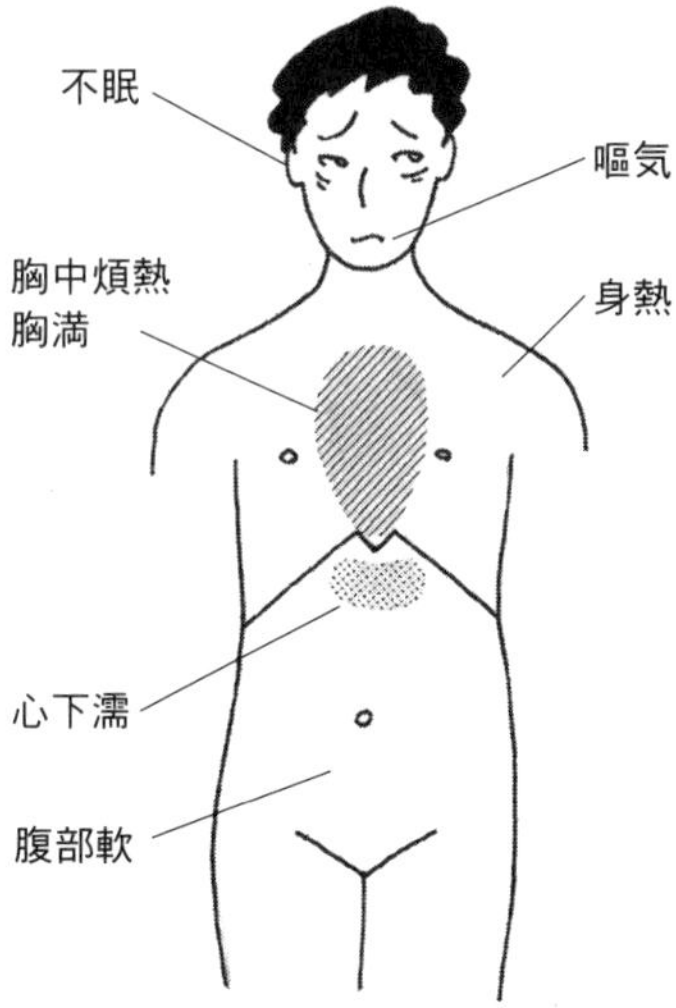

梔子鼓湯証

主証：虚煩（身熱・胸中煩悶不快）・不眠・吐・下痢。

客証：煩熱・懊憹・胸中結痛・起臥不安・反復顚倒。

兼証：少気（息切れ）する者は梔子甘草豉湯。嘔気（水飲上逆）ある者は梔子生姜豉湯。腹満（胃気不降）する者は梔子厚朴湯。身熱去らず・微煩（脾胃失調）する者は梔子乾姜湯。

脈は浮緊，一説に寸脈が大。舌は舌質紅・苔は薄黄。

腹は軟らかい，心下濡（軟弱で軽い抵抗感）

臨床応用

逆流性食道炎・咽喉頭異物感症・口内炎・慢性胃炎・不眠症・病後不明熱など。

運用の要点

不眠・不快な熱感・胸内煩悶。

類方鑑別

柴胡加竜骨牡蛎湯：胸満・煩驚・不眠・肝鬱・心肝火旺。

茵陳蒿湯：瘀熱裏にあり・腹微満・不安・黄疸・尿不利。

主な加減方

梔子甘草豉湯：少気する者（76条）

梔子生姜豉湯：嘔吐する者（76条）

梔子厚朴湯：心煩・腹満・臥起安からざる者（79条）

梔子乾姜湯：身熱去らず，微煩する者（80条）

簡明な薬方です。梔子は性味は苦寒、上・中・下三焦の火熱を緩徐に下に導いて瀉すので、胸中の鬱熱を清し、心煩を除く働きをします。豆豉も同じく、苦寒でよく邪熱を昇散させるとともに、胃気を和降させます。両者は一宣一降、その働きを助長し合って（相須）胸内の鬱熱を清解し、心煩を除きます。先に梔子を煮てその後で豆豉を入れることによって、梔子の降火の特性と豆豉の昇散の特性が、ともに失なわれないように配慮されています。

梔子豉湯類はいずれも、「吐ヲ得ル者ハ後服ヲ止ム」という指示がありますが、本方はけっして催吐剤ではありません。また本方証の不眠・虚煩が、不適切な汗・吐・下によって引き起こされたことを考えれば、再度吐かせることは考えられません。ただ本方証の病態は、熱邪が胸膈という体の上部にあるので、これが吐出されることによって邪が排出されて治癒することは大いにありうるので、張仲景はその可能性を指摘したのではないかと考えられます。実際の臨床の場では吐く病人もあり、吐かない病人もありなので、別に吐くことにこだわる必要はないようです。

虚煩不眠という梔子豉湯の証の上に「少気」という症状が加わった病人は梔子甘草豉湯で主治します。

少気というのは気が不足しているという意味で、肺気虚と同義と考えてよいでしょう。すなわち呼吸する力が弱く、息切れがして空気が十分肺に入ってこないような状態です。気を補うためには、ふつう人参や黄耆を用いることが多いのですが、人参や黄耆は温性の生薬なので、熱邪によって生じた虚煩には用いにくいのです。そこで寒熱いずれにも偏らず、補気の働きをもっている甘草を持ってきました。

胸中の邪熱が正気を損傷し、下に向かって胃に迫ってくると、胃気が降りなくなって中の水飲は上逆し、悪心や嘔吐を生じます。そのときは梔子豉湯に生姜一味を加えた梔子生姜豉湯を用いれば、生姜が逆気を降ろし、水飲を散らすので嘔気は治ります。

条文 七七

発汗、若シクハ之ヲ下シ、煩熱シテ胸中窒スル者ハ梔子豉湯之ヲ主ル。

前条を承けて、発汗法や瀉下法を行った後も邪熱が胸中に鬱滞して、虚煩不眠よりもさらに強い症状を現したものです。

「煩熱」に対しては、「心煩と身熱」を合成した言葉であるという解釈と、「熱により煩す」という意味であるというものとの二つの説があるようですが、要するに体中が熱く胸中煩悶して不快であるという症状です。

「窒」は窒息の窒です。したがって「胸中窒」とは胸が塞がった感じがするという意味で、胸中の邪熱によって気の流通が障害されてつまってしまった状態と解釈されます。この症状も前の七六条とまったく同じ病理機序によって生じたものですから、梔子豉湯を与えて胸中の邪熱を清散してやれば、症状は自然に寛解します。

条文 七八

傷寒五六日、大イニ之ヲ下シテ後、身熱去ラズ心中結痛スル者ハ未ダ解スルヲ欲セザルナリ。梔子豉湯之ヲ主ル。

前条と同じく、邪熱が胸中に鬱滞している状態が「身熱去ラズ」です。本条では胸中の邪熱が、気の流通だけでなく血の流れをも阻害しています。胸には心肺の二臓があり、肺は気を主り、心は血脈を主ります。「通ぜざれば則ち痛む」で、「心中結痛」という症状は、血脈の流通が障害されて瘀血により胸が痛むということです。これは前条より一段重い症状ですが、原因は前条および前々条と同じく胸中にある邪熱ですから、ここでも梔子豉湯を用いれば、その原因は除かれて症状は治るというものです。

条文 七九

傷寒下シテ後、心煩、腹満シ、臥起《ガキ》安カラザル者ハ梔子厚朴湯之ヲ主ル。

梔子厚朴湯ノ方

梔子十四箇擘ク　厚朴四両炙リ皮ヲ去ル　枳実四枚水ニ浸シ炙リテ黄タラシム

右ノ三味、水三升半ヲ以テ煮テ一升半ヲ取リ、滓ヲ去リ二服ニ分カツ。温メテ一服ヲ進メ吐ヲ得ル者ハ後服ヲ止ム。

「心煩」と「臥起安カラザル」は七六条の「心中懊憹」「反覆顚倒」と同じ意味で、本条も邪熱が胸中に鬱滞した状態であることがわかります。これに「腹満」という症状が加わっています。腹満は胸中の邪熱が胃に波及して、胃の働きを阻害している状態です。もしここで邪熱が胃中の宿食と結合すれば、胃実の陽明腑病となり、病人は腹満とともに便秘を訴えることになります。しかし、そこにはいたらず、まだ熱邪は単独のままなので症状は腹満だけです。そこで張仲景は梔子豉湯から、昇散の作用を持つ豆豉はもう無用なので除き、陽明腑病の初期に用いる小承気湯（厚朴、枳実、大黄）から便秘に対する大黄を除き、胃気の働きを改善し腹満を解消させる厚朴と枳実だけを合わせて梔子厚朴湯を作って、胸腹の邪熱による心煩と腹満の症状に対応させています。

条文 八〇

傷寒、医丸薬ヲ以テ大イニ之ヲ下シ、身熱去ラズ、微カニ煩スル者ハ梔子乾姜湯之ヲ主ル。

梔子乾姜湯ノ方

梔子十四箇擘ク　乾姜二両

右ノ二味、水三升半ヲ以テ煮テ一升半ヲ取リ、滓ヲ去リ二服ニ分カチ温メ一服ヲ進ム。吐ヲ得ル者ハ後服ヲ止ム。

太陽病を医者が誤治して強力な瀉下剤を与えた結果、脾胃の正気を損傷して太陽病の邪が胸中に内陥したもので、胸中の熱とともに、第七六条にあった心煩・不眠・心中懊憹、あるいは反覆顚倒といったような症状の軽いものがどれかみられる状態です。これを指して「身熱去ラズ、微カニ煩ス」と表現しています。

丸薬とは強い瀉下薬の成剤で、巴豆を主成分とした温熱性のものと、甘逐を主成分とした寒涼性のものと、両方があります。いずれにしろ、これらを誤用した結果、脾胃の正気が損傷しているので、脾胃の消化吸収の働きが失調し、当然下痢が止まらないことになるでしょう。そこで梔子と乾姜の二薬で構成される、梔子乾姜湯を与えれば、梔子で胸中の邪熱を清して煩を除き、乾姜で脾胃を温補して下痢を止めることができます。相反する寒薬と熱薬を同時に用いながら、それぞれの赴く部位が異なるので、両者が結果的に衝突せず協力して働くという漢方処方の妙味が、ここでも発揮されています。

条文 八一

凡ソ梔子湯ヲ用ウルニ、病人旧《ヒサシ》ク微溏スル者ハ、之ヲ与エ服スベカラズ。

本条は第七六条から八〇条までの梔子湯類を総括するとともに、その使用禁忌となる場合について論述しています。

梔子豉湯とその一連の加減方は、主に太陽病を誤って吐下することにより、太陽病の邪が胸中に内陥・鬱滞して心煩や不眠などの症状を呈するときに、胸中の邪熱を清し煩躁を除く目的で用いられます。したがってこれらの薬方はみな、苦寒の性味をもっています。

条文にいう「旧ク微溏スル者」というのは、従来より脾胃の陽気不足の人です。この種の人たちは日頃から下痢軟便、すなわち「微溏」の傾向があります。これに苦寒の薬方を与えると、脾虚による下痢を悪化させるので、梔子豉湯は原則的に禁忌となります。

梔子湯類の証を一言に要約すると「虚煩」ということです。胸中の邪熱はまだ痰飲や宿食などの実体と結びついていない熱なので虚であり、煩は心煩で胸中の熱感と煩悶を伴う不快感です。

虚煩に何らかの症状が加わる場合が、いくつかあります。気虚して少気が加わる者は梔子甘草豉湯、胃気不和となり嘔を伴う者は梔子生姜豉湯。胸中の気が阻滞して塞がる者および血脈が瘀滞して胸が痛む者は、ともに梔子豉湯のまま、胸中の邪熱が胃に波及して腹満する者には梔子厚朴湯、誤下により胸中有熱・脾胃虚寒となり下痢する者は梔子乾姜湯、といった具合です。

虚煩という病態は、太陽病の誤治だけでなく、一般に外感病の邪が何らかの原因で胸中に内陥するとき、あるいは熱病の後、余熱が一部胸中に残存するときなどにも生じます。このような場合は、すべて梔子湯類の適応になります。

条文 八二

太陽病汗ヲ発シ、汗出ズレドモ解サズ、其ノ人仍発熱シ、心下悸シ、頭眩シ、身瞤動《ジュンドウ》シ、振振《シンシン》トシテ地ニ擗《タオ》レント欲スル者ハ、真武湯之ヲ主ル。

真武湯ノ方

茯苓　芍薬　生姜各三両切ル　白朮二両　附子一枚炮ジ皮ヲ去リ八片ニ破ル

右ノ五味、水八升ヲ以テ煮テ三升ヲ取リ、滓ヲ去リ、七合ヲ温服ス、日ニ三服ス。

太陽病を発汗させすぎて、腎の陽気が損傷された結果、水気が氾濫した病証を論じたものです。

太陽膀胱経と少陰腎経は互いに表裏の関係にあり、太陽の気を生じる物質的基盤は少陰に存します。太陽の気は、少陰腎の陽気が化生したものです。そこで太陽経の発汗をやりすぎると、必ず少陰腎の陽気まで損傷してしまいます。腎は水分代謝を支配する臓ですから、腎陽が虚衰すると体内の水分は制御を失い、体中に停滞し氾濫します。これを水泛《すいはん》と称しています。

この溢れた水分が胃や心を侵すと「心下悸」（動悸）となり、頭に昇って清陽の発散孔を塞ぐと「頭眩」（めまい、臨床的にはしばしば頭痛も伴う）となり、全身の筋肉に寒水が浸潤して温養されなくなると「身瞤動」（動揺）し「振振トシテ擗レント欲ス」（立っていられず地面に倒れそうになる。擗＝躄で、前にばったり倒れること）という症状が現れます。

体内の陰陽のバランスにおいて、陰が衰え陽が盛んな者は肝風内動が生じ、陽が衰えて陰が盛んな者は腎水が溢れ動くというのが、最も一般的な病理変化です。

条文に「汗出ズレド解セズ、仍発熱」といっている熱は、太陽表証の発熱ではありません。腎陽が衰えて裏の陰寒が相対的に強くなりすぎたために、残り少ない裏の陽熱が外部に逐い出されて生ずる見せかけの熱、すなわち真寒仮熱の証で、陰盛格陽といわれる現象を指しています。

真武湯はまたの名を、玄武湯ともいいます。玄武とは北方を鎮護する水の神様です。真武湯は腎水を支配・調節する薬方であるところから、このように命名されたものです。

本方と第六七条の茯苓桂枝白朮甘草湯（苓桂朮甘湯）とを比較すると、同じく太陽病の誤治に属し、互いに似たような症状を呈しますが、本方の方が腎陽を損傷して水の制御が失われた分重症であり、苓桂朮甘湯の方は誤下により脾陽を損傷して水気が迷動したもので、いくぶん軽症といえます。

また七一条以下の五苓散と比較すると、どちらも水飲内停の病態ですが、真武湯の方は少陰の陽気が虚衰して水分を支配調節できなくなって水が氾濫するのに対し、五苓散証では水分の排泄や再利用を支配する膀胱の気化作用が失調して水が停滞するものです。病証を発する場所が腎と膀胱という違い、あるいは一方は臓の病、他方は腑の病といった相違があります。

真武湯は、茯苓、白朮、（白）芍薬、生姜、附子の五味から構成されています。附子によって腎陽を回復・振興し、代表的な利水剤である茯苓は寒水の邪を散じ、白朮で利水を助けるとともに脾を補います。両者相扶け合う（相須）関係にあります。白芍薬は血脈を調和し筋肉の痙攣を緩和するとともに、附子、生姜による辛燥の作用に若干ブレーキをかけ、陰血を守る作用もあります。生姜は温める作用により水飲を逐うとともに、脾の働きも強化するものです。

作者・張仲景は発汗過多により、心陽脾陽を傷つけた場合（六四条——桂枝甘草湯、六五条——苓桂甘棗湯、六七条——苓桂朮甘湯）から陰陽両虚に陥った者（六八条——茯苓四逆湯）、さらに太陽経の邪がその腑である膀胱に波及した五苓散証（七一条ほか）を論じた後は、七六条以下で熱邪が内陥した梔子湯類の火証を論じ、その後八二条で水証に論及するといった具合に、一貫した編集方針の流れに沿って筆が進められていることがわかります。

条文 八三

咽喉乾燥スル者ハ汗ヲ発スベカラズ。

本条から第八九条までの七条は、不可発汗、すなわち麻黄湯の禁忌証で、たとえ太陽傷寒であっても麻黄湯で発汗させてはいけない場合がいくつかあると教えています。

本条はまず禁忌証の第一として、始めから咽喉が乾いている者をあげています。咽喉は肺の出入り口であるとともに、水飲代謝のうえでは水之上源といわれ、腎水の補給は肺に依存しています。咽喉が乾燥してい

身瞤動シ，振振トシテ地ニ擗レント欲スル者ハ真武湯之ヲ主ル。（太陽病中篇　第 82 条）

少陰病，二三日已マズ，四五日ニ至リ，腹痛，小便不利，四肢沈重疼痛シ，自ラ下利スル者ハ此水気有リト為ス。其ノ人或イハ欬シ，或イハ小便利シ，或イハ下利シ，或イハ嘔ス者ハ真武湯之ヲ主ル。（少陰病篇　第 316 条）

方　解

君薬：	茯苓３両（4.0ｇ）	甘（淡），平。健脾・利水化痰。痰飲を治し，腎虚を伐し，水道を利す。
臣薬：	白朮２両（3.0ｇ）	苦甘，温。茯苓と協力して，脾に入り腎に走り水湿を逐う。
佐薬：	白芍薬３両（3.0ｇ）	酸苦，微寒。脾気を益し，陰気を収斂し，営を和し，筋肉の痙攣を緩和し，痛みを止める。
使薬：	生姜３両（1.0ｇ）	辛，温。経を温め，寒湿を逐う。
	附子１枚（1.0ｇ）	大辛，大熱。腎陽を温め，寒邪を去る。

るということは腎水の滋養が十分でなく、津液不足の状態にあることを意味しています。このようなときに、太陽病の表証があるからといってうかつに発汗させると、さらに津液を枯渇させて陰虚火旺や血燥、出血などの重大な傷陰証に陥らせるであろうということです。

条文 八四

淋家ハ汗ヲ発スベカラズ、汗ヲ発スレバ必ズ便血ス。

淋家とは、淋証を患っている病人です。淋証とは頻回に尿意があるが、排尿痛を伴って尿量は少なく、残尿感があるような症状です。多くは膀胱の腑熱によって生じます。膀胱は腎と表裏の関係にあります。膀胱の腑熱が持続すると少陰腎の陰液を損傷して、ますます陰虚火旺になり、ついには陰絡を傷害して血尿などの壊病を生じる恐れがあるので、辛温解表の麻黄湯などで発汗させてはいけないというものです。まず、淋証の治療を先行すべきでしょう。

真武湯《しんぶとう》

方　意

全身の水を支配しているのは腎である。太陽病を発汗させすぎた結果，あるいは少陰病の経過中に，腎陽が損傷されて虚衰すると，水は制御を失い全身に停滞あるいは氾濫して，多彩な症状を呈する。水飲が上に氾濫すると頭眩や動悸，咳嗽となり，下に向かうと下痢腹痛を現し，手足に停滞すると四肢沈重や浮腫がみられる。

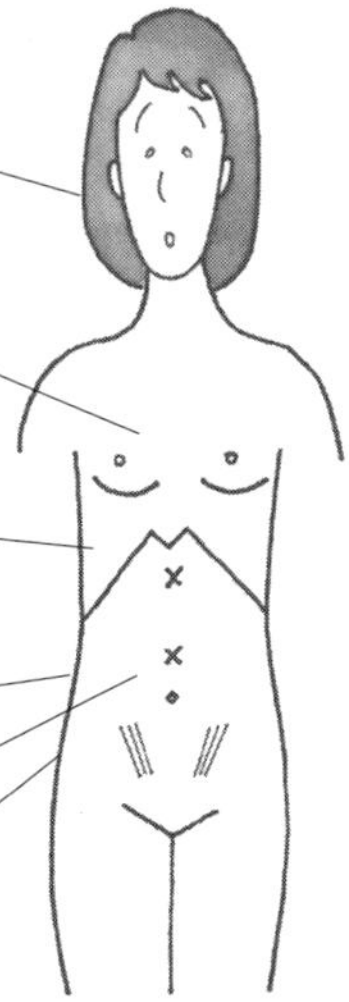

真武湯証

主証：心下悸・頭眩・身体動揺・振振欲擗地。腹痛・自下痢・小便不利・四肢沈重して痛む。

客証：冷え・咳嗽・嘔気・頭痛・浮腫・小便利・発熱。

脈は沈微弱。ときに浮弱。

舌は淡白湿潤・苔は白で滑苔（陽虚水飲不化の証）。

腹は軟弱・心下および臍上に動悸を触知・臍傍に圧痛。

臨床応用

冷え性・慢性頭痛・眩暈症・低血圧症・ショック症状・パニック症候群・心悸亢進・気管支喘息・胃腸虚弱・慢性嘔吐症・慢性下痢・過敏性腸症候群・慢性腎炎・ネフローゼ症候群・特発性浮腫など。

運用の要点

冷え性・元気がない・動悸・眩暈・立ちくらみ・浮腫傾向。

類方鑑別

苓桂朮甘湯：眩暈や動悸はあるが，冷えは少ない。脈沈緊。

五苓散：膀胱の気化作用の失調で水飲内蓄・尿不利・口渇。

理中丸（人参湯）：脾の陽虚による冷えや下痢。浮腫傾向なし。

四逆湯：少陰病腎陽虚証の主方。不消化下痢を現し，手足の冷え・無力・不活発が顕著。

小建中湯：虚労・裏急・動悸・腹痛・神経過敏があるが，水飲過多の証候はない。

原　典

太陽病汗ヲ発シ，汗出ズレドモ解サズ，其ノ人仍発熱シ，心下悸シ，頭眩シ，

条文 八五

瘡家ハ身疼痛スト雖モ汗ヲ発スベカラズ、汗出ズレバ則チ痓《ケイ》ス。

瘡家とは、長期にわたって皮膚病があって、滲出液や膿血を分泌している病人の意です。このような病人の場合は、もし太陽病の傷寒に罹患して身体疼痛しても、けっして麻黄湯で発汗させてはいけないというものです。汗は血から滲出されるもので、汗血同源です。したがって膿血を全身から分泌している病人に発汗剤を与えると、さらに営血を消耗させる結果になり、体内ではますます血が虚して筋脈が栄養されがたくなり、ひいては筋肉の痙攣・開口不能、ひどいときには後弓反張などの痓（痙）証を引き起こす恐れがある、というものです。

第八三条で、まず咽喉乾燥という上焦の症状、次に八四条で淋家という下焦の症状、そしてこの八五条で瘡家という体表の症状の三つを並列しながら、営血津液の不足を事前に察知して、誤った発汗法を回避すべきことを教示しています。

条文 八六

衄家ハ汗ヲ発スベカラズ。汗出ズレバ必ズ額上陥《カン》シ、脈急緊シ、直視シテ眴《ジュン》ス能ワズ、眠ルヲ得ズ。

衄家とは、平素から鼻血を出している人です。そのような人は、たとえ傷寒の表証があっても麻黄湯で発汗させてはならない、というものです。日頃からよく鼻血を出す人は、必ず陰血が損傷され不足しています。汗は血中の津液が体表に蒸出されてできたもので汗血は同源です。血虚の人をあえて発汗させると、さらに陰血の不足を招きます。「額上陥脈急緊」というのは、額の両外側の浅側頭動脈の通っている部分を指すようです。この部分が陰液が消耗すると陥凹し、同時に脈の拍動が拘急して硬くなるというものです。額は陽明経脈の支配する部分で、人体の気血津液の盛衰を最も忠実に反映するので額にこのような変化が現れるものです。また「諸脈は皆目に属す」とされています。血脈の陰血が不足すると目を十分栄養できなくなるので、目はその働きを失調して一点を見据えたまま、瞬きもせず眼球も動かずという状態になります。

「眴」は瞬と同義です。また陰血が不足すると、夜になっても体表の衛気が全部血中に収納されなくなるので「眠ルヲ得ズ」、すなわち不眠になります。

条文 八七

亡血家ハ汗ヲ発スベカラズ。汗ヲ発スレバ則チ寒《カン》慄《リツ》シテ振ス。

前条では日常よく経験する鼻血のことが述べられていましたが、吐血・下血・月経過多・産後の出血、その他原因は何であれ失血して陰血が不足している病人は、すべて麻黄湯による発汗療法は禁忌です。気は血の帥であるとともに、血は気の母であり、気血はもともと同源であり互いに依存し合って働いていますから、片方の虚損は必ず他方の不足を引き起こします。失血により陰血が虚損すれば必ず陽気の不足も招き、陽気による温煦作用と陰血による潤濡作用がともに失われる結果、悪寒振慄という重篤な症状が出現します。

条文 八八

汗家ハ重ネテ汗ヲ発スレバ、必ズ恍惚トシテ心乱ル、小便已リテ陰疼スルハ禹餘粮丸ヲ与ウ。

失血の人に限らず、すぐ汗をかきやすい人「汗家」も、発汗させてはなりません。汗は陽気が津液を蒸化して生成したものです。汗血同源で血を主るのは心ですから、発汗過多の人をさらに発汗させると気血をひどく損傷させる結果、心が養われなくなり、心乱恍惚という症状が出現します。心乱とは精神不安定でよく制御できない状態であり、恍惚とは意識朦朧としている状態です。

「小便已リテ陰疼スル」とは、排尿後に尿道痛がある症状です。手少陰心経脈と手太陽小腸経脈は、十二経脈の上では互いに表裏の関係にあります。したがって心の陰血が虚損すると、小腸の陰血も虚して内熱を発します。一方、手小腸経脈と足膀胱経脈とは互いに同じ太陽経に属し、同気相通じる関係にあるので、小腸の熱はストレートに膀胱に伝わる結果、膀胱に熱が生じて排尿後に痛む、つまり膀胱尿道炎の症状を呈すというわけです。

禹餘粮丸という処方については、内容の記載がないので、従来学者によっていろいろな説が立てられています。まず第一は、これは禹餘粮一味を丸薬にしたものであろうという説です。禹餘粮は粘土を内蔵する褐鉄鉱で、性味は甘・渋で平。収斂作用が強く、重質で下降するので下焦を固渋させる特性があります。この特性により赤石脂（酸化第二鉄を含む雲母源の粘土塊）とともに止瀉止血に働き、下痢や下血を止めるのに用いられます。第二の説は、禹餘粮と赤石脂はよく併用されますが、太陽病下篇の一五九条、下焦の虚により大小便が滑脱して生じる下痢を治す赤石脂禹餘粮湯を、丸薬にして服用せよという指示であろうとする説で、かなりの説得力をもつ説です。さらには本条の病理機序に即して独自の処方を推定した説として、禹餘粮、赤石脂、梓の皮各三両、これに赤小豆半升を加えて粉末にして蜜で固めて丸薬にする（王日休）とよいといった説などもあります。

条文 八九

病人寒有ルニ復タ汗ヲ発スレバ、胃中冷エ必ズ蚘ヲ吐ス。

最後の発汗禁忌の証は、脾胃の陽気が不足して裏に虚寒がある病人の場合です。このような病人にあえて発汗法を用いると、ますます中焦の陽気を損傷して陽虚陰盛となって「胃中冷」という状態に陥り、もし回虫が寄生している病人（最近は滅多にいませんがつい何十年か前までは衛生状態が悪かったために、日常的にみられました）では虫が裏寒に追われて上に逃げるので、口から吐出されるというものです。「蚘」の字は「蛔」と同義です。回虫が寄生していない病人は、裏寒による不消化性の嘔吐があるでしょう。

以上、咽乾・淋症・皮瘡・衄血・亡血・多汗・有寒の七条が、太陽傷寒の表証があっても発汗治療を行ってはいけない場合であり、禁汗七証と呼ばれる症状です。これに四九条の「尺中脈微」、五〇条の「尺中遅」という二種の脈証を加えれば、発汗禁忌の脈と証が完結します。これらの脈や証は異なっていても、いずれも陰陽気血すなわち正気不足の表現です。およそ正気の虚した病人は、たとえ太陽傷寒の表証があっても、単純に麻黄湯で発汗させてはいけない、というのが作者・張仲景の教えるところです。

病人の治療にあたっては、正気を護り保持するということが最も大切な事柄で、いくら病邪を駆逐・発散してもそのために病人の正気を損なうようなことは、それこそ本末転倒、「角を矯めて牛を殺す」の類で、病を治して人を殺すことにもなり兼ねず、厳に戒むべきことです。

このような正気の虚した病人の表証に、先哲はどう対処してきたのでしょうか? あるいは先に陽気を補い、あるいは陰を養い、あるいは中焦を建てるなど、さまざまな工夫を凝らしています。麻黄附子細辛湯(麻黄、附子、細辛)、再造散(桂枝、防風、羌活、細辛、川芎、人参、黄耆、白芍、甘草、大棗、生姜、附子)、加減萎蕤湯(玉竹、葱白、桔梗、白薇、薄荷、甘草、大棗、豆豉)あるいは小建中湯(桂枝、白芍、甘草、大棗、生姜、膠飴)など例をあげるときりがありません。

条文 九〇

本汗ヲ発ス、而ルニ復タ之ヲ下スハ此逆ト為スナリ。若シ先ニ汗ヲ発スレバ治逆タラズ。本先ニ之ヲ下ス。而ルニ反テ之ヲ汗スハ逆タリ。若シ先ニ之ヲ下セバ治逆タラズ。

本条から九二条までの三条は、表と裏が同時に病邪に侵されて表証と裏証が共存しているとき、表証と裏証と、どちらを先に治療すべきかという問題について論じています。

表裏ともに病んでいるときは、第四四条に「太陽病、外証未ダ解セズバ下スベカラズ、之ヲ下スハ逆タリ」とあるように、まず表証を治療し、表証が完全に解してから裏証の治療に取りかかるという、先表後裏の治療原則があります。本条の前半はこの治療原則を述べたもので、本来発汗する際には、一度発汗を試みて表証が解消しないときは、四五条にあるように再度発汗法を試みるべきで、これが順当な治療法です。それなのに、表証の治療が不十分なまま、早々に裏証の治療である瀉下法に切り換えてしまうと、いままでの一六・二一・四三・五九・六〇・六一・六七条などに「医之ヲ下シ」と書かれている誤治の例にみられるように、病邪が内陥してますます重篤な裏証を生じる恐れがあります。

先表後裏は治療上の一つの鉄則ですが、必ずしもその通りにいかない場合もあります。それは漢方のもう一つの、ただいまさし迫っている重篤な症状から先に治療するという先急後緩の治療原則が優先する場合です。本条の「本先ニ之ヲ下ス」以下の後半の部分が、これに該当します。表裏同病となり、裏証が重篤で病人が危険な状態にあるときは、先表後裏の原則に捕われず、先急後緩で重篤な裏を先に救うべきです。このようなときに、慢然と先表後裏の治療原則に従って発汗法などを行っていると、病人はますます陽気を汗とともに発散して亡陽の証に陥り、生命も危ぶまれます。ここで「下す」というのは瀉下法だけに限定せず広く裏証の治療と考えた方が、正しく条文の意味を理解できると思います。

裏の陽気が回復すれば、残余の表証はそれによって自然に治癒する、という意味も言外に込められているようです。

条文 九一

傷寒、医之ヲ下シ、続イテ下利ヲ得テ清穀止マズ身疼痛スル者ハ急ギ当ニ裏ヲ救ウベシ。後ニ身疼痛シ清便自ラ調ウ者ハ急ギ当ニ表ヲ救ウベシ。裏ヲ救ウニハ四逆湯ガ宜シク、表ヲ救ウニハ桂枝湯ガ宜シ。

本条前半は、発汗解表を行うべき傷寒の太陽病に誤治により瀉下剤を与えてしまった結果、太陽経と表裏の関係にある少陰腎の陽気を損傷してしまって、下痢が止まらなくなった状態です。清は圊と同義で廁、現代のトイレです。清穀下痢というのは、食べたものがまったく消化されず、そのまま出て来る重症の不消化下痢便です。これはたんなる脾胃の損傷による下痢ではなく、生命の根本である腎陽が衰微して、消化を始め生理機能がすべて働かなくなった一環として現れる、重篤な下痢であることを示しています。

一般的には先病を「本」とし、後病つまり続発症を「標」と定義し、治療は本治を原則とします。この原則に従えば、再度発汗させて本証である太陽病を治療すべきということになります。しかし本と標の治療の順序に関しても、先急後緩の原則が生きていて、「急ならば標を治し、緩なれば本を治せ」と内経でも教えています。ここでは清穀下痢という重篤な裏証があるので、身疼痛という太陽病の表証が未解のまま残存していても、急いで裏証の手当てをしなくてはなりません。そのための方剤は四逆湯（乾姜、附子、甘草）で、体を温め陽気を回復させて危急を救います。

本条後半は、もし四逆湯を与えて腎の陽気が回復し、清穀下痢が止まって正常便になったあとも、なお身体疼痛という表証が残存していれば、これを看過することなく桂枝湯を与えて残余の表証を完全に治せというものです。身疼痛というのは元来は表寒実証で麻黄湯証ですが、ここは清穀下痢などの紆余曲折を経てきているので、強い発汗解表剤の麻黄湯を避け、表の衛営を調和する桂枝湯を用いて緩やかに発汗しながら表邪を解除すべきです。

太陽病を誤治して生じた下痢には、そのときの状況と病人の体質によって寒熱虚実の差が生じます。本条は虚寒証の下痢ですが、これに対し実熱証の下痢は、三四条の葛根黄芩黄連湯証に出ていました。

条文 九二

病発熱シ頭痛スルモ脈反テ沈、若シ差エズシテ身体疼痛スレバ当ニ其ノ裏ヲ救ウベシ。

四逆湯ノ方

甘草二両炙ル　乾姜一両半　附子一枚生ニテ用イ皮ヲ去リ八片ニ破ル

右ノ三味、水三升ヲ以テ煮テ一升二合ヲ取リ、滓ヲ去リ分カチ温メ再服ス。強人ハ大ナル附子一枚、乾姜三両ナルベシ。

病人が発熱して頭痛があるということは、太陽病の表証であることを示しています。太陽病とすると脈象は当然浮脈であるべきですが、予想に反して沈脈を呈しているので脈からみるとこれは裏証です。すなわち本条は症状は表証、脈証は裏証を示す表裏両感病です。

この場合に脈証を捨てて、症状に随い発汗法を試みてうまくいったときはそれでよいのですが、発汗の結果裏の気血を損傷して、身疼すなわち筋肉痛が起こることがあります。この場合は病が治らないだけでなく、次には九一条の少陰の陽虚の清穀下痢のような、もっと重篤な症状に陥るかもしれません。そこで大至急四逆湯を与えて少陰の陽気を回復し、生命の根本を護らなくてはなりません。

表裏両感証で脈沈の場合は、普通表に熱があって裏に寒があります。このような場合、通常は少陰病篇に出てくる麻黄細辛附子湯（麻黄、細辛、附子）を用いて表裏双解をはかります。

「発汗後、身疼痛」という症状は、発汗過多により裏の気血が損傷されて筋肉痛を生じる、六二条の桂枝加芍薬生姜各一両人参三両新加湯証にも出ています。

条文 九三

太陽病、先ズ下シテ愈エズ、因リテ復タ汗ヲ発ス。此以テ表裏倶ニ虚シ、其ノ人因リテ冒ヲ致ス。冒家ハ汗出ズレバ自ズカラ解ス。然ル所以ノ者ハ汗出デテ、表和スルガ故ナリ。裏未ダ和セザルハ然ル後復タ之ヲ下セ。

太陽病は表証ですから、発汗法を用いて表の邪を発散させるのが治療の鉄則であることは、言うまでもありません。

しかし症状のまぎらわしさや、医者の弁証の未熟さあるいは不手際によってこの治療原則を外れてしまい、先に攻下法を用い症状がこじれたのをみて今度は慌てて発汗法を用いるといった具合に、汗下の順序を取り違える例はいままでに何回も出てきました。そのたびに張仲景先生は、強い警告と懇切な指導を与えています。本条でも、発汗すべき太陽病に瀉下剤を投与したために裏の気血を損傷し、その後で発汗させたために今度は表の営衛を損傷し、結果的に表裏ともに虚させてしまったものです。正気が虚してしまって清陽の気が頭に上昇しなくなるので、「冒」すなわち頭がぼんやりして、めまいやふらつきが起こります。

本条の「冒家ハ汗出ズレバ自ズカラ愈ユ」「汗出デテ表和ス」は、正気が虚していると同時に邪気も弱い状態です。したがってしばらくそのままにしておけば、裏の気血津液が自然に回復し、津液が裏から汗になって表に蒸出するので、表の営衛も正常の調和を取り戻すと教えています。ここは人為的に邪を攻めたり、急いで正気を補おうとせず、自然治癒力に任せるのが最良です。本条は、大いに下してからまた発汗して小便不利を来した第五九条、下した後発汗して振寒した六〇条と共通する状態です。『傷寒論』では同じことはけっして再掲しませんが、似たような状況は何回も繰り返し出して、大切なことに関しては、読者に十分な理解と認識を得させるように編集上の配慮がなされているようです。

もし、頭重・眩暈が治った後も、「裏未ダ和セズ」の便秘・煩悶・発熱といった陽明病胃気不和の症状が出現するならば、今度こそ敢然と瀉下法を用いるべきです。処方は、次条にも出てくる調胃承気湯でしょう。

条文 九四

太陽病未ダ解セズ、脈陰陽倶ニ停ナレバ、必ズ先ニ振慄シ汗出デテ解ス。但ダ陽脈微ノ者ハ先ニ汗出ズレバ解ス。但ダ陰脈微ノ者ハ之ヲ下セバ解ス。若シ之ヲ下サント欲スレバ調胃承気湯ガ宜シ。

本条は太陽病が悪寒戦慄の後に、自発的に発汗して治癒する場合について述べたものです。

「脈陰陽倶ニ停」という句の解釈については、古来いくつかの説があるようです。「脈陰陽倶ニ」という表現は、第六条に「脈陰陽倶ニ浮」とありましたから、すぐ理解できると思います。

手首で採る寸口の脈が、寸関尺ともにすべてという意味です。問題は「停」という脈象で、こういう脈の表現はほかにありませんので意見が分かれるところですが、止まっているように沈んでいて探りがたく、微弱な脈ではないかと考えられます。

太陽病の経過中にこのように急に脈が沈微になるのは、誤治による陽虚の脈とは異なり、邪正闘争の過程で陽気が一時的に内部で力を蓄えるために内に向かって集中する機序によるものと考えられます。一時的に体表から陽気が姿を消すので脈は沈微になり、悪寒戦慄を呈しますが、その次の段階では内に集中した陽気が爆発的に表に向かって突出してくるので、大量の汗が出て病邪はそれとともに発散されて太陽病は解消します。したがって太陽病の経過中に自然に現れる悪寒戦慄とそれに続く大量の発汗は、けっして危険な兆候ではなく、むしろ病の自然治癒を予見させる望ましい症状であることを教えています。

「但ダ陽脈微」というのは寸関尺のうち、表の正気を表す寸脈が微弱という意味で、これは体表の正気が弱く病邪が表にあることを示していますから、発汗させてやれば表の邪は解消します。同様に「陰脈微」というのは、裏気を表す尺脈が微弱ということで、病邪は裏に鬱滞していることとすなわち胃気が和していないことを示していますから、陽明腑病治療薬のうちで最も穏和な調胃承気湯を用いて瀉下してやれば、邪は排泄されて病は解します。

条文 九五　太陽病、発熱シ汗出ズル者ハ此栄弱衛強タリ。故ニ汗ヲ出サシム。邪風ヲ救ワント欲スル者ハ桂枝湯ガ宜シ。

『傷寒論』の世界では「衛」とは体表を防衛する陽気のことで、「営」とは汗を発するための汗腺や毛細血管などの物質的基盤のことです。皮膚は衛と営が協調して発汗や体温調節、あるいは病原体や刺激に対する防衛などの生理機能を営んでいます。この衛と営の協調が乱れて、皮膚の生理機能が失調して自汗が出る病態を、「営衛不和」と呼んでいます。太陽病の中風は、風邪の侵襲を受けて営衛不和に陥ったものです。

営衛不和には第五三・五四条で見たように「営弱衛強」と「衛弱営強」の二つの状態が考えられますが、『傷寒論』では本条に見られるように、太陽中風証を「営弱衛強」と総括しています。「衛強」とは風邪が衛陽を侵し、正気と邪が相争うもので、その結果発熱します。その一方で、営陰は衛陽の保護を失って発汗を抑制できなくなりますが、これが「営弱」です。もう一つの営衛不和である「衛弱営強」とは、虚弱体質や産後あるいは大病後などに体表を護る衛陽が弱ったために肌表を固めることができなくなり、汗がダラダラととめどもなく溢れ出る場合です。営衛不和のどちらの状態にも、桂枝湯を用いて営衛の調和をはかります。

太陽病上篇より始まって本条までで、桂枝湯、麻黄湯、葛根湯、小青竜湯、大青竜湯という発汗解表の五大基本処方と、それらの正証、発汗の禁忌、誤治に対する処置などについての論述が一応終りました。次条は主題一転して、太陽病の邪が少陽経脈に伝変して少陽病に転じた場合の症状とその基本処方である小柴胡湯についての論述に移ります。

条文 九六

傷寒五六日中風、往来寒熱、胸脇苦満、嘿嘿《モクモク》トシテ飲食ヲ欲サズ、心煩喜嘔ス。或イハ胸中煩シテ嘔セズ、或イハ渇シ、或イハ腹中痛ミ、或イハ脇下痞鞕シ、或イハ心下悸シテ小便利セズ、或イハ渇セズシテ身ニ微熱有リ、或イハ欬スル者ハ小柴胡湯之ヲ主ル。

小柴胡湯ノ方

柴胡半斤　黄芩三両　人参三両　半夏半升洗ウ
甘草炙ル　生姜各三両切ル　大棗十二枚擘ク

右ノ七味、水一斗二升ヲ以テ煮テ六升ヲ取リ、滓ヲ去リ再煎シテ三升ヲ取リ一升ヲ温服ス、日ニ三服ス。

若シ胸中煩シテ嘔セザル者ハ半夏人参ヲ去リ栝楼実一枚ヲ加ウ。若シ渇スレバ半夏ヲ去リ人参ヲ加エ前ト合ワセテ四両半ト成シ栝楼根四両ヲ加ウ。若シ腹中痛ム者ハ黄芩ヲ去リ芍薬三両ヲ加ウ。若シ脇下痞鞕スレバ大棗ヲ去リ牡蛎四両ヲ加ウ。若シ心下悸シ小便利セザル者ハ黄芩ヲ去リ茯苓四両ヲ加ウ。若シ渇セズ外ニ微熱有ル者ハ人参ヲ去リ桂枝三両ヲ加エ、温覆シテ微カニ汗スレバ愈ユ。若シ欬スル者ハ人参大棗生姜ヲ去リ五味子半升、乾姜二両ヲ加ウ。

太陽病の傷寒や中風は、五、六日経過すると自然に治癒する場合が多いのですが、その後病人が「往来寒熱、胸脇苦満、嘿嘿トシテ飲食ヲ欲セズ、心煩喜嘔」というような症状を呈したら、少陽病に移行したと判断します。

少陽とは手三焦経と足胆経で、それぞれ手厥陰心包経、足厥陰肝経と表裏の関係にあります。少陽経は背部を走る太陽、腹部を走る陽明の間にあって身体側面を走行しています。太陽経が表にあって陽気を外に開いて発散し、陽明経は裏にあって陽気を受納して閉じるのに対し、少陽経は外の太陽と裏の陽明の中間にあって両方と連絡し、陽気を全身内外に通達させる役

往来寒熱ス，尚未ダ吐下セズ脈沈緊ノ者ハ小柴胡湯ヲ与ウ。（少陽病篇　第266条）（そのほかの関連条文は，太陽病中篇の37・97・98・99・100・101，同下篇148・149，陽明病篇229・231，少陽病篇267，厥陰病篇379，陰陽易差後労復病篇394の各条である）

方 解

君薬：柴胡半斤（7.0g）		苦，微寒。少陽の半表にある邪を清熱透出，肝鬱気滞を疏す。
臣薬：黄芩3両（3.0g）		苦，寒。少陽の半裏の熱を清す。柴胡と協同して少陽半表半裏の邪熱を退治する。
佐薬：半夏半升（5.0g）		辛,温,有毒。健脾和胃。逆気を降し嘔や咳を止める。
人参3両（2.0g）		甘微苦，微温。益気生津，中焦を守り正気を扶け邪を退す。
甘草3両（2.0g）		甘，平。補脾益気，補すべく瀉すべく，昇るべく降るべく，諸薬を調和して和剤の功を果さしむ。
使薬：生姜3両（3.0g）		辛，温。半夏の毒を制し嘔を止む。
大棗12枚（3.0g）		甘，微温。補気養血。両者補脾和胃。

割を果たしています。したがって、少陽は陽気を開閉する枢要の位置にあって、半表半裏を支配しています。

少陽病は病邪が少陽経の走る胸脇部にあり、正気と邪気が陰陽表裏の中間で相争っている時期です。少陽病はまだ陽病期に属していますが、正気は太陽・陽明に比較してかなり衰えているので、邪正闘争においては邪気と正気の勢力はさらに拮抗し、両者の力関係は一進一退を繰り返しています。病人は邪気が勝れば悪寒を生じ、正気が勝っている間は発熱します。したがって、悪寒と発熱が交互に発現する、往来寒熱という特有の熱型を呈します。往来寒熱は、太陽病の発熱悪寒（熱感と寒気が同時にある）、陽明病の蒸々発熱（ただ熱いだけで寒気はない）に対して、少陽病と診断する重要な手がかりの一つです。

少陽経脈は脇の下から側胸部を走行しているので、少陽経が邪を受けて経気の流通が滞ると、この部分が重苦しいような感じやあるいは痛みなどを感じます。これを「胸脇苦満」と呼んでいます。胸脇苦満は少陽経に邪が集まっていることを示唆するものですから、少陽病と診断するうえで不可欠の症状です。

図解

小柴胡湯《しょうさいことう》

方　意

少陽病半表半裏証を和解する主方である。

病邪が半表半裏に在るときは，発汗も瀉下も禁忌で治療は和解によって邪を解消させる。

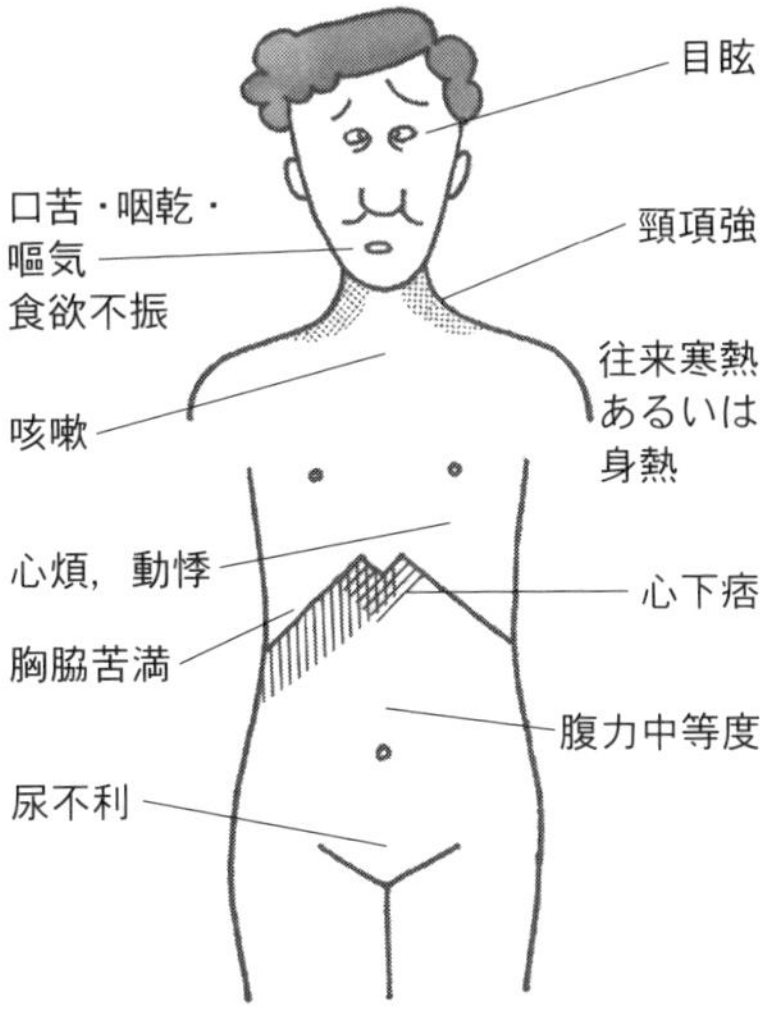

小柴胡湯証

主証：往来寒熱・胸脇苦満・不欲飲食・心煩・嘔気・口苦・目眩・咽痛（必ずしもすべての証候を呈す必要なし）。

客証：口渇・咳嗽・動悸・腹痛・尿不利・不渇而微熱・黄疸。

その他：熱入血室（月経時の発熱）。

脈は少陽の脈で弦。

舌は舌質淡紅・苔は白薄。

腹は緊張良好で胸脇苦満が特徴的である。

臨床応用

応用範囲は広く，最も汎用される処方の一つである。

外感病に対しては，①発熱性で熱が出没し消退しない，②呼吸器疾患，③胃や肝胆の炎症性疾患。

内傷では，①肝鬱気滞による諸症（自律神経失調症など），②慢性胃腸機能障害など。

運用の要点

胸脇苦満・食欲不振・往来寒熱。

原　典

傷寒五六日中風，往来寒熱，胸脇苦満，嘿嘿トシテ飲食ヲ欲サズ，心煩喜嘔ス。或イハ胸中煩シテ嘔セズ，或イハ渇シ，或イハ腹中痛ミ，或イハ脇下痞鞕シ，或イハ心下悸シテ小便利セズ，或イハ渇セズ身ニ微熱有リ，或イハ欬スル者ハ小柴胡湯之ヲ主ル。（太陽病中篇　第 96 条）

婦人ノ中風七八日，続イテ寒熱ヲ得，発作時有リ，経水適断ツ者ハ，此熱血室ニ入ルト為ス。其ノ血必ズ結スガ故ニ瘧状ノ如ク発作時有ラシム。小柴胡湯之ヲ主ル。（太陽病下篇　第 144 条）

本太陽病解セズ，少陽ニ転入スル者ハ，脇下鞕満シ，乾嘔シテ食ス能ワズ，

少陽経に邪があると、肝胆が主る疏泄作用が失調して気の流通が滞るので、気分が晴れず抑うつ感を自覚します。これを「嘿嘿トシテ」と表現し、また肝胆の気の鬱滞は、真っ先に相克の関係にある脾胃の正常な働きを阻害するので、食欲不振を生じます。すなわち「飲食ヲ欲セズ」といった状態です。また肝胆の気が鬱結すると湿熱を生じ､それが心に上擾すると「心煩」すなわち胸中に煩熱を生じ、この湿熱が胃に波及すると胃気の正常な下降を妨げて上逆し、嘔吐すなわち「喜嘔」を生じることになります。蛇足ながら「喜」は、ここでは「喜ぶ」の意ではなく「繁々」の意に用いられています。

以上が、少陽病の病理機序に直接関連して生じる基本的な症状ですが、少陽病は表裏上下に連なる半表半裏を舞台とし、邪正闘争も一進一退しているので、その症状も変化しやすく現れる症状も多彩です。これらは、いままでの条文を少陽病の主証とすると客証あるいは続発症とでもいうべき諸症なので、条文には「或イハ……、或イハ……」といった具合に列挙してあります。これらの症状はその時々で出現することもあり、出ないこともあります。これらの諸症に対しては、薬方の後ろにおそらくは後世になって挿入された書き込みと思われる加減法の記載があるので、客証についてはそちらで説明することにして、少陽病の基本処方である小柴胡湯の処方内容について先に説明します。

小柴胡湯は柴胡、黄芩、人参、半夏、甘草、生姜、大棗の七味より構成されていますが、主薬の柴胡だけは他薬の倍量近く、他の六味はみな等量用いられています。本方は大別して三組の要素より構成されています。まず柴胡と黄芩です。柴胡は少陽経脈（表）の邪熱を清し､黄芩は少陽胆腑（裏）の邪熱を清泄します。さらに両者協同して肝胆の気滞を疏解します。このような柴胡と黄芩の組み合わせを主薬とする一群の薬方を柴胡剤と総称し､いずれも少陽病の治療に用います。次に半夏と生姜は胃の痰飲を去り、逆気を降し、少陽病に特有の症状の一つである嘔気や嘔吐を止めます。人参、甘草、大棗は脾を補い気を益すように働き、正気を養います。

このように小柴胡湯は、発汗や吐下によらず、清熱解鬱しながら同時に正気を補う方法によって少陽病の邪を除去します。このような治法は和解法と呼ばれ、小柴胡湯は和解の代表とされています。太陽病は発汗法、陽明病は瀉下法を用いてそれぞれ治療しますが、少陽病は発汗も吐下も禁忌で、必ず和解法を用いて治療しなくてはなりません。

『傷寒論』は本方の煎じ方について、諸薬を入れて一度半量になるまで煎じ、そこで滓を捨てて再度さらに半量になるまで煎じるようにと指示しています。本方は和解剤ですから、当然構成生薬の性味は寒、温あいは苦、辛、甘と互いに相反するもの同志が配合されています。ただ普通に煎じたのではこれらが素直になじまないことを恐れ、古人は入念な再煎をすることによって、これら不和になりがちな生薬の性味がよく調和し協調して働くようにはかったものと思われます。古方の処方構成の巧みさと、神経の行き届いた配慮、その完成度の高さには驚き入るほかはありません。

最後に、条文に出てくるいくつかの客証とそれらに対する加減法についてです。

「胸中煩シテ嘔吐セザル者」とは湿熱が胸中に滞った場合ですから、温性の人参と胃気の上逆を下げる半夏は不要で清熱・導痰・寛胸の栝楼実（全栝楼）を加えます。

「渇スル者」は胃の津液が損傷されている証拠ですから、胃中の痰を取る半夏は逆治になるので除き、津液を生ずる人参を倍加し潤燥の栝楼根を加えます。

「腹中痛ム者」は肝脾不和・血脈不利によって起こるので、苦寒性の黄芩は不用であり、柔肝鎮痙補血の白芍薬を用います。

「胸下痞鞕」は邪気が結集した結果ですから、作用の緩徐な大棗では無効であり、軟堅消痞の働きをもった牡蛎の方がよいというわけです。

「心下悸シ、小便不利ノ者」は三焦水道の失調で水邪が停滞していることを意味していますので、寒性で凝固させる特性をもつ黄芩は除き、代りに滲湿利水の働きをもつ茯苓を用いるというものです。

「渇セズ外ニ微熱アル者」とは、太陽の表邪がまだ解していない状態ですから、裏を補う人参はまだ用いず、太陽病中風証に対する桂枝を用い、桂枝湯を与えたときのように温かく被覆して少し汗を出してやれば表邪は解消するでしょう。

「咳スル者」とは、傷寒の寒邪により肺の宣散作用が失調した場合なので、肺を温める乾姜とさらに止咳定喘の作用をもつ五味子を用い、痰を生ずる恐れの強い人参と大棗は去ります。

加減法の部分はどうも『傷寒論』の本文ではない印象が強く、収載していないテキストも少なくないのですが、臨床的にはとても参考になるのであえて採りあげておきます。少陽病とは病邪が足少陽胆にある場合ですが、本条の加減法は邪が手少陽三焦、あるいは少陽に隣接する陽明・太陰・太陽に邪が波及した場合や、気の昇降が失調した場合なども、概括して論じています。

条文 九七

血弱ク気尽キレバ腠理《ソウリ》開キ、邪気因リテ入リ、正気ト相搏《ウ》チ脇下ニ結ス。正邪分争スレバ往来寒熱シ、休作《キュウサ》時有リ、嘿嘿トシテ飲食ヲ欲セズ。蔵府相連ナリ其ノ痛ミ必ズ下ル。邪高ク痛ミ下ルガ故ニ嘔サシムルナリ。小柴胡湯之ヲ主ル。

柴胡湯ヲ服シ已リテ渇スル者ハ陽明ニ属ス、法ヲ以テ之ヲ治セ。

病邪は正気の不足したところに結集し、そこから侵略を進めていきます。

前条で太陽病を経過して少陽病に移行する場合を論じましたが、本条は邪が直接少陽経脈を侵して少陽病から発病する場合を述べています。

人体の気血が衰弱すると、体表の毛孔・汗孔が開き、外から病邪が侵入してきます。邪気とこれに対抗する正気が互いに抗争し脇下に結集すると、脇下は足少陽胆経脈に所属する場所ですから少陽病を生じます。前条で見たように少陽は半表半裏にあり正気も強盛でないので、邪気と正気の盛衰は一進一退して往来寒熱を生じます。「休作時有リ」というのは、往来寒熱を具体的に補足したものです。肝胆の気の流れが滞るので「嘿嘿トシテ飲食ヲ欲セズ」という症状が現れます。理由は前条で見た通りです。

少陽は胆に連なり、胆は肝と表裏の関係をなしています。五臓六腑は経脈を通じて互いに密接に連携し合っているので、少陽経の病は胆腑に直結し、肝臓に及びさらに他の臓腑に影響していきます。外感の病は必ず体表から体内へ、体の上から下へ、腑から臓へと進行していく性質をもっています。この間の事情を「臓腑相連ナリ其ノ痛ミ必ズ下ル」と表現しています。病邪は上から下に進入します。それに対し、正気は下から対抗して邪を上に押し返し、外に逐い出そうと働くので「嘔」という症状を呈します。これらはすべて少陽病とそれに続発する症状ですから、当然小柴胡湯で主治します。

小柴胡湯を服用した結果、少陽の邪が解すれば、肝胆の気は正常に疏通し、水道たる三焦は通調して津液代謝は正常に復し、諸症はことごとく消失するはずです。それなのに口渇を訴えるということは、少陽病が治癒せず、内外熱盛の陽明経証に転属したことを意味します。口渇は実熱による津液の損傷によるもので、陽明経証の主症状です。この場合、もはや小柴胡湯の出番ではありません。陽明経証を主治する白虎湯で、主治すべきです。

条文 九八

病ヲ得テ六七日、脈遅ク浮ニシテ弱、風寒ヲ悪《ニク》ミ、手足温。医二三之ヲ下シ、食ス能ワズシテ脇下満痛シ、面目及ビ身黄シ頸項強バリ、小便難キ者ハ柴胡湯ヲ与ウレバ後必ズ下重ス。本渇シテ水ヲ飲ミ而シテ嘔スル者ハ柴胡湯ヲ与エテ中《アタ》ラザルナリ。穀ヲ食スル者ハ噦ス。

本条は一見、小柴胡湯証に似て実は非なる二つの証に対して、もし小柴胡湯を用いるとかえって病状を悪化させること、すなわち小柴胡湯の禁忌の一例を論じています。

病気に罹って六、七日、脈が浮で弱、風寒を嫌うという症状は、一見太陽病中風に似ています。そのうえ脈は遅ですから、陽虚を伴っているかのようにみえます。もし陽虚なら手足は冷たいはずですが、「手足温」とあるのでこれは陽虚ではありません。おそらく便秘があったのでしょう。医者が下剤を与えたところ、食事が入らなくなり、胸脇苦満に似て脇の下が脹って痛み、顔・眼および全身が黄色くなり、そのうえ頸項部がこわばり、小便も出がたくなったというものです。一見小柴胡湯証に似ているようですが、こういう病人に小柴胡湯を与えると、必ず大便が出にくくなって、裏急後重を来すでしょう。この病人は始め太陽病中風のように見えましたが、実は太陽表証は終ったけれど虚証で裏気がよく調和していないために便秘を来していたものです。それを医者が裏実の証と誤診して攻下法を用いたので、まず脾胃を損傷して食べられなくなりました。脾が虚すと痰飲が発生します。一方、虚に乗じて裏に侵入した表邪は熱と化し、痰飲と結合して湿熱となり、それが脇下に結集する結果、脇下満痛という症状が起こります。三焦の気が阻害されて水道が通利せず、尿が出なくなります。湿熱が排泄される通路が塞がれているので、湿熱は体内で薫蒸されて黄疸を呈します。頸項がこわばるのは湿熱が少陽経・太陽経を介して上行するためです。湿熱証は小柴胡湯の主治するところではありません。

条文後段の、本来渇しているのに水を飲むと吐くというのは、胃内停水がある病人です。津液の代謝が正常に行われていないから逆に口渇を訴えるのであって、これに水を飲ませるとかえって胃中の水の上逆を誘って嘔吐します。この嘔は少陽病による嘔気とは異なりますから、これに小柴胡湯を与えても、柴胡や黄芩などの苦味が胃を損傷して、食後に「噦」すなわちしゃっくりを起こすというものです。

条文 九九

傷寒四五日、身熱、悪風シ、頸項強バリ、脇下満シ、手足温カクシテ渇スル者ハ小柴胡湯之ヲ主ル。

傷寒に罹って四、五日、「身熱悪風シ頸項強バリ」は、太陽病の症状です。「脇下満」は、少陽病の主症状である胸脇苦満を意味しています。「手足温カクシテ渇ス」は陽明裏熱証で、これは太陽・少陽・陽明三陽病の症状がすべて揃っていますから、すなわち三陽の合病です。三陽の証がすべて現れた場合は半表半裏にあって表と裏に連なっている少陽を小柴胡湯で和解してやれば、外の太陽も内の陽明もともに解消するというものです。

本条の頸項強・脇下満・手足温という症状は、前条の手足温・脇下満痛・頸項強ときわめて似ていますが、前条の症状は三陽の合病によるものであるのに対し、前条の症状は前述したように湿熱の鬱滞が原因になっており、症状は近似していてもその病理機序はまったく異なっています。したがって本条では小柴胡湯が有効ですが、前条の場合はかえって有害で禁忌となります。

　漢方ではすべての処方は特定の病理機序と厳密に対応しており、これを方証相対といっています。方とは処方であり、証とはすなわち病理機序です。漢方処方は証と合致すれば驚異的に効き、合致しない処方はかえって変証や壊病に導くので有害です。

条文一〇〇

傷寒、陽脈濇、陰脈弦ナレバ、法当ニ腹中急痛スベシ。先ズ小建中湯ヲ与エ、差エザル者ハ小柴胡湯之ヲ主ル。
　小建中湯ノ方
　桂枝三両皮ヲ去ル　甘草二両炙ル　大棗十二枚擘ク　芍薬六両　生姜三両切ル　膠飴一升
右ノ六味、水七升ヲ以テ煮テ三升ヲ取リ、滓ヲ去リ飴ヲ内レ、更ニ微火ニ上《ノ》セテ消解シ、一升ヲ温服シ、日ニ三服ス。
嘔家ハ建中湯ヲ用ウベカラズ。甜《アマ》キヲ以テノ故ナリ。

虚弱体質で脾が弱い人が少陽病に罹った場合、まず小建中湯で主治すべきことを論じています。

　傷寒に罹患して「陽脈濇」というような、指で軽く脈を触れると何か頼りない脈象の濇脈（別名渋脈）であれば、これは病人が気血不足であることを示しています。次に「陰脈弦」、脈を沈取、すなわち指を深く按ずると弦脈というのは、病が少陽病であることを示すものです。陽脈・陰脈という表現方法は、第一二条桂枝湯の条文にも出ていました。

　五臓の中で肝は脾に対して相克の関係にありますから、臨床的にも少陽病の舞台となっている肝胆は、脾胃に最も影響を及ぼしやすいのです。少陽病でかつ脾胃が虚弱であると、肝胆の気は横逆して脾気を損傷します。そこで「当ニ腹中急痛スベシ」ということになります。これは肝木の気が脾土を圧倒するという意味で、木乗土虚と呼ばれる現象です。臨床症状としては腹痛とともに脇腹が張ったり、臍の傍の腹直筋がつっぱったりします。こういう脈象や症状があった場合、まず小建中湯を用いて、脾の気血不足を補い、同時に緩急止痛してやれば、脾の正気が回復するとともに、肝胆の気も横逆しなくなって正常に治り、すべての証(病理変化)は消失するというものです。

もし小建中湯を投与しても腹痛が止まない場合は、肝胆にある邪気が非常に旺盛なことを意味しています。そのときは小建中湯で脾気を補うだけでは問題は解決しません。小柴胡湯を用いて少陽の邪を和解し、肝胆の疏泄作用を正常に戻し、肝胆の気の横逆を止めてやることが必要です。

小建中湯の建中とは、中(脾胃)の気を建立するという意で、処方の内容は桂枝湯の中の芍薬の量を倍にしたうえに、膠飴(米飴)を加えたものです。膠飴が本方の君(主)薬で、甘温の性味で脾虚を補います。桂枝湯は本来、営衛気血を調和する処方で、脾胃の陰陽も調えます。倍用されている芍薬は肝血を滋養して肝胆の疏泄を助け、肝気の横逆を止めます。また甘草と組み合わせると緩急・鎮痙に働き、動悸を鎮め腹筋の拘攣を除き、腹痛を止めます。

本方は、臨床的には脾胃虚弱で痙攣性の腹痛を起こす者、あるいは一〇二条にあるように心中動悸する者に用いていています。また本方は嘔気のある病人には禁忌とあります。その理由は、本方は甘温の剤なので胃熱を助長するからです。ゆえに、胃の熱逆によって嘔吐を生じている者には禁忌ということであり、酒客に桂枝湯は禁忌という一七条と共通しているようです。

条文一〇一

傷寒ノ中風、柴胡ノ証有ルハ、但ダ一証ヲ見ワセバ便チ是レナリ。必ズシモ悉《コトゴト》クハ具エズ。凡ソ柴胡湯ノ病証、而ルニ之ヲ下ス。若シ柴胡ノ証罷マザル者ハ、復タ柴胡湯ヲ与ウレバ必ズ蒸蒸トシテ振イ、却テ復タ発熱シ汗出デテ解ス。

本条は二つの段に分かれていて、実際テキストによっては二つの条文に分けてあるものもあります。前段は、傷寒の経過中に小柴胡湯証の出現を見逃さず、いち早くこれを捉える要領について述べています。少陽病は邪が表裏上下に連なる半表半裏にあり、邪正闘争も一進一退し、その症状は多彩で、一人の病人に小柴胡湯証の症状が全部揃って出現する典型的な例はむしろ少なく、多くの場合、果たして小柴胡湯を投じてよいものかどうか迷う例が少なくありません。このような実態を見越して張仲景は、「必ズシモ悉クハ具エズ」とも「但ダ一証」を現していればそれは小柴胡湯証と診断してよいと教えたものです。ただし、ここでいう「一証」とは、小柴胡湯の主証である往来寒熱・胸脇苦満・黙々不欲欲食・心煩喜嘔のうちのどれか一つを指し、そのような症状が現れていることが必要です。歴代の学者の中にはこれらの諸証に、少陽病に特有な口苦・咽乾・目眩を加えて論じている人もいます。その他の兼証に関しては、たとえ出現したとしても小柴胡証と断ずる決め手にはなりません。

後段には、小柴胡湯証を誤治して下剤を与えても小柴胡湯証が依然存続する者には、さらに小柴胡湯を与えてよいと述べられています。

少陽病の治法は言うまでもなく和解法で、これに瀉下法を用いることは当然誤治となります。誤って瀉下させると、変証や壊病を生じる場合と、誤下しても邪は少陽になおも留まっている場合とがありえます。前者の場合は、変証や壊病に応じた随証治療が必要となります。本条は、後者の誤下によっても少陽病の証が変化しなかった場合について述べられており、その場合には再度小柴胡湯を用いて和解せよというものです。ただしこの場合、一度の誤下により病人は正気をかなり損傷しているので、再度小柴胡湯を服用した場合、正気は薬の力を借りて始めて奪い立つため、邪正闘争は通常の起こり方とは異なり、始めはまだ正気が邪気に対して旗色が悪いので悪寒が強く蒸々として振戦し、あとでようやく正気が勢力を盛り返すと同時に発熱発汗して邪を逐い出して病は癒えます。

条文 一〇二

傷寒二三日、心中悸シテ煩スル者ハ小建中湯之ヲ主ル。

傷寒に罹って二、三日が経ち、誤治したわけでもないのに、胸中に動悸を自覚して、イライラするのは、気血がともに虚している人であるから、小建中湯でまず中を建て虚を補えというものです。

本条の眼目は、「心中悸シテ煩ス」という部分にあります。この場合、悸は気虚によって生じ、煩は血虚によるものです。

「傷寒二三日」というと、病は太陽病の時期です。足太陽膀胱経脈は足少陰腎とは表裏の関係にあるので、虚証の人が太陽病になると、少陰病の証候が出現しやすいのです。また足少陰腎は手少陰心と同気相通ずる関係にあるので、太陽病中に少陰の証である心の症状が出現しても、少しも不思議はありません。

本条の心の症状ですが、その原因の気血両虚の本は脾にあるので、まず裏の気血不足を小建中湯で補ってやれば、一〇〇条と同じようにすべての証は消失するというものです。

条文一〇三

太陽病、経ヲ過グルコト十余日、反テ二三之ヲ下ス。後四五日柴胡ノ証仍在ル者ハ先ズ小柴胡湯ヲ与ウ。嘔止マズ、心下急、鬱鬱微煩スル者ハ未ダ解サズト為スナリ、大柴胡湯ヲ与エ之ヲ下セバ則チ愈ユ。

大柴胡湯ノ方

柴胡半斤　黄芩三両　芍薬三両　半夏半升洗ウ

生姜五両切ル　枳実四枚炙ル　大棗十二枚擘ク

右ノ七味、水一斗二升ヲ以テ煮テ六升ヲ取リ、滓ヲ去リテ再煎シ一升ヲ温服、日二三服ス。一方ニ大黄二両ヲ加ウ。若シ加エザレバ、恐ラク大柴胡湯タラザラン。

本条では、少陽病に陽明腑証が併存する大柴胡湯証について述べています。

「太陽病、経ヲ過グルコト」という冒頭の一節は、原文では「太陽病過経」となっており、太陽病の時期を経過して病は次の少陽病か陽明病に転入したことを表現しています。次の節に「反テ二三之ヲ下ス」とあり、この「反」という字から瀉下法はこの場合正しい治法ではなく、誤治であることがわかります。そうすると当然、ここは瀉下の陽明病を否定して、和解の少陽病にあることを指しているのだと理解されます。実に巧みな文章表現です。

誤って瀉しても、病人の正気が旺盛で少陽病証が続いている場合は、一〇一条の後段でも出てきました。再度小柴胡湯を与えよというのは、一〇一条と同じです。おそらく蒸々と振戦し、発熱発汗して治癒することになるでしょう。

もし再度小柴胡湯を与えても、胸脇苦満や心煩喜嘔などの少陽病の症状が消失せず、かえって「嘔止マズ」という状態になり、さらに「心下急」すなわち心窩部が緊満したりあるいは痛み、「鬱鬱微煩」のように不快感が強く、胸中煩悶する有様がみられるときは、邪が少陽から陽明腑にも伝入し、胃中に邪熱が結実したことを示すものです。これは内外上下を交通させる少陽の機能（枢機）が失調した少陽病に胃中実熱の陽明病が合併した状態（少陽陽明の併病）で、大柴胡湯で主治します。

大柴胡湯は小柴胡湯から人参、甘草を去り、代りに芍薬、枳実それに大黄を加えた処方です。柴胡、黄芩、半夏は少陽病に対応しています。胃中に実熱があって、もはや脾胃を補う必要はないので、人参、甘草は除きます。嘔があるので半夏は残し、枳実は胃の邪気を降ろし、枳実と大黄で胃中の実熱を瀉下・排泄します。芍薬は肝胆と脾胃の調和をはかるとともに緩急止痛に働き、大黄は陽明腑実の病を治す主薬の第一の剤ですから、大柴胡湯には必ず入れます。熱薬の生姜が、小柴胡湯の三両に対し倍近い五両も配合されているのは、一見矛盾するようですが、半夏を助けて強い嘔気を止め、大黄の猛峻な作用を牽制する目的であえて大量に用いられています。

大柴胡湯証は少陽病に陽明腑証を兼有していますから、嘔気と胸脇苦満があり、心窩部から胸中にかけて不快な熱感と膨満感が強く、外から診ると上腹部は鞕満して抵抗圧痛が顕著で、常に便秘を伴い、舌苔は厚く黄色でいくぶん乾燥しており、脈は力のある弦脈か滑脈を呈します。

少陽病を誤って瀉下した場合、その予後は何種類かに分かれます。

まず第一は、一〇一条で見たように依然邪は少陽に止まっていて、再度小柴胡湯を与えればよい場合です。

次が、本条の大柴胡湯証に変転する場合です。

第三は、邪気が胸中に陥入し、痰飲と結合して心窩部が石のように硬く張って痛む結胸という証になり、大陥胸湯で主治する場合です。

第四は、邪気が脾胃の気を損傷し、脾気は昇り胃気は降りるという正常な動きが失調して、心窩部が塞

傷寒発熱シ，汗出ズレド解セズ，心中痞鞕シ，嘔吐シテ下利スル者ハ，大柴胡湯之ヲ主ル。(同　第165条)

方　解

君薬：柴胡半斤（6.0g）苦，微寒。半表の熱を清す。君臣両薬で半表半裏の熱を清すとともに，肝鬱気滞を疏し胸脇苦満を去る。

臣薬：黄芩3両（3.0g）苦，寒。半裏の熱を清す。

佐薬：枳実4枚（2.0g）苦酸，微寒。破気剤，開気，胃気を降し痞塞を去る。

芍薬3両（3.0g）苦酸，微寒。白芍を用いる。肝脾の調和・緩急止痛。

使薬：半夏半升（4.0g）辛，温，有毒。生姜とともに胃を和し嘔を止める。

生姜5両（4.0g）辛，温。脾胃を補うとともに半夏を助け，嘔を止める。

大棗12枚(3.0g）甘，温。補脾和中。

大黄2両（1.0～3.0g）大苦，大寒。枳実とともに胃熱を清し，胃気を降し，宿便を排出する。気血水すべて結実したものを瀉す。推陳致新。

大黄は原典本文にはなく，処方後の注に「一方，大黄二両ヲ加ウ。若シ加エザレバ，恐ラク大柴胡湯タラザラン」とあるので，通常大黄は不可欠とされている。

がった感じと抵抗があるが痛みはない心下痞という証候を現し、半夏瀉心湯で主治する場合です。第三と第四の場合は、このあとの一四九条に出てきます。

最後は一〇七条に出てくるもので、少陽病を誤下することにより、中正の官である胆の気が損傷され、病人はすっかり憶病になって動悸がし、些細なことにも驚きやすくなる場合です。

条文 一〇四

傷寒十三日解セズ、胸脇満シテ嘔シ、日晡所潮熱ヲ発シ、已リテ微カニ利ス。此本柴胡ノ証、之ヲ下シテ利ヲ得ザルヲ以テ今反テ利スル者ハ、医丸薬ヲ以テ之ヲ下セルヲ知ル。此其ノ治ニ非ザルナリ。潮熱ハ実ナリ。先ズ小柴胡湯ヲ服シ以テ外ヲ解スガ宜シク、後ニ柴胡加芒消湯ヲ以テ之ヲ主ル。

柴胡加芒消湯ノ方

柴胡二両十六銖　黄芩一両　人参一両　甘草一両炙ル　生姜一両切ル　半夏二十銖本五枚ト云ウ洗ウ　大棗四枚擘ク　芒消二両

右ノ八味、水四升ヲ以ヲ煮テ二升ヲ取リ、滓ヲ去

大柴胡湯《だいさいことう》

方　意

傷寒の邪が太陽から少陽に伝経し，さらに陽明に入って少陽病に陽明腑証が併存した少陽と陽明の併病である。

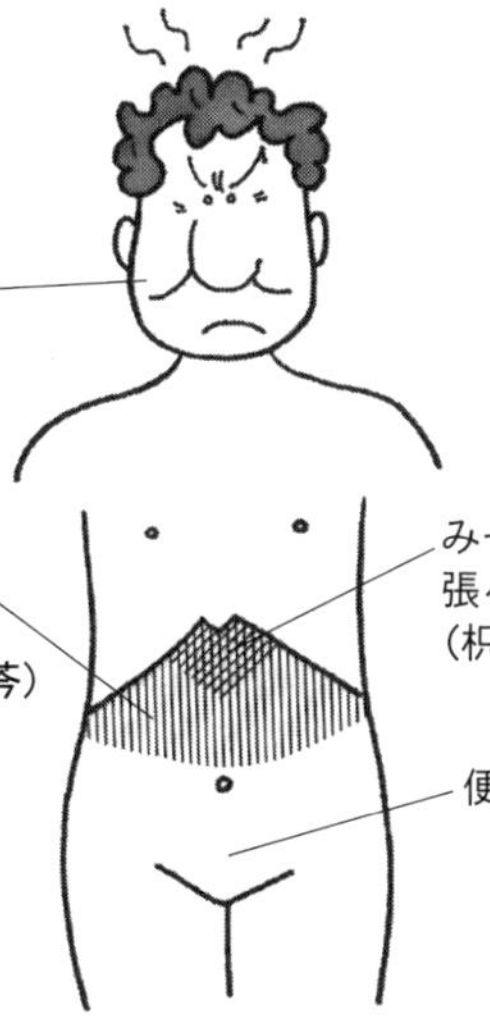

大柴胡湯証

主証：往来寒熱・心下急・鬱々微煩・嘔・便秘。

客証：汗出・心下痞鞕・嘔吐・下痢（熱結傍流）。

脈は弦脈あるいは沈実。

舌は白あるいは黄色苔。

腹は厚く緊張良好，強い心下痞鞕と広範囲の胸脇苦満があり腹部全体が脹満している（心下急）。

臨床応用

慢性肝機能障害・胆石症や胆嚢炎・慢性胃炎・高血圧症・高脂血症・高コレステロール血症・肥満症・糖尿病・不眠症など。

運用の要点

実証・上腹部全体の強い満悶と便秘。

類方鑑別

大承気湯：腹部全体の実満痛・潮熱・大汗・譫語。

大陥胸湯：結胸熱実，心下痛み，之を按じて石鞕.

四逆散：胸脇苦満と腹皮拘急があり心下満はない。

小柴胡湯：少陽病和解の主方。腹力中等・胸脇苦満・脈弦。心下急や便秘はない。

原　典

太陽病，経ヲ過グルコト十余日。反テ二三之ヲ下ス。後四五日柴胡ノ証仍在ル者ハ先ズ小柴胡湯ヲ与ウ。嘔止マズ，心下急，鬱鬱微煩スル者ハ未ダ解サズトナスナリ。大柴胡湯ヲ与エ之ヲ下セバ則チ愈ユ。（太陽病中篇　第 103 条）

傷寒十余日，熱結シテ裏ニ在リ，復タ往来寒熱スル者ハ大柴胡湯ヲ与ウ。（太陽病下篇　第 136 条）

リ芒消ヲ内レ、更ニ煮テ微カニ沸シ、分カチ温メ再服ス。解サザレバ更ニ作ル。

本条は、少陽病に胃実の陽明病を合併した大柴胡湯証を、誤ってただ瀉下させてしまって生じた変証の症状を述べ、柴胡加芒硝湯で主治するよう指示したものです。

条文の「胸脇満シテ嘔シ」という言葉から、これは少陽病であることがわかります。次に「日晡所潮熱ヲ発シ」とあります。日晡所とは午後から夕方にかけて、現代の時刻でいうと午後三時から五時ころの時間帯に当たります。潮熱というのはちょうど潮が満ちてくるように、一日の決まった時刻、おおかた午後に熱が上昇する熱型をいいます。潮熱は陽明病に特有の熱型ですから、これがあると即陽明病と診断できるものです。陽明病の特徴は裏の燥熱が旺盛なことです。自然界では、午後は一日の中で最も燥熱が旺盛な時刻です。したがって外界の燥熱が体内の陽明燥熱を加勢するので、邪正闘争がいっそう激しくなって陽明病では午後潮熱を発するのだと、漢方では天人合一思想の立場から説明をしています。

以上、胸脇満と日晡所発熱という二つの主症状から、本条は少陽病に陽明病を兼有した証と考えられます。「此本柴胡ノ証」のすぐあとに「潮熱ハ実ナリ」を持ってくるとわかりやすいでしょう。陽明胃実の証を交えていますから、ここは当然便秘であるべきものが「微利」すなわち少しく下痢をするというのは矛盾です。作者・張仲景は読者に対し、ここは大柴胡湯を用いて少陽和解と陽明攻下を同時に行うべきであったのに、何か別の丸薬、おそらくは辛熱の巴豆剤で瀉下した結果に相異ないと推理せよと求めています。ただ瀉下するだけでは、正しい治法ではなかったのです。峻烈な巴豆剤で瀉下すると大便は通じますが、陽明の燥熱は胃から除かれず、少陽病もまた解消されないまま残ります。

事ここに至っては、再度強力な瀉下作用を有する大柴胡湯はもはや用いるべきではなく、人参や甘草が配合された小柴胡湯で脾を補いながら少陽病の半表半裏を和解し、その後胃中に残存する陽明病の燥熱に対しては、小柴胡湯の分量を常用量の三分の一に減じ、それに清熱軟堅瀉下の働きを兼備した芒硝をやや大量に加えた柴胡加芒硝湯で主治すれば、陽明の燥熱も除かれ、したがって潮熱も治まるというものです。

条文一〇五

傷寒十三日、経ヲ過グ、譫語スル者ハ熱有ルヲ以テナリ。当ニ湯ヲ以テ之ヲ下スベシ。若シ小便利スル者ハ大便当ニ鞕《カタ》カルベシ、而ルニ反テ下利シ脈調和スル者ハ、医丸薬ヲ以テ之ヲ下スヲ知ル。其ノ治ニ非ザル也。若シ自ラ下利スル者ハ脈当ニ微厥タルベキニ、今反テ和スルハ此内実タルナリ。調胃承気湯之ヲ主ル。

太陽病が十三日経過しても解せず、邪熱が内に実すると、病は陽明腑に伝わります。燥熱が胃内に結集し心に上擾するので、病人は譫語（うわごと）を発するようになります。本条の場合は陽明腑証の初期で、裏（胃内）に実熱がありますが、いまだ津液は損傷されていません。もしここで小便が多いと病人は水分を失い、体内の津液が欠乏するので、裏には燥屎が充満して便秘するはずです。このような場合には、調胃承気湯を用いて胃気を調えながら、同時に清熱瀉下してやるのが正しい治療法です。「当ニ湯ヲ以テ之ヲ下スベシ」と「若シ小便利スル者ハ大便当ニ鞕カルベシ」を、入れ替えて読むと理解しやすいでしょう。

本条の場合、便は硬くないどころかかえって下痢をし、そのうえ脈は陽明病特有の脈象を呈しています。「脈調和スル者」というのは、脈が陽明病と調和（合致）しているという意味です。

これは前条と同じく、他医が巴豆の入った丸薬で下した結果と考えられます。裏実熱の陽明病を辛熱の巴豆剤で下すと、便秘は通じて場合によっては下痢になりますが、裏の熱は除去されません。これが自然に生じた下痢であれば、一般に虚寒性ですから、脈は微かで弱い「微厥」であるはずですが、実脈を呈しているのは裏実すなわち陽明腑証であることを物語っています。この裏実を解消するためには調胃承気湯で主治せよというものです。調胃承気湯は大黄、芒硝、甘草の三味で構成されており、大黄で泄熱、芒硝で軟堅し、両者合して強い瀉下作用を有しますが、これに甘平の甘草を加えることで脾胃を補い、大黄と芒硝の瀉下作用を緩和して胃に穏やかに作用するように変化させ、胃気の調和と穏かな瀉下作用を兼ねた処方になっています。したがって本来は陽明腑証の初期の段階に用いますが、本条のような誤治によって生じた変証にも用いられます。

条文一〇六

太陽病解サズ、熱膀胱ニ結ビ、其ノ人狂ノ如ク、血自ラ下ル、下ル者ハ愈ユ。其ノ外解サザル者ハ尚未ダ攻ムベカラズ、当ニ先ズ其ノ外ヲ解スベシ。外解シ已リテ但ダ少腹急結スル者ハ乃チ之ヲ攻ムベシ、桃核承気湯ガ宜シ。

桃核承気湯ノ方

桃仁五十箇皮尖ヲ去ル　大黄四両　桂枝二両皮ヲ去ル　甘草二両炙ル　芒消二両

右ノ五味、水七升ヲ以テ煮テ二升半ヲ取リ、滓ヲ去リ、芒消ヲ内レ、更ニ火ニ上セ微沸シ火ヲ下ス。食ニ先ンジテ五合ヲ温服ス。日ニ三服シテ、当ニ微カニ利スベシ。

太陽病の表邪が発散解消されず、邪が太陽経の腑である膀胱に達して太陽腑証を現すとき、その病理機序は二つに分かれます。一つは七〇条から七二条に出てきた太陽蓄水証で、煩渇と尿不利を主症状とする五苓散証です。これは太陽経の邪が膀胱気分にあって、膀胱の気化作用を失調させるものでした。これに対し、本条の場合は、太陽蓄血証と呼ばれる病理機序で、太陽経の邪が膀胱の血分にあって、熱と血が結合する結果、熱証と瘀血を生じるものです。熱は膀胱から、同気相通じている手膀胱経の小腸に直達し、そこから容易に小腸と表裏の関係にある手少陰心を上擾するので、「狂ノ如ク」という精神症状が出現します。これはいまだ精神症状の軽い段階で、おおかたは意識・言動ともに正常ですが、あるときは異常になるという程度のものです。これが後で出てくる発狂となると、重症で常時精神状態がおかしいというものです。

本条の場合、下焦に熱と血が結合して蓄血証を呈していますが、いまだ初期にあり熱証が主で瘀血は比較的軽いので、瘀血が大便とともに自然に排泄されることも間々あり、そうすれば病は治癒します。瘀血が自然排出されないときは破血の剤を用いてこれを攻撃しなくてはなりませんが、そのとき太陽病の表証が残存していれば、先表後裏の治療原則に従ってまず残存の表証を解除しなくてはなりません。表証が解消してもなお少腹急結の症状があれば、これは裏証の実熱と瘀血なので、桃核承気湯を用いて攻撃します。少腹急結は下焦蓄血証に特有の症状で、一般には左下腹部に現れやすく、強い脹満と抵抗・疼痛があり、腹診に際して左下腹部の臍と上前腸骨棘を結ぶ線上の上前腸骨棘寄りの辺りを軽く圧迫あるいは擦過するだけで、耐えがたい痛みを覚えるものです。『傷寒論』では少腹は下腹部全体を指し、特に左右の指定はないようです。

桃核承気湯は調胃承気湯に桃仁と桂枝を加えた処方です。調胃承気湯で瀉熱破結し、桃仁は活血化瘀の働きで蓄血を破り、桂枝は理気通陽の働きによってよく陰血をめぐらせ、積結した熱や瘀血を散じます。ですからここでの桂枝の用い方は、桂枝湯に用いられるときの解表の目的とは異なっています。

桃核承気湯は雑病においても実証の瘀血証に広く用いられ、特に婦人の頑固な便秘・月経異常・更年期障害などにしばしば妙効を現します。

条文 一〇七

傷寒八九日、之ヲ下シテ胸満、煩驚、小便利セズ、讝語シ、一身尽ク重ク、転側スベカラザル者ハ柴胡加竜骨牡蛎湯之ヲ主ル。

柴胡加竜骨牡蛎湯ノ方

柴胡四両　竜骨　黄芩　生姜切ル　鉛丹　人参
桂枝皮ヲ去ル　茯苓各一両半　半夏二合半洗ウ
大黄二両　牡蛎一両半熬《イ》ル　大棗六枚擘ク

右ノ十二味、水八升ヲ以テ煮テ四升ヲ取リ、大黄碁子《キシ》ノ如ク切ルヲ内レ、更ニ煮テ一両沸、滓ヲ去リ一升ヲ温服セヨ。本柴胡湯ト云ウ、今竜骨等ヲ加ウ。

傷寒で八、九日が経過して、邪はいまだ表にある時期に誤って瀉下剤を与えた結果、邪は半表半裏の少陽に内陥し、少陽胆の症状を主症としながらさらに三焦・心・胃にまで病変が波及して、多彩な症状を生じる病理機序について説明したものです。

「胸満」というのは胸脇苦満と同義で少陽病の主症

其ノ外解サザル者ハ尚未ダ攻ムベカラズ，当ニ先ズ其ノ外ヲ解スベシ。外解シ已リテ但ダ少腹急結スル者ハ乃チ之ヲ攻ムベシ，桃核承気湯ガ宜シ。（太陽病中篇　第106条）

方　解

君薬：桃仁50箇（5.0g）　苦甘，平。破血化瘀・潤燥。下焦の血結を破り，急迫を緩和する。

臣薬：桂枝2両（4.0g）　辛苦，温。残余の表証を治し，下焦の蓄血を温散し，気の上衝を降す。

佐薬：大黄4両（3.0g）　大苦，大寒。胃腸の積熱を清し，燥結の宿便を降し，便秘を解消する。推陳致新の働きがある。

芒硝2両（2.0g）　鹹，寒。潤燥軟堅・瀉熱通便。宿便を軟らかくして，便秘を通じさせる。

使薬：甘草2両（1.5g）　甘，平。諸薬を調和し，胃を和す。

状です。「煩驚」の「煩」は心煩のことで胆火の上炎に起因しており，胸中がモヤモヤ，イライラするもので，これも少陽病の主症状の一つで九六条に出ていました。「驚」は中正の官である胆が虚したために出現した症状であり，決断力が鈍り，些細なことにも不安がり，ビクビクしている様です。胆火が胃に波及するので，陽明病の胃熱による譫語が出現します。また，少陽病の邪が同気相通の手三焦に直達するので，水道である三焦の気化作用が失調して尿が出にくくなります。少陽の内外上下を通じさせる枢機が失調するので，陽気が通ぜず「一身尽ク重ク転側スベカラズ」という状態になります。これらの症状はみな少陽病の主証に多彩な兼証を伴って形成されたものなので，少陽病を中心に治療します。

本条では「煩驚」と「譫語」という精神症状が出現するので，「狂ノ如シ」という精神症状を現す桃核承気湯の条文の後に配列することによって，両者を互いに比較できるように編集上配慮したものと思われます。そこで両者を比較すると，まず本条は「驚」で前条は「狂」というように，精神症状の内容が若干異な

桃核承気湯《とうかくじょうきとう》

方　意

太陽病の表邪が解されず，邪が足太陽経脈の腑である膀胱に達し，膀胱の血分と結合して，太陽蓄血証という裏証の実熱と瘀血を生じたものである。

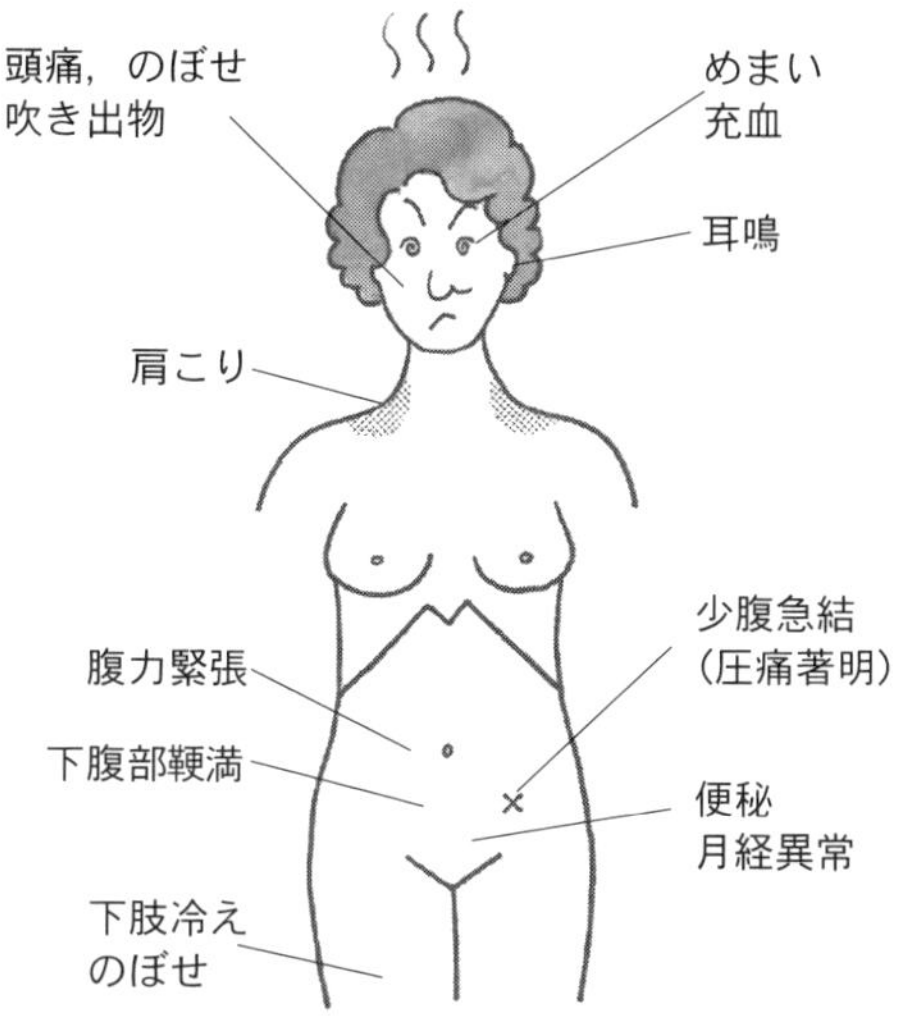

桃核承気湯証

主証：下焦実熱性瘀血・少腹急結。

客証：その人狂の如し(のぼせ・興奮・精神不安・不眠・月経時異常行動など)，月経異常・頭痛・耳鳴・めまい・便秘腹満など。

脈は沈実，あるいは濇。

舌はやや乾燥，黄苔がみられる。

腹は緊張良好，少腹急結（臍斜下の圧痛過敏）。

臨床応用

更年期障害・月経困難症・子宮内膜症・胎児死産・胎盤残留・月経時や産後の精神不安定・高血圧症・常習便秘・のぼせ症など。

運用の要点

実証の瘀血証・のぼせと精神不安定・少腹急結の腹証。

類方鑑別

抵当湯：熱よりも瘀血の症状が顕著・少腹鞕満・精神異常も強い（狂を発す）。

猪苓湯：下焦水熱互結。少腹満で淋証。

大承気湯：腹部全体が鞕満し拒按。宿便燥結で便秘がひどく，潮熱・譫語を伴う。

大陥胸湯：結胸証。便秘腹満とともに腹診すると石のように硬く，心下痛がある。脈は沈緊。

大柴胡湯：少陽陽明合病。腹証では心下満し，胸脇苦満が著明。鬱々微煩。

原　典

太陽病解サズ，熱膀胱ニ結ビ，其ノ人狂ノ如ク，血自ラ下ル，下ル者ハ愈ユ。

枢機を内外にめぐらし，全身倦怠感や不可転側などを治す。

佐薬：人参１両半（2.5ｇ）　甘苦，温。脾を補い元気を益す。津液を生ず。

半夏２合（4.0ｇ）　辛，温，有毒。逆気を降し，少陽病の嘔を止める。

竜骨１両半（2.5 ｇ）甘渋，平。魂を安じ，驚を鎮める。

牡蛎１両半（2.5ｇ）　鹹渋，微寒。虚労煩熱を治す。竜骨・牡蛎で肝胆の熱による煩驚を鎮める。

鉛丹１両半　鎮静作用があるが，毒性のため現在は用いない。

使薬：桂枝１両半（3.0ｇ）　辛甘，温。発汗解肌，残余の表証を治す。

茯苓１両半（3.0ｇ）　甘（淡），平。三焦の水道失調による尿不利を治す。

生姜１両半（1.0ｇ）　辛，温。半夏の毒を消すとともに中焦を温め，痰飲を散じる。

大棗６枚（2.5ｇ）　甘，温。補気養血。生姜とともに補脾和胃。

大黄２両（1.0ｇ）　大苦，大寒。胃熱を清瀉し，大便を通じさせる。

処方全体としては，少陽を中心に胆火を消し，気を疏通させ，心火を鎮め，胃熱を去り，三焦を通利する。

ります。次に本条の病理機序は少陽病胆火によるものであるのに対し、前条は太陽病下焦において熱と血が結合した結果生じるものです。したがって本条は胸脇苦満を主証とし、前条は少腹急結が主証です。

柴胡加竜骨牡蛎湯は小柴胡湯去甘草加桂枝茯苓大黄竜骨牡蛎鉛丹です。甘草を去ることによって薬の作用を早め、邪を素早く取り除くようにしています。桂枝は残存する太陽の表邪を解消し、茯苓は尿不利を治します。大黄は胃熱を瀉して譫語を治す働きをしています。竜骨、牡蛎、鉛丹は肝胆を鎮め神明（精神）を安定させる作用をもつ代表的な生薬で、イライラや煩驚を治めるのに効果があります。ただ鉛丹には毒性があるので、今日では通常除いて用いません。

本方はノイローゼやうつ病、あるいは軽い精神分裂病など、諸種の精神神経疾患によく用いられています。

条文一〇八

傷寒、腹満、譫語、寸口ノ脈浮ニシテ緊ナルハ此肝脾ニ乗ズルナリ。名ヅケテ縦《ジュウ》ト曰ウ。期門ヲ刺セ。

図解

柴胡加竜骨牡蛎湯《さいこかりゅうこつぼれいとう》

方　意

太陽傷寒を誤って下した結果，邪が半表半裏の少陽に内陥し，少陽の内外上下を通じさせる枢機を失調させるので，多彩な兼証を呈す。少陽胆を傷るとともに手少陽三焦，さらに心や胃にまで病変が広がった結果，多彩な症状を呈すに至ったものである。

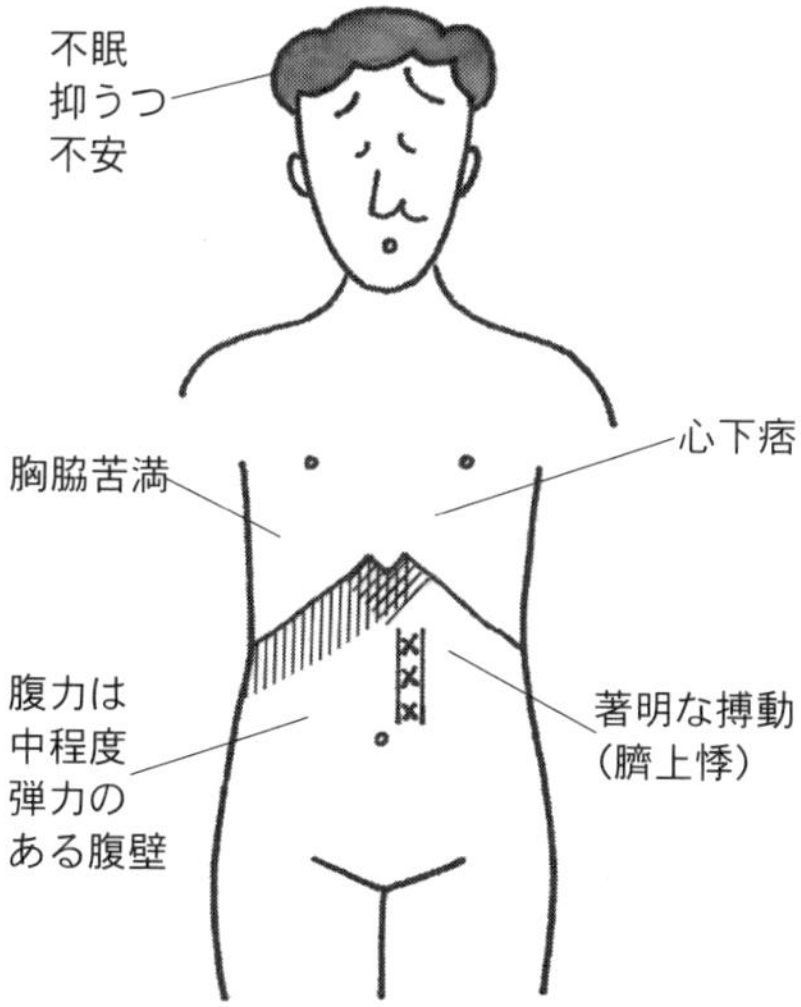

柴胡加竜骨牡蛎湯証

主証：胸脇苦満・煩驚・一身倦重。

兼証：譫語・転側不可・小便不利・便秘・動悸。

脈は弦，ときに数。

舌は舌質淡紅・多く白黄苔。

腹は緊張良好・胸脇苦満・心下に動悸。

臨床応用

神経症・不眠症・うつ病などの諸精神神経疾患，あるいは肝鬱気滞による高血圧症・慢性胃炎・胃腸機能障害・慢性肝炎など。

運用の要点

胸脇苦満・臍上悸・煩驚（不安・不眠・うつ・驚きやすいなどの精神状態）。

類方鑑別

柴胡桂枝乾姜湯：少陽病で心煩の証があるが，虚証で自汗・盗汗・冷え性の傾向がある。

四逆散：肝鬱気滞の証。胸脇苦満と両側腹皮拘急・真熱仮寒・抑うつ感。

炙甘草湯：心虚による動悸や不整脈が主。

原　典

傷寒八九日，之ヲ下シテ胸満，煩驚，小便利セズ，譫語シ，一身尽ク重ク，転側スベカラザル者ハ柴胡加竜骨牡蛎湯之ヲ主ル。（太陽病中篇　第107条）

方　解

君薬：柴胡４両（5.0ｇ）　苦，微寒。半表の熱を解し，肝の疏泄を利す。

臣薬：黄芩１両半（2.5ｇ）　苦，寒。君臣二薬で少陽胆の熱を和解し，少陽の

本条と次の一〇九条は、肝胆の邪気が旺盛になりすぎて、その邪が脾あるいは肺に影響している場合について論じています。

傷寒に罹って日はまだ浅いのに、病人は腹満譫語という陽明腑証の症状を現しています。しかし脈象は、浮にして緊とあるので太陽病の脈です。これは陽明病の脈ではなく、脈と症状は矛盾しています。この場合は肝胆にある少陽病の邪が陽明胃に乗じた、すなわち強く影響していると考えなさいというのです。少陽肝胆の脈は本来弦であり、浮緊とは異なります。しかし、『傷寒論』で緊は緊張の強い硬い脈で、弦脈の強い場合と区別がつきがたいので、弦と捉えるべきか、それとも別の解釈をすべきかよくわかりません。

本条は五行説の理論にもとづいており、肝乗胃とは肝気犯胃すなわち木克土で、肝は脾に対して相克の関係にあるので、相克が正常すなわち順の方向に過剰に働きすぎたという意味で「縦」と名付けたのです。「期門ヲ刺セ」とは期門は肝経の募穴（臓腑の経気が集まる反応点）なので、ここを刺して強すぎる肝気を瀉してやれば相克過剰は治まるというものです。五行の関係については、次条のあとで少し説明します。

条文 一〇九

傷寒発熱、嗇嗇トシテ悪寒シ、大イニ渇シテ水ヲ飲マント欲シ、其ノ腹必ズ満ス。自ラ汗出デテ小便利スレバ其ノ病解セント欲ス。此肝肺ニ乗ズルナリ。名ヅケテ横《オウ》ト曰ウ。期門ヲ刺セ。

「傷寒発熱、嗇嗇トシテ悪寒」は桂枝湯の条文にも出ていて、太陽病の症状です。しかし本条には、脈状の記載はありません。強い口渇があるのに水を飲むと腹が張るということは、尿が出ないためであり、これを肺と関連づけて考えると、肺は水の上源で、その粛降作用によって脾から上輸された水分を三焦を通じて全身に配布していますが、その粛降作用がうまく働かないために水分が停滞して腹満尿不利が生じているのです。一方、汗が出て尿が通じるということは、肺の粛降作用が正常化したことを示しています。したがって当然、病は治癒に向かうわけです。

本条では異常に旺盛な肝気が、肺に影響して肺の粛降作用を失調させたとして、「肝肺に乗ず」と述べています。これも五行説にもとづく考え方で、肺と肝は互いに相克の関係にあって、正常な状態では肺が肝の働きを制約しています。ところが本条では、逆に肝が肺の働きに影響を与えています。このように相克が逆方向に働く現象を、一般に反侮と呼んでいます。したがって前条の順すなわち縦に対し、本条の場合逆なので横とします。原因は肝気が旺盛になりすぎることにあるので、ここでも肝の募穴の期門を刺します。

　五行説では、すべての事象は木・火・土・金・水のいずれかの属性を賦与されていると考えています。五臓六腑も例外ではありません。そして五行（木火土金水）相互間の関係は、基本的に親和、ないしは促進する関係である相生と、反発ないしは抑制する関係である相克のいずれかの関係に帰せられると考えています。複数の臓腑間にまたがって病気が発現ないしは進展するとき、五行の相生相克の関係から説明したり弁証したりします。

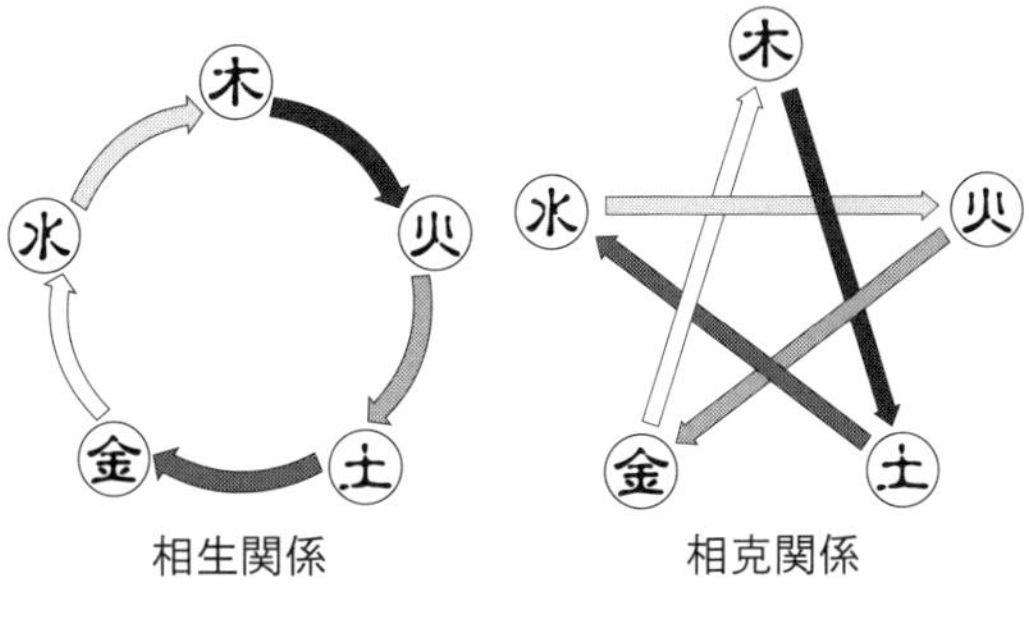

臓（陰）	肝	心	脾	肺	腎
腑（陽）	胆	小腸	胃	大腸	膀胱
	（木）	（火）	（土）	（金）	（水）

図二　五行の相生・相克と臓腑の五行配当

条文一一〇

太陽病二日、反テ躁シ、凡ソ其ノ背ヲ熨シテ大イニ汗出デ、大熱胃ニ入レバ胃中ノ水竭シテ躁煩シ必ズ譫語ヲ発ス。十余日ニシテ振慄シ自ラ下利スル者ハ、此解セント欲スト為スナリ。

故ニ其ノ汗腰従リ以下ニ汗ヲ得ザレバ、小便セント欲スレドモ得ズ、反テ嘔シ、失溲《シッソウ》セント欲シ、足下悪風シ大便鞕シ。小便当ニ数タルベキニ反テ数タラズ及ビ多カラズ。大便シ已リテ頭卓然《タクゼン》トシテ痛ミ、其ノ人足必ズ熱スルハ穀気下流スルガ故ナリ。

本条から一一九条までは、火法という温熱療法の誤用によって生じた壊証について述べています。『傷寒論』の時代、火を用いて行う温熱療法が種々あったらしく、それらの誤用によって生じる問題も多々あったと思われます。

本条の前半には、火法の一種である熨法（おそらく温めた石か瓦を布で包んでこれを当てて体を温めたものでしょう）による壊証と自然治癒するときの兆候、後半は火法による、熱が上半身に鬱滞して生じる症状について述べています。

太陽病の二日目に煩躁を生じるのは異常な経過で、邪熱が非常に旺盛で陽明に伝入したことを意味しています。それに対して医者は何を血迷ったか、病人の背中に熱い熨を当てがったので病人は大量に発汗し、胃中の津液を消耗して胃の燥熱がますます盛んになり、陽明腑証が進行した結果、病人は譫語すなわちうわごとを発するようになったものです。

十余日経過して正気が回復し、胃中の津液も回復すると、陽明胃腑では激烈な邪正闘争が展開されて、病人は始め大いに身振いし、次に大いに発汗するとともに、自ら下痢によって邪熱を体外に排泄しようとします。「振慄」という言葉は九四条に出ていました。

もし陽明の燥熱が下痢とともに排泄されずに上炎すると、陽気は上逆して嘔吐を生じ、上半身は熱く発汗しますが、下半身には陽気がめぐらないので足腰が冷えて汗が出ず、思うように排尿できず失禁し、大便も思うように出ないという状態になります。便秘すれば普通、体内の水分は尿の方に回って尿量が増えるはずですが、陽気不足のため尿の回数も量も増えません。

もし陽明の燥熱が上炎せず反対に下降すると、そのときは足下が熱くなり、上半身には陽気が行かないので今度は頭の中が空虚になり、排便したときにひどく頭痛がする、というものです。穀気とは胃気の別称で、陽明の正気です。

条文一一一

太陽病中風、火ヲ以テ劫《オビヤカ》シ汗ヲ発ス。邪風火熱ヲ被リ、血気流溢シテ其ノ常度ヲ失ス。両陽相熏灼スレバ其ノ身黄ヲ発ス。陽盛ンナレバ則チ衄セント欲シ、陰虚スレバ小便難シ、陰陽倶ニ虚竭スレバ身体則チ枯燥シ、但ダ頭汗出デ、頸ヲ剤《ソロ》エテ還ル。腹満シ微カニ喘シ、口乾キ、咽爛シ、或イハ大便セズ、久シケレバ則チ譫語シ、甚シキ者ハ噦スルニ至リ、手足躁擾《ソウジョウ》シ、捻衣摸床《ネンイモショウ》スルモ小便利スル者ハ、其ノ人治スベシ。

どこで区切って読むかで多少意味合いが違ってきますが、一応このように読んでみました。

太陽病中風には当然桂枝湯を用いて発汗解肌しなくてはならないところに、前条と同じように火法を用いて発汗させたために、変証を生じたことについて述べています。

太陽中風の風邪は陽邪です。これに陽に属す火熱を当てて発汗させれば、陽邪はますます旺盛になって、そのために気血は正常な運行の範囲を越えて暴走します。風邪と火邪と二つの陽邪が相乗して体を強烈に熱する結果、黄疸を生じます。

外感の陽熱が旺盛なときは血熱妄行して鼻血が出ますが、これは四六条と四七条に出ていた衄血と同じ病理機序によるものです。病人の陰血が損傷されるときは、津液を消耗して尿量が減少します。

火邪によって大量に発汗して病人の気血陰陽ともに虚竭するときは、気による温煦作用も血による滋潤作用も得られなくなるので、病人は消耗し皮膚もかさついてしまいます。陽邪が正常な発汗作用によって発散解表されるときは全身から汗が出ますが、本条の場合は津液が消耗・枯渇しているので、汗はわずかに頸から上にしか出ず、したがって陽邪は発散されません。「剤エテ」という言葉は「斉」から出て、衣のすそのように一直線に切り揃えられた状態を形容したものです。

邪熱は発散されない結果、裏に侵入し、脾胃の働きを失調させて腹満を生じます。肺の宣散作用を失調させると喘咳を生じ、脾胃の邪熱が上逆すると口内乾燥や咽喉のびらんを生じます。一方、邪熱が下行して胃腸内に結集すると便秘を生じ、胃腸の実熱が持続すると胃の津液が枯渇して胃の働きは失われ、しゃっくりやからえずきが出、また胃熱が心を上擾するので精神朦朧としてうわごとを言うようになります。

「手足躁擾、捻衣摸床」とは高熱にうなされて手足をばたつかせたり、無意識の中で着衣や寝床をまさぐるように指を動かす動作を見せることで、高熱によって意識が混濁したときに生じる精神神経症状で、陽熱が非常に熾盛であることを示しています。

ただしこのように高熱にうなされていても、尿が自然に出るようであれば、まだ体内には津液が残されている証拠なので、病人には一縷の回復の望みがありますが、尿がまったく出ないようであれば生命の水はまったく枯渇しているというサインなので、病人が助かる見込みは乏しいということです。

条文一一二

傷寒脈浮ナルニ、医火ヲ以テ之ヲ劫シ陽ヲ亡セバ必ズ驚狂ス、臥起安カラザル者ハ桂枝去芍薬加蜀漆牡蛎竜骨救逆湯之ヲ主ル。

桂枝去芍薬加蜀漆牡蛎竜骨救逆湯ノ方

桂枝三両皮ヲ去ル　甘草二両炙ル　生姜三両切ル　大棗十二枚擘ク　牡蛎五両熬ル　蜀漆三両洗イテ腥《セイ》ヲ去ル　竜骨四両

右ノ七味、水一斗二升ヲ以テ先ズ蜀漆ヲ煮テ二升ヲ減ズ。諸薬ヲ内レ、煮テ三升ヲ取リ滓ヲ去リ一升ヲ温服セヨ。本桂枝湯ト云ウ、今芍薬ヲ去リ蜀漆、牡蛎、竜骨ヲ加ウ。

本条も火法を用いた誤治により、精神症状を生じた場合について述べたものです。

「傷寒脈浮」とは太陽病であり、本来は辛温解表剤を用いて発汗解表すべきであるのに、焼鍼・灸・熨などといった火法を用いて強引に発汗させてしまい、前条と同じく大量に発汗させた結果、心陽が亡失して驚狂や臥起不安といった心臓の異常が生じたり、重篤な場合には精神症状が出現したりするものです。「亡陽」の「陽」は、ここでは心陽を指しています。汗は津液が化したもので、心の液とされています。多量に発汗すると心液が外泄して心神が養われず、心臓や精神の異常が現れます。

桂枝去芍薬加蜀漆牡蛎竜骨救逆湯、一名救逆湯は桂枝湯の変方です。

桂枝は辛甘温、炙甘草は甘温の剤で心陽の回復をはかり、大棗と生姜は桂枝甘草の働きを助けながら脾胃を補益して営衛の調和をはかります。竜骨と牡蛎は心神を養い安定させる目的で、やや大量に用いられています。蜀漆の用途については諸説あり、一つは火邪を散じるという説と、もう一つは心陽の不足に乗じて痰飲の邪が心に擾じ、驚狂を引き起こすので、痰飲を除去する目的で配合してあるという説です。芍薬を除いてあるのは、ほかの薬はすべて陽気の回復に働く生薬であり、本方の目的は速やかに心陽を回復させることにあるので、酸寒で陰に働く芍薬は不必要、かつかえって邪魔になるという理由によります。

本方は、火邪による心の逆証を急治する処方であるがゆえに、救逆湯と命名されています。

条文 一一三 形傷寒ヲ作スモ、其ノ脈弦緊ナラズシテ弱。弱ナル者ハ必ズ渇ス。火ヲ被ラバ必ズ讝語ス。弱ナル者ハ熱ヲ発シテ脈浮、之ヲ解スニハ当ニ汗出デテ愈ユベシ。

本条では一見傷寒に似ているが、実は温病の病人に、火法を用いて発汗させることは禁忌であることを述べています。文脈が少し理解しにくいところがあります。「火ヲ被ラバ必ズ讝語ス」の一節を、文末に持っていく方がわかりやすくなります。

温病は第六条に出ていて、太陽病の一つですが、その病因は傷寒を起こす風寒の邪とは異なる温熱の邪で、症状は発熱するだけで悪寒がなく、口渇し、脈は陰陽ともに浮で、傷寒に現れる浮緊の脈を呈することはありません。本条は脈浮弱で、温病初期の脈状を表していますから、辛涼解表剤を用いて少し汗を出しながら発表しなくてはなりません。絶対に、汗を出すぎてはいけません。

温病に誤って火法を用いた結果については、すでに第六条でも厳しく警告していますが、もし温病に火法を用いて過剰に発汗させると、陽熱の外邪にさらに火熱を加えることになり、高熱により津液まで損傷して、意識障害やうわごとなどを伴う重篤な壊病に陥ると、本条でも述べられています。

条文 一一四

太陽病、火ヲ以テ之ヲ熏ズルモ汗ヲ得ザレバ其ノ人必ズ躁ス。経ニ到ルモ解セザレバ必ズ清血ス、名ヅケテ火邪ト為ス。

一一〇条から前条までは、火法による強引な発汗により体の陽気や陰精を損傷した場合について述べられていましたが、本条では火法を用いても汗が出ず、火法による熱が体内に鬱滞して、煩躁や血便などを生じた場合について述べたものです。

「火ヲ以テ熏ズ」というのは温熱療法の一種で、病人に熱気を当てて行う治療法のようです。何度も言うように本条も太陽病とありますから、辛温解表剤によって発汗させるべきなのに、外から熱を当てたところ、病人は期待通りに発汗せず逆に熱が体内にこもってしまって発散されず、深達して心神を騒擾したために煩躁を生じたものです。

太陽病の邪は、七日経つと太陽経を一循すると第八条にありました。これを「経ニ至ル」といいます。このときに正気が十分回復していると病は自然に治癒しますが、邪の勢力がなお強いと邪は治癒しないだけでなく、足太陽経に連なる腑の膀胱からさらに手太陽経の腑である小腸に伝わってここで血便を生じます。これが「清血」です。清は圊に通じて厠のことであり、したがって清血とは便血です。これらの症状は火法の誤治によって生じた壊病なので、「火邪」と呼びます。

条文 一一五

脉浮ニシテ熱甚ダシ、而ルニ反テ之ニ灸ス、此実タリ。実ニ虚ヲ以テ治セバ火ニ因リ動ジ必ズ咽《ノド》燥《カワ》キ吐血ス。

本条も火法による壊病を述べたものですが、そのまま読むと若干わかりにくいところがあります。「此実タリ」を前行の「熱甚ダシ」の後に持ってくるとよく意味が通じると思います。

前条は火法による誤治で、体内に鬱積した熱が下行して血便を生じましたが、本条はその鬱積した熱が上行して、吐血を生じた場合です。

「脈浮ニシテ熱甚ダシ」とは、表実熱証の症状です。おそらく無汗であったので、医者は発汗させようと考えて灸を据えたのでしょう。実熱に対して温補する火法を行ったので実を実する結果になり、体内の陽熱はますます旺盛になり、上行して咽を灼き、血絡を損傷して吐血を生じたものです。

条文一一六

微ニシテ数ノ脈ハ慎ンデ灸スベカラズ。火ニ因リテ邪ヲ為セバ則チ煩逆ト為ル。虚ヲ追イ実ヲ逐イ血脈中ニ散ズ。火気ハ微ナリト雖モ、内攻スルニ力有リ、骨ヲ焦ガシ筋ヲ傷《ヤブ》リ、血復シ難キナリ。

脈浮ナレバ宜シク汗ヲ以テ解スベシ。火ヲ用イ之ニ灸スレバ邪従リテ出ル無ク、火ニ因リ盛ン、病腰ヨリ以下必ズ重ク痺ス。名ヅケテ火逆ナリ。

自ラ解セント欲スル者ハ必ズ当ニ先ズ煩スベシ、煩スレバ乃チ汗有リテ解ス。何ヲ以テ之ヲ知ル。脈浮、故ニ汗出デテ解スト知ル。

本条はかなり長く、文の構成上三つの部分に分けられるようです。実際、三条に分割してあるテキストもあります。

始めの節、「微ニシテ数ノ脈」というのは、陰虚火旺の脈証を意味しています。つまり血虚がさらに進行して津液まで不足して脱津虚熱を伴った状態です。灸法は陽虚の虚寒証に対する治法ですから、陰虚火旺には禁忌です。したがって、「慎ンデ灸スベカラズ」と禁じているのです。この禁忌を侵すと煩逆を生じます。煩は熱証ですから､煩逆は火熱の逆証という意味です。「虚ヲ追イ実ヲ逐イ」は、二つの悪い結果を招来するという意で、一つは本証の陰虚に火法を用いるとますます津液不足を増強させます。もう一つは熱証なのに熱を加えることで、裏熱がますます旺盛になります。

二重の逆治によって陰血は損傷されて、血脈中で消散してしまいます。このように、たかが灸くらいと思っても、熱証に熱を加えたために病人に与えるダメージは予想以上に甚大であり、血が養っている骨や筋の損傷は容易には回復しないと、著者は警告しています。

真中の節では火法による誤治の変証がいままでにいくつも出てきましたが、さらにもう一つ、裏熱が鬱積して上行し、下半身には逆に陽気が到達しなくなった結果、腰から下が重だるく、ひどい場合下半身が痛むこともある、と述べており、これも火熱による逆証ですから火逆と呼びます。誤治によって上半身に裏熱が上行・偏鬱して下肢が冷えるという異常は、太陽病に誤まって熨法を施して大量に発汗させた病人に生じる変証の一つとして、すでに一一〇条に出ていました。

最後の節は前節を承けて、病人が自力で回復する場合について述べられています。

自然治愈するためには、正気が十分回復して邪正闘争が起こり、正勝邪退という転機が起こらなくてはなりません。邪正闘争に際しては、まず病人は正気が発する熱によって一見煩悶し、次に太陽病の一般原則通り、発汗と同時に邪が発散・排泄されて病人は回復します。邪正闘争の結果、正勝邪退に先立っては一〇一条に見たように「蒸蒸ト振」すこともあれば、本条のように「先ズ煩」することもあります。

条文 一一七

焼針シテ其レヲ汗セシメ、針処ニ寒ヲ被リ、核起シテ赤キ者ハ必ズ奔豚ヲ発ス。気少腹従リ上リテ心ヲ衝ク者ハ其ノ核上ニ各一壮ヲ灸シ桂枝加桂湯ヲ与ウ。更ニ桂二両ヲ加ウナリ。

桂枝加桂湯ノ方

桂枝五両皮ヲ去ル　芍薬三両　生姜三両切ル

甘草二両炙ル　大棗十二枚擘ク

右ノ五味、水七升ヲ以テ煮テ三升ヲ取リ、滓ヲ去リ一升ヲ温服セヨ。本桂枝湯ト云ウ。今桂ヲ加エ五両ニ満ス。桂ヲ加ウ所以ハ以テ能ク奔豚ノ気ヲ泄スナリ。

本条も火邪による変証の一つです。焼鍼によって強制的に発汗させた結果、汗が出た後に腠理（皮膚のきめ、汗腺もここに開孔している）が開きっ放しになり、そこから寒邪が侵入して、鍼を打った痕が隆起して赤い核を生じたものです。また火法による大量の発汗で、一一二条で見たように心陽を亡失する結果、奔豚という症状を呈するものです。奔豚というのは『傷寒論』と並ぶもう一つの原典『金匱要略』に「奔豚ノ病ハ少腹ヨリ起リ、上リテ咽喉ヲ衝キ、発作スレバ死セント欲スルモ、復タ還リ止ム」と定義されている症状で、現代でいうパニック症候群のようなものかもしれません。その原因を、『金匱要略』では「驚ヨリ発ス」としていますが、本条のように大量の発汗後心陽が衰えて、日頃相済け合っている腎陰（真水）を制御することができなくなる結果、腎水が上衝して生じることもあります。

その治法は、本条ではまず鍼をした箇所に凝滞した寒邪を温散する目的で灸を据えること、一壮とはもぐさ一つまみです。次に桂枝加桂湯を用いて、心陽を温補すると同時に上衝した寒飲の気を下降させてやることです。

桂枝加桂湯は、桂枝湯の桂枝を増量した処方です。桂枝には本草書の原典である『神農本草経』には（一）逆気を降ろす、（二）結気を散ず、（三）脾を補い元気を益す、という三つ働きがあると記されておりますが、桂枝加桂湯は、これらの働きが総合され、補心・通陽・降気の働きを果しています。

奔豚については、すでに六五条の茯苓桂枝甘草大棗湯（苓桂甘棗湯）の条に「奔豚ヲ作サント欲ス」という記載がありました。このときは太陽病を発汗させすぎて心陽が虚し、下焦の水飲を制御できなくなった結果、腎水が動き始めたが、まだ「心ヲ衝ク」にはいたらず臍下（下腹部）で動悸を感じるに留まっている段階で、奔豚初期の症候といえます。

余談ですが先に述べた『金匱要略』奔豚気病ノ脈証ト治第八には、この『傷寒論』の桂枝加桂湯と苓桂甘棗湯とまったく同じ条文と処方が出ていて、それにもう一つ奔豚湯（甘草、川芎、当帰、半夏、黄芩、生葛根、芍薬、生姜、李根白皮）という処方が加わっています。奔豚は一般に腎水上逆による場合が多いのですが、稀には奔豚湯証のように肝気の上逆によって生じる奔豚もあります。ただし傷寒の誤治とはあまり関係なく、よく対人関係のストレスなどから生じるようです。

条文 一一八

火逆、之ヲ下ス、焼針ニヨリ煩躁スル者ハ、桂枝甘草竜骨牡蛎湯之ヲ主ル。

桂枝甘草竜骨牡蛎湯ノ方

桂枝一両皮ヲ去ル　甘草二両炙ル　牡蛎二両熬ル　竜骨二両

右ノ四味、水五升ヲ以テ煮テ二升半ヲ取リ、滓ヲ去リ八合ヲ温服セヨ、日ニ三服ス。

本条も太陽傷寒に対して焼鍼という火法と、さらに瀉下という誤治を重ねたことにより、過剰な発汗と下痢を引き起こし、心陽がひどく虚損した結果、心神が養われず浮越して煩躁という精神不安定の症状を生じたものです。

桂枝甘草竜骨牡蛎湯は、六四条の発汗過多によって心陽が虚して動悸を生じたときに用いた桂枝甘草湯に竜骨と牡蛎を加味した処方です。

桂枝甘草湯は辛温の桂枝で心陽を補い、甘温の炙甘草で心の津液を養って、発汗過多により心陽が不足し、心が空虚になって動悸や不安が生じるものを治しました。本証はそのうえさらに火逆（火法の誤治による変証）により、火邪が心に迫って煩躁を生じているので、性味がそれぞれ鹹寒および甘平の竜骨と牡蛎を加えて火熱を抑え、心神を収斂させて煩躁を止めようというものです。

本方は、同じく火逆によって心陽を亡い驚狂を発した一一二条の桂枝去芍薬加蜀漆牡蛎竜骨救逆湯（救逆湯）と比較すると、重症の狂にはいたらずいまだ煩の段階に留まっていますから、いくぶん軽症と考えられます。また心陽虚に痰飲の邪が乗じたという症候もないので、蜀漆も用いる必要はありませんし、桂枝、竜骨、牡蛎などの薬味の分量も少量になっています。

太陽病の治療に際し、発汗法が当を得ず、さらに瀉下を用いたため病人が煩躁する例としては、六九条の茯苓四逆湯証がありました。これは発汗と瀉下によって腎の陰陽をともに損傷した結果、病人が陰陽両虚に陥って煩躁を現したものです。

このように治療法を誤ると実に多種多様な変証を生

じ、その弁証と治法は迷路のように複雑で難解なものになります。

条文 一一九

太陽傷寒ノ者ハ温針ヲ加ウレバ必ズ驚スナリ。

「驚」とは気持ちが落ち着かず、何となく不安や恐怖を感じているような精神状態で、火逆により正気が損なわれ、その虚に乗じて邪気が侵入して気血陰陽を失調させた結果生じるもので、具体的には心気が傷害されたことを示しています。これまでに現れた火逆の変証にみられる煩躁・驚狂・譫語・奔豚などの諸証は、どれもみな「驚」の要素を内包しています。したがって本条は、一一〇条から前条までの火熱治療の誤治による変証を総括しているとも解釈されるので、本条は火逆の変証の冒頭、一一〇条の前に置くべきであると唱える学者もいます。

火法には条文から見ると、熨・灸・薫蒸・温鍼・焼鍼と諸法あり、いずれも体を強く温めて強制的に発汗させて散寒・通陽・開痹などに働き、強い寒冷で生じた腹痛・筋痛・寒湿痹などにある程度の効果があるようですが、強制的な治療法なので適応症が限定され、適度に発汗させる必要がある太陽病や、温熱の邪によって生じる温病には禁忌であり、これを犯すと、火法による変証「火邪」を生じます。

条文 一二〇

太陽病ハ当ニ悪寒シテ発熱スベキニ、今自ラ汗出デ反テ悪寒セズ、発熱シテ、関上ノ脈細ニシテ数ナル者ハ、医之ヲ吐スルノ過ヲ以テナリ。一二日ニシテ吐スルノ者ハ腹中飢ウルモ口食ス能ワズ、三四日ニシテ吐スルノ者ハ糜粥《ビシュク》ヲ喜バズ冷食ヲ食セント欲シ、朝ニ食シテ暮ニ吐ス。医之ヲ吐スルヲ以テ致ス所ナリ。此小逆タリ。

本条より一二三条までの四条は、太陽病に誤って吐法を用いて嘔吐させた結果生じた、変証について論じています。

本条は誤って嘔吐させた結果、発汗して太陽病の表証は一応解消しましたが、胃中の津液を失ったため傷陰して虚熱を生じ、食物を受け付けなくなった変証です。
条文に沿って解釈すると、太陽病には当然、発熱悪寒があるはずなのに、発汗があって発熱も悪寒もない。これは吐法が兼有する発散作用によって発汗し、表邪は一応去った状態です。問題は脈で、関上の脈が細数とあります。関脈は脾胃に対応しています。（表三参照）

表三　寸口の脈による臓腑配当

	寸口	関上	尺中
右	肺・大腸	脾・胃	腎・三焦
左	心・小腸	肝・胆	腎・膀胱

細は血虚、数は熱証を表していますから、細数はすなわち陰虚の内熱によると考えられます。これらの異常な所見が、誤吐によって生じた変証であることには異論はなく、また「脈細数」の理由については、多くの学者は一二二条と同じく、本条の本態は元来は胃気虚寒であったものが誤吐によって一種の虚熱を伴うようになった真寒仮熱証であると論じています。

発病した直後（一、二日）に誤って嘔吐させた病人は、空腹感はあるのに食べられないという症状を訴えます。発病一、二日目に、吐法によって表邪は去り、また誤吐による胃気の損傷も大したことはなく、食欲はあるが食べられないという程度で、これは最も軽い変証です。発病してからしばらく経過して（三、四日）吐法を施した病人は、症状がやや顕著で、熱い粥を嫌い冷たい食物を欲しがりますが消化せず、夜になって朝食べたものを全部吐いてしまうという症状がみられます。この時期になると胃気の損傷もひどく、胃の燥きがあるので冷たい粥を欲しますが、実際には胃の陽気が不足しているので、外界の陽気が強い朝方には粥を受けつけますが、陽気が乏しくなる夕方には消化力が弱るので食を受けつけず、全部吐いてしまうのです。これらはいずれも、吐法による変証の中ではまだ軽い部類に属します。嘔吐により一応表在の邪の発散効果がみられ、一方瀉下法による変証のように下痢によって裏の陽気が虚して外表の邪が内陥して重篤な裏証を生じるといった恐れもなく、ただ胃を適当に温補和中してやれば変証は治せるので、これを「小逆」と表現したものです。

条文 一二一

太陽病之ヲ吐ス。但ダ太陽病ハ当ニ悪寒スベクニ、今反テ悪寒セズ、衣ヲ近ズクルヲ欲セズ、此吐ノ内煩タルナリ。

本条は、前条で太陽病に誤って吐法を用いて胃の津液を損傷して、胃中に虚熱を生じたのに対し、誤吐により胃中に燥熱を生じ、病人が煩悶する変証を生じたものです。「悪寒セズ衣ヲ近ヅクルヲ欲セズ」は、虚熱ではなく実熱であることを表現しています。胃の燥実熱証ならばすなわち陽明腑証です。本条は簡略すぎてその治法までは記されていませんが、この後の一二三条、あるいは第七〇条「発汗後悪寒スル者ハ虚スルガ故ナリ、悪寒セズ但ダ熱スル者ハ実ナリ、当ニ胃気ヲ和スベシ、調胃承気湯ヲ与ウ」によく似た証候ですから、調胃承気湯を与えるべきかもしれません。

条文 一二二

病人脈数。数ハ熱タリ、当ニ穀ヲ消シ食ヲ引クベシ。而ルニ反テ吐ス者ハ、此発汗スルヲ以テ陽気ヲシテ微、膈気ヲシテ虚セシメ脈乃チ数ナリ。数ハ客熱タリテ穀ヲ消ス能ワズ。胃中虚冷スルヲ以テノ故ニ吐スナリ。

本条は太陽病を発汗させすぎた結果、胃の陽気が虚して胃が冷え、真寒仮熱になって嘔吐する場合があることを論じています。

数脈とは術者が一呼吸する間に五回以上拍つ速い脈で、脈拍数が毎分九十拍以上に相当します。数脈は熱証であることを示しますが、熱証には虚実の別があります。実熱であれば体の中から熱エネルギーが湧き出て新陳代謝が亢進し、「当ニ穀ヲ消シ食ヲ引クベシ」で、病人は消化力が高まって食欲旺盛になるはずです。ところが逆に病人が嘔吐するのは、発汗させすぎたために胃中の陽気が衰えて胃が冷えてしまい、同時に横隔膜にある胃の入口も弛んでしまったからです。この場合、数脈を呈していてもこの熱証は体内から生じた本物の熱ではなく、ただの見せかけの仮の熱証にすぎないので「客熱」といったものです。

これに対する処方は出ていませんが、陽明胃の虚寒で嘔吐する者には呉茱萸湯がよいかと思われますが、津液損傷がある場合には温薬は燥性があるのでこれを避け、ただ嘔吐を止めるには『金匱要略』の小半夏湯（半夏、生姜）がよいとする説が有力です。

条文一二三

太陽病、経ヲ過グルコト十余日、心下温温トシテ吐セント欲シテ胸中痛ミ、大便反テ溏《トウ》、腹微カニ満シテ鬱鬱微煩ス。此時ニ先ダチ自ラ吐下ヲ極ムル者ハ調胃承気湯ヲ与ウ。若シ爾《シカ》ラザル者ハ与ウベカラズ。

但ダ嘔セント欲シ、胸中痛ミ微カニ溏スル者ハ此柴胡湯ノ証ニ非ズ。嘔スヲ以テノ故ニ吐下ヲ極メタルヲ知ルナリ。調胃承気湯。

太陽病の時期を過ぎて、病邪は次第に表から裏へと侵入していきます。裏への侵入の始まりは胸部ですから、胸中の気の働きが失調して病人は胸中がモヤモヤとしたり、痛んだりします。病邪は一部は胃に下ってきますが、一部は胸中にも残存するので嘔気がします。完全な胃実にはなりきっていないので、わずかに腹は張るが便秘せず、かえって少し下痢軟便になっています。「鬱鬱微煩」という症状は一〇三条の大柴胡湯証にも同じ表現がありましたが、胸から心窩部にかけて不快感が強く煩悶する有様です。

このような症状が、もし太陽病を誤って吐かせたり瀉下したりした結果生じたのであれば、これは胃気を損傷し津液を消耗させ、病邪が胃に陥入して胃実の証を形成したためですから、調胃承気湯を用いて胃熱を清し、胃気を調和させてやるべきです。しかし何も手を下さないのにこのような症状を呈するときは、病邪はいまだ完全には陽明胃実の証を形成していないので、承気湯を用いることはできません。

後半の「嘔セント欲シ、胸中痛ミ、微カニ溏」という症状は、一見九六条の小柴胡湯証に似ているようですが、本条の「嘔セント欲ス」という症状は誤治によって胃気が損傷した結果生じたもので、少陽病の肝胆の邪熱が、胃気の正常な下降を妨げて生ずる「喜嘔」とは異なっているので、小柴胡湯を用いるべきではありません。調胃承気湯を与え、胃気の調和回復をはかるべきです。

条文一二四

太陽病六七日、表証仍在リ、脈微ニシテ沈。反テ結胸セズ、其ノ人狂ヲ発スルハ、熱下焦ニ在ルヲ以テ少腹当ニ鞕満スベシ。小便自ラ利ス者ハ血ヲ下セバ乃チ愈ユ。然ル所以ノ者ハ、太陽経ニ随ウヲ以テ瘀熱裏ニ在ルガ故ナリ。抵当湯之ヲ主ル。

抵当湯ノ方

水蛭熬ル　虻虫各三十箇翅足ヲ去リ熬ル　桃仁二十箇皮尖ヲ去ル　大黄三両酒ニテ洗ウ

右ノ四味、水五升ヲ以テ煮テ三升ヲ取リ、滓ヲ去リ一升ヲ温服ス。下ラザレバ更ニ服セ。

本条から一二六条までの三箇条は、太陽病の邪が太陽膀胱経脈に随って腑である膀胱に入り、熱と血が結ばれて生じた下焦蓄血証を論じています。一〇六条の桃核承気湯証と対比して理解すべきところです。

太陽病で六七日経過して依然表証があれば、脈は当然浮であるべきですが、脈が沈で微というのは、太陽病が完全に解していないのにすでに邪が裏に内陥したことを意味しています。沈脈は裏証の脈であり、微脈は気血が脈中で渋滞していることを表現しています。邪が裏に内陥すると結胸になりやすいのですが、「反テ結胸セズ」といっています。結胸とは、この後の太陽病下篇の冒頭、一二八条以下に出てくる証候で、一三一条に「病陽ニ発ス、而ルニ反テ之ヲ下シ熱入リテ因リテ結胸ヲ作ス。……結胸ヲ成ス所以ノ者ハ之ヲ下スコト太《ハナハ》ダ早キヲ以テノ故ナリ」とあるように、太陽病を誤下したことにより、表在の熱邪が裏に内陥して水飲と結合して形成されるもので、胸脇あるいは心下に鞕満疼痛などの症状を呈しますが、そのほかにも太陽病が治癒しきれず、自然の経過で熱邪が裏に侵入して水飲と結合して形成されることもあります。

太陽経の邪がその臓である膀胱に達した場合、七一条に出てきた膀胱の気化作用を失調させて尿不利煩渇を生ずる蓄水証（五苓散）と、一〇六条に出てきた熱と血が結合して生じる蓄血証（桃核承気湯）があることはすでに見ました。本条には「小便自ラ利ス者」とあるので、蓄水証ではなく蓄血証です。蓄血証とした場合、桃核承気湯証の「狂ノ如シ」に対し、本条は「狂ヲ発ス」、腹証は桃核承気湯証の「少腹急結」に対

第125条）

陽明病，其ノ人喜忘スルハ必ズ蓄血有リ。然ル所以ノ者ハ本久シク瘀血有ルガ故ニ喜忘セサシム。屎鞕シト雖モ，大便反テ易ク其ノ色必ズ黒キ者ハ抵当湯ニテ之ヲ下スガ宜シ。（陽明病篇　第237条）

病人表裏ノ証無ク，発熱スルコト七八日，脈浮数ノ者ト雖モ之ヲ下スベシ。假令已ニ下サシムルモ脈数解サズ，熱ニ合エバ則チ穀ヲ消シテ喜飢ユ，六七日ニ至リテモ大便セザル者ハ，瘀血有リ，抵当湯ガ宜シ。（陽明病篇　第257条）

方　解

君薬：水蛭30個（1.0g）　鹹苦，平。有毒。破血逐瘀，能く結血を破り，癥瘕を消退させる。

臣薬：虻虫30個（1.0g）　苦，微寒。有毒。水蛭を助け破血逐瘀する，結血に勝ち癥瘕を消す。

佐薬：桃仁20個（1.0g）　苦甘，平。破瘀行血・潤腸通便。善く破血して散熱する。

使薬：大黄3両（3.0g）　大苦，大寒。瀉熱通腸・行瘀破積・清熱瀉火・涼血解毒。鬱滞するものをすべて通じ，推陳致新に働く。

し本条は、「少腹鞕満」と若干表現が異なっています。これは桃核承気湯証は蓄血よりも熱邪が旺盛であるのに対し、本条の抵当湯証は熱邪よりも瘀血が強いことを示しています。したがって、実証の瘀血を破血瀉下すべきです。条文は文章の構成上前後の転倒があるようで、「血ヲ下セバ乃チ癒ユ」に直接「抵当湯之ヲ主ル」を持続させればとても理解しやすくなります。「然ル所以ノ者ハ……瘀熱裏ニ在ルガ故ナリ」は、作者が本条の病理機序の説明を追記したものです。

抵当湯は瘀血治療の峻剤です。どうして抵当と命名されたかについては、古来諸説があるようです。

水蛭と虻虫はともに動物性の生薬で、悪血を逐い血積を破る強い薬効を有しています。必ず焙ってから用います。桃仁は、桃核承気湯でも用いられている代表的な活血化瘀薬です。大黄は強力な清熱瀉下作用があって、推陳致新（古いものを一掃して、後に新しいものを生み出す）に働きます。

抵当湯はこの後も陽明の蓄血証や、『金匱要略』の婦人雑病篇にも登場する、実証の瘀血証に対する代表的な薬方です。

抵当湯《ていとうとう》

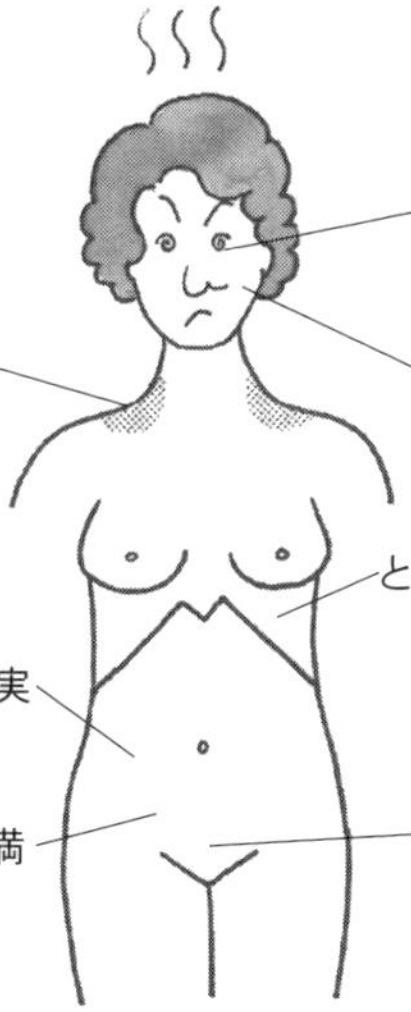

方　意

太陽経脈の表邪が解されず，太陽経の腑である膀胱に入り，下焦蓄血証を生じたもので，病理機序は桃核承気湯証と同じであるが，桃核承気湯証は熱が優勢，抵当湯証は瘀血が優勢である。

また瘀血による黄疸，あるいは陽明病の熱邪と瘀血が結合して生じる諸証に対しても，この方を用いる。

抵当湯証

主証：脈沈微・発狂（精神神経症状）・少腹鞕満・小便自利。

客証：身黄（黄疸）・健忘・便秘・黒便，あるいは口渇・月経異常・経血暗紅でときに凝血塊が混じる。

脈は沈微あるいは沈結。

舌は舌質暗紅・紫斑・舌下に血絡細絡。

腹は下腹部が膨満して硬く，抵抗や圧痛が顕著である。

臨床応用

更年期障害・月経異常・子宮筋腫・子宮附属器炎・子宮内膜症・晩期慢性肝炎・便秘・健忘症・精神障害など。

運用の要点

瘀血症状が顕著・少腹鞕満・尿自利・便黒。

類方鑑別

桃核承気湯：下焦に瘀血があるが，瘀血より熱が強い。腹証は少腹急結。

原　典

太陽病六七日，表証仍在リ，脈微ニシテ沈。反テ結胸セズ，其ノ人狂ヲ発スルハ，熱下焦ニ在ルヲ以テ少腹当ニ鞕満スベシ。小便自ラ利ス者ハ血ヲ下セバ乃チ愈ユ。然ル所以ノ者ハ，太陽経ニ随ウヲ以テ瘀熱裏ニ在ルガ故ナリ。抵当湯之ヲ主ル。（太陽病中篇　第124条）

太陽病，身黄シ脈沈結，少腹鞕ニシテ小便利セザル者ハ血無シト為スナリ。小便自ラ利シ，其ノ人狂ノ如キハ血証諦ラカナリ。抵当湯之ヲ主ル。（同上

条文 一二五

太陽病、身黄シ脈沈結、少腹鞕ニシテ小便利セザル者ハ血無シト為スナリ。小便自ラ利シ、其ノ人狂ノ如キハ血証諦《アキ》ラカナリ。抵当湯之ヲ主ル。

本条は、太陽腑病で蓄血によって生じる黄疸について論述したものです。

「身黄、脈沈結、少腹鞕」という病状は、太陽経の腑である膀胱で熱と水が結合した湿熱証でも、熱と血が互結した蓄血証でも生じる可能性があるので、両者の鑑別を述べています。

身黄は、今日でいう黄疸です。脈沈は、何度も言うように裏証です。結脈とは、結代したり跳んだりする脈で、気血が凝滞して血管内を円滑に流れない状態にあることを表現しています。少腹鞕の腹証は膀胱（下焦）に強い水滞かあるいは瘀血があることを示しています。

小便が自利か不利かによって、この発黄が湿熱によるものか、蓄血によるものか鑑別できます。小便不利の者は水湿が出口を失い、そのために湿熱が肝胆の疏泄作用を失調させて黄疸を発します。それゆえ「血無シト為ス」、つまり蓄血証ではありません。この場合の治方は、二六〇条の茵蔯蒿湯か、二六二条の麻黄連軺赤小豆湯でしょう。もし小便自利であれば、これは水滞ではなく、血と熱が下焦に停滞して瘀熱となり、肝胆の疏泄作用を阻害して黄疸を発来させたものです。瘀熱は上焦の心神をも上擾するので、「其ノ人狂ノ如シ」という精神症状も現れてきます。したがってこの黄疸は蓄血によるものであることは疑う余地がないので、「諦ラカナリ」といっています。

条文 一二六

傷寒熱有リテ少腹満、応《マサ》ニ小便不利スベキニ、今反テ利スルハ血有ルト為スナリ。当ニ之ヲ下スベシ、余ノ薬ヲスベカラズ。抵当丸ガ宜シ。

抵当丸ノ方

水蛭二十箇熬ル　虻虫二十箇翅足ヲ去リ熬ル
桃仁二十五箇皮尖ヲ去ル　大黄三両

右ノ四味、擣キテ四丸ニ分カチ、水一升ヲ以テ一丸ヲ煮ル。七合ヲ取リテ之ヲ服セ。晬時《スイジ》ニ当ニ血ヲ下スベシ。若シ下ラザレバ更ニ服セ。

傷寒有熱とは、太陽病の表証が残存している状態です。少腹満は下腹が脹満するもので、前条の少腹鞕と比較すると一段と軽い症状です。少腹満も、もし下焦蓄水証によるものであれば、当然膀胱の気化作用が失調して小便不利であるはずですが、「反テ利」とあるのでこれは蓄水証ではなく、病は血分にある、すなわち蓄血証によるものであることが理解されます。ここでも前条と同じく、小便不利と小便利が、蓄水証か蓄血証かを鑑別する鍵になっています。

少腹鞕でも急結でもなく満であり、また「発狂」も「如狂」という精神症状もないので、本条の証候は、前条、前々条の抵当湯証ほど瘀血は顕著でなく、また一〇六条桃核承気湯証ほど熱邪も盛んでないことがわかります。そこで前条の抵当湯の分量を減じ、さらにこれを丸薬に変じてその作用を一段と緩徐に、しかも持続するようにした処方が抵当丸です。「余ノ薬ヲスベカラズ」といっているのは、前条と同じく、瘀血を攻下するという治療原則は本条でも堅持せよと指示したものです。

晬時とは一昼夜です。抵当丸を与えて二十四時間しても瘀血が大便とともに下らないときは、薬力不足なので追加服用すべきです。

一〇六条と、一二四条から本条までの下焦蓄血証に関する条文を通覧すると、下焦で瘀血よりも熱邪が旺盛なものは桃核承気湯証、瘀血の方が熱邪よりも強いものは抵当湯証、熱邪も瘀血もともに軽い者は抵当丸の証であることがわかります。

条文　一二七

太陽病、小便利ス者ハ水飲ムコト多キヲ以テ必ズ心下悸ス。小便少ナキ者ハ必ズ裏急ニ苦シムナリ。

前条までは太陽病蓄血証のことが出ていましたが、本条では蓄血証に対比される太陽蓄水証に論旨を転じて太陽病中篇を終わっています。

太陽病の経過中水を過量に飲みすぎると、膀胱の気化作用が正常であっても、中焦脾胃から過剰な水飲を吸収し運化できない結果、心下に水飲が積聚して動悸を生じるというものです。厥陰病篇の三五六条に、「傷寒厥シテ心下悸スルハ宣シク先ズ水ヲ治スベシ、当ニ茯苓甘草湯ヲ服スベシ」とあるので、治法は七三条にも出てきた茯苓甘草湯でしょう。

一方小便の少ない者は、当然膀胱の気化作用が失調して下焦に水飲が内蓄しているので、下腹部の痛みと不快感に苦しむことになります。治法はいうまでもなく、蓄水証を主治する五苓散です。

太陽病中篇の総括

中篇は第三一～一二七条までの九十七箇条で、太陽病全篇百七十八箇条の半分強、傷寒六経の最後、厥陰病篇までの三百八十一箇条から見ても全体の四分の一強を占める、まさに『傷寒論』の中心的部分ともいえるものです。

冒頭は、桂枝湯から麻黄湯への橋渡し的役割を担う葛根湯とその加減方。次に本篇の中心をなす、麻黄湯の正証並びにその加減方。麻黄湯を用いるべき適応と禁忌。さらに太陽病の腑証の証治。不適切な発汗法、瀉下法、吐法、あるいは火法による太陽病の誤治と変証、それらに対処する治法など、内容は多岐にわたっています。

太陽病中篇の具体的な構成について、条文を順に追いながら見ていくことにします。

第三一～三四条までは、葛根湯に関連した条文です。

三一条　葛根湯の正証。
三二条　太陽と陽明の合病。下痢には葛根湯。
三三条　下痢せず嘔する者は葛根加半夏湯証。
三四条　太陽病を誤下、下痢が止まない者は、葛根黄芩黄連湯証。
三五～三七条　麻黄湯証。
三八～四一条　麻黄湯の加減方である大青竜湯と小青竜湯の証について。

三八・三九条　汗が出ず煩躁する者は大青竜湯証。
四〇・四一条　表解せず心下に水気（痰飲）を伴う者は、小青竜湯証。
第四二～四五条まで、再び桂枝湯に戻り、麻黄湯と対比させています。
四三条　加味方である桂枝加厚朴杏子湯が再登場。
四六・四七条　麻黄湯証と衄血について。
四八条　太陽・陽明二陽の併病。その症状・治法などについて。
四九・五〇条　太陽病で発汗禁忌の場合。
五一・五二条　前の二箇条を承けて、麻黄湯で発汗してよい場合を再確認。
五三・五四条　太陽病の営衛不和について。衛弱営強（五三条）、衛強営弱（五四条）、いずれも桂枝湯で治療してよい。
五五条　太陽病無汗で鼻血を出す者は麻黄湯で主治。
五六条　便秘・頭痛・鼻血があっても太陽病で桂枝湯を与えてよい場合。
五七条　麻黄湯を与えて便秘したり、煩躁する場合は桂枝湯を与えるのがよい。
第五八～七〇条まで、誤治による変証です。
五八・五九条　発汗・吐・下による治法が不適切で陰血を損傷しても、陰陽が調和するように仕向けてやれば病は自然に回復する。本条以後の変証・壊証の治療に先立ち、漢方治療の要諦は陰陽を調和させることにあることを再度強調。
六〇条　誤下により内外ともに陽虚に陥った脈と証候。
六一条　誤下により陽虚陰盛となり、日中煩躁する者は乾姜附子湯証。
六二条　発汗過多、気血両虚して身疼痛する者は桂枝加芍薬生姜各一両人参三両新加湯証。
六三条　発汗不適で肺熱。汗出て喘す者には麻杏甘石湯を与える。
六四条　発汗過多による心陽虚。動悸する者は桂枝甘草湯証。
六五条　奔豚を作さんと臍下悸する者は苓桂甘棗湯証。
六六条　発汗過多による脾陽虚。腹満する者は厚朴生姜半夏甘草人参湯証。
六七条　誤治で水気上衝して動悸・眩暈するのは、苓桂朮甘湯証。
六八条　発汗過多、あるいは誤下による陰陽両虚。悪寒する者は芍薬甘草附子湯証。
六九条　同じく煩躁する者は茯苓四逆湯証。
七〇条　発汗過多により、陽明の腑病に移行した者には調胃承気湯。
第七一～七四条までは、太陽腑病の蓄水証について。
七一・七二・七四条　下焦蓄水証には五苓散。
七三条　中焦胃内停水証の茯苓甘草湯と下焦蓄水証五苓散との類証鑑別。
七五条　発汗過多による心腎両虚の症状。

第七六～八一条までは、発汗・吐・下の誤治により、太陽傷寒の余熱が胸中に内陥して生じる虚煩証で治法は梔子豉湯類を用います。
七六条　虚煩・不得眠・心中懊憹する者は梔子豉湯の正証。さらに気虚があって少気(息切れ)を伴う者は、梔子甘草豉湯証。胃気不和で嘔吐のある者は、梔子生姜豉湯証。
七七・七八条　胸中の邪熱のため気のめぐりが悪い者および血脈瘀滞して心中結痛する者も、ともに梔子豉湯で主治。
七九条　胸中の邪熱が胃まで波及して心煩腹満する者は、梔子厚朴湯証。
八〇条　脾胃は虚していて、胸中に邪熱があれば身熱があって微煩する。梔子乾姜湯証。
八一条　梔子豉湯類の禁忌証。
八二条　太陽病発汗過多により腎陽を損傷し、水気氾濫する者は真武湯証。七一条以下の五苓散証との対比。

第八三〜八九条までは不可発汗、すなわち麻黄湯の禁忌証について。
八三条 咽喉乾燥、すなわち津液不足の者。
八四条 淋症、すなわち膀胱腑熱の者。
八五条 瘡家、すなわち膿血を全身から分泌している者。
八六条 衄家、すなわち平素からよく鼻血を出す者。
八七条 亡血家、すなわち失血して陰血不足の者。
八八条 汗家、すなわちすぐ汗をかく人、もし誤って発汗させれば禹餘粮丸を与える。
八九条 有寒、すなわち陽虚裏寒の者。
九〇条 先表後裏と先急後緩の二つの治療原則。
九一条 誤下による清穀下痢はまず裏を救う。救裏には四逆湯、救表には桂枝湯。
九二条 症状は表証、脈は裏証を呈す表裏両感証の治療は裏証を優先。四逆湯。
九三条 先表後裏の治療原則を誤ったが、邪気も正気もともに弱く、自然に発汗して治癒する場合。
九四条 太陽病が悪寒戦慄の後、自発的に発汗して治癒する場合がある。
九五条 太陽病で発熱自汗の者、すなわち中風証は営弱衛強と総括。桂枝湯で主治。
九六条 太陽病が少陽経に伝経した場合の症状と治法。少陽病の基本処方である小柴胡湯の主証と兼証。
九七条 邪気が直接少陽経に入り、少陽病から発病する場合も小柴胡湯証。
九八条 小柴胡湯証に似て実は禁忌証。誤下による脾虚湿熱証。
九九条 三陽の合病で、小柴胡湯を用いて少陽を和解すべき場合。
一〇〇条 少陽病に脾虚を夾雑した木乗土虚の証。小建中湯。
一〇一条 少陽病の診断は、小柴胡湯の主証のいずれか一つが備わっていればよい。

一〇二条　太陽病で動悸がしてイライラする者は(気血両虚による)小建中湯で主治。
(一〇〇・一〇一条は順序を入れ替えて、一〇〇条が本条の前に来る方が流れとしては自然で理解しやすいようです。)
一〇三条　少陽と陽明の併病。症状は嘔・心下急・鬱々微煩。治法は大柴胡湯。
一〇四条　少陽病に潮熱を伴う。柴胡加芒硝湯証。少陽病は小柴胡湯が主方で、大柴胡湯、柴胡加芒硝湯、さらに柴胡加竜骨牡蛎湯(一〇七条)、柴胡桂枝湯(一四六条)、柴胡桂枝乾姜湯(一四七条)もいずれも小柴胡湯の加減方です。
一〇五条　太陽病より陽明病腑証へ移行した初期の証候。調胃承気湯証。
一〇六条　太陽病が解さず。腑である膀胱で邪熱と血が結合した太陽蓄血。桃核承気湯証。本条は七〇～七二条の太陽蓄水証(五苓散)と対応。
一〇七条　太陽病を誤下、邪熱が少陽に内陥、さらに三焦・心・胃にまで波及した場合。柴胡加竜骨牡蛎湯で主治。
一〇八・一〇九条　少陽病の邪気が脾(一〇八条)および肺(一〇九条)に波及したときの症状と治法。ともに期門に鍼。
第一一〇～一一九条までは、火法の誤用によって生じた壊証について。
一一〇条　慰法による壊証と自然治癒するときの症状、および火法の熱が上半身に鬱した症状。
一一一条　火法による発汗過多に続発する種々の壊証。
一一二条　火法を誤用して驚狂・臥起不安を生じた者は桂枝去芍薬加蜀漆牡蛎竜骨救逆湯証。
一一三条　一見傷寒に似るが実は温病の者に、発汗法は禁忌。
一一四条　太陽病に火法を行ったとき、発汗しないと、体内に鬱熱して煩躁と血便を生じる。
一一五条　火法により内鬱した熱が上行すると、

咽燥と吐血を生じる。
一一六条 陰血が虚している者に灸を据えるとますます陰血を損耗して、骨を焦がし筋を傷る。内熱が上行・偏鬱するものを火逆という。
一一七条 焼鍼という火法によって生じた奔豚証は、桂枝加桂湯で主治。
一一八条 火逆の証に瀉下と焼鍼の誤治を重ねると心陽を損傷して煩躁を生じる。桂枝甘草竜骨牡蛎湯証。
一一九条 このように太陽傷寒に対して火熱治療を施せば、みな驚すなわち精神不安定の症状を現す。
第一二〇～一二三条は、吐法による変証について。
一二〇条 嘔吐により胃中の津液を喪失して、食物を受けつけなくなった変証、朝食暮吐。
一二一条 嘔吐により胃中に燥熱を生じた吐の内煩証。
一二二条 嘔吐により胃中の陽気が虚し、胃が冷えて真寒仮熱で嘔吐する場合。
一二三条 太陽病の邪が陽明胃に侵入した諸証。吐法の誤治によって生じた場合も、自然の経過でなった場合もともに陽明腑証の始まりと考え、まず調胃承気湯を与える。
第一二四～一二六条は、太陽経の邪が膀胱に入り、熱と血が結合した太陽蓄血証。一〇六条の桃核承気湯証と連携しています。
一二四条 瘀血が熱より重く、狂を発し少腹鞕満する者は抵当湯証。
一二五条 下焦蓄血（瘀血）による黄疸は抵当湯で主治。
一二六条 下焦蓄血で瘀血も熱もやや軽症の者は抵当丸。
一二七条 再び太陽蓄水証。七一～七四条までの五苓散証および茯苓甘草湯証と連携している。

弁太陽病脈証并治　下

太陽病下篇の構成

表邪内陥諸証（一二八～一七八条）

結胸証
一二八条　結胸の脈と証
一二九条　結胸の類証：蔵結
一三〇条　蔵結は陽証なし
一三一条　結胸・項強：大陥胸丸証
一三二条　脈浮大の者は不可下
一三三条　結胸証で煩躁する者は死す
一三四条　結胸：大陥胸湯証
一三五条　熱実：大陥胸湯正証
一三六条　大柴胡湯と大陥胸湯証
一三七条　少腹満痛：大陥胸湯証
一三八条　小結胸：小陥胸湯証
一三九条　結胸・協熱下痢
一四〇条　太陽病誤下後の諸変証
一四一条　肉上粟起：文蛤散
　　　　　寒実結胸：白散
一四二条　太陽少陽併病：不可発汗・鍼

熱入血室証
一四三条　婦人発熱経水：熱入血室・鍼
一四四条　経水断・瘧状：小柴胡湯証
一四五条　発熱・経水・鬼状：熱入血室

太陽少陽併病
一四六条　心下支結：柴胡桂枝湯証
一四七条　胸脇微満結：柴胡桂枝乾姜湯証
一四八条　陽微結・半裏半外：小柴胡湯
一四九条　誤下・心下満鞕痛：大陥胸湯証
　　　　　満して痛まず：半夏瀉心湯
一五〇条　太陽少陽併病を誤下：結胸形成

心下痞証
一五一条　脈浮緊を誤下：痞を作す
一五二条　類証・懸飲：十棗湯証
一五三条　誤治し心下痞・焼鍼し胸煩

- 一五四条　熱痞：大黄黄連瀉心湯証
- 一五五条　上熱下寒痞：附子瀉心湯証
- 一五六条　類証・水痞：五苓散証
- 一五七条　乾嘔・食臭：生姜瀉心湯証
- 一五八条　下痢・乾嘔：甘草瀉心湯証
- 一五九条　下痢止まず：赤石脂禹餘粮湯証
- 一六〇条　心下痞鞕久しきは痿となる
- 一六一条　噫除かれず：旋復代赭湯証
- 一六二条　汗出でて喘：麻杏甘石湯証
- 一六三条　協熱下痢：桂枝人参湯証
- 一六四条　先表後痞。解表：桂枝湯
  攻痞：大黄黄連瀉心湯
- 一六五条　心中痞鞕・嘔・下痢：大柴胡湯証
- 一六六条　胸中実寒邪：瓜蒂散証
- 一六七条　痛み陰筋に入るは蔵結：死証

陽明に伝入
- 一六八条　熱裏に結し・内外ともに熱：白虎加人参湯証
- 一六九条　大熱なく背微悪寒：白虎加人参湯証

- 一七〇条　渇欲飲水・表証なし：白虎加人参湯証

再び太陽少陽併病・合病
- 一七一条　眩：大椎・肺兪・肝兪を刺す
- 一七二条　合病・熱痢：黄芩湯証
  嘔者：黄芩加半夏生姜湯証

脾胃不和
- 一七三条　胸中有熱・胃中寒：黄連湯証

痹証
- 一七四条　身体疼煩：桂枝附子湯証
  尿自利：去桂加白朮湯証
- 一七五条　骨節疼煩：甘草附子湯証

表裏有熱証
- 一七六条　脈浮滑：白虎湯証

心陰陽両虚証
- 一七七条　脈結代動悸：炙甘草湯証
- 一七八条　結脈と代脈

太陽病ノ脈証並ビニ治ヲ弁ズ　下

太陽病下篇は第一二八条から一七八条までの五十一箇条です。

太陽病中篇までで、太陽の経証である中風と傷寒、これらの正証とともに変証や壊証、さらに太陽の腑証に関する論述も一応終わっています。次に残された部分は、太陽の表邪が裏に向かって内陥し、完全に陽明病や少陽病に移行するまでの過程です。その中で、表邪が胸に内陥しただけでいまだ他の邪気と結合していない段階で生じる病証については、「虚煩証」として中篇の梔子豉湯類の部分で論及しました。太陽病下篇ではこれらを承けて、さらに胸部や心下に内陥した表邪が水飲などの他の実邪と結合して生じる諸証候を主に論述しながら、次の陽明病篇に繋がっていきます。

下篇はまず、胸に内陥した表邪が痰飲と結合して生ずる結胸証、および結胸と鑑別を要する類似の証候から始まります。

結胸のあとは、太陽病を誤下したため脾気を損傷した後に生じる「心下痞」という証候についての論述が続きます。

最後の部分は、太陽病の邪がついに解すことができず、陽明経に伝変していく過程を論じて、太陽病全体を終了します。

条文　一二八

問ウテ曰ク、病ニ結胸有リ、蔵結有リ、其ノ状如何ニ。答エテ曰ク、之ヲ按ジテ痛ミ、寸脈浮、関脈沈ナルヲ名ヅケテ結胸ト曰ウナリ。

本条は、次の一二九条にまで読み進んでから一緒に理解する方がよく、両条を一つの条として扱っているテキストもあります。心下が硬満して痛むといった症状を呈するものに、結胸と蔵結とがあります。

両者の症状は似ていますが、成因、寒熱・虚実がまったく異なる、すなわち互いにまったく別の証候ですので本条で結胸、次の一二九条で蔵結の証候をそれぞれ論じて、両者の鑑別を述べています。

結胸は陽熱が胸中で痰飲と結合して生じるもので、実熱証です。脈象は、寸脈が浮で関脈が沈とあります。寸脈浮は本来は太陽病の邪であったものが胸中に陥入したことを示し、関脈沈とは裏にあった痰飲を反映しています。これらによって、表の邪が裏水と結合したことを示しています。

条文 一二九

何ヲカ蔵結ト謂ウ。答エテ曰ク、結胸ノ状ノ如クシテ、飲食故《モト》ノ如ク、時時下利シ、寸脈浮、関脈小細ニシテ沈緊ナルヲ名ヅケテ蔵結ト曰ウ。舌上白胎滑ナル者ハ治シ難シ。

本条は前条の結胸に対し、蔵結の証候について述べています。

蔵結は太陽病を誤下した結果、邪が内陥して直接脾や腎などの内蔵に結することにより陽虚を生じ、陰濁が寒凝して生じたもので、寒証で虚証です。症状は一見結胸に似ていますが寒証なので発熱や煩躁はありません。実邪が胃の腑に鬱滞しているわけではないので、嘔吐や食欲不振も起こりません。しかし脾の陽虚があるので水飲が運化（吸収・運搬）されず、ときどき下痢・腹痛を生じます。舌苔が白滑というのは脾陽が虚して水飲が寒凝して吸収されない証拠ですから、難治というわけです。寸脈が浮というのは、邪は本来太陽表にあったことを示し、関脈小細は陽虚を表し、沈緊の脈象は裏で寒邪が凝結していることの反映と考えられます。

条文 一三〇

蔵結ハ陽証無ク、往来寒熱セズ、其ノ人反テ静カ。舌上胎滑ノ者ハ攻ムベカラザルナリ。

蔵結は陽虚で裏寒証であることを、重ねて強調したものです。「陽証無シ」とは発熱悪寒の太陽病ではないということ、次の「往来寒熱セズ」は当然少陽病でもないとの意です。さらに「其ノ人反テ静」とは、邪熱が裏にある陽明病では、病人は瘀熱のため必ず煩躁しますから、煩躁の症状がなく静かなのは陽明病ではないことを意味しています。「舌上胎滑」は前条の舌と同じです。したがって蔵結の病人は三陽経の証候はいずれもなく、陽虚裏寒の陰証であることがわかります。したがって蔵結を攻めるのは禁忌であり、温補しなくてはなりません。処方は出ていませんが、苓桂朮甘湯（茯苓、桂枝、白朮、甘草）や真武湯（茯苓、白芍、白朮、生姜、附子）などで温陽利水すべきでしょう。

条文 一三一

病陽ニ発ス、而ルニ反テ之ヲ下シ、熱入リテ因リテ結胸ヲ作ス。病陰ニ発ス、而ルニ反テ之ヲ下シ、因リテ痞ヲ作スナリ。結胸ヲ成ス所以ノ者ハ之ヲ下スコト太《ハナハ》ダ早キヲ以テノ故ナリ。

結胸ナル者ハ項亦強バリ、柔痓ノ状ノ如シ、之ヲ下セバ則チ和ス。大陥胸丸ガ宜シ。

大陥胸丸ノ方

大黄半斤　葶藶子半斤熬ル　芒消半升　杏仁半升皮尖ヲ去リ熬リテ黒クス

右ノ四味、二味ヲ擣キテ篩イ、杏仁、芒消ヲ内レ、合研シテ脂ノ如クシテ散ニ和ス。弾丸一枚ノ如キヲ取リ、別ニ甘遂末一銭匕ヲ擣キ、白蜜二合、水二升ヲ煮テ一升ヲ取リ、温メ之ヲ頓服スレバ一宿ニシテ乃チ下ル。如《モ》シ下ラザレバ更ニ服ス、下ルヲ取リテ効ト為ス。禁ハ薬法ノ如シ。

本条では結胸証と痞証の成因を比較して論じたあと、結胸の中で病邪が主に上部に偏在しているものについて論じています。

結胸証の成因は太陽病で病邪がいまだ表にあるのに、之を瀉下させたため邪熱が内陥し、胸膈内で邪熱と痰飲が互いに相搏ち結合して生じるものです。いまだ下すべきでない時期に、医者が早まって瀉下法を用いた誤治が直接のきっかけになると述べられています。

痞証は、病が陰にある裏証を、誤って攻下することによって生じます。陰病は特別な場合を除き下してはならないのに、これを攻下すると必ず脾胃の気を損傷してその働きを阻害し、脾胃の昇降を失調させるので、心下痞すなわち「つかえ」の証候を形成します。

結胸は水熱互結なので、条文にも「熱入リ因リテ」とあります。一方痞は裏証ですが気の失調で、元来熱邪とは関係ありません。

「病陽ニ発ス」「病陰ニ発ス」という表現は第七条にありました。本条のこれをどう解釈するかについては諸説あるようです。

後半の部分は、結胸の病変が胸膈の上部にある場合の症状と治法です。結胸といっているので、当然心下硬満して痛むという症状があります。それに項頸がこわばる柔痓に似た症状があるというものです。痓病は『金匱要略』痓湿暍病ノ脈証ト治第二に出ている病証で、熱性病の経過中頸項強急して背中が反り返るなどの症状を呈するものを指し、その中で発熱して汗が出るものを「柔痓」、汗が出ないものを「剛痓」としています。これは水熱互結した病邪が胸膈の上部にあるために、頸項に近い辺りの経脈の流れが阻害され、経気がめぐらず津液も輸布されないために頸項強急し、陽気が内陥して押し込められているので汗が出るものです。

本条の証候を要約すると、水飲と熱邪が胸中で結合したため、胸が硬満して痛むとともに、その影響が上部に及び、頸項がこわばったり背中が痛んだりするものです。したがって大陥胸丸を用いて胸の高位に在る水熱結合した病邪を破結・遂水して緩やかに下してやれば、頸項強急などの症状は自然に緩解します。

大陥胸丸は結胸治療の峻剤である大陥胸湯（大黄、芒硝、甘遂）に、葶藶、杏仁、白蜜を加えたものです。大黄と芒硝は瀉熱破結の働きが強く、実邪を下します。甘遂は水飲を排泄する峻剤で、大黄、芒硝、甘遂の三薬で膠結した水熱の結合を破り、疏通させる本方の主薬です。肺は水の上源です。葶藶は瀉肺行水、杏仁は利肺平喘に働き、互いに協力して胸部にある水熱を冷やし排泄します。あまりに峻剤ばかりを集めて用いると、方剤の作用が急激すぎてかえって病邪が残存する恐れが生じるため、本方はあらかじめ大黄、芒硝、葶藶、杏仁を混ぜて丸薬とし、白蜜と甘遂の煎液を加えて服用させ、方剤の働きを若干緩やかにするとともに、首筋や項背のこわばりを和らげています。本方は強力な攻下剤なので過剰投与には厳重な警戒が必要で、下痢を見届けたら、ただちに投与を中止するよう指示しています。

条文一三二

結胸証、其ノ脈浮ニシテ大ナル者ハ下スベカラズ、之ヲ下セバ則チ死ス。

結胸証は熱邪と痰飲が胸中で結合したものですから裏証であり、このあとの一三五条に結胸は実熱証で心下鞕満疼痛して脈は沈緊とあります。本条では症状は結胸のようであっても、脈が浮で大です。浮脈は病邪がいまだ表にあるということです。大脈は虚の脈で裏実がいまだ形成されていないことを示しています。したがって浮大の脈は、病人が表邪未尽、裏邪未実の状態にあることを意味しています。これを攻下すると、これまで何度も作者が戒めているように、攻下するのが早すぎる、しかも誤下することで虚をさらに虚すという二重の誤ちを犯すことになり、結局は病人を死なすような重大な結果を生じるというものです。

条文一三三

結胸証悉ク具ワリ、煩躁スル者モ亦死ス。

結胸は熱邪と痰飲が結合して生じた病証ですが、病変の範囲の大小、症状の軽重によって、大結胸と小結胸とに分けられます。「結胸証悉ク具ワル」とは、心下より少腹にいたるまで鞕満して疼痛し、あるいは便秘し、舌上乾燥し、ときに日晡（夕方）潮熱を発するなどの大結胸の症状が全部現れているということで、結胸の非常に重篤なものということになります。そのうえに煩躁するというのは、邪気が強盛で正気が衰え、真気が散乱しているという意味です。これを攻めれば正気はますます衰退し、正気を補おうとすれば実を実して邪気をますます旺盛にする恐れがあり、治療する側としては進退極まった状況です。

本条は、前条との対比上、攻下するのが遅すぎて時期を失して病人を死にいたらせてしまう場合を論じていますが、結胸の予後を論じているので、条文の排列としては大結胸証に関する条文の最後に置いた方が理解しやすいと思います。

条文 一三四

太陽病、脈浮ニシテ動数、浮ハ則チ風タリテ数ハ則チ熱タリ。動ハ則チ痛タリテ数ハ則チ虚タリ。頭痛発熱シテ微カニ盗汗出デ反テ悪寒スル者ハ表未ダ解セザルナリ。

医反テ之ヲ下セバ、動数ハ遅ニ変ジ、膈内拒痛シ、胃中空虚ニ、客気膈ヲ動カシ、短気シテ躁煩シ心中懊憹ス。陽気内陥シ心下因リテ鞕スレバ則チ結胸ト為ル。大陥胸湯之ヲ主ル。

若シ結胸セズ但ダ頭汗出デ余処ニ汗無ク頸ヲ剤《ソロ》エテ還リ小便利セザレバ身必ズ黄ヲ発ス。大陥胸湯。

大陥胸湯ノ方

大黄六両皮ヲ去ル　芒消一升　甘遂一銭匕

右ノ三味、水六升ヲ以テ先ズ大黄ヲ煮テ二升ヲ取リ、滓ヲ去リ、芒消ヲ内レ、煮ルコト一両沸、甘遂末ヲ内レ一升ヲ温服セヨ。快利ヲ得レバ後服ヲ止ム。

本条では太陽病を誤下して結胸を生じる場合と、黄疸を生じる場合とがあることを論じていますが、文章の構成上三節に分けられます。

第一節は冒頭の「太陽病」から「表未ダ解セザルナリ」までで、誤下する前、表証がいまだ解されず残存していることをその脈証から説き明かしています。

「太陽病、脈浮ニシテ動数」とありますが、浮脈は表証で風邪によることを示しています。動数という脈は早くて急迫する脈で、熱証を表しますから、この脈象は病人が表熱証であることを示したものです。したがって体表に有熱の邪があるので、当然身体疼痛するでしょう。したがって「動ハ痛タリ」というわけです。しかしこの「数」と表現された表在の邪は、いまだ痰飲とか宿食といった有形の実邪と結合していない、いわばいまだ寄る辺のない邪です。したがって「虚タリ」といっているのであって、通常の虚証の定義である正気の虚を指しているものではありません。このような「虚」の概念は、七六条の梔子豉湯の虚煩証の「虚」と同じ用い方です。

「頭痛発熱」はもちろん表証です。表の陽熱は旺盛で一部裏に侵入し、その熱が表に外泄してくるので「微カニ盗汗出」ということになります。しかし表邪が完全に裏に入ってしまうのではなく、一部は残存するの

必ズ黄ヲ発ス。（太陽病篇　第134条）

傷寒六七日，結胸熱実，脈沈ニシテ緊，心下痛ミ，之ヲ按ズレバ石鞕ナル者ハ大陥胸湯之ヲ主ル。（同　第135条）

傷寒十余日，熱結シテ裏ニ在リ，復タ往来寒熱スル者ハ大柴胡湯ヲ与ウ。但ダ結胸シ大熱無キ者ハ此水結シテ胸脇ニ在リト為スナリ。但ダ頭微カニ汗出ズル者ハ大陥胸湯之ヲ主ル。（同　第136条）

太陽病，重ネテ汗ヲ発シ復タ之ヲ下シ，大便セザルコト五六日，舌上燥キテ渇シ，日晡所小シク潮熱アリ，心下ヨリ少腹ニ至リ鞕満シテ痛ミ，近ズクベカラザル者ハ大陥胸湯之ヲ主ル。（同　第137条）（このほか，149条も参照。）

方　解

君薬：大黄６両（6.0ｇ）　大苦，大寒。瀉熱通腸・清化湿熱。宿便と腸間の水気を瀉す。推新致新の働きを有す。

臣薬：芒硝１升（12.0ｇ）鹹苦，寒。瀉熱通便・潤燥軟堅。大黄と芒硝は相須の関係で胃腸の積滞を瀉し泄熱。

佐使薬：甘遂１銭匕（1.0ｇ）苦，寒，有毒。瀉水逐飲・泄熱散結の峻剤。水に溶けないので粉末にして加える。

で、一方では「悪寒」という表証もあります。したがって「表未ダ解セズ」で、この段階ではいまだ瀉下法は禁忌です。

次の「医反テ之ヲ下シ」から、「大陥胸湯之ヲ主ル」までが第二節で、いまだ下すには早すぎる時期に医者が誤って瀉下法を用いたので、「反テ」と表現されています。誤下の結果、表の邪気は胸膈中に内陥して水飲と結合します。したがって表熱の「動数」の脈は、邪気の凝結を反映する「遅」脈に変じ、胸は痛んで押えられるのを嫌います。誤下することにより胃が空虚になり、その虚に乗じて外邪が胸中に入り込んでくるので、「短気躁煩」すなわち肺の呼吸が障害されて息がつまって苦しく、意識も少し朦朧として手足をばたつかせ、「心中懊憹」すなわち胸中に灼熱感があって苦しいといった症状を呈します。陽気はさらに心下にまで陥ち込んで胸中は邪に占領される結果、心窩部も硬くなって大結胸証が完成します。「心下鞕」は、大結胸の主症状です。したがって大陥胸湯で主治します。

「若シ結胸セズ」以下が最後の節で、表証を誤下しても結胸証を形成しない場合について述べています。

大陥胸湯《だいかんきょうとう》

方　意

大結胸証を治す主方。結胸は病邪が胸中に内陥し，邪熱と痰飲が結合して形成される。大結胸証は，水熱互結が胸と腹に広く及んだもので，結胸の最も重いものである。

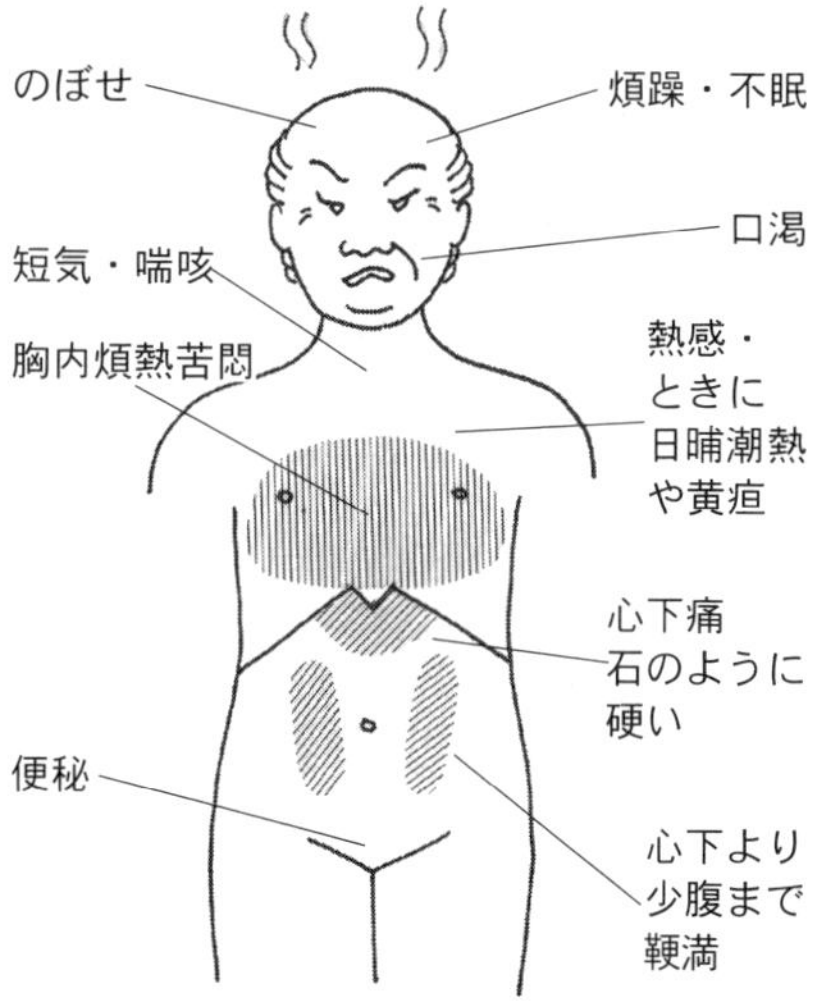

大陥胸湯証

主証：心下痛・按之石鞕・脈沈緊。

客証：心下より少腹まで鞕満疼痛・便秘・舌上燥渇・胸中煩悶・日晡潮熱・黄疸。

脈は沈緊。

舌は舌質紅・黄膩苔・全体に乾燥。

腹は全体に鞕満・心下鞕痛・胸中煩悶。

臨床応用

気管支炎・肺炎・胸膜炎・肺水腫・心外膜炎など。

運用の要点

湿熱証・腹鞕満・煩悶・心下痛が目標。

類方鑑別

大柴胡湯：鬱々微煩，往来寒熱，著明な胸脇苦満・心下満。

大承気湯：臍を中心に鞕満する。実満・便秘・潮熱・讝語。

小陥胸湯：心下に限局した圧痛・脈浮滑。

梔子豉湯：胸中虚煩・心下濡・不眠。

原　典

太陽病，脈浮ニシテ動数，浮ハ則チ風タリテ数ハ則チ熱タリ。動ハ則チ痛タリテ数ハ則チ虚タリ。頭痛発熱シテ微カニ盗汗出デ反テ悪寒スル者ハ表未ダ解セザルナリ。

医反テ之ヲ下セバ動数ハ遅ニ変ジ，膈内拒痛シ，胃中空虚ニ，客気膈ヲ動カシ，短気シテ燥煩シ心中懊憹ス。陽気内陥シ心下因リテ鞕スレバ則チ結胸ト為ル。大陥胸湯之ヲ主ル。

若シ結胸セズ但ダ頭汗出デ余所ニ汗無ク頸ヲ剤エテ還リ小便利セザレバ，身

すなわち、表の熱邪が中焦脾胃の湿邪と結合して湿熱証を形成する場合です。湿熱の邪は汗とともに外泄しようとしても、湿邪が粘膩の性質をもったため簡単には発汗できません。この状態を指して「但ダ頭汗出デ余処ニ汗無ク頸ヲ剤エテ還ル」と表現しています。

「但ダ頭汗出デ、頸ヲ剤エテ還ル」という表現は、第一一一条、また後出の二三六条茵蔯蒿湯証でも用いられています。頸のところで横一直線に切り揃えたように、そこから上の顔面にしか汗をかかないときの表現法で、発汗がうまくいかないことを示しています。

発汗が駄目なら小便にして出せばよさそうですが、湿熱は中焦に居座っていて下にも降りず小便不利の状態です。湿熱が外に排泄されずに体内に鬱滞する結果、黄疸が現れます。邪熱が中焦で湿と結合して鬱滞し、黄疸を発する病態に対する基本処方は茵蔯蒿湯ですが、処方の指示はありませんのでこの黄疸も大陥胸湯で主治せよといっているのでしょう。

大陥胸湯は大黄、芒硝、甘遂の三味で構成され、熱邪と水飲が結合して生じた病変を瀉熱逐水する峻剤で、大結胸証を主治します。各生薬の分量も多く、煎剤なので攻撃力も猛烈で即効性があります。方中の甘遂はトウダイグサの根を乾燥したもので、性味は苦寒、瀉水逐飲の峻剤で有毒とあります。甘遂の有効成分は水に溶けにくいことを古人はよく知っていたので、煎じずに粉末にして煎じ薬に加えるようにとわざわざ細かく指示しています。大陥胸湯は非常に作用の激しい方剤であり、過剰投与すれば病人の正気を損なう恐れがあるので、適度に下痢をさせて目的を達したら、早々に服用を中止するよう注意を書き加えています。

条文 一三五

傷寒六七日、結胸熱実、脈沈ニシテ緊、心下痛ミ、之ヲ按ズレバ石鞕ナル者ハ大陥胸湯之ヲ主ル。

傷寒が緩解せずに六七日経過すると、誤下しなくても表の熱邪が胸中に内陥して邪熱と水飲が結合し、結胸証を形成することがあります。本条は前条を承けて誤下によらない結胸の形成と、大結胸証の脈象と症状について述べています。「熱実結胸」はすなわち大結胸証です。「脈沈緊」「心下痛」および「之ヲ按ズレバ石鞕」は大結胸証の主要病状であり、「結胸三証」と呼ばれています。沈脈は裏証で病が水飲を主因とすること、また緊脈は実証で痛みが主症であることを示しています。心下が痛むのは水熱が心下に互結しているからであり、「之ヲ按ズレバ石鞕（石のように硬い）」というのは大結胸の腹証で、病変のある心窩部は硬く緊張していて押えると強く痛むのです。『傷寒論』は脈象とともに腹証も重視しているのが一つの特徴で、「按之石鞕」のほか、近くにある条文でも「按之濡」（大黄黄連瀉心湯）や「少腹鞕満」（抵当湯）など、随所に腹証に関する記述があります。

本条は大結胸証ですから、治法は前条と同じく大陥胸湯です。

条文 一三六

傷寒十余日、熱結シテ裏ニ在リ、復タ往来寒熱スル者ハ大柴胡湯ヲ与ウ。

但ダ結胸シ大熱無キ者ハ此水結シテ胸脇ニ在リト為スナリ。但ダ頭微カニ汗出ズル者ハ大陥胸湯之ヲ主ル。

大柴胡湯ノ方

柴胡半斤　枳実四枚炙ル　生姜五両切ル　黄芩三両　芍薬三両　半夏半升洗ウ　大棗十二枚擘ク

右ノ七味、水一斗二升ヲ以テ煮テ六升ヲ取リ、滓ヲ去リ再煎シ、一升ヲ温服ス、日ニ三服ス。

一方ニ大黄二両ヲ加ウ。若シ加エザレバ恐ラク大柴胡湯ト名ヅケザラン。

少陽病に裏実を兼ねる証（大柴胡湯）と大結胸証（大陥胸湯）とを対比し、鑑別の要点を論述したものです。条文の前半で、傷寒が十日以上も治愈しなければ、自然の経過として表邪は熱と化し、裏に伝入して裏実の陽明腑病に変じ、大便秘結などの症状が出るはずです。これに往来寒熱もあるということは、少陽にも邪が一部存するので、少陽と陽明の併病です。治法は当然、一〇三条の大柴胡湯になります。

一方、条文後半の結胸証は、水と熱が胸脇で結合しているもので、胸脇部から心窩部にかけての疼痛と心窩部が石のように鞕いなど、大柴胡証とは症状が明らかに異なっています。そのうえ、熱証があるといっても水と熱が結合して生じる鬱熱であるため、少陽病の往来寒熱や陽明病特有の高い熱や潮熱のような際立った熱型はみられないことから、「大熱無キ者」と表現されています。また結胸証では、水と熱とが強く鬱結しているため外泄されず、その結果全身性の発汗はみられず頭部に少々汗をかく程度に留まります。これも結胸証の特徴の一つです。治法は、水熱互結に対しては清熱逐水破結が必要で、当然大陥胸湯で主治します。

条文 一三七

太陽病、重ネテ汗ヲ発シ復タ之ヲ下ス、大便セザルコト五六日、舌上燥キテ渇シ、日晡所小シク潮熱アリ、心下従リ少腹ニ至リ鞕満シテ痛ミ近ヅクベカラザル者ハ大陥胸湯之ヲ主ル。

前条は胸脇部で熱邪と痰飲が結合して熱実結胸証が形成された証候でしたが、本条は邪熱が内陥して痰飲と結合し、熱実結胸と陽明裏実の証がともに現れる場合を論述しています。

太陽病を誤下して再度発汗させた結果、熱邪は裏(胃)に陥入し、そのうえ胃の津液を損傷しているので、病人は舌が乾燥して口渇を訴え、日晡潮熱(潮が満ちるように夕方になると発熱する)を現すようになりました。これは陽明腑病です。ただ潮熱が「小シク」とあるので、陽明病の方はいくぶん軽症のようです。さらに病人は、心窩部から下腹にいたるまで広範囲に硬満してひどく痛み、触らせないというので、これは大結胸証の腹証があることを示しています。したがって本条の証候は強い太陽病結胸証とやや軽い陽明腑病が併存しているといえます。

治法は、もし承気湯を用いると胃中の燥熱は排泄されますが、それでは胸腹部の水熱の邪が除かれません。大陥胸湯を用いて水熱互結の邪を瀉熱逐水するとともに、陽明の燥熱を瀉下泄熱するのが正しい治療法です。

本条までで、大結胸の証候と治法は一応出揃いました。大結胸の起こる範囲は非常に広く、上は胸膈内から胸脇部、下は心窩部さらに下腹部にまで及びます。脈は沈緊で力があり、腹証は石のように鞕満して痛みが激しく触られるのを強く拒みます。治法は邪が胸の上部にあるときは大陥胸丸、それ以外の部位にあるときはすべて大陥胸湯で主治します。

条文 一三八

小結胸病ハ正ニ心下ニ在リ。之ヲ按ズレバ則チ痛ミ、脈浮滑ノ者ハ小陥胸湯之ヲ主ル。

小陥胸湯ノ方

黄連一両　半夏半升洗ウ　栝楼実大ナル者一枚

右ノ三味、水六升ヲ以テ先ニ栝楼ヲ煮テ三升ヲ取リ滓ヲ去ル。諸薬ヲ内レ煮テ二升ヲ取リ滓ヲ去リ、分カチ温メ三服セヨ。

小結胸証も、表邪が自然の経過で裏に入るか、あるいは表証を誤って下した結果、表の熱邪が内陥して心下の痰邪と結合して形成されるもので大結胸証と似た点もありますが、以下の点で異なっています。

まず、（一）部位は心下（心窩部）に限局している。（二）心窩部を按じるとはじめて痛みを感じる。一方の大結胸証には、「硬満痛シテ近ヅクベカラズ」とあります。（三）脈が浮滑。浮は陽熱の邪が浅いところにあること、滑は痰熱を、それぞれ反映しています。以上を総括すると、大結胸は病変の部位は深く、範囲は胸から下腹まで広がっていて重症であるのに対し、小結胸は痰熱互結の病変は比較的浅部の心下に限局して、症状も比較的軽いといえます。

小結胸は小陥胸湯を用いて主治します。小陥胸湯は黄連、半夏、栝楼実の三味より構成され、心下の邪を清熱化痰しますが、それぞれの構成生薬の薬力は大陥胸湯を構成する三味に比べると緩徐です。

黄連は苦寒、心下の熱結を泄瀉します。しかし、大黄の瀉熱破結の力に比べると穏やかです。半夏は辛温で心下の痰飲を去りますが、甘遂の滌痰逐水の作用と比べると、ずっと緩慢です。栝楼実は甘寒で、痰濁を下行させる働きがありますが、芒硝のような軟堅破結瀉実といった力と働きはありません。ただ栝楼実は、心下の痛みを止める働きにはとても優れています。

条文 一三九

太陽病、二三日臥ス能ワズ、但ダ起キント欲スレバ心下必ズ結スベシ。脈微弱ナル者ハ此本寒分有ルナリ。反テ之ヲ下シ、若シ利止マバ必ズ結胸ヲ作ス。未ダ止マザル者ハ四日ニシテ復タ※之ヲ下セバ此協熱利ヲ作スナリ。

※「之」を「利」と訂正し、「下利スレバ」とも読む。

本条は、太陽病で本来寒飲の証をもつ病人を誤下すると、結胸かあるいは協熱下痢の、どちらかを起こすというものです。

太陽病で二、三日経過して、病人は横臥しているとかえって苦しく、起きた方が楽というのは、心下に邪気が結滞していることを示しています。太陽病ですから本来なら浮緊の脈を呈すべきはずのものが、微弱の脈象を呈するのは、病人が体質的に寒分すなわち脾虚裏寒証で、心下に寒飲の宿疾を有しているからです。したがってこの場合の治法は、太陽病の表邪を解し心下の水飲をさばく、解表化痰の方剤であるべきです。それなのに医者が誤って下剤を与えてしまうと、下痢が止まった場合、太陽の邪は裏に内陥して宿疾の水飲と結合して結胸証を形成することになります。下剤で下痢が止まらず持続する場合は、裏寒に表熱が重なった協熱下痢という症状を呈します。これは外には表の身熱、内には脾虚による泄瀉（下痢）と、表証と裏証が同時に起こる表裏同病を呈するからです。

条文のあとの方に「四日ニシテ復タ之ヲ下ス」とありますが、下痢している病人をまた瀉下するのはおかしいように思われます。そこで『医宗金鑑』訂正仲景全書の中の傷寒論註の巻十七、「正誤存疑篇」を見ると、「下之」は「下利」と「之」の字を「利」に訂正すべきだとありますので、この説に従うと下痢が四日かそれ以上持続する意になります。

条文一四〇

太陽病、之ヲ下シ、其ノ脈促[※一]（浮）ニシテ結胸セザル者ハ此解セント欲スナリ。脈浮[※二]（促）ノ者ハ必ズ結胸ス。脈緊[※三]（細数）ノ者ハ必ズ咽痛ス。脈弦ノ者ハ必ズ両脇拘急ス。脈細数[※四]（緊）ノ者ハ頭痛未ダ止マズ。脈沈緊ノ者ハ必ズ嘔セント欲ス。脈沈滑ノ者ハ協熱シテ利ス。脈浮滑[※五]（数）ノ者ハ必ズ血ヲ下ス。

太陽病を誤って攻下した際に生じる、結胸も含めた諸種の変証について、脈証からそれらを鑑別診断しようというものです。ただし条文の通りだと、どうも辻褄が合いません。そこでまた前出の『医宗金鑑』に当たってみると、やはり脈証に関するいくつかの文字（※一〜五）を括弧内のように訂正して読むべきであるとあります。訂正した条文に沿って話を進めていきます。

太陽病を誤下した後、太陽病の脈である浮脈のままで変化なく、結胸の症状も現れなければ、表の邪は裏に入っていないということで、正気が勝ち、やがて治愈に向かうでしょう。もし促脈を呈するようであれば、これは熱邪旺盛でかつ結滞していることを示すので、「必ズ結胸ス」というわけです。細数の脈は、陰虚火旺で少陰の熱証を示す脈象ですから、少陰の咽痛が現れるでしょう。桔梗湯の証です。脈が弦を呈するならば、これは少陽病に伝入したことを示す脈象ですから、当然両脇拘急（胸脇苦満）が現れます。脈緊は太陽病表寒の実邪がいまだ除かれないことを示しているので、太陽病の頭痛があるはずです。脈が沈緊なら、沈は裏証、緊は寒の脈ですから裏に寒があることを示しており、寒によって胃気が上逆すれば嘔気を生じます。沈滑の脈は裏証で滑脈は湿と熱を反映しているので、湿熱が大腸に迫って下痢になります。滑数の脈を呈すときは、裏に邪熱が旺盛で血熱妄行して陰絡を傷るので、下血があるというわけです。

このように訂正して読むと、よく理解できます。

条文一四一

病陽ニ在レバ応ニ汗ヲ以テ之ヲ解スベキニ、反テ冷水ヲ以テ之ヲ潠《ソン》シ、若シクハ之ヲ灌《スス》ゲバ、其ノ熱却《オシトド》メラレテ去ルヲ得ズ、弥《イヨイヨ》更ニ益マス煩シ、肉上ニ粟起《ソクキ》シ、意ハ水ヲ飲マント欲スレド反テ渇セザル者ハ文蛤散ヲ服セ。若シ差エザル者ハ五苓散ヲ与ウ。

寒実結胸ハ熱証無キ者。三物小陥胸湯ヲ与ウ、白散亦服スベシ。

文蛤散ノ方

文蛤　五両

右ノ一味散ト為シ、沸湯ヲ以テ和シ一方寸匕ヲ服ス。湯ハ五合ヲ用ウ。

五苓散ノ方

猪苓十八銖黒皮ヲ去ル　白朮十八銖　沢瀉一両六銖　茯苓十八銖　桂枝半両皮ヲ去ル

右ノ五味、散ト為シ、更ニ臼中ニ於テ之ヲ杵キ、白飲ニ方寸匕ヲ和シ、之ヲ服セ、日ニ三服ス。多ク煖水ヲ飲メバ汗出デテ愈ユ。

白散ノ方

桔梗三分　巴豆一分皮心ヲ去リ黒ク熬リ脂ノ如ク研ス　貝母三分

右ノ三味散ト為シ、巴豆ヲ内レ、更ニ臼中ニ於テ之ヲ杵キ、白飲ヲ以テ和シテ服ス。強人ハ半銭匕、羸者ハ之ヲ減ズ。病膈上ニ在レバ必ズ吐シ、膈下ニ在レバ必ズ利ス。利セザレバ熱キ粥一杯ヲ進メ、利過ギテ止マザレバ冷キ粥一杯ヲ進ム。

身熱シ、皮粟解セズ、衣ヲ引キ自ラ覆ワント欲スルニ、若シ水ヲ以テ之ヲ潠シ之ヲ洗エバ、益マス熱ハ却メラレテ出ズルヲ得ザラシム、当ニ汗スベキニ汗セザレバ則チ煩ス。假令《モシ》汗出デ已リ、腹中痛メバ芍薬三両ヲ上法ノ如ク与ウ。

本条は前後二段に分かれ、前段は水が表に結する場合、後段は水が裏に結した場合で、両者を対比して論じています。

「病陽ニ在ル」とはすなわち太陽病で、これは当然発汗解表法を用いて治療します。ところがこれを体表が熱しているからといって、冷水を吹きつけ（潠）たり、水浴びさせたり（灌）すると、皮毛の腠理は収斂してしまうので陽熱は皮下に押し込められて内鬱し、発散されません。すなわち体表に寒があって、熱は皮下に閉じ込められた状態です。その結果、鬱熱が外に出ようとして皮膚は「粟起」し、病人はますます煩躁します。津液も体表で捕捉されて宣通できないので、口は乾くが水は飲みたくないという症状を呈します。

文蛤散は文字通りハマグリの殻で、性味は鹹寒、清熱利水化痰の働きがあり、表在の鬱熱を消すとともに皮下の結水をめぐらせ、表の水熱互結の証を治します。文蛤散が無効のときは、太陽病蓄水証と判断して五苓散を投与します。

後段は「寒実結胸ハ」以下で、寒邪と痰飲が胸膈あるいは心下で堅く結合して形成される、寒実結胸証を論じています。結胸には熱邪と痰飲が結合して形成される大結胸、小結胸の熱実結胸のほかに、本条で論じられている、寒邪と痰飲とが結合して形成される寒実結胸があります。寒実結胸の特徴は、他の結胸証と同じく、胸脇や心下が硬満して痛みます。次に寒実結胸は「熱証無キ者」と条文にあるように、口渇・舌燥・心煩懊憹といった熱証はみられません。ただ水と寒が内に結合し、陽気と津液のめぐりが悪くなっているので、常時悪寒がして暖を好む・息切れや喘咳・便秘腹満など、気滞気逆の証候が現れます。寒痰内結の寒実証ですから、脈は沈緊で力のある脈象を呈します。

寒実結胸の治法は、温逐水寒・除痰破結です。その方薬が三物白散です。桔梗、貝母、巴豆の三味よりなり、三つの生薬の色がいずれも白いこととすべて散剤として用いることにより「三物白散」と命名されたものです。巴豆が辛熱大毒の品で君薬であり、寒飲を攻遂し、冷積を瀉下し、凝結を開破します。貝母は気の鬱滞を開き、痰飲を消し去るので、佐薬です。桔梗は肺気を開くとともに薬の作用を上にもっていく引経薬として働くので、使薬です。

方後の注釈によると、本方は著しい効能がある代り、胃を障害しやすいので白飲（重湯）で服用します。病人の体力に応じて服用量を調節します。本方を服用すると、邪が胸膈内にあるときは病人は嘔吐し、横隔膜より下に邪があるときは下痢して病は解します。本方は温性の攻下剤なので、もし薬力が不足するときは熱い米粥を一杯与えて薬力を助けて下痢をさせ、もし薬力が強すぎて下痢が止まらないときは冷たい米粥を一杯与えて薬力を減弱させるといった具合に、粥一杯で自在にその働きを調節できます。方後の注の後ろ半分は、なぜか条文の前段と重複しています。

条文中の「熱証無キ者」の下の「三物小陥胸湯ヲ与ウ」は、『医宗金鑑』訂正仲景全書以下、歴代の多くの研究書がこれはテキスト写本の誤りによるもので、削除して「三物白散」と続け、同様にその下の「亦」の字も不要としています。したがって正しい条文は「寒実結胸ハ熱証無キ者。三物白散ヲ服スベシ」となるべきです。

寒邪と痰飲の結合による寒実結胸に、寒性の黄連、半夏、栝楼実三味よりなる小陥胸湯を与えることは考えられないので、これらの衍文説に従うべきと考えます。

条文 一四二

太陽ト少陽ノ併病、頭項強痛シ、或イハ眩冒シ、時ニハ結胸ノ如ク心下痞鞕スル者ハ当ニ大椎ノ第一間、肺兪、肝兪ヲ刺スベシ。慎ンデ発汗スベカラズ。発汗スレバ則チ讝語ス。脈弦ニシテ五日讝語止マザレバ当ニ期門ヲ刺スベシ。

太陽と少陽の併病で、一見結胸のような症状を呈する場合を論じています。

太陽と少陽の併病とは太陽病が完全に終らないうちに、少陽経にも邪が侵入して少陽病も出現するものです。太陽病と少陽病の症状が併存しますが、合病は両経の症状が同時に発症するのに対し、併病ではそれぞれの経の症状の発現に時間差があります。

頭項強痛は太陽病の症状で、眩冒（めまい）は少陽病の症状です。少陽経で気の流通が滞るので、ときに心窩部が痞塞鞕満してはなはだしいときは痛み、一見結胸のようにみえることがあります。太陽経の邪と少陽経の邪を同時に逐い出さなくてはならないので鍼を用いてまず第七頸椎と第一胸椎の間の太椎、第三・四胸椎棘突起間の高さで椎傍の肺兪の両兪穴を刺して太陽の邪を解除し、次に第九・十胸椎棘突起間の高さで椎傍の肝兪を刺せば少陽の邪は解除され、太陽病少陽病ともに治せると論じています。少陽病が併存しているので絶対に発汗させてはいけません。もしこの禁則を破って発汗法を用いると胃中の津液を損傷し、少陽の邪熱が陽明胃に伝入して病人は陽明腑病の症状である讝語（うわごと）を発するようになります。

「脈弦ニシテ五日讝語止マザレバ当ニ期門ヲ刺スベシ」とは、少陽病の邪は解されないのに陽明病も併存している状態に対しては、少陽病は瀉下することは禁忌ですから、乳線内側第六肋間の期門を刺して肝胆の熱を瀉してやれば、少陽病の熱は除かれ、胃熱もそれにつれて消退し、讝語も自然に止むというものです。

条文 一四三

婦人ノ中風、発熱悪寒シ、経水適《タマタマ》来レバ、之ヲ得テ七八日、熱除カレテ脈遅ニシテ身涼シ。胸脇下満シ結胸ノ状ノ如クシテ讝語スル者ハ、此熱血室ニ入ルト為スナリ。当ニ期門ヲ刺シ、其ノ実ニ随イテ之ヲ取ルベシ。

本条から一四五条までの三箇条は熱入血室、すなわち女性が太陽病に罹患しているときに、たまたま月経が来ると、表在の邪熱は子宮に侵入し、そこで邪熱と血が結合して、独特の病変が形成されることを述べたものです。

血室については歴代いくつかの解釈がなされていますが、女性の月経時に特有の病証ですし、一般に血室は古典では胞宮とされていますから、現代の子宮と考えられます。

条文は原文のままでは意味が取りにくいので、「経水適来レバ」の一節と次の「之ヲ得テ七八日」の順序を逆にした方がわかりやすいようです。

太陽病で八、九日が経ち、発熱悪寒がある女性に月経が始まると、血室（子宮）は空虚になるので、その虚に乗じて表在の邪熱が裏にある血室に侵入します。その結果表熱は血室に入るので「身涼シ」と表熱のない状態になります。血室は血を蔵す肝と密接に関連していますから、邪熱が血室に侵入すると血瘀が生じて脈は遅脈を呈します。また肝の疏泄も阻害されて肝気鬱結を生じるので、結胸のときのような胸脇下の満痛が現れます。邪熱が血室に侵入する結果血熱が生じ、心に上擾すると神明が乱されて病人は譫語（うわごと）を発するようになります。ここでは張仲景は、肝経の募穴（治療穴）である期門に鍼を刺して肝胆の邪熱を瀉せば、血室の熱も自然に寛解すると言っています。

本条で述べられた熱入血室の症状は、一見結胸のそれと似ています。その鑑別点は、熱入血室の証は必ず女性で月経に関係して発現するのに対して、結胸証は性別や月経と無関係に生じます。また、熱入血室でも結胸と似たような胸脇下満や譫語がみられますが、体表には熱がなく脈は遅脈です。これに対し、結胸証では心下が石のように硬くなって痛み、ときに日晡潮熱を現し、脈は沈緊（大結胸）あるいは浮滑（小結胸）です。

条文 一四四

婦人ノ中風七八日、続イテ寒熱ヲ得、発作時有リ、経水適断ツ者ハ、此熱血室ニ入ルト為ス、其ノ血必ズ結スガ故ニ瘧状ノ如ク発作時有ラシム。小柴胡湯之ヲ主ル。

小柴胡湯ノ方
　柴胡半斤　黄芩三両　人参三両　半夏半升洗ウ
　甘草三両　生姜三両切ル　大棗十二枚擘ク
右ノ七味、水一斗二升ヲ以テ煮テ六升ヲ取リ、滓ヲ去リ、再ビ煎ジテ三升ヲ取リ、一升ヲ温服シ、日ニ三服ス。

　本条は、太陽病に罹患した折にちょうど月経が発来した女性に、熱入血室が起こってその月経が中断し、一見瘧（おこり・マラリアのような熱病）のような発熱を呈する場合を述べたものです。条文中の「経水適断ツ者ハ」は「婦人ノ中風七八日」のあとに持ってくると理解しやすいでしょう。月経時血室の虚に乗じて表の邪が血室に侵入すると、前条のように胸脇苦満はあるが熱病がなくなる者もあるし、本条のようにさらに熱が続き、しかもその熱型が太陽病の発熱悪寒でもなく、少陽病の寒熱往来でもない、一見瘧かと疑わせるような定期的な発熱があるというものです。しかしこれは熱入血室による独特の熱型で、太陽病・少陽病・瘧のいずれにも属さないものです。太陽病の熱は発熱悪寒で発熱と悪寒が同時にあります。少陽病は寒熱往来で、発熱と悪寒が不定期に交代して現れます。瘧疾はまず強い悪寒があってその後高い発熱があり、強烈な頭痛を伴い、発汗後解熱し、その後は次の発作まで平熱です。発熱発作は一日の決まった時間、隔日、あるいは二日ごとというように、特異的な規則性があります。

　本証は邪熱が血室に侵入してそこで熱と血が結びついた結果、経脈の気血の流通が阻害されて停滞し、邪熱と正気が相争っている状態なので、ときどき発熱発作が起こるものです。治法は小柴胡湯を用いて血室の熱邪を除き、内外表裏にまたがる少陽の気血の流通を改善してやります。前条で述べたように、臨床的には熱入血室は血熱血瘀なので、乾地黄、赤芍薬、牡丹皮、桃仁、紅花など、清熱と活血化瘀に働く生薬を小柴胡湯に加味して用いる方がよいと、多くの学者が指摘しています。

条文一四五

婦人ノ傷寒、発熱シ、経水適来ル。昼日明了《メイリョウ》、

暮ルレバ則チ譫語シ、鬼状ヲ見スガ如キ者ハ、此熱血室ニ入ルト為ス。胃気及ビ上二焦ヲ犯スコト無クバ必ズ自ズカラ愈ユ。

太陽傷寒に罹って発熱している女性にちょうど月経が発来した場合、熱入血室が起こりますが、本条では血と熱が結合して生じた血熱が心に上擾する結果、うわごと（譫語）や錯乱（鬼状）などの精神神経症状を呈する場合について述べたものです。一四三条でも「譫語スル者」とあったので一部似たところもありますが、本条の場合病人は昼は何事もなく静かで、日が暮れると同時に「譫語」や「鬼状」など高熱による精神神経症状を現します。これは病が完全に血熱によることを示しています。人の陽気は昼は陽分をめぐり、夜は陰分に還ります。血は陰に属すので、血熱は陰分に起こります。そこで夜陰分に還って来た陽気と血熱が相争う結果、夜間に限って高い陽熱が発生して譫語や鬼状を現すのです。

本条後半の「胃気及ビ上二焦ヲ犯スコト無クバ」以下の条文は、この場合の治療の禁忌を述べたものです。本条の譫語や鬼状は血熱によるもので、胃の実熱による陽明病の譫語ではないので、承気湯で攻下しても胃気を損傷するばかりで無効無益です。熱証があってももちろん表熱ではないので発汗しても無意味で、表の陽気を損なうだけです。邪熱は月経血とともに排泄されてやがて自然に消退するので、余計な施治をして胃気や上焦・中焦の気を損傷しない限り、自然に治癒します。したがって前二条に用いた期門の鍼刺も小柴胡湯も、ここでは無用です。

著者は本篇の始めに、熱と水とが結合する結胸証を説き、次に一四二条で熱と気が鬱結する太陽少陽の併病に触れ、この三箇条で熱と血が結合して生じる熱入血室について論じています。編集上、読者がそれらの異なった症候を互いに比較しながら関連づけて理解できるように、十分な配慮が払われているようです。

条文 一四六

傷寒六七日、発熱シ、微カニ悪寒シ、支節煩疼シ、微カニ嘔シ、心下支結シ、外証未ダ去ラザル者ハ、柴胡桂枝湯之ヲ主ル。

原　典

傷寒六七日，発熱シ，微カニ悪寒シ，支節煩疼シ，微カニ嘔シ，心下支結シ，外証未ダ去ラザル者ハ，柴胡桂枝湯之ヲ主ル。（太陽病下篇　第146条）

方　解

君薬：柴胡４両（5.0ｇ）　苦，微寒。少陽を治す主薬。胸脇苦満を治す。
臣薬：黄芩１両半（2.0ｇ）苦，寒。柴胡とともに少陽の邪を透す。
佐薬：桂枝１両半（2.0ｇ）辛甘，温。発汗解肌。太陽中風を治す主薬。
　　　芍薬１両半（2.0ｇ）苦酸，微寒。桂枝とともに太陽中風を治し，緩急。
　　　半夏２合半（4.0ｇ）辛，温，有毒。降逆止嘔・健脾和胃。
　　　人参１両半（2.0ｇ）甘微苦，微温。脾胃を護り，おおいに元気を益す。
　　　甘草１両（1.0ｇ）　甘，平。脾胃を護るとともに諸薬を調和する。
使薬：生姜１両半（1.0ｇ）辛，温。補脾，半夏の毒を消し桂枝を助け解肌。
　　　大棗６枚（2.0ｇ）　甘，微温。甘草とともに補脾，姜・棗は相須の関係。

補　遺

本方は小柴胡湯合桂枝湯であるが，芍薬の量を増すと小柴胡湯合桂枝加芍薬湯となり，肝脾の不和によって生じる諸証を治す力が強まる。

柴胡桂枝湯ノ方

桂枝皮ヲ去ル　黄芩一両半　人参一両半　甘草一両炙ル　半夏二合半洗ウ　芍薬一両半　大棗六枚擘ク　生姜一両半切ル　柴胡四両

右ノ九味、水七升ヲ以テ煮テ三升ヲ取リ、滓ヲ去リ、一升ヲ温服セヨ。本人参湯ト云ウ。桂枝ノ法ノ如ク作リ、半夏、柴胡、黄芩ヲ加エ、復タ柴胡ノ法ノ如クシ、今人参ヲ用イ半剤ニ作ス。

本条から一四七条までは、少陽病のいくつかの変証について述べていますが、本条は太陽と少陽の併病である柴胡桂枝湯証についてです。

傷寒に罹患して六、七日が経過して、発熱・微かに悪寒・支節煩疼すなわち手足の関節がひどく痛むということは、太陽病がいまだ解除されず、風寒の邪が表に残存しているすなわち「外証未ダ去ラザル」状態を示しています。

一方「微カニ嘔シ」とは文字通り嘔気があることで、少陽病の主証の一つである心煩喜嘔と同じ意味と考えられます。「心下支結」には二通りの解釈があって、

柴胡桂枝湯《さいこけいしとう》

方　意

太陽と少陽の併病。

先に太陽中風を病み，風寒の邪が表に残存しているのに，少陽病を兼ねるようになったものである。したがって桂枝湯と小柴胡湯を半量ずつ合わせたものである。

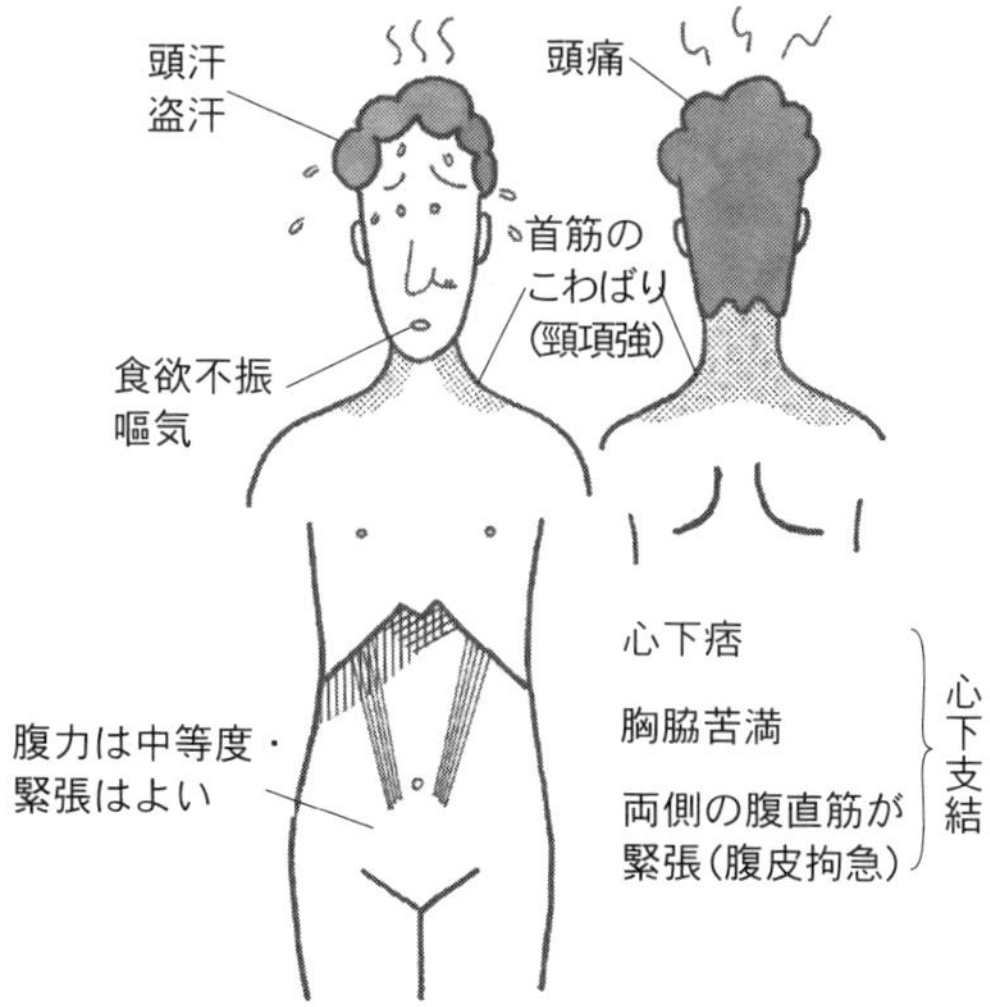

柴胡桂枝湯証

主証：外証未去（太陽中風証残存）・発熱微悪寒・支節煩疼（関節痛）・微嘔・心下支結。

客証：心腹卒中（胸背及び腹部の痛み）。

脈は浮あるいは弦弱。

舌は舌質淡紅・薄白苔。

腹は心下が痞え，胸脇苦満と上腹部に腹皮拘急がある（心下支結）。

臨床応用

発熱悪寒と発汗のある感冒・流感・気管支炎などの熱性疾患。心下が痞え，嘔気のある胃十二指腸潰瘍・慢性胃炎・胆石症・胆囊炎・膵臓炎・慢性肝炎など。

運用の要点

胸脇苦満と腹皮拘急が上腹部に顕著（心下支結の腹証）・自汗・盗汗・頸項強。

類方鑑別

小柴胡湯：少陽病で表証はない。胸脇苦満が著明で腹皮拘急や頸項強はない。

黄連湯：表熱と心下痛があるが，胸脇苦満や腹皮拘急はない。

四逆散：胸脇苦満と腹皮拘急が顕著。

小建中湯：体質虚弱・腹壁薄く腹皮拘急が顕著，胸脇苦満はない。

柴胡桂枝乾姜湯：本方証よりさらに虚証，精神不安定，腹部軟弱で臍の上方に動悸と圧痛がある。

一つは左右の腹直筋がつっぱり心窩部をまるで下からつっかえ棒で支えているように見えるというのと、もう一つの説は「支」は「辺」と同義で、心窩部の両辺縁部が「結」すなわち硬くなっているという意味だとする説で、どちらも胸脇苦満に通じ、少陽病を示しています。本条は、先に太陽病を病み、いまだ治癒していないのに少陽病を兼ねるようになった状態ですが、太陽病も少陽病も比較的軽症です。そこで桂枝湯と小柴胡湯をそれぞれ半量ずつ合わせて、太陽少陽両証を同時に治療することを目的に作られた処方が柴胡桂枝湯です。

太陽病と少陽病の併病については、すでに一四二条に一見結胸証に類似する場合があることが示されていました。両者の症状と治法の相違を比較・認識しておく必要があるでしょう。

条文 一四七

傷寒五六日、已ニ発汗シテ復タ之ヲ下シ、胸脇満シテ微カニ結シ、小便利セズ、渇シテ嘔セズ但ダ頭汗出デ、往来寒熱シテ心煩スル者ハ此未ダ解セズト為スナリ。柴胡桂枝乾姜湯之ヲ主ル。

柴胡桂枝乾姜湯ノ方

柴胡半斤　桂枝三両皮ヲ去ル　乾姜二両　栝楼根四両　黄芩三両　牡蛎二両熬ス　甘草二両炙ル

右ノ七味、水一斗二升ヲ以テ煮テ六升ヲ取リ、滓ヲ去リ、再ビ煎ジテ三升ヲ取リ、一升ヲ温服ス。日ニ三服セヨ。初メ服シテ微カニ煩シ、復タ服シテ汗出レバ便チ愈ユ。

太陽病の治療に際しては、表証が完全に解除されたことが確認されない限り、攻下の治療法を用いるのは禁忌です。この点に関しては第四五条で「太陽病、外証未ダ解セズバ下スベカラズ、之ヲ下セバ逆トナル」と明記して戒めています。

本条は太陽病を一度発汗させたが、表証が解除されたことを十分確認しないまま次に攻下法を行ったため、太陽病は解消されないだけでなく、病邪の一部が少陽に侵入し、さらに太陰脾の陽気まで損傷してしまったものです。

熱型は少陽病に特有な往来寒熱を示し、そのほかにも軽い胸脇苦満である胸脇満微結と心煩という、少陽病の主証を呈しています。少陽病は足胆経と手三焦経に関係しています。胆熱の上擾によって心煩が生じ、三焦の水道通調の働きが失調する結果、小便不利や口渇が生じます。頭汗は胆熱が宣散されず上昇するために生ずるという説もありますが、太陽病の残存の症状と考えてもよいでしょう。少陽の病変は脾に波及しているので、胃の症状である嘔吐は現れません。その代り、条文には出ていませんが太陰の虚寒が併存するので、腹満・下痢・心下痛などを呈すことが少なくないと考えられます。脈象は弦弱あるいは緩脈を呈することが多いようです。

柴胡桂枝乾姜湯証は太陽・少陽・太陰の三証を兼ねているので、非常に複雑多彩な症状を現します。

柴胡桂枝乾姜湯も小柴胡湯の加減方の一つと考えられます。

柴胡と黄芩で少陽病の往来寒熱と胸脇苦満を治します。嘔気はないので小柴胡湯の半夏を去り、代りに渇を止め生津潤燥に働く栝楼根を加えます。満結があるので気滞を助長する人参と大棗を去り、代りに軟堅の牡蛎を用います。なお牡蛎には軟堅と鎮心安神の効能がありますが、本方の場合牡蛎を生で用いず熬して用いるので、軟堅が主で安神の働きは若干弱いと考えられます。桂枝は残余の表証を治すとともに乾姜と協力して脾の虚寒を温補し、さらに気と津液の流通を促進します。尿不利は三焦の気滞による津液不足で生じたもので、蓄水によるものではないので茯苓は用いません。甘草は補脾と諸薬調和の目的で用いてあります。このように諸薬が協同して表を解し、胆熱を清し、三焦を利し、脾寒を温補します。

方後の注に、本方を服用するとはじめは少し煩躁するがその後発汗して治愈するとありますが、それは始めは薬力を借りて邪正闘争が激化するが、その後は薬が十分効いて表裏陰陽が調和して症状は寛解するという意味で、同様の記載は一〇一条にも見られました。

条文一四八

傷寒五六日、頭汗出デ、微カニ悪寒シ、手足冷エ、心下満シ、口食ヲ欲セズ、大便鞕ク、脈細ナル者ハ

原　典

傷寒五六日，已ニ発汗シテ復タ之ヲ下シ，胸脇満シテ微カニ結シ，小便利セズ，渇シテ嘔セズ，但ダ頭汗出デ，往来寒熱シテ心煩スル者ハ此未ダ解セズト為スナリ。柴胡桂枝乾姜湯之ヲ主ル。（太陽病下篇　第147条）

方　解

君薬：柴胡半斤（5.0g）　苦，微寒。少陽病を治す主薬，半表の熱を清す。
臣薬：黄芩3両（3.0g）　苦，寒。柴胡を助け少陽病を和解，半裏の熱を清す。
佐薬：桂枝3両（3.0g）　辛甘，温。表寒の邪を発表し，脾の虚寒を温補する。
　　　甘草2両（2.0g）　甘，平。補脾。諸薬を調和する。
使薬：乾姜2両（2.0g）　大辛，大熱。桂枝を助け温補するとともに脾陽を補う。
　　　栝楼根4両（3.0g）　甘微苦酸，寒。津液を生じ渇を止める。
　　　牡蛎2両（3.0g）　鹹，微寒。胸脇の痞満を消し，心煩動悸を止める。

全体としては胆熱を清し，三焦を利し，脾陽を温補する。

此陽微結ト為ス、必ズ表ニ有リ復タ裏ニ有ルナリ。
　脈沈モ亦裏ニ在ルナリ。汗出ズルハ陽微タリ。假令《モシ》純陰結ナレバ復タ外証有ルヲ得ズ。悉ク入リテ裏ニ在リ。此半バ裏ニ在リ半バ外ニ在ルナリ。脈沈緊ト雖モ少陰病タルヲ得ズ。然ル所以ノ者ハ陰ハ汗有ルヲ得ズ、今頭汗出ズルガ故ニ少陰ニ非ザルヲ知ルナリ。
　小柴胡湯ヲ与ウベシ。設《モ》シ了了タラザル者ハ屎ヲ得テ解ス。

本条は陽微結と陰結の鑑別と、陽微結は小柴胡湯で治療すべきことを論じています。

陽結とは邪熱が胃に入り、大便が乾燥して秘結する陽明腑実証のことです。陽微結とは邪熱は裏に伝って結実しているが、一部の表邪はなお太陽に残存しており、裏実はまだ軽く浅い状態です。

陰結とは、脾や腎の陽虚のため裏に虚寒があって、大便が秘結するものをいいます。

本条は文の構成上大きく三節に区分されるようで、最初の節では陽微結の症状を述べています。先述のよ

柴胡桂枝乾姜湯《さいこけいしかんきょうとう》

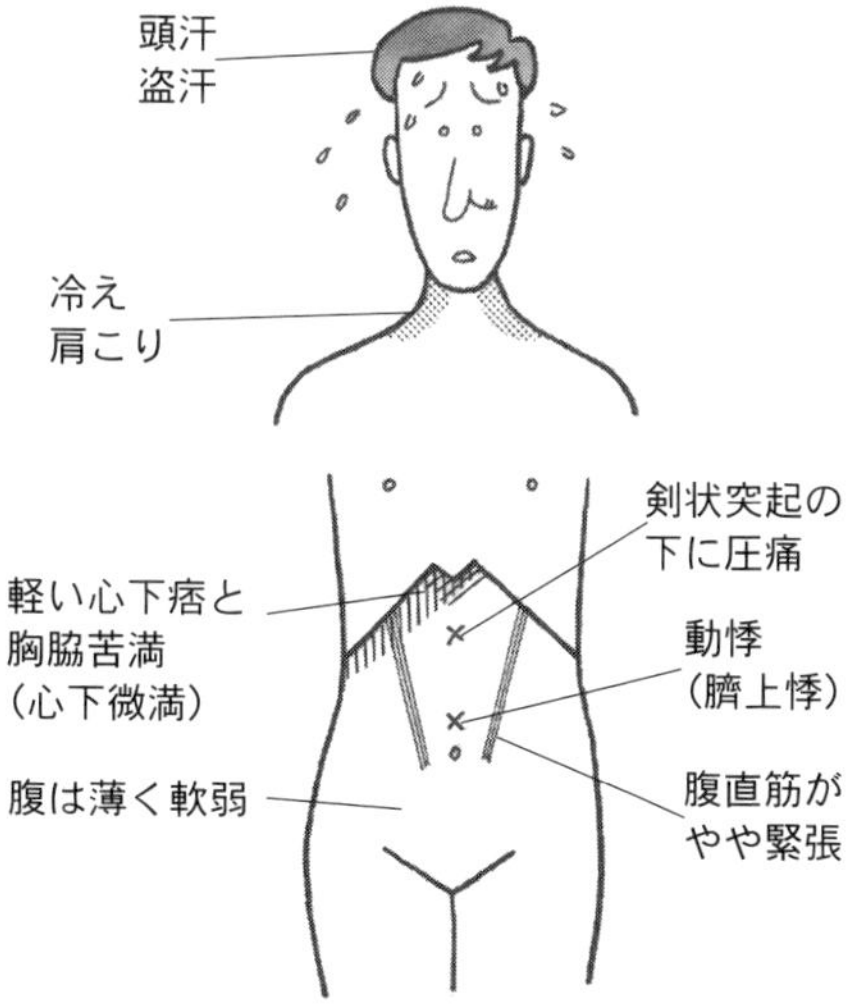

方　意

太陽病の表証が完全に解消されないのに誤下したため，太陽の邪が少陽に侵入し，さらに太陰脾の陽気も損傷した証である。したがって太陽中風・少陽病・太陰病の三証が並存している。

柴胡桂枝乾姜湯証

主証：往来寒熱・心煩・胸脇微満結・口渇・不嘔・小便不利・頭汗。

客証：冷え・寝汗・不眠・心下痛・下痢。

脈は弦弱あるいは緩。

舌は舌質淡紅・やや乾燥・白い薄苔。

腹は軟弱，弱い胸脇苦満とともに心下に圧痛があり，臍の上部に動悸を触れる。

臨床応用

体力虚弱者の長引く感冒症状，あるいは虚弱体質者の神経過敏・不眠症・神経症・自律神経失調症・更年期障害など。

運用の要点

体質虚弱で神経質・冷え性傾向・よく寝汗をかきやすい・ごく軽い胸脇苦満と心下の抵抗圧痛（心下微満結）

類方鑑別

小柴胡湯：少陽病の正証で胸脇苦満が顕著。動悸や心煩はない。

柴胡加竜骨牡蛎湯：実証・胸満・煩驚・小便不利・便秘。

柴胡桂枝湯：自汗・盗汗・心下支結。神経症状や動悸はみられない。

炙甘草湯：動悸や不整脈が主で，胸脇苦満や痛みはない。

小建中湯：虚労裏急。自汗・頭汗・腹皮拘急・動悸はあるが，微満結はない。

真武湯：少陰病陽虚裏寒証。冷え・動悸・下痢腹痛はあるが，微満結はない。

うに邪は表と裏にありますが、表邪が残存している証拠に微かに悪寒があります。心下満・食欲不振・大便鞕は陽明裏実の証候です。また頭だけに汗が出て、手足が冷え、脈が細というのは裏の熱が鬱して外達せず四肢末端まで到達しないためで、少陽の枢機が働かず内外陰陽が調和していないことを示しています。しかし陽微結では必ず、表証と裏証がともにみられます。

次の節では、陽微結と陰結の鑑別の要点が述べられています。その要点は頭部の発汗です。陰結も陽微結も、裏証を示唆する沈脈を呈することがありますが、発汗は陽病である陽微結の特徴で、陰病である陰結ではありえないことです。したがって仮に沈緊の脈を呈していても、頭の発汗がみられればこれは少陰病ではなく、陰結と診断することはできません。

陽微結は半表半裏にあって少陽の枢機が失調している病態ですから、小柴胡湯で少陽を和解し枢機を通利してやれば内外の症状は自然に治愈します。「了了タラザル者」とはいまだ陽明に胃熱があり、腹満や心煩が残る者ですから、調胃承気湯を用いて少し便を通じて胃気を調えてやれば、あとは万事うまくいくという意味です。

条文一四九

傷寒五六日、嘔シテ発熱スル者ハ柴胡湯ノ証具ワル。而ルニ他薬ヲ以テ之ヲ下ス。

柴胡ノ証仍在ル者ハ復タ柴胡湯ヲ与ウ、此已ニ之ヲ下スト雖モ逆タラズ、必ズ蒸蒸トシテ振イ、却テ発熱シ汗出デテ解ス。

若シ心下満シテ鞕痛スル者ハ此結胸タルナリ。大陥胸湯之ヲ主ル。

但ダ満シテ痛マザル者ハ此痞タリ、柴胡之ヲ与ウルニ中ラズ。半夏瀉心湯ガ宜シ。

半夏瀉心湯ノ方

半夏半升洗ウ　黄芩　乾姜　人参　甘草炙ル各三両　黄連一両　大棗十二枚擘ク

右ノ七味、水一斗ヲ以テ煮テ六升ヲ取リ、滓ヲ去リ再煎シテ三升ヲ取リ一升ヲ温服ス、日ニ三服セヨ。大陥胸湯ヲ須《モチウ》ル者、方ハ前ノ第二法ヲ用ウ。

傷寒に罹患して五、六日が経過し、病人は発熱に嘔気を伴っています。嘔気は少陽病の主症状の一つです。一〇一条に「柴胡ノ証有ルハ但ダ一証ヲ見ワセバ便チ是レナリ」とありますから、これで十分少陽病と判断できます。

少陽病であれば正しい治療は小柴胡湯による和解ですが、禁忌の瀉下薬を用いて下してしまったので、予後は三通りに分かれます。

第一は、病人の正気が強く、誤下したにもかかわらず邪気が内陥せず、邪は少陽の位置に留まっている場合です。病邪のある場所は誤下の前と何も変っていないので「之ヲ下スト雖モ逆タラズ」というわけです。あらためて小柴胡湯を用いて正しく和解してやれば、正気は薬力の助けを借りて奮い立ち、激しい邪正闘争が起こったあと病人は大汗をかいて治癒します。これと同じ状況はすでに一〇一条にも出ています。

第二は、誤下によって少陽にあった邪気が内陥して胸膈内の水飲と結合し、大結胸証を形成する場合です。これは泄熱逐水破結の働きをもった大陥胸湯で主治します。大結胸証の成因・症状・治法は一三一条から一三七条までに詳しく述べられています。

第三は、誤下により脾胃の気を損傷して心下痞を形成する場合です。心下とは心窩部の辺り、身体の中心部で胃や脾のあるところです。胃は食物を腐熟・消化して脾に送り、脾は運化によって水穀の精微（栄養分）を全身に配布するので、胃気は下降し脾気は上昇するのが正常の流れで、それにより脾と胃は協調して消化・吸収作用を営みます。邪気が裏に陥ち込んでくると、脾胃は損傷され気の昇降が失調するので、胃気と脾気が正しく交わらず寒熱の気が錯雑して心下で痞えてしまう結果、心下痞を生じます。

このように本条では、少陽病・大結胸・心下痞という三つの病証を並列することにより、それぞれの特徴と鑑別の要点を論述しています。少陽病は邪が半表半裏に鬱して、達表入裏する気の流通（枢機）が阻害されるもので、病位は胸脇からときに心下に波及しているので胸脇苦満と嘔気が主症状です。治療は小柴胡湯で解鬱清熱して和解させます。大結胸は熱邪が痰飲と結合したもので、病位は胸隔から心下や胸脇にまで及びます。したがって心下が石のように硬く痛むのが特徴です。治療は大陥胸湯を用いて排熱・逐水・破結を

若シ心下満シテ鞕痛スル者ハ此結胸タルナリ。大陥胸湯之ヲ主ル。

但ダ満シテ痛マザル者ハ此痞タリ，柴胡之ヲ与ウルニ中ラズ。半夏瀉心湯ガ宜シ。（太陽病下篇　第149条）

方　解

君薬：	黄連1両	（1.0g）	苦，寒。清熱燥湿，心下に働き清熱消痞。
臣薬：	黄芩3両	（2.5g）	苦，寒。清熱燥湿，胸部に働き清熱消痞。君臣2薬で心下の熱を泄し心下痞を解消する。
佐薬：	半夏半升	（5.0g）	辛，温，有毒。和胃降逆・燥湿化痰。消痞散結・止嘔。
	乾姜3両	（2.5g）	大辛，大熱。温中化痰・順気。半夏の温中和胃の働きを助ける。
使薬：	人参3両	（2.5g）	甘微苦，微温。補脾益気。脾を温めその機能を回復し，脾気を昇提する。
	甘草3両	（2.5g）	甘，平。脾胃の気を補い，諸薬を調和する。
	大棗3両	（2.5g）	甘，温。脾胃を補い，甘草とともに和中緩急する。

はかります。心下痞はただ脾胃の気が中焦で痞えているだけですから、心下に膨満感があるだけで、硬満や痛みはありません。心下痞を主治する薬方は黄連と黄芩を主薬とする瀉心湯類ですが、本条の場合はその中の半夏瀉心湯が一番よいといっています。

半夏瀉心湯はまた『金匱要略』嘔吐噦下利病脈証治第十七にも出ていて「嘔シテ腸鳴スル者ハ半夏瀉心湯之ヲ主ル」とあります。これと本条の症候を総合すると、主症状は心下痞満・悪心嘔吐および腹鳴で、臨床的にはさらに腹具合が安定せず、便秘や下痢があり、舌には白膩苔が付き、脈は弦滑を呈します。

半夏瀉心湯の処方構成は、半夏、黄芩、乾姜、人参、甘草、黄連、大棗の七味です。胃気が下降せず上逆して熱をもっているので、黄連と黄芩の苦寒の二薬で冷やして下降させ、心下の痞を解消します。また胃中に痰飲があり、胃気とともに上逆して悪心嘔吐を生じるので、半夏を用いて痰飲を散じるとともに上逆した胃気を引き下げます。成無己の『傷寒明理薬方論』を始め歴代の研究者たちは黄連を君薬、黄芩を臣薬としてきましたが、最近では本方証は嘔吐が主症であるから

半夏瀉心湯《はんげしゃしんとう》

方　意

少陽病を誤って下したため脾胃の気を損傷し，胃気は下降せず脾気は上昇しなくなり，両者の気が正常に交わらなくなって痞え，心下痞を生じた。

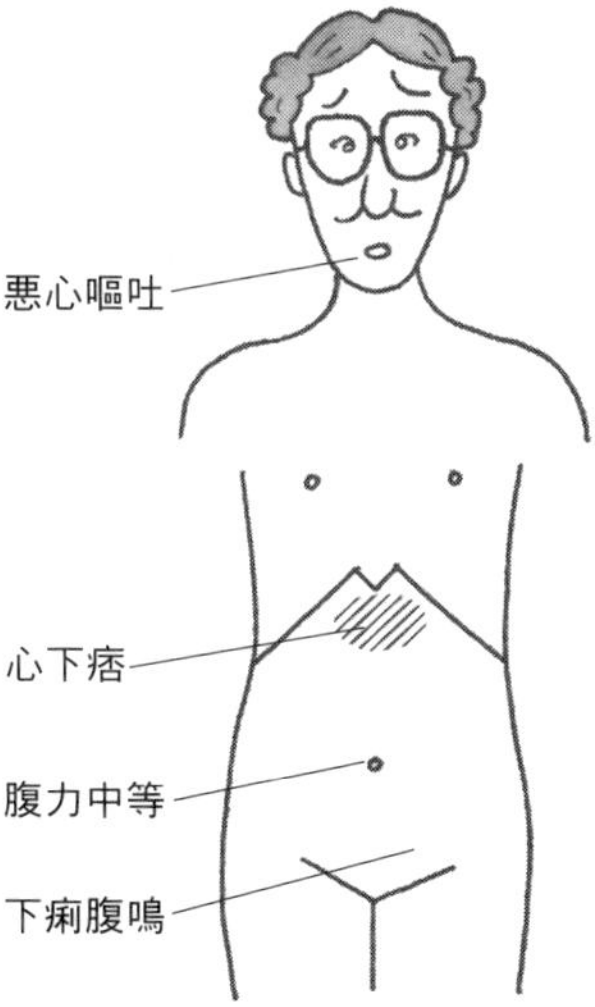

半夏瀉心湯証

主証：心下但満して痛まず。

客証：悪心嘔吐・食欲不振あるいは亢進・腹中雷鳴・下痢軟便。

脈は弦あるいは滑。

舌は舌質淡紅・白膩苔。

腹は腹力中等・心下部の膨満感と押えて軽い抵抗。

臨床応用

慢性胃炎・急性胃腸炎・胃十二指腸潰瘍・胃機能低下症候群・過敏性腸症候群・口内炎など。

運用の要点

心下痞・悪心・腹鳴下痢。

類方鑑別

旋覆代赭湯：心下痞鞕・食臭のない噫気が続く。

大柴胡湯：心下満（急）。強い胸脇苦満と便秘。

大承気湯：腹満痛。腹部全体の実満と便秘。

理中丸（人参湯）：心下痞。虚寒証・心胸痛・下痢。

黄連湯：上焦熱あり，中焦寒あり。腹中痛み，悪心嘔吐・心下痞はない。

加減運用

154条 大黄黄連瀉心湯，155条 附子瀉心湯，157条 生姜瀉心湯，158条 甘草瀉心湯。

（瀉心湯類の鑑別は233頁の「表四 諸瀉心湯の比較」を参照）

原　典

傷寒五六日，嘔シテ発熱スル者ハ柴胡湯ノ証具ワル。而ルニ他薬ヲ以テ之ヲ下ス。

柴胡ノ証仍在ル者ハ復タ柴胡湯ヲ与ウ。此已ニ之ヲ下スト雖モ逆タラズ，必ズ蒸蒸トシテ振イ，却テ発熱シ汗出デテ解ス。

降逆止嘔の半夏を君薬とするという説が有力です。脾気が冷えて下降して上昇せず、腸鳴や下痢を生じるので乾姜で温めます。全体として脾胃の気がともに弱まる結果、胃気の下降も脾気の上昇も順調に行われないのですから、人参、甘草、大棗で脾胃の気を補い調えてやります。これらを一言で総括すると、清上（胃）・温下（脾）、あるいは苦降（黄連、黄芩）・辛開（半夏、乾姜）・甘調（人参、甘草、大棗）の法で、寒熱の気が上下に錯雑して心下に痞満を生じている病態を治します。臨床的には慢性胃炎・急性胃腸炎・消化不良症・過敏性腸症候群など脾胃不和の証に広く応用可能です。

条文 一五〇

太陽ト少陽ノ併病、而ルニ反テ之ヲ下セバ結胸ト成リ心下鞕ス。下利止マズ、水漿下ラズ、其ノ人心煩ス。

太陽と少陽の併病に対しては、第一四二条にあったように大椎の第一間、肺兪および肝兪に鍼を刺すか、あるいは一四六条の柴胡桂枝湯を用いて、太陽と少陽の邪を同時に兼治するのが正しい治法で、太陽病・少陽病いずれに対しても瀉下剤を与えるのは誤治であることは言うまでもありません。太陽病を下すと一三一条にあるように表邪は内陥して水飲と結合して結胸となり、少陽病も誤って下すと一四九条にあるように結胸を形成するので心下鞕満します。結胸証は本来なら便秘することが多いのに本条では逆に下痢が止まらないのは、誤治によって脾胃の陽気が損傷されて、中気が下陥してしまった結果です。下痢とともに「水漿下ラズ」とは、水分を摂取しようとしても胃が受けつけず、全部吐いてしまう状態です。「心煩」は煩燥と同義で悶え苦しむ様で、非常に重篤な症状です。本条には治法は示されていませんが、おそらく回陽救逆の四逆湯の類を与えるべきであろうと考えられます。

条文 一五一

脈浮ニシテ緊、而ルニ復タ之ヲ下ス。緊反テ裏ニ入レバ則チ痞ヲ作ス。之ヲ按ジテ自ラ濡ナルハ但ダ気痞スルノミ。

太陽傷寒を誤下して心下痞を形成する場合を論述したものです。「脈浮ニシテ緊」というのは、麻黄湯証であることを示しています。「緊反テ裏ニ入」は緊脈の意ではなく、浮緊脈を生ずる表寒の邪を指したものです。誤下によって脾胃の気が損傷されたのに乗じて表寒の邪が内陥し、それが心下に結集すると痞を形成します。ただ心下痞は結胸や陽明腑病のように、痰飲とか宿食といった有形の邪と結びついて生じた実邪ではなく、ただ邪気が脾胃の働きを阻害しただけのいわば虚邪です。したがって「但ダ気痞」、つまり気が痞えているだけで、心下を按じても鞕でなく濡(軟)です。

条文 一五二

太陽ノ中風、下利嘔逆シ、表解スル者ハ乃チ之ヲ攻ムベシ。其ノ人漐々トシテ汗出デ、発作ニ時有リ、頭痛シ、心下痞シテ鞕満シ脇下ニ引キテ痛ミ、乾嘔、短気シ、汗出デテ悪寒セザル者ハ、此表解スルモ裏未ダ和セザルナリ。十棗湯之ヲ主ル。

十棗湯ノ方

芫花熬ル　甘遂　大戟

右ノ三味、等分シ、各《オノオノ》別ニ擣キテ散ト為ス。水一升半ヲ以テ先ズ大棗ノ肥ナル者十枚ヲ煮テ八合ヲ取リ、滓ヲ去リ薬末ヲ内レ、強人ハ一銭匕ヲ服シ、羸人《ルイジン》ハ半銭ヲ服ス、之ヲ温服セヨ。平旦ニ服セ、若シ下ルコト少ナク病除カレザル者ハ明日更ニ服セ、半銭ヲ加ウ。快キ下利ヲ得タル後、糜粥ニテ自ラ養ウ。

本条は、裏に水飲（異常な水分）がある人が太陽中風に罹患し、水飲が脇下に凝結して懸飲証を生じる場合の症状と治法を述べたものです。

条文の始めの「太陽中風」という言葉は当然、発熱悪寒・汗出・頭痛・脈浮緩といった症状を指しています。それに続く「下利嘔逆」は、水飲が太陽病の熱邪によって動かされて生じたもので、下行すれば下痢、上逆すれば嘔逆となります。表に太陽の邪があり、裏に水飲の邪があれば、治法は、先表後裏の鉄則に従ってまず表邪を解消させるべきで、先に裏の飲邪を攻めると表邪が内陥して壊証を生じます。そこで「表解スル者ハ乃チ之ヲ攻ムベシ」と言っています。

条文の後半「其ノ人漐漐トシテ汗出」以下は、懸飲証の症状とそれを主治する薬方について述べています。

懸飲は脇下に限局して水飲が貯溜した病態ですが、本条の場合、太陽の邪により少陽半表半裏の気機が滞ったために三焦が通利せず、脇下に水飲が結聚したものと考えられます。懸飲証は水飲の邪だけが単独で脇下に結聚した実邪で、結胸証のように水飲と熱邪が結合したものではありませんから、それ自体は熱を伴っていません。その症状は「心下痞シテ硬満シ、脇下ニ引キテ痛」ですから、心窩部が硬く張って痞える感じがしますが、自発痛や圧痛はなく、ただ咳をしたり、呼吸をしたりあるいは姿勢を変えるときに胸脇部がひきつるように痛むものです。脈象については本条には出ていませんが、『金匱要略』痰飲欬嗽病ノ脈証並ビニ治第十二に「飲シテ後水流レテ脇下ニ在リ、欬唾シテ痛ミヲ引ク、之ヲ懸飲ト謂ウ」また「脈沈ニシテ弦ナル者ハ懸飲……十棗湯之ヲ主ル」とありますから、脈象は沈弦だとわかります。

水飲の邪は流動変化して多様な症状を引き起こします。飲邪が皮膚に向かうと「漐漐トシテ汗」つまり微かに汗をかきます。正気と相争うので熱が間歇的に出没し、上逆して清竅を塞ぐと頭痛を生じ、胃に溢れるので乾嘔し、飲邪が肺に迫ると短気すなわち息切れを生じます。微汗・間歇的発熱・頭痛があるので一見大陽中風に似ていますが、悪寒を伴わない点が太陽中風ではなく、水飲の邪の停滞による裏証と判断されるので、「表解シテ裏未ダ和セズ」といったのです。

懸飲は水飲の実邪による病証で、熱邪はまったく関わっていません。ただ水飲の邪が胸脇という排泄されがたい部位に結聚しているので、治療は水飲を攻逐する十棗湯で主治します。

十棗湯は甘逐、大戟、芫花という、いずれも苦寒で強烈な峻下瀉水の働きをもつ三つの生薬を主薬とする方剤です。甘遂は大陥胸湯にも配合されていました。大戟も甘遂と同属の植物の根、芫花はジンチョウゲ科のフジモドキの花蕾です。三薬を併用するとあまりにも作用が迅速・強烈で脾胃の正気を損傷するので、甘平補脾の大棗十個の煎汁で服用させて、脾胃を保護するとともに三薬の働きにブレーキをかけていきます。それでも本方の作用は猛峻ですから、後注に体力の強弱によって投与量を加減し、少量から始めて十分な効き目が現れないときは日を改めて翌日少し増量して与え、ちょうどよい下痢が得られたら、あとは糜（かゆ）を与えて三薬の毒性を中和してやるよう指示しています。
　十棗湯は現代でも、頑固な胸水や腹水を治療するのに十分活用できます。

条文 一五三

　太陽病、医汗ヲ発シ逐ニ発熱悪寒ス。因リテ復タ之ヲ下シ心下痞ス。表裏倶ニ虚シ陰陽ノ気並ビ竭《ツ》ク。陽無ケレバ則チ陰独リ、復タ焼針ヲ加エ因リテ胸煩ス。面色青黄ニシテ膚《ハダ》瞤ナル者ハ治シ難シ。今色微カニ黄、手足温ナル者ハ愈エ易シ。

　太陽病は発汗させるのが正しい治療法であり、もし一度発汗させて表証が解消しなければ再度発汗を試みるべきなのに、医者が発熱悪寒という表証がまだ残っているのに慌てて瀉下した結果、心下痞を生じたものです。これは始めの発汗によって表が虚し、次の瀉下によって裏も虚した、表裏両虚を意味しています。ここでいう「陰陽ノ気並ビ竭ク」とは、陽は表証、陰は裏証の意味ですから、表裏の気血がともに虚した状態を指しています。「陽無ケレバ陰独リ」の陰陽も表裏と同義で、表証がなくなれば裏証だけが現れるという意味で、すなわち表証はなく裏虚の心下痞の症状だけがみられます。これはたいへんと焼鍼を施したのは大いなる誤治で、病人は火邪を抱え、火気が心を擾して胸中に煩悶を生じたものです。
　最後の「面色青黄、皮瞤者……色微黄、手足温……」の一節は、焼鍼で誤治した病人の予後の判断を述べたと考えられますが、古来その解釈をめぐって論争の多いところです。ここでは一応多くの人が唱えている説に従うと、面色青は肝、黄は脾の色で青黄は肝気が相克関係にある脾に乗じた木乗土虚の状態、膚瞤は肺脾両虚であり、どちらも重症で予後不良です。これに対し、面色微黄で手足が温かければ、脾胃の正気がなお残存し、脾が支配する四肢に気血がめぐっていることを意味するので、予後は良好というわけです。

条文 一五四

心下痞、之ヲ按ジテ濡、其ノ脈関上ニ浮ナル者ハ大黄黄連瀉心湯之ヲ主ル。

大黄黄連瀉心湯ノ方

大黄二両　黄連一両

右ノ二味、麻沸湯二升ヲ以テ之ヲ漬《ヒタ》シ、須臾ニ絞リテ滓ヲ去リ、分カチ温メ再服ス。

大黄黄連瀉心湯証は、おそらくは太陽病を誤下した結果、表の熱邪が内陥して心下に結聚した熱痞です。この証を本条は心下痞という症状、関脈浮という脈象、按じて濡という腹証の三つで、簡潔かつ完璧に表現しています。この種の表現法が随所にみられるのが、『傷寒論』の一つの特徴です。

心下痞は心窩部が痞えて張り、不快に感じる症状ですが、いくつかの原因で生じます。もし熱邪が水飲と結合すれば結胸証で、一二八条および一三五条よりみて心下が痛み腹証は心下石鞕で、関脈は沈です。もし熱邪が胃中で宿食と結合した陽明腑証では、心下満痛・便秘し、脈象は沈実です。

大黄黄連瀉心湯証では、心下の熱邪は単独で他の実邪と結合していないので、痛むことはなく、心下を按じても軟（濡）です。関脈は上・中・下焦のうち、中焦を反映する脈です。これが浮というのは、中焦に陽熱の気が旺盛であることの反映です。

大黄黄連瀉心湯は、苦寒の黄連と大黄の二味で構成されています。黄連は半夏瀉心湯でも用いられていますが、心と胃の熱を清し心下の熱痞を清解します。大黄は清熱通便・推陳致新の働きがあります。本方の場合は煎じるのではなく、沸騰した熱湯に漬けて浸出液（振り出し）を用います。その理由は薬方の苦寒清熱の働きだけを求め、瀉下による実邪の排泄は求めていないからです。

『千金方』の注には、本方には本来は黄芩も配合されていたとあります。もしそうなら現在三黄瀉心湯の名で用いられている方剤と同じものになり、清熱消痞の働きはさらに顕著になります。

条文 一五五

心下痞シ、而ルニ復タ悪寒シ、汗出ズル者ハ附子瀉心湯之ヲ主ル。

附子瀉心湯ノ方

大黄二両　黄連一両　黄芩一両　附子一枚炮ジテ皮ヲ去リ破リテ別ニ煮テ汁ヲ取ル

右ノ四味、三味ヲ切リ麻沸湯二升ヲ以テ之ヲ漬シ、須臾ニ絞リテ滓ヲ去リ、附子汁ヲ内レ分カチ温メ再服セヨ。

本条は前条を承けていますから、心下痞は当然前条と同じ熱痞を指しています。前条と異なる点は、熱痞の証に加えて悪寒して汗が出るという体表の陽気虚衰の症状が加わっていることです。したがって本条は、熱痞と表陽虚という二つの証が併存する状態です。

表陽虚は下焦の腎陽不足によって生じるものですから、本条は中焦の熱痞と下焦の腎陽虚という寒熱錯雑、あるいは上熱下寒の証といえます。

この病態を主治する附子瀉心湯は、大黄、黄連、黄芩の三味を前条と同じように熱湯に漬して振り出しにした浸液と、附子の煎汁を合わせたものです。このようにすると前三味は軽いので上に向かって胸中と心下の熱痞を清瀉して下焦を損傷せず、附子汁は重いので下に降りて腎寒を温補しますが、上焦・中焦に逆上して煩熱を生じる恐れはありません。互いに邪魔せず寒熱兼治・攻補兼施を果す、見事な用薬と言うほかはありません。

条文 一五六

本之ヲ下スヲ以テノ故ニ心下痞シ、瀉心湯ヲ与ウルモ痞解セズ。其ノ人渇シテ燥煩シ小便利セザル者ハ五苓散之ヲ主ル。一方ニ云ウ、之ヲ忍ベバ一日ニシテ乃チ愈ユト。

傷寒を誤下して心下痞証を形成した病人に対しては、瀉心湯類を与えるのが正しい治療で、当然病人は治癒するはずなのに、「痞解セズ」とあるので、本条の痞は何かいままでの痞証とは異なっているようです。

本条の場合は、痞は本証ではなく標証で、本証は「渇シテ口燥煩、小便不利」です。本条の痞は誤下により膀胱の気化作用が失調し、水飲が下焦に停滞した結果尿不利となり、津液が正常に下焦から上昇しないために強い口渇と煩燥を生じるものです。この病理機序は第七一条から七四条までの五苓散証のそれとまったく同じです。津液とともに気も正常にめぐらず停滞するため痞証を呈したものですから、これに瀉心湯を与えても痞は解消せず、五苓散でその本を主治しなくてはなりません。

最後の附注に「之ヲ忍ベバ一日ニシテ乃チ愈ユ」とあるのは、七一条に発汗・脱津して軽度に煩燥する者は、少しずつ水を与えれば自然に治癒するとあるのに対応していると思われます。

条文一五七

傷寒汗出デ之ヲ解シテ後、胃中和セズ心下痞鞕シ、乾噫食臭シ、脇下ニ水気有リ、腹中雷鳴シテ下利スル者ハ生姜瀉心湯之ヲ主ル。

生姜瀉心湯ノ方

生姜四両切ル　甘草三両炙ル　人参三両　乾姜一両　黄芩三両　半夏半升洗ウ　黄連一両　大棗十二枚擘ク

右ノ八味、水一斗ヲ以テ煮テ六升ヲ取リ滓ヲ去リ、再煎シテ三升ヲ取ル。一升ヲ温服ス、日ニ三服ス。

附子瀉心湯ハ本ハ附子ヲ加ウト云ウ。半夏瀉心湯、甘草瀉心湯ハ同体別名ノミ。生姜瀉心湯ハ本理中人参黄芩湯去桂枝朮加黄連ト云ウ。瀉肝ノ法ヲ并ス。

条文冒頭の「傷寒」は、すなわち太陽病を指しています。太陽病を正しい治法に従って発汗させたものですが、そのやり方が当を得ていなかったため、脾胃の気を損傷したか、あるいは病人が元来脾胃虚弱であったため、脾胃の虚に乗じて表邪が中焦に内陥して「胃中不和」すなわち脾胃の不調和を生じたものです。通常、表邪が中焦に内陥して脾胃の気の昇降を失調させるときは心下痞を生じますが、本条の場合、心下痞鞕を生じています。心下痞鞕は自覚的に心下の痞塞感が強く、腹診して緊張・抵抗が著明であるが、痛みはないという症状です。結胸証のように心下石鞕し、これを按じて痛むというほどの顕著な症状はみられませんが、たんなる心下痞よりは重い症状です。

生姜瀉心湯証は半夏瀉心湯証によく似ていますが、たんに心下に気が停滞して生じる心下痞の症候に加えて、著しい水飲の停滞が加わる結果、心下痞鞕を呈すものです。

「乾噫食臭」とは臭い噫気《あい》（げっぷ）が出ることで、脾胃の気がともに損傷されて、胃の腐熟、脾の運化・吸収ができないために食物が不消化のまま胃中に停滞し、胃気が下降せずに上逆するため、臭いげっぷを生じます。停滞した水飲が腸に下ると「腹中雷鳴下利」を生じ、脇の下に停滞すると「脇下水気」となります。水飲過剰なので、臨床所見としては心下痞鞕のほかに、ときに下肢に軽い浮腫がみられ、舌苔は水滑（水を飲んだ直後のように濡れている）、脈は沈あるいは弦となります。

生姜瀉心湯は、半夏瀉心湯から乾姜を減量し、代りに生姜を加えた処方です。基本的には半夏瀉心湯と同じく脾胃を調和し、心下痞を解消します。生姜は性味は辛温、よく胃気を開いて水気を散ずるので、乾姜の中焦を温める効能と相俟って、健胃消水の働きが強化され、また半夏と配合されることにより和胃降逆・消痞の働きも強まっています。

条文 一五八

傷寒中風、医反テ之ヲ下シ、其ノ人下利スルコト日ニ数十行、穀化セズ、腹中雷鳴シ、心下痞鞕シテ満シ、乾嘔心煩シ安キヲ得ズ。医心下痞ヲ見テ病尽キズト謂イ復タ之ヲ下セバ其ノ痞益マス甚ダシ。此結熱ニ非ズシテ、但ダ胃中虚スルヲ以テ客気上逆スルガ故ニ鞕セシムルナリ。甘草瀉心湯之ヲ主ル。

甘草瀉心湯ノ方

甘草四両炙ル　黄芩三両　乾姜三両　半夏半升洗ウ　大棗十二枚擘ク　黄連一両

右ノ六味、水一斗ヲ以テ煮テ六升ヲ取リ、滓ヲ去リ、再煎シテ三升ヲ取リ、一升ヲ温服セヨ、日ニ三服ス。

甘草瀉心湯証は、太陽病を誤下した結果、脾胃の気が虚し、食した水穀を消化できなくなって腹中雷鳴とともに一日数十回の下痢を生じたものです。脾胃の気が昇降を失して調和しないので心下痞鞕や乾嘔が起こり、寒熱が錯雑して上熱下寒となるので心煩して安寧が得られないといった状態を呈します。前条の生姜瀉心湯証と似通っていますが、それより一段と重症です。

半夏瀉心湯の痞は、表から落ち込んだ邪気が中焦に停滞したもの、大黄黄連瀉心湯の熱痞は、表の熱邪が心下に結聚したもの、生姜瀉心湯の痞鞕は、心下に停滞した気に水飲が加わったものです。これらに対し、甘草瀉心湯の心下痞鞕は、脾胃が非常に虚したため、脾胃に内陥した太陽の外邪すなわち「客気」が再び上逆した結果生じたもので、たんなる気痞や熱痞ではない虚痞です。それなのにこれを診た医者が胃中に宿食と結合して生じた実邪があると誤認して瀉下すると、心下痞鞕や下痢、および乾嘔はますます激しくなって収拾がつかなくなります。条文の後半は、「医心下痞ヲ見テ……」と「此結熱ニ非ズ」と入れ換えて読むと理解しやすいでしょう。このような病態に対しては、半夏瀉心湯中の甘草を増量して脾胃の虚を補い、客気の上逆を止める甘草瀉心湯を用います。

甘草瀉心湯はその名の通り、補脾緩急の甘草が君薬です。

本条の甘草瀉心湯は半夏瀉心湯から人参を去って甘草を増量した処方構成になっていますが、生姜瀉心湯にも人参が配合されていること、また『金匱要略』百合狐惑陰陽毒病篇第三に出ている甘草瀉心湯には人参が入っている点などから見ても、本条の甘草瀉心湯には本来人参が配されていたと考えて一般に人参を加えて用います。第一五七条の方後注もこの疑問に答えています。表四に、諸瀉心湯の証と構成の比較をまとめます。

条文一五九

傷寒、湯薬ヲ服シ、下利止マズ心下痞鞕ス。瀉心湯ヲ服シ已リ、復タ他薬ヲ以テ之ヲ下シ利止マズ。医之ニ与ウルニ理中ヲ以テスルモ利益マス甚ダシ。理中ナル者ハ中焦ヲ理ム、此利ハ下焦ニ在リ。赤石脂禹餘粮湯之ヲ主ル。復タ止マザル者ハ当ニ其ノ小便ヲ利スベシ。

赤石脂禹餘粮湯ノ方

赤石脂一斤砕ク　太一禹餘粮一斤砕ク

右ノ二味、水六升ヲ以テ煮テ二升ヲ取リ、滓ヲ去リ分カチ温メ三服ス。

本条も前条と同じように太陽傷寒を湯液で誤下した

結果、心下痞鞕を生じたうえに下痢が止まらなくなった状態です。この場合、生姜瀉心湯か甘草瀉心湯を服用すれば症状は改善するはずでしたが、医者は正しい治法を知らず、ほかの薬を用いてさらにこの症状を攻下したので下痢は一向に止まりません。そこで今度は脾胃虚寒で下痢になったと考えて寒霍乱に用いる理中丸（人参、乾寒、甘草、白朮）を与えてみたが、下痢はますます激しくなったものです。

次の節で、作者は自らその理由を説明しています。曰く、理中丸とは処方名が語る通り、中焦を調理する薬です。本条の場合、度重なる攻下によって中焦脾胃だけでなく下焦腎の陽気が損傷されています。腎は胃

表四　諸瀉心湯の比較

条文番号	処方名	構成生薬										証候	病態	薬効
		黄連	黄芩	半夏	人参	甘草	乾姜	大棗	生姜	大黄	附子			
一四九	半夏瀉心湯	一両	三両	半升	三両	三両	三両	十二枚				心下痞満而不痛	脾胃不和心下気滞	調補脾胃降逆瀉痞
一五四	大黄黄連瀉心湯	一両	（一両）							二両		心下痞濡脈関上浮	邪熱心下に鬱滞	清瀉熱痞
一五五	附子瀉心湯	一両	一両							二両	一枚	心下痞悪寒汗出	邪熱鬱滞併腎陽虚	清瀉熱痞温補腎陽
一五七	生姜瀉心湯	一両	三両	半升	三両	三両	一両	十二枚	四両			心下痞鞕乾噫下痢	胃中不和食飲停滞	和胃降逆消痞止痢
一五八	甘草瀉心湯	一両	三両	半升	（三両）	四両	三両	十二枚				心下痞鞕穀不化心煩	誤下胃虚客気上逆	補脾緩急降逆消痞

の関門の役目を果していて、胃中の水穀が正しく下って十分消化されるようにいつも調節しています。その腎の動きが失調して下痢を生じたものですから、赤石脂禹餘粮湯を用いて下焦を補塡し、渋腸止痢してやらなくてはこの下痢は止まりません。

赤石脂禹餘糧湯は赤石脂と禹餘粮の二味より構成されています。赤石脂は酸化第二鉄を多量に含む雲母源の粘土塊。禹餘粮は粘土を内蔵する褐鉄鉱で、どちらも渋腸止瀉の働きをもった鉱物性生薬です。

もし本方を用いても下痢が止まらないときは、腸内で清濁の分利がうまくいかず水飲が過剰に停滞していると考えて、利尿をつける方法で治療します。これには五苓散を用いればよいでしょう。

一五七条より本条まで、太陽病を誤治して生じた下痢に対しては、生姜瀉心湯、甘草瀉心湯、赤石脂禹餘粮湯、そして五苓散という四通りの証候と治法があることが示されました。

条文 一六〇

傷寒吐下シテ後汗ヲ発シ、虚煩シ、脈甚ダ微、八九日ニシテ心下痞鞕シ、脇下痛ミ、気上リテ咽喉ヲ衝キ、眩冒シ、経脈動惕《ドウテキ》スル者ハ、久シクスレバ痿ト成ル。

太陽病に誤治を重ねると陰陽気血がみな虚して、ついには痿証（筋肉の麻痺）を生じると論じています。

太陽傷寒を吐下することはもちろん誤治であり、これをさらに発汗させれば陽気が損傷するうえに津液も損傷されます。陽気が虚すので脈ははなはだ微弱となり、陽気とともに陰も虚すので内熱を生じて虚煩を生じます。発病から八、九日が経過すると、陽気はますます虚して下焦の水飲を制御できなくなり、水飲が衝き上がってくるのでさまざまな症状を呈します。心下に逆上すると心下痞鞕を生じ、脇下に停滞すると脇下が痛みます。また気と水が咽喉に上衝すれば咽喉が塞がって苦しく感じられ、また陽気が虚して頭部まで十分上達しないと眩冒すなわち眼前暗黒やめまいが出現します。これら一連の病理機序は、第六七条苓桂朮甘湯の証によく似ています。ただ苓桂朮甘湯は寒飲が強いので脈が沈緊、本条の場合は陽気虚衰が主で水飲は従であるので脈微となる点が異なっています。
陽気が不足すると津液もめぐらないので水飲の邪が経脈内に停滞して動惕（筋惕肉瞤）を生じ、長く続くと筋肉が養われなくなる結果、痿証（麻痺）を生じるというものです。

条文 一六一

傷寒汗ヲ発シ、若シクハ吐シ、若シクハ下シテ解シテ後、心下痞鞕シテ噫気《アイキ》除カレザル者ハ、旋復代赭湯之ヲ主ル。

旋復代赭湯ノ方

旋復花三両　人参二両　生姜五両　代赭一両　甘草三両炙ル　半夏半升洗ウ　大棗十二枚擘ク

右ノ七味、水一斗ヲ以テ煮テ六升ヲ取リ、滓ヲ去リ再煎シテ三升ヲ取リ、一升ヲ温服ス。日ニ三服セヨ。

旋復代赭湯証は傷寒の誤治により、心下痞鞕を生じたうえに噫気（げっぷ）が止まらなくなったものです。

太陽傷寒に発汗法を用いたのは正しかったのですが、そのやり方が当を得ていなかったので表証が解消しなかったところに、医者がさらに吐法や瀉下を用いたのは明らかに誤治です。その結果、表証は取れましたが脾胃の気が損傷されたので虚して消化ができなくなり、痰飲が内生して心下に停滞し、胃気は痞塞させられて下らず上逆する結果、心下痞鞕と頑固な噫気が生じたものです。

「噫気除カレズ」というのが本条の主証であり、その内容はまずは噫気つまりげっぷがが連発する、次に噫気が出ても心下痞鞕は解消しない、さらにいままでに出てきた生姜瀉心湯などを服用しても無効で、心下痞鞕も噫気も除かれない、ということです。

本条の心下痞鞕は、脾胃の虚と痰飲の内生停滞によるものです。一方噫気は、脾胃が虚したところに肝気が乗じる結果、脾胃の動きを抑制するとともに、肝気が停滞した気と痰飲を伴って胃から上逆するために生じます。

本条の証候は一見、第一五七条の生姜瀉心湯証によく似ています。どちらも心下痞鞕のある点では共通していますが、生姜瀉心湯証は発汗後脾胃が虚す結果、食物と水飲が胃中に停滞するので、心下痞鞕に加えて乾嘔食臭・腹鳴下痢を生じるものです。それに対して本条の旋復代赭湯は、脾胃が虚し痰飲が内生して心下痞鞕を生じ、噫気がありますが、この噫気は胃中の痰気の上逆によるものですから、食臭はなく無臭です。

本方の証候に対しては、和胃化痰・鎮肝降逆の旋復代赭湯で主治します。

旋復代赭湯は旋復花、代赭石、人参、半夏、甘草、大棗、生姜の七味から構成されています。

旋復花は脾胃の昇降出入の気の運動を正常化させ、痰を消し、上逆した胃気を下降させるとともに、気の凝集を散じて心下痞を解消させる本方の君薬です。代赭石は天然の赤鉄鉱で主成分は酸化第二鉄です。肝に入って肝気を鎮め、上逆した肝気を下降させます。旋復花と共用すれば頑固な噫気を治すことができるので、本方の臣薬です。半夏と生姜は心下の痰飲を散じ和胃降逆すなわち痞を解消し、噫気を消す君臣二薬の働きを助けて強化する佐薬です。人参、甘草、大棗は脾胃を補益する作用をもち、虚を補い正気を益し使薬に働きます。諸薬協力して中焦の虚を補い、脾胃を調和させ、痰飲を消し、逆気を降下させて症状を自然に解消させます。

本方は和解剤の一種なので、煎じる際には一度煎じて滓を去り、再度半量になるまで煎じることで、諸薬の和合をはかるように煎法が指示されています。それともう一つ、代赭石と生姜の分量比に注意しなくてはなりません。病気の舞台は胃にあるので、まず生姜を比較的大量に用いて健胃祛痰を十分に行うことが大切です。重鎮の代赭石は少量に留めるようにしないと、下に沈みすぎて中焦で旋復花とうまく連結できず、協同して逆気を降ろすことができなくなります。

条文一六二

下シテ後、更ニ桂枝湯ヲ行ウベカラズ。若シ汗出デテ喘シ大熱無キ者ハ、麻黄杏子甘草石膏湯ヲ与ウベシ。

麻黄杏子甘草石膏湯ノ方

麻黄四両　杏仁五十箇皮尖ヲ去ル　甘草二両炙ル　石膏半斤砕キ綿ニテ裹ム

右ノ四味、水七升ヲ以テ、先ズ麻黄ヲ煮テ二升ニ減ジ、白沫ヲ去リ諸薬ヲ内レ、煮テ三升ヲ取リ滓ヲ去リ、一升ヲ温服ス。本ハ黄耳杯ト云ウ。

太陽病を誤治して下した結果、表の邪熱が肺に内陥して喘咳を生じた場合の症状と治療薬を論じたものですが、文頭の「下シテ後」が「発汗後」となっているほかは、まったく同じ条文がすでに第六三条に出ています。いまこの条文が出てくることには唐突の感を免かれず、おそらくは六三条に続くべきものが、編集の段階で配列を誤ったものと思われます。

「汗出テ喘シ大熱無シ」という症状は表の熱邪が誤下の結果肺に内陥し、肺熱のために肺気が上逆して喘咳を生じた状態ですから、治法は清熱宣肺の麻黄杏子甘草石膏湯（麻杏甘石湯）を用いるべきです。

条文 一六三

太陽病、外証未ダ除カレザルニ数《シバシバ》之ヲ下シ、遂ニ協熱シテ利ス。利下止マズ心下痞鞕シ表裏解セザル者ハ、桂枝人参湯之ヲ主ル。

桂枝人参湯ノ方

桂枝四両別シテ切ル　甘草四両炙ル　白朮三両
人参三両　乾姜三両

右ノ五味、水九升ヲ以テ先ズ四味ヲ煮テ五升ヲ取ル。桂ヲ内レ更ニ煮テ三升ヲ取リ滓ヲ去リ、一升ヲ温服ス。日ニ再《サイ》、夜一服セヨ。

何度も繰り返すようですが、太陽病は必ず発汗させて表証を完全に解消させなくてはなりません。表証が完全に解消されないうちに「数之ヲ下シ」のように何回も下剤を与えて裏を攻めることは、誤治の最たるものです。その結果、当然脾の陽気は損傷され、脾胃の気の昇降は乱され、消化の働きは失調するので、心下痞鞕と下痢が生じます。そのうえ太陽病の表邪は解消されずに残存するので、熱が残ります。裏証があって表熱と共存する状態を、「協熱」と称しています。

脾陽虚による裏寒性の下痢と心下痞鞕を治す薬方は、温裏散寒の人参湯（人参、乾姜、白朮、甘草）ですが、本条の場合それに残存した表証が加わっていますから、桂枝を一味加えて温中解表の働きをもたせた桂枝人参湯で主治します。方中の乾姜と白朮は脾胃を

原　典

太陽病，表証未ダ除カレザルニ数之ヲ下シ，遂ニ協熱シテ利ス。利下止マズ心下痞鞕シ表裏解セザル者ハ，桂枝人参湯之ヲ主ル。（太陽病下篇　第163条）

方　解

君薬：	桂枝４両（4.0ｇ）	辛甘，温。発汗解肌，傷寒の頭痛を治し，温経散寒するとともに残余の表証を治す。桂枝は解表の作用を損なわないために，他薬を煎じたあとで加える。
臣薬：	人参３両（3.0ｇ）	甘微苦，微温。元気を益し，裏寒を温補し，心下痞鞕を治す。
佐薬：	白朮３両（3.0ｇ）	辛甘，温。脾を補い湿を燥し，泄瀉を止める。人参と協力して安中止瀉。
使薬：	甘草４両（3.0ｇ）	甘，平。急迫を除し，痛みを止め，中を補い，諸薬を調和する。
	乾姜３両（2.0ｇ）	大辛，大熱。裏を温め，経絡を温補し，血行を改善する。桂枝の温経散寒を助ける。

温め、脾中の寒湿を除去します。人参と甘草は脾気を補い、その働きを回復させます。解表の桂枝は、必ず人参湯の四味を前もって煎じてから加えて少し煎じることが大切で、もし桂枝も始めから一緒に煎じると、桂枝のもつ芳香と表に働く力が失われてほかの四味とともに裏を温める働きに変化してしまいます。

本条は第一六一条の旋復代赭湯証と関連していることがわかります。旋復代赭湯証の病は胃にあって、胃気上逆による噫気が主症状であるのに対し、本条の桂枝人参湯証では病は脾にあって、脾気下陥による下痢が主症状になります。心下痞鞕は脾胃どちらの働きが失調しても同じように出現するので、両方の証に共通してみられます。

太陽病を誤下して生じる「協熱下利」という証候は、本条より以前、第三四条葛根黄芩黄連湯証にも見られました。ただ葛根黄芩黄連湯証は誤下の後、下痢・脈促・汗が出て喘咳があり、表の邪熱が誤下によって内陥して陽明大腸と太陰肺に入り、表裏ともに熱盛の協熱下痢を生じたのに対し、本条の桂枝人参湯証は誤下によって脾陽が虚した結果、表裏ともに虚寒に陥った

桂枝人参湯《けいしにんじんとう》

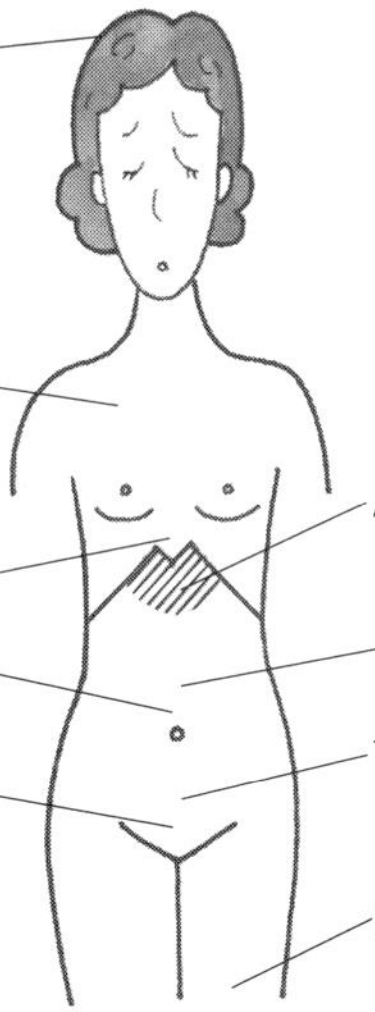

方　意

太陽病の表証が残存しているのに誤って下してしまうと，脾の陽気は損傷され，脾胃の気の正常な昇降が乱されて心下痞鞕と嘔吐や下痢を生じ，それに残存する表邪による発熱が加わって協熱下痢という証候を呈する。本方は虚証の協熱下痢を治す基本処方である。

桂枝人参湯証

主証：表裏未だ除かれず，心下痞鞕，下痢止まず，発熱。

客証：汗出悪風，頭痛，動悸，倦怠，足冷。

脈は浮弱で数。

舌は淡白で湿潤，滑苔。

腹は一般に軟弱，心下痞鞕（抵抗と圧痛）。

臨床応用

胃腸型感冒・胃腸虚弱者の急性胃腸炎や食あたり・慢性消化不良症・慢性胃機能低下症・感冒・常習性頭痛・機能性心悸亢進症など。

応用の要点

冷え症で胃腸虚弱・微熱・心下痞鞕・下痢。

類方鑑別

葛根黄芩黄連湯：実熱証の協熱下痢。発熱して発汗し裏急後重を伴う熱痢。協熱下痢には実熱証と虚寒証の２種類がある。

四逆湯:少陰病陽虚裏寒の下痢。熱なく全身の冷えが著明で，不消化性の下痢。

人参湯：脾陽虚証。裏寒虚証だけで表証はない。

真武湯：腎陽虚水泛証。冷え下痢のほか，眩暈・身体動揺。

呉茱萸湯：胃の虚寒証。頭痛・嘔吐・冷え下痢があるが，表証はない。

半夏瀉心湯：表証がすでに除かれ，脾胃の気の昇降失証で心下痞鞕する者。

赤石脂禹餘粮湯：腎陽の損傷によって生じた心下痞鞕と下痢。補脾温中が無効のときは補腎渋腸を行う。

協熱下痢です。同じ協熱下痢でも寒熱虚実がまったく逆です。したがって治法も対照的で第三四条の場合は清熱止痢解表ですが、本条の場合は温中補脾解表です。

条文 一六四

傷寒大イニ下シテ後復タ汗ヲ発シ、心下痞シ、悪寒スル者ハ表未ダ解セザルナリ。痞ヲ攻ムベカラズ、当ニ先ズ表ヲ解スベシ。表解スレバ乃チ痞ヲ攻ムベシ。表ヲ解スニハ桂枝湯ガ宜シ、痞ヲ攻ムルニハ大黄黄連瀉心湯ガ宜シ。

太陽の傷寒を先に下してから後で発汗というのは、順序が逆で誤治です。誤下により表の熱邪が中焦に内陥して心下痞を生じ、その後発汗を試みたが表証の発熱悪寒が依然除かれないままです。これは残存の表証と心下痞という裏証が共存する表裏両証ですから、先表後裏の原則に従えばまず残余の表証を桂枝湯で解除し、その後で痞証を攻めるのが当然の順序です。

本条の痞証は表の邪熱が内陥して生じた熱痞ですから、その治療には第一五四条と同じく、大黄黄連瀉心湯を用いるべきです。

条文 一六五

傷寒発熱シ、汗出ズレド解セズ、心中痞鞕シ、嘔吐シテ下利スル者ハ、大柴胡湯之ヲ主ル。

太陽傷寒の治療では発汗させるのが当然ですが、発汗したのに表証は解消されず、心中痞鞕・嘔吐・下痢が現れたということは、病はすでに太陽病だけでなく、少陽と陽明にも伝入していることを示しています。

心中痞鞕とは心胸部が痞塞満悶する症状で、少陽の枢機が阻滞していることを意味し、少陽病です。嘔吐するのは肝胆の気が胃に横犯して胃気を上逆させる少陽病の症状の一つです。

本条の下痢は、陽明の腸胃に熱邪があって大便の燥結を生じる結果、大便が下らず、その周囲から少量の黄色く臭い水様便が少量排泄される熱結傍流であり、陽明病であることを示しています。

「心中痞鞕、嘔吐下痢」は少陽和解と陽明の攻下を同時に果たす大柴胡湯で主治します。大柴胡湯の正証は一〇三条に出ていて「嘔止マズ、心下急」とあります。「急」は痞鞕の非常に強い状態で、また心下と心中は同じと考えられます。成無己の『注解傷寒論』では、本条は「心下痞鞕」となっています。また大柴胡湯証は、一般に便秘を伴うのが普通です。本条の下痢を熱結傍流と解釈するのは少し不自然な感じもします。この点に関し、『医宗金鑑』の訂正傷寒論注の少陽病篇では、本条の「下利」は本当は「不利」とあるべきものを誤記したのではないかと、素直に疑問を表明しています。

条文 一六六

病桂枝ノ証ノ如クアレドモ、頭痛マズ、項強バラズ、寸脈微カニ浮、胸中痞鞕シ、気咽喉ニ上衝シテ息スルヲ得ザル者ハ此胸ニ寒有リト為スナリ。当ニ之ヲ吐スベシ。瓜蒂散ガ宜シ。

瓜蒂散ノ方

瓜蒂一分黄ニ熬ル　赤小豆一分

右ノ二味、各別ニ擣キテ篩イ、散ト為シ已リ、合シテ之ヲ治ム。一銭匕ヲ取リ、香豉一合ヲ以テ熱湯七合ヲ用イ煮テ稀糜ト作シ、滓ヲ去リ、汁ヲ取リテ散ニ和シ、温メ之ヲ頓服ス。吐セザル者ハ少少加ウ。快吐ヲ得レバ乃チ止ム。諸亡血虚家ハ瓜蒂散ヲ与ウベカラズ。

本条は第一五二条の十棗湯とともに、一見症状は太陽病に似るが実は太陽病とは病理機序が異なる太陽病類似証の一つで、胸中に痰飲の実邪が停滞して生じた証候とその治則について述べたものです。

まず症状は桂枝湯証に似て発熱悪寒があって汗が出て、一見太陽中風証のようですが、頭項強痛がなく、しかも寸脈だけが微かに浮の脈象を呈しているなどの点が太陽中風とは異なっています。本条の主証は胸中痞鞕と気が咽喉に衝き上げそのため息ができないというもので、作者はその原因を「胸中寒有リ」と説明しています。「寒」とは寒陰の邪ですなわち痰飲を指しています。

胸中に痰飲という実邪がつまっていて、気の流通を阻害しているので胸中痞鞕が生じ、痰飲が気とともに上逆すると咽喉が閉塞して息ができないという症状を呈します。

寸脈は上・中・下焦のうちの上焦の状態を反映します。胸中すなわち上焦に痰飲の邪気が積聚し、胸中の正気と相争う中で正気は外越しようとするので、寸脈が微かに浮という脈象を呈します。

衛気は下焦（腎）より生じて上焦（肺）に開き発して、肉を温め、肌を潤し、腠理を養い皮膚の開閉を支配・調整しています。胸中に痰飲の邪があると、衛気は妨げられて正常に働くことができないので、発熱悪寒や自汗など、太陽中風類似の症状が出現するのです。

痰飲の実邪が上焦（胸）にあるときの治療は、吐剤を用いて痰実の邪を吐出させます。これは『素問』陰陽応象大論第五にある「其ノ高キ者ハ因リテ之ヲ越ス」（上にある邪は湧吐させて之を発越させよ）の治療原則にもとづくものです。

瓜蒂散は瓜蒂（マクワウリのへた）と赤小豆を擣いて散にし、これに香豉を煮て作った稀糜（薄いかゆ）の汁を加えて頓服します。瓜蒂は苦寒で強い催吐作用を有し、新鮮な品ほどよく効くとされています。赤小豆は甘酸、利水し気鬱を除く働きがあり瓜蒂と合わせると酸苦で湧吐の効果がいっそう強まります。香豉は梔子豉湯にも用いられ、除煩宣鬱と薬の働きを上方に向ける働きをもち、催吐作用を強める一方で胸苦しさを緩和します。

瓜蒂は苦寒で毒性があり、性急に催吐しようと連服させると中毒を起こして嘔吐が止まらなくなるので、本方は少しずつ与え、嘔吐してすっきりしたら、すぐ服用を止めます。また胃気を損傷しやすいので体質壮健な人に限って用いるべきで、痰飲が胸中に鬱していない人や、気血不足で虚弱な人に用いてはならないと、処方の後ろで注意を促しています。

条文一六七

病脇下ニ素《モト》痞有リ、連ナリテ臍傍ニ在リ、痛ミ少腹ヲ引キ陰筋ニ入ル者ハ此蔵結ト名ヅク、死スナリ。

蔵結という証候はすでに第一二九条および一三〇条に出ています。病邪が直接臓に侵入した結果、陽虚裏寒を呈し、濁飲が凝結する証候です。

本条の意味は、病人は日頃から厥陰肝経の部位である脇下に寒飲が凝結して長期にわたる結果、気血が凝滞して痞を形成し、それが常時太陰脾経の部位である臍傍にも連なっている。ときどき経脈が閉ざされて疼痛発作が起こると、少陰腎の部位である少腹（下腹部）にまで牽引痛が起こり、さらに陰筋（宗筋あるいは前陰で、男性の生殖器）まで痛む者は、肝・脾・腎の三臓に陰寒が凝結していることを示しており、重篤な臓結で死証である、というものです。

一四九条から始まった痞証に関連したもろもろの記述は、本条の臓結の痞証をもって終了します。

条文 一六八

傷寒若シクハ吐シ若シクハ下シテ後、七八日解セズ、熱結シテ裏ニ在リ、表裏倶ニ熱シ、時時悪風シ、大イニ渇シテ舌上乾燥シテ煩シ、水数升ヲ飲マントト欲スル者ハ白虎加人参湯之ヲ主ル。

白虎加人参湯ノ方

知母六両　石膏一斤砕ク　甘草二両炙ル　人参二両　粳米六合

右ノ五味、水一斗ヲ以テ米ヲ煮テ熟シテ湯成レバ滓ヲ去リ、一升ヲ温服シ、日ニ三服ス。此ノ方立夏ノ後ハ服スベカラズ。正月二月三月尚凜冷《リンレイ》ニシテ、亦之ヲ服スベカラズ。之ヲ与ウレバ則チ嘔利シテ腹痛ス。諸ノ亡血虚家モ亦与ウベカラズ。之ヲ得テ則チ腹痛シテ利スル者ハ、但ダ之ヲ温ムベシ。当ニ愈ユベシ。

太陽傷寒に正しい発汗治療を用いず、催吐や瀉下の誤治を施した結果、病は七、八日経過しても解消せず、陽明病に伝変したものです。

陽明病には、経証・熱証・腑証という三つの区別があります。経証とは陽明経が病む表証の葛根湯証で、腑証はもちろん胃家実の承気湯証です。本条の場合は内外倶熱の陽明経証です。陽明の裏熱が外に向かって蒸騰し、津液を体外に外泄するので必ず大量に発汗し、したがって津液中の気も排出されるので気津両虚となります。「時時悪風」するのは太陽病の表証ではなく、気陰両虚で表衛がよく働かないことによるものです。

口渇が激しく舌上乾燥するのは、大量に発汗して胃中の津液が不足したからです。「煩」はその結果、煩渇して心煩することを表現しています。津液不足の証

欲スル者ハ白虎加人参湯之ヲ主ル。（太陽病下篇　第168条）

傷寒大熱無ク，口燥渇シ，心煩シ，背微カニ悪寒スル者ハ白虎加人参湯之ヲ主ル。（同　第169条）

傷寒脈浮，発熱無汗，其ノ表解セザレバ白虎湯ヲ与ウベカラズ。渇シテ水ヲ飲マント欲シ，表証無キ者ハ白虎加人参湯之ヲ主ル。（同　170条）

若シ渇シテ水ヲ飲マント欲シ，口乾キ舌燥ク者ハ白虎加人参湯之ヲ主ル。（陽明病篇　第222条）

方　解

君薬：	石膏１斤（15.0ｇ）	辛甘，大寒。気分の実熱を清す要薬。	君臣２薬を合わせると苦寒瀉火し，胃燥を潤す。
臣薬：	知母６両（5.0ｇ）	苦，寒。清熱・潤燥・止渇・退実熱。	
佐薬：	人参３両（3.0ｇ）	甘微苦，微温。益気生津。煩渇を除き，悪寒を治す。	
使薬：	甘草２両（2.0ｇ）	甘，平。補脾・止渇。人参を助けて益気。諸薬を調和。	
	粳米６合（8.0ｇ）	甘，平。補脾和胃。石膏を懸濁液化し，沈殿を防止する働きがある。	

候ですから、当然大量の水分補給が必要で「水数升ヲ飲マント欲」します。

本証を主治するのは、陽明熱証の基本処方である白虎湯（石膏、知母、粳米、甘草）に益気生津の働きのある人参一味を加えた白虎加人参湯です。白虎加人参湯は発汗過多による気津（陰）両傷を治療する際の基本処方で、すでに太陽病上篇の第二六条に出ています。これによると、白虎加人参湯の脈象は洪大の脈です。

本条でも本文の後ろに、再度処方の内容と服用に関する注意が付記されています。

条文 一六九

傷寒大熱無ク、口燥渇シ、心煩シ、背微カニ悪寒スル者ハ白虎加人参湯之ヲ主ル。

陽明病の熱証のうち、前条が「表裏倶ニ熱」の内外熱盛であったのに対し、本条は「大熱無」で、表熱よりも裏熱が旺盛である場合を論述しています。「大熱無」という症状はいままでにも、表熱より裏熱が旺盛な場合（六三条および一六二条の麻杏甘石湯証）と体

白虎加人参湯《びゃっこかにんじんとう》

方　意

白虎湯とともに，内外ともに熱盛の陽明熱証を治す。気分清熱の主方である。

熱盛と多量の発汗の結果，病人は白虎湯証よりも若干陽気と津液を損傷した状態になっている。本方は，白虎湯に益気生津の人参一味を加えた名処方である。

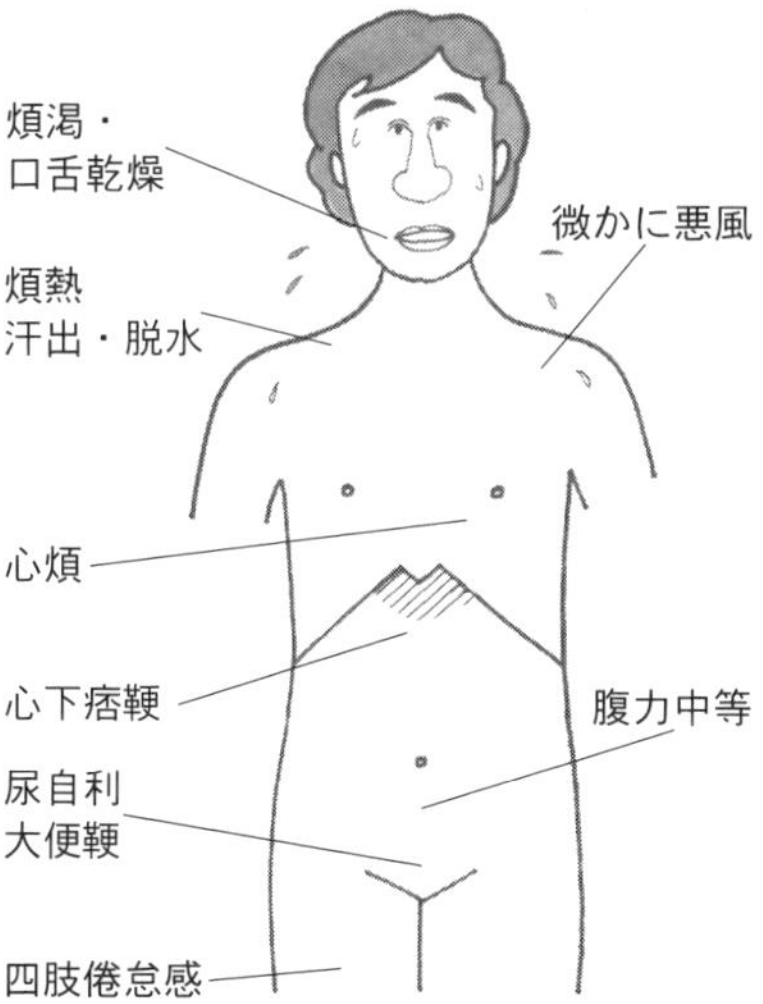

白虎加人参湯証

主証：表証なく，煩渇して多飲多汗・尿自利・微悪寒。

客証：全身灼熱感・脱水・四肢や背中の軽い悪寒・倦怠感。

脈は洪大。

舌質は紅乾・白黄苔。

腹は緊張良好で心下痞がある。

臨床応用

口渇・多汗・多飲するすべての場合に適応する。

1）外感病で高熱が続くとき。

2）熱中症や日射病。

3）アトピー性皮膚炎の皮膚紅斑と灼熱感。

4）糖尿病の口渇など。

運用の要点

内外実熱・口渇・多汗・尿自利。

類方鑑別

白虎湯：ただ内外ともに熱盛で悪寒なく，脈滑数。

大承気湯：便秘・腹鞕満・高熱・煩躁・脈沈実。

五苓散：尿不利で，発汗・口渇・発熱はあっても微熱。

原　典

桂枝湯ヲ服シ，大イニ汗出デテ後，大イニ煩渇シテ解セズ，脈洪大ノ者ハ，白虎加人参湯之ヲ主ル。（太陽病上篇　第26条）

傷寒若シクハ吐シ若シクハ下シテ後，七八日解サズ，熱結シテ裏ニ在リ，表裏倶ニ熱シ，時時悪風シ，大イニ渇シテ舌上乾燥シテ煩シ，水数升ヲ飲マント

内の陽気が虚した真寒仮熱あるいは表熱裏寒といわれる場合（六一条の乾姜附子湯証）に出現していますが、本条の場合はこのあとに前条にもある「燥渇、心煩」という陽明病の燥熱亢盛を表す言葉が続いていますから、おのずと陽明病の裏熱旺盛と理解されます。発汗による津液消耗で燥渇が現れ、壮熱が心を上擾するので心煩を呈するのです。

「背微カニ悪寒」というのが「大熱無」とともに本条の主証で、これは前条の「時時悪風」と同じ病理機序によって生じる、気陰両虚を表現する症状です。背中は足膀胱経脈の領域で、陽気の集まる部位です。旺盛な裏熱のために大量に発汗する結果、津液を喪失し、それとともに陽気も失われて表衛の働きが失調して悪寒するものです。ただこの場合の悪寒は陽明熱盛の中での悪寒ですから、ちょっとした悪寒を覚える程度にすぎません。前条と同じく陽明熱盛のあとの気陰両虚ですから、白虎加人参湯で主治します。

背中の悪寒という症状は、内外の陽気が不足する少陰病（例えば、三〇四条の附子湯証）でも現れますが、この場合は熱証でなく虚寒証なので口渇はなく、脈も洪大や滑数でなく沈微ですから、陽明熱盛の気陰両虚証と診誤まることはまずありません。

条文一七〇

傷寒脈浮、発熱無汗ハ、其ノ表解セズ、白虎湯ヲ与ウベカラズ。渇シテ水ヲ飲マント欲シ、表証無キ者ハ白虎加人参湯之ヲ主ル。

「傷寒脈浮発熱無汗」は太陽傷寒です。陽明熱証でも、第二二一条に「陽明病脈浮而緊」という脈証がありましたが、こちらは条文の続きを見ると「発熱汗出」であり、無汗ということはありません。

本条の場合、太陽傷寒と陽明裏熱証がともにある状態と思われます。その場合の治法は、解表と清裏の表裏双解をはかりたいところですが、ここでも先表後裏の治則に従って、表証が残存している場合はまず必ず発汗法を用いて表証を完全に解消しなくてはなりません。表寒実証の太陽傷寒があるのに清熱の重剤である白虎湯を用いるとますます体表の陽気を閉じ込め、邪気を内陥させて変証や壊証を引き起こす可能性があります。したがって表証が完全になくなって、病が陽明に入り終わらないと白虎湯の類は使えないということです。

「渇シテ水ヲ飲マント欲シ」と「表熱無キ者」とは、病が表証を離れ完全に陽明に入って熱盛となった結果、前条や前々条のように気津両虚証になっている状態で、清熱専門の白虎湯は不適当であり、益気生津の人参一味を加えた白虎加入参湯で主治します。

条文一七一

太陽ト少陽ノ併病、心下鞕シ、頸項強バリテ眩スル者ハ当ニ大椎、肺兪、肝兪ヲ刺スベシ。慎ンデ之ヲ下ス勿カレ。

本条は第一四二条の、太陽少陽の併病には発汗は禁忌であるから鍼を用いて治療せよというものと近似しており、ほとんど繰り返しのようです。発汗と同様瀉下も禁忌なので、鍼を用いた治療法を述べています。

「頸項強」は太陽病の邪が解されていないことを示しています。心下鞕と眩冒は少陽病を示しています。太陽病があるからといってこれを発汗させれば、一四二条に見られるように少陽の邪は陽明に転属してしまいます。そこで攻下の法を用いれば、一四九・一五〇両条に見られたように邪は内陥して結胸証を形成する恐れがあります。つまりは発汗も攻下も、治療として適当でないので「慎ンデ下ス勿カレ」といい、刺法を用います。大推、肺兪は太陽経の邪を散ずる兪穴であり、肝兪は少陽の邪を解消します。そこでこれら三穴を刺せば太陽・少陽の邪をともに解散できるというわけです。

本条を一四二条と並べて配列すれば、理解しやすかったと思われますが、次条と対応しているようです。

条文一七二

太陽ト少陽ノ合病、自ラ下利スル者ハ黄芩湯ヲ与ウ。若シ嘔スル者ハ黄芩加半夏生姜湯之ヲ主ル。

黄芩湯ノ方

黄芩三両　芍薬二両　甘草二両炙ル　大棗十二枚擘ク

右ノ四味、水一斗ヲ以テ煮テ三升ヲ取リ、滓ヲ去リ一升ヲ温服セヨ。日ニ再、夜一服ス。

黄芩加半夏生姜湯ノ方

黄芩三両　芍薬二両　甘草二両炙ル　大棗十二枚擘ク　半夏半升洗ウ　生姜一両半一方二三両切ル

右ノ六味、水一斗ヲ以テ煮テ三升ヲ取リ、滓ヲ去リ一升ヲ温服セヨ。日ニ再、夜一服ス。

太陽と少陽の合病とは、太陽と少陽の二経が同時に邪を受けて発病するもので、通常は太陽表証と少陽半表半裏証が同時に現れます。

本条の場合、表証ははっきりせず、邪は足少陽胆の邪熱が主役ですが、太陽病の部位は手太陽小腸にあるようです。邪熱が下行して陽明大腸に迫ると自下痢を生じます。この場合、熱を伴った熱痢なので、腹痛とともに裏急後重や肛門灼熱感などを伴います。邪熱が上行して胃に迫ると、嘔逆が現れます。

太陽少陽合病なので、発汗法を用いると津液を傷つけ化燥させる恐れがあり、また瀉下法を用いると邪を内陥させて結胸証を形成する恐れがあるため、汗・下どちらの治法も使えません。そこで黄芩湯を用いて旺盛な少陽の熱邪を清泄して下痢を止めるか、あるいは嘔逆する者は黄芩湯に半夏と生姜を加えた黄芩加半夏生姜湯を用いて、少陽の邪熱を清泄するとともに和胃降逆をはかって嘔逆を止めます。

黄芩湯は苦寒の黄芩を君薬にして肝胆と大腸の熱を清し、芍薬は肝胆の陰血を養い、甘草と配合すると緩急止痛に働くので下痢や腹痛を止めます。甘草はまた、大棗とともに健脾和中に働きます。本方は熱性下痢の治療には顕著な効果を示す名処方なので、後世の熱痢の治療薬はたいてい本方を加減して作られています。

条文一七三

傷寒、胸中熱有リ胃中邪気有リテ、腹中痛ミ嘔吐セント欲スル者ハ黄連湯之ヲ主ル。

黄連湯ノ方

黄連三両　甘草三両炙ル　乾姜三両　桂枝三両皮ヲ去ル　人参二両　半夏半升洗ウ　大棗十二枚擘ク

右ノ七味、水一斗ヲ以テ煮テ六升ヲ取リ、滓ヲ去

黄芩湯《おうごんとう》

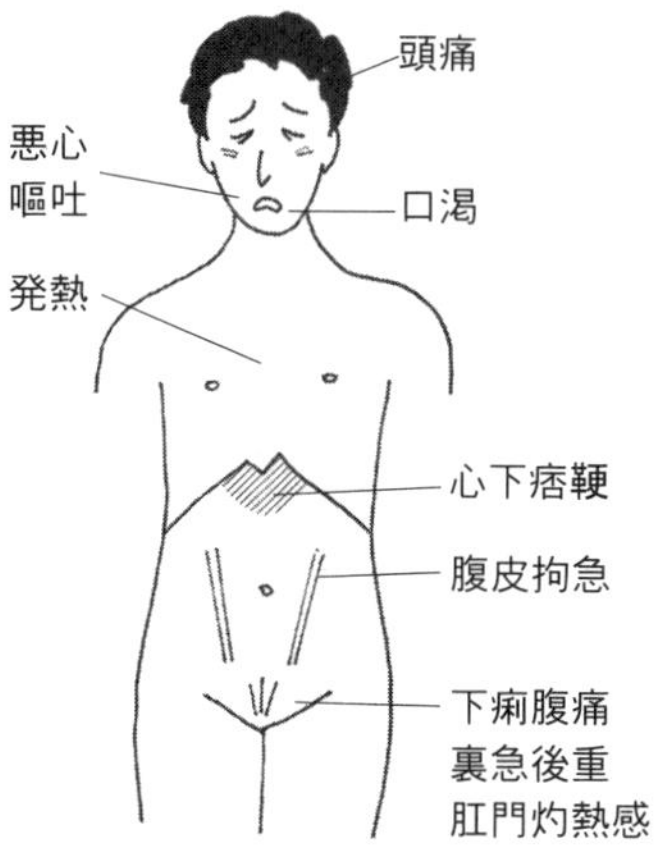

方　意

太陽と少陽の合病で下痢あるいは嘔吐する者。足少陽胆の邪熱が手太陽小腸に及んで下痢腹痛を生じる。また少陽の邪は少陽病に特有の嘔を生じる。嘔吐の強い者には，黄芩加半夏生姜湯を用いる。本方は，太陽少陽の熱痢に対する代表処方。

黄芩湯証

主証：発熱・悪心嘔吐・腹痛・熱痢（口渇・裏急後重・肛門灼熱感・臭い泥状便）。

客証：頭痛・筋肉痛・胸脇苦満・微悪寒。

脈は弦数。舌は舌質淡紅・薄白あるいは黄苔。腹は心下痞鞕・腹皮拘急・圧痛。

臨床応用

急性胃腸炎・嘔吐下痢症・急性虫垂炎・クローン病・子宮付属器炎など。

運用の要点

実熱性下痢（発熱・裏急後重・肛門灼熱感）・腹痛・嘔気・頭痛。

類方鑑別

黄連湯：発熱・悪心嘔吐・心下痛があるが，寒性下痢で裏急後重はない。

葛根黄芩黄連湯：熱痢で裏急後重，発熱とともに発汗，嘔吐はなくときに喘咳。

原　典

太陽ト少陽ノ合病，自ラ下利スル者ハ黄芩湯ヲ与ウ。若シ嘔スル者ハ黄芩加半夏生姜湯之ヲ主ル。（太陽病下篇　第172条）（このほか，厥陰病篇333条にも関連条文あり）

方　解

君薬：黄芩３両	（4.0ｇ）	苦，寒。清熱燥湿。腸熱を清解し下痢を止める。
臣薬：芍薬２両	（3.0ｇ）	酸苦，微寒。養血斂陰・鎮痙止痛。黄芩と配合すると清熱緩急し，発熱・熱痢・裏急後重を治す。
佐薬：甘草２両	（3.0ｇ）	甘，平。補脾，諸薬を調和。芍薬と組むと芍薬甘草湯で緩急止痛する。
使薬：大棗12枚	（4.0ｇ）	甘，温。補脾益気。甘草と協同して拘攣と腹痛を治す。

ヲ主ル。（太陽病下篇　第173条）

方　解

君薬：	黄連３両	（3.0ｇ）	苦，寒。胸中の積熱を瀉し，胃熱を清して胃気の正常な下降を促す。
臣薬：	桂枝３両	（3.0ｇ）	辛甘，温。温経散寒。平滑筋を鎮経し消化管の痙攣性疼痛を緩和する。上焦中焦の陽気を交通させる。
	乾姜３両	（3.0ｇ）	大辛，大熱。中焦脾の寒を散じ，脾気の正常な上昇を促す。
	半夏半升	（6.0ｇ）	辛，温，有毒。和胃降逆・燥湿化痰・消痞止嘔。胃気の上逆を止め，正常に下降させる。
佐薬：	人参３両	（3.0ｇ）	甘微苦，微温。益気生津，中焦を護り正気を扶け，邪を退す。
	甘草３両	（3.0ｇ）	甘，平。補脾益気・諸薬調和。
使薬：	大棗３両	（3.0ｇ）	甘，微温。補気養血。

リ温服セヨ。昼三夜二。疑ウラクハ仲景ノ方ニ非ズ。

傷寒とはここでは太陽傷寒の意ではなく、外感病一般を指していったものです。「胸中熱有リ、胃中邪気有リ」とは、胸中は上焦を指し胃中とは中焦を指しているので、上焦に邪熱があって胃気が下降できず、一方中焦に寒邪があって脾気が上昇できないというような、脾胃の気の昇降失調・寒熱錯雑の病態です。胃気が下降できないために悪心や嘔吐が生じ、脾気が寒邪によって凝滞させられる結果、腹痛や下痢を生じるものです。一見半夏瀉心湯証に似ていますが、本条の場合は邪熱の内陥によって生じる心下痞ではなく、上熱下寒によって脾胃の気が正常に交われない病態ですから、治法は黄連湯で上焦の熱を清し、中焦の寒を温補して、寒熱の平衡を回復・調整してやります。

黄連湯は、半夏瀉心湯の黄連の分量が三倍であることと、黄芩が桂枝に替わっている点が異なるだけで、よく似た処方です。分量の多い黄連は上焦の熱を清し、乾姜で中焦を温めます。桂枝は温通の作用により上下の陽気の交通を促進するとともに傷寒残余の表邪を解

黄連湯《おうれんとう》

方　意

傷寒の経過中，上焦に邪熱があって胃気が下降できず，一方中焦には寒邪があって脾気の上昇を妨げる結果，脾と胃の気が正常に交わることができず脾胃の働きが失調するものである。

病態は，上熱下寒・昇降失調・脾胃不交である。

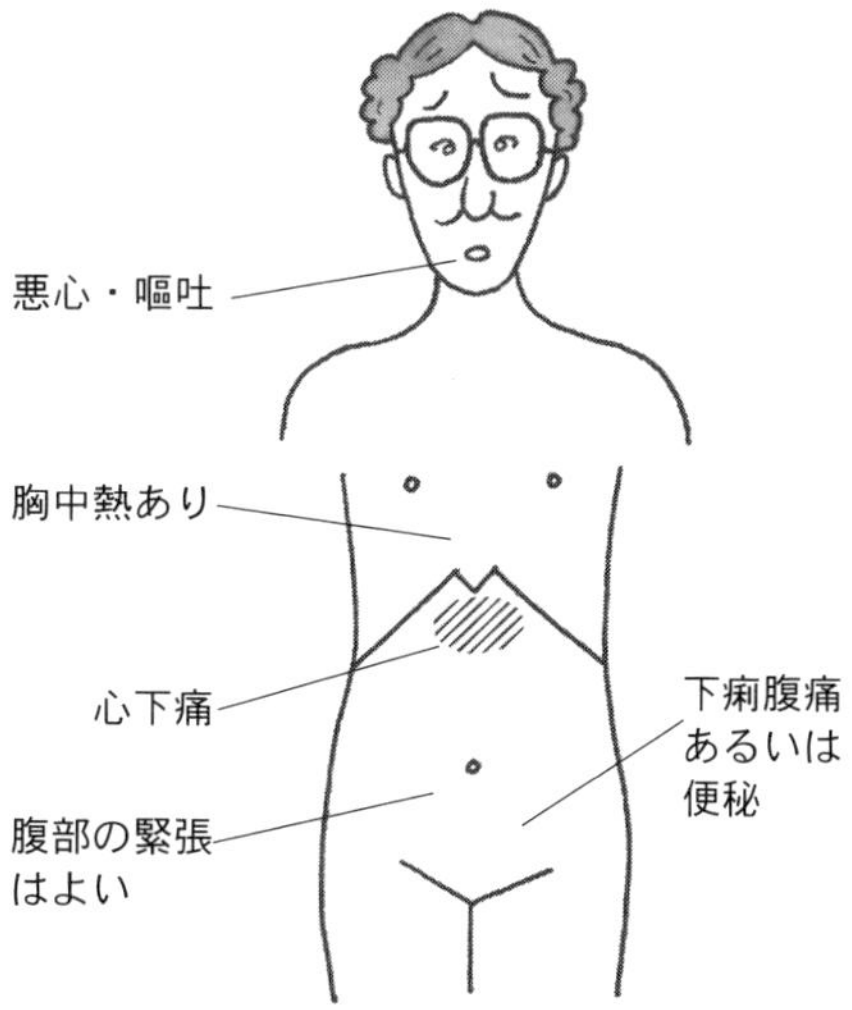

黄連湯証

主証：上焦熱・中焦寒・腹中痛・悪心嘔吐。

客証：下痢腹痛あるいは腹満便秘。

脈は弦。

舌は舌質淡紅・白あるいは黄色い膩苔がある。

腹は緊張良好で，心下や腹全体に圧痛あり。

臨床応用

心下部の痛みや・膨満感や嘔気などを目標に，急性胃炎・感冒性胃腸炎・食あたり・慢性胃炎，そのほか，二日酔い・口内炎など。

運用の要点

心下痛・腹満腹痛・悪心嘔吐・下痢・微熱。

類方鑑別

黄芩湯：発熱・嘔気・下痢・腹痛があるが，熱痢で裏急後重や肛門灼熱感がある。

半夏瀉心湯：心下痞（ただ満して痛まず）。表熱や心下の痛みはない。

生姜瀉心湯：心下痞鞕（心窩部の抵抗と圧痛）があり，臭い噫気（げっぷ）が上がる。

柴胡桂枝湯：腹痛があり，心下支結がある。

大柴胡湯：心下満（心下痞硬と胸脇苦満）。便秘・鬱々微煩。

小陥胸湯：心下の圧痛，脈浮滑（水熱が心下に互結）。

原　典

傷寒，胸中熱有リ胃中邪気有リテ，腹中痛ミ嘔吐セント欲スル者ハ黄連湯之

除するように働きます。半夏で胃気の上逆を降ろして嘔吐を止め、甘草、人参、大棗は益脾和胃に働き、脾胃をともに補い気の昇降を調整します。
　黄連湯は半夏瀉心湯と比較すると、桂枝による温通の働きが顕著で、主に上熱下寒や表裏の不和の証に適応します。臨床的には感冒性胃腸炎など、熱があって下痢腹痛を来す者や、食あたりで悪心嘔吐・下痢腹痛を起こしている場合などに用いて、よく奏効します。

条文一七四

　傷寒八九日、風湿相搏チ身体疼煩シ、自ラ転側スル能ワズ、嘔セズ、渇セズ、脈浮虚ニシテ濇ノ者ハ桂枝附子湯之ヲ主ル。
　若シ其ノ人大便鞕ク小便自利スル者ハ去桂加白朮湯之ヲ主ル。
　桂枝附子湯ノ方
　桂枝四両皮ヲ去ル　附子三枚炮ジ皮ヲ去リ破ル
　生姜三両切ル　大棗十二枚擘ク　甘草二両炙ル
　右ノ五味、水六升ヲ以テ煮テ二升ヲ取リ、滓ヲ去リ分カチ温メ三服ス。
　去桂加白朮湯ノ方
　附子三枚炮ジ皮ヲ去リ破ル　白朮四両　生姜三両切ル　甘草二両炙ル　大棗十二枚擘ク
　右ノ五味、水六升ヲ以テ煮テ二升ヲ取リ、滓ヲ去リ、分カチ温メ三服ス。初メ一服シテ、其ノ人身痺ノ如シ、半日許リニ復タ之ヲ服ス。三服都《スベテ》尽クシテ其ノ人冒状ノ如シ。怪ム勿カレ、此附子、朮以テ皮内ヲ併走シ、水気ヲ逐イ未ダ除クヲ得ザルガ故ニ之ヲアラシムノミ。
　法ハ当ニ桂四両ヲ加ウベシ。此本一方二法。大便鞕ク小便自利ナルヲ以テ桂ヲ去ルナリ。大便鞕カラズ小便不利ナルヲ以テ当ニ桂ヲ加ウベシ。附子三枚多キヲ恐ルナリ。虚弱家及ビ産婦ハ宜シク減ジテ之ヲ服スベシ。

　本条と次の一七五条は、傷寒類証の一つである痹証について論述しています。痹証とは、風・寒・湿の三気が混ざり合って体表を侵襲し、経絡の気血の流れを阻害するために、筋肉や関節に疼痛を生じる病証で、太陽病の中風や傷寒とは異なるものです。「痹」とはもともと「閉」で、閉塞して通じないという意味です。

風湿の邪が経絡に侵入すると、経脈の気血の流通が阻害されるので、「身体疼煩」と表現されるような耐えがたい痛みに見舞われます。また湿邪は陰邪に属し、定着性があり長く患部に停留するので、八、九日経過しても一向に症状は治癒せず、しかも湿邪は重いので体が重だるくて「自ラ転側スル能ワズ」という症状を呈します。風湿の邪に侵されているのは、体表であって少陽病ではないので「嘔セズ」、陽明病でもないので「渇セズ」というわけです。脈浮は風邪が表にあることを示し、虚脈は表の衛気の不足、渋脈は湿邪が経脈の流れを阻滞していることをそれぞれ示していますます。このような病証に対しては、桂枝附子湯を用いて衛陽を補い、温経通脈・散風除湿します。

桂枝附子湯は桂枝湯から芍薬を去り、附子を加えた処方構成になっています。桂枝で駆風発汗・温経通陽、附子は辛熱で扶陽散寒・逐湿止痛に働き、桂枝を助けます。生姜は附子を助けて散寒除湿し、甘草と大棗は正気を養う一方、桂枝・附子の辛熱の性味を緩和します。本方は第二二条の桂枝去芍薬加附子湯と処方構成はまったく同じです。ただし桂枝と附子の用量が互いに異なります。本方の桂枝四両、附子三枚に比べて、桂枝去芍薬加附子湯の方は桂枝三両、附子一枚と分量が少ないのは、本方が体表の陽気を補うとともに経脈に客した風湿の邪を逐うので、強い薬力を必要とするのに対し、桂枝去芍薬加附子湯はただ太陽中風の誤下によって生じた胸膈内の陽気不足を補うだけでよいからです。

もし病人が「大便鞕、小便自利」という症状を現すときは、湿邪が体表よりさらに深部に達し、裏の陽気も虚して脾胃の健運が失調して、脾には痰飲が停滞していることを示しています。そこで、桂枝附子湯から発汗作用のある桂枝を去り、代りに燥湿健脾の白朮を加えた去桂加白朮湯を与えます。この方を一服すると病人はかえって痹証が強くなったように感じ、半日ばかりして全部服み終わると今度は全身が何かに覆い被せられるような感じになります。これは附子と白朮が皮下を走って湿邪を逐い出そうとするが完遂できないために生じる現象ですから、やはり駆風発汗・温経通陽の桂枝四両は去らないでおいた方がよいようです。

そこで「大便不鞕、小便不利」のときは桂枝を加えます。本方と桂枝附子湯は本来同じ処方であるのに、桂枝と白朮を便と尿の具合で加えたり去ったりしているので、一方二法というわけです。条文の注釈が少しくどすぎるような気がします。

附子三枚という分量は少し多すぎる恐れがあることから、最後に虚弱者や産婦には減量するようにと注意書きがしてあります。

条文一七五

風湿相搏チ、骨節疼煩、掣痛《セイツウ》シテ屈伸スルヲ得ズ、之ニ近ヅケバ則チ痛ミ劇ス。汗出デ短気シ、小便利セズ、悪風シテ衣ヲ去ルヲ欲セズ、或イハ身微カニ腫ルル者ハ甘草附子湯之ヲ主ル。

甘草附子湯ノ方

甘草二両炙ル　附子二枚炮ジ皮ヲ去リ破ル　白朮二両　桂枝四両皮ヲ去ル

右ノ四味、水六升ヲ以テ煮テ三升ヲ取リ、滓ヲ去リ一升ヲ温服ス、日ニ三服セヨ。初メ服シテ微カニ汗ヲ得レバ則チ解ス。能ク食シ、汗止マリテ復タ煩ス者ハ将ニ五合ヲ服スベシ。一升ハ多キコトヲ恐ルル者ハ宜シク六七合ヲ服シ始メト為スベシ。

本条は、風寒湿の邪が一緒になって、主に関節に停留するときの証候と治法を論述しています。「風湿相搏チ」は、風寒湿の邪が相結して侵入したことを示しています。寒湿は粘膩の性質をもつので関節に停留し、経脈の気血の流通を凝滞させるので「骨節疼煩」すなわち関節痛が劇烈で、筋骨はひきつって痛み屈伸することもできず、医者が手で触ると痛みはいっそう激しくなります。風寒湿の邪の侵襲によって表裏の陽気がともに虚し、体表では風寒の邪によって衛気が損傷されるので「衣ヲ去ルヲ欲セズ」という悪寒悪風を感じます。裏では湿邪が停滞して三焦の働きも阻害されて、水飲の流れが不調になるので、上焦では自汗が出て息が切れ、下焦では小便不利という症状が出現し、排泄されない水気は下に溢れて浮腫を生じます。治法は甘草附子湯を用いて、温経散寒・祛風除湿・通絡止痛をはかります。

甘草附子湯は附子、桂枝、白朮、甘草の四味で構成されています。附子と桂枝の組み合わせは桂枝附子湯と同じで、温経通脈・扶陽散寒・駆風発汗です。これに白朮を組み合わせると去桂加白朮湯で見たように健脾除湿行水の働きが加わり、附子と協力して表裏の陽気を助け湿を逐います。つまり本方は、桂枝附子湯と去桂加白朮湯両方の働きを兼備しています。本方証は表に風邪があるとともに寒湿の邪が関節に深く入り込んで凝滞しており、ただ攻めるだけではその邪は簡単に駆除されません。そこで除湿の附子と白朮の量はむしろ少なめに留め、同時に甘草の働きで朮・附がゆっくり患部に浸透して薬理作用を発揮するように意図しています。そのために服用量も多すぎないように注意するとともに、生姜、大棗も甘草の働きを曖昧にするので去ります。本方では甘草の働きが重要なので、甘草附子湯という処方名を与えられています。

桂枝附子湯、去桂加白朮湯、甘草附子湯の三方は、みな風寒湿の邪に起因した痹証を治療しますが、それぞれ働く場所が異なっています。桂枝附子湯証では表陽が虚して風湿の邪が主に体表の経絡にあり、去桂加白朮湯証では裏陽が虚して風湿の邪が肌肉と裏に偏在しています。甘草附子湯証では陽気が表裏ともに虚す結果、風湿の邪は関節に深く偏在しています。これらの三方は、現代でも慢性関節リウマチなどによく応用されています。

条文一七六

傷寒脈浮ニシテ滑ハ此表ニ熱有リ、裏ニ寒有ルヲ以テス。白虎湯之ヲ主ル。

白虎湯ノ方

知母六両　石膏一斤砕ク　甘草二両炙ル　粳米六合

右ノ四味、水一斗ヲ以テ米ヲ煮テ熟シ、湯成リテ滓ヲ去リ一升ヲ温服ス。日ニ三服セヨ。

この条文は、古来矛盾していて問題があるといわれています。『医宗金鑑』の巻十七、訂正仲景全書傷寒論注の正誤篇は、「裏ニ寒有リ」の「寒」の字は「熱」に訂正しないと白虎湯証にならないと論じています。陽明病篇二二五条に「表熱裏寒」の証がありますが、これは白虎湯ではなく四逆湯です。ですから本条は「裏ニ熱有リ」と読み替えて考えますが疑問は残ります。

『医宗金鑑』訂正傷寒論の解説に従うと、本条は太陽病の邪が陽明経に伝わったが、いまだ胃家実の陽明腑証を形成するにはいたらず、表裏ともに熱盛になった状態を論じたものです。脈浮は表熱の脈で、表の陽明経に熱があることを示しています。滑脈は厥陰病篇の三五〇条に依拠すると、裏に熱があることを示す脈象です。したがって、傷寒脈浮滑とは陽明病表裏倶熱盛証ですから、白虎湯で主治します。一六八条の表裏倶熱の白虎加人参湯に近似した証候ですが、本条ではいまだ吐下などの誤治を施していないので虚候はなく、人参を加える必要はありません。

白虎湯は知母、石膏、甘草、粳米の四味より構成されています。知母はよく清熱するとともに、陰液を滋養します。石膏は大寒の剤で肺と胃の気分の熱を清します。本方の君薬は知母か、あるいは石膏とすべきかについては、古来から論争の種となっており、いまだ決着がついていません。甘草と粳米は、石膏、知母の大寒の性を緩和するとともに脾胃を保護し、服用後の脾胃の損傷を予防しています。

条文一七七

傷寒脈結代シ、心動悸スルハ炙甘草湯之ヲ主ル。

炙甘草湯ノ方

甘草四両炙ル　生姜三両切ル　人参二両　生地黄一斤　桂枝三両皮ヲ去ル　阿膠二両　麦門冬半升心ヲ去ル　麻仁半升、大棗三十枚擘ク

右ノ九味、清酒七升水八升ヲ以テ先ズ八味ヲ煮テ、三升ヲ取リ、滓ヲ去リ膠ヲ内レ烊消《ヨウショウ》シ尽クシ、一升ヲ温服セヨ、日ニ三服ス。一名復脈湯。

本条は太陽傷寒の邪が解されず、少陰に伝入して動悸や不整脈を生じる場合の症状と治療を論述したものです。

太陽と少陰は互いに表裏をなしているので臓腑は相通じ、経脈は相連なっています。太陽病の邪が正しく解除されない結果、正気が虚すと病邪は直接少陰に伝入して本条の証を形成します。少陰とは心と腎です。本条は病邪が足少陰腎ではなく手少陰心に伝入したものです。「脈結代、心動悸」が本条の主証です。心は血脈を支配しているので、心の気血が不足すると血脈

を運行させる力が衰え、血脈は充足されず正常な調律が失われて脈の結代が生じます。心の陰陽が虚衰すると心は養われなくなるので不安感と動悸を生じます。そこで炙甘草湯を用いて心陰を養い、心陽を振興し、気血を補ってやれば心は正常な調律を回復し、動悸や不安感もなくなります。

炙甘草湯は、炙甘草、生姜、人参、生（乾）地黄、桂枝、阿膠、麦門冬、麻子仁、大棗の九味より構成されています。

甘草は本方の君薬で、血脈を通じ気血を利す働きがあるとされ、現代の薬理学でも強心作用があるといわれています。生で用いると清瀉の働きがありますが、炙ると温補の作用が顕著になるので、本方では必ず炙甘草を用います。これに人参、大棗を配して心気を補います。この三つは、心拍を正常化させる基本生薬です。麦門冬、麻子仁、乾地黄、阿膠は潤燥補血の生薬で、心血・心陰を滋養し血脈を充実させます。血は陰に属しますが陽の力を借りないと流通できません。桂枝、生姜、清酒という純陽辛通の生薬を加えると、はじめて心の気血は充足し、正常な拍動と循環が回復します。したがって本方は別名、復脈湯とも称します。

条文一七八

脈之ヲ按ジテ来ルコト緩、時ニ一止シテ復タ来ル者ハ名ヅケテ結ト曰ウ。又脈来ルコト動シテ中止シ、更ニ来ルコト小数、中ニ還ルコト有リ反テ動スル者ハ名ヅケテ結ト曰ウ、陰ナリ。脈来タリ動キテ中止シ、自ラ還ルコト能ワズ因リテ復タ動スル者ハ名ヅケテ代ト曰ウ。陰ナリ。此脈ヲ得ル者ハ必ズ治シ難シ。

前条に出てきた結脈と代脈の脈象と、これらの脈を呈する患者の予後に言及しています。

結脈も代脈もともに脈拍が欠落する不整脈の一種ですが、結脈と代脈とは互いに脈の打ち方が異なります。結脈の拍動は遅緩で、ときに一回欠落しますが欠落後の休止時間は短かく、すぐに拍動が再開するものです。すなわち「更ニ来ルコト小数、中ニ還ルコト有」です。「動」とはすなわち拍動です。これに対し、代脈は一定の拍動のあとに必ず休止がありますが、休止の時間

方 解

君薬：炙甘草４両（3.0ｇ）	甘，温。温補の働きが強い。心気を益し心血を利し，心悸を治す。通常，生甘草を蜂蜜でまぶして炙す蜜炙甘草を用いる。		
臣薬：人参２両（3.0ｇ）	甘微苦，微温。脾胃を補い元気を益す。	２薬で心気を養う。	
大棗30枚（3.0ｇ）	甘，温。脾胃を補い中を健にする。		
佐薬：桂枝３両（3.0ｇ）	辛甘，温。桂枝と生姜の２薬は辛温通陽・温経散寒で，ともに心血を養う。		
生姜３両（1.0ｇ）	辛，温。心気を益すとともに心血を滋養し，血脈の流通を強める。		
使薬：麦門冬半升（6.0ｇ）	甘微苦，寒。滋陰・清心除煩・潤肺止咳。	４薬で心血を滋養し，血脈を充実させる。	
乾地黄１斤（6.0ｇ）	甘苦，寒。清熱滋陰。		
阿膠２両（2.0ｇ）	甘，平。滋陰補血。		
麻仁半両（3.0ｇ）	甘，平。		

が比較的長いのが特徴です。代脈のもう一つの特徴は、休止後は再び以前と同じテンポの拍動が持続して、欠落した脈はそのままで「自ラ還ルコト能ワズ」であり、そのような意味から代脈といわれるわけです。

結脈は陽気不足・陰寒偏盛による気血凝滞により生じ、臨床では気血虚衰の慢性病や虚労病によくみられます。一方代脈は、臓器の衰弱や元気不足により生じ、臨床では下焦虚損による下痢虚脱や中焦の陽気不足による身体衰弱、あるいは強い精神的ショック（七情驚恐）などで出現します。すなわち結代の脈はともに陽気不足や元気不足から生じる「陰脈」なので「此脈ヲ得ル者ハ治シ難シ」というわけです。

本条には出ていませんが、脈が欠落する不整脈には、結脈・代脈のほかに促脈があります。促脈は若干速い数の脈拍の中にときどき欠落が入る脈で、熱邪内盛により気血の運行が阻害された結果生じるもので、欠落が多い脈ほど重症です。結代脈の虚寒証に対し、こちらは実熱証です。

炙甘草湯《しゃかんぞうとう》

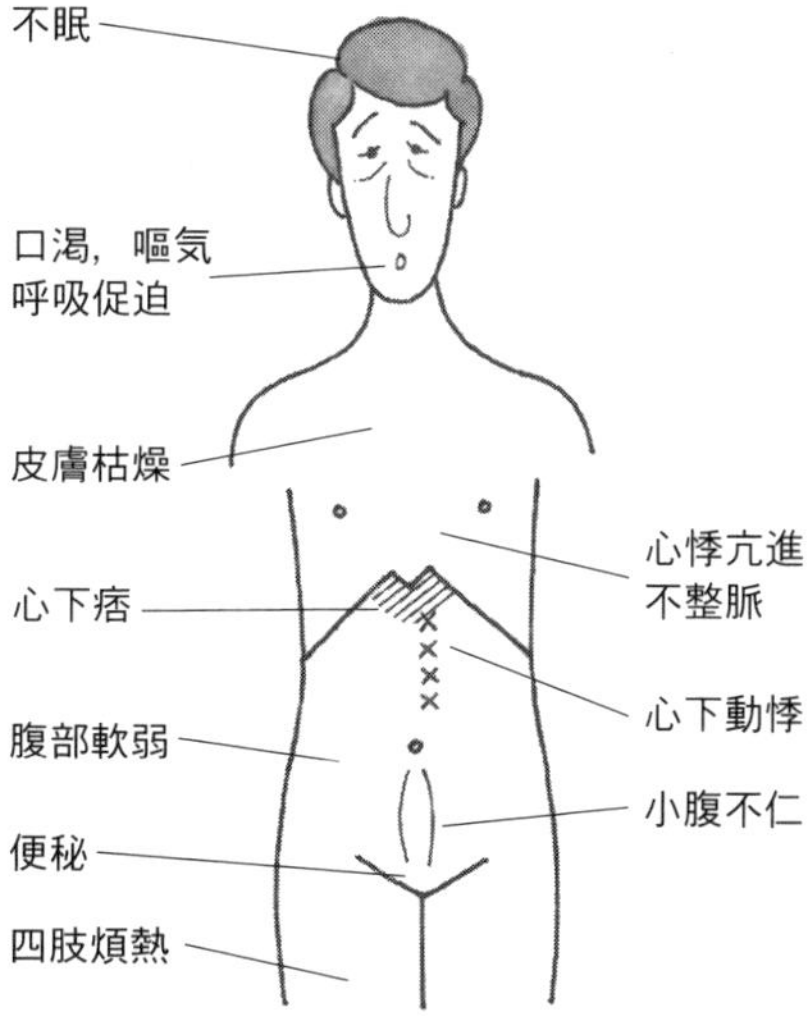

方　意

本来気血両虚で正気の不足した人が，傷寒の邪に外感した結果，邪が太陽で解されず，少陰心に伝入して心の陰陽気血を失調させて，動悸や不整脈を生じたものである。

炙甘草湯証

主証：脈結代・心動悸。

客証：肺痿・涎唾多・心中温温液液（肺の陰陽気血の虚衰による痰の多い咳と胸悶嘔気〈『金匱』肺痿肺癰篇〉）

脈は不整あるいは虚数。

舌は舌質淡か淡紅・苔は無か薄。

腹は軟弱無力・心下痞と臍動悸。

臨床応用

諸種の不整脈（期外収縮・心房細動など）・WPW 症候群・甲状腺機能亢進症・心因性頻拍症・貧血・心筋症・肺性心・心不全など諸病による動悸や不整脈。

運用の要点

体質虚弱あるいは虚労，心の気血両虚があって，不整脈・動悸・頻拍あるいは痰の多い咳がある。

類方鑑別

苓桂朮甘湯：動悸とともに眩暈や立ちくらみがある。（脾虚，水気上衝）

真武湯：動悸・眩暈のほか，冷えが著しい。（腎虚，水泛）

柴胡桂枝乾姜湯：少陽病虚証。心煩・臍動悸はあるが不整脈はない。

柴胡加竜骨牡蛎湯：やや体力のある人で，動悸や不眠・気うつ・不安を訴える。腹診では胸脇苦満と臍上の動悸。

黄連阿膠湯：少陰病陰虚火旺証。熱感と心煩・煩躁。

原　典

傷寒脈結代シ，心動悸スルハ炙甘草湯之ヲ主ル。（太陽病下篇　第 177 条）

太陽病下篇の総括

下篇は第一二八条から一七八条までの五十一条文です。以下順を追って、その具体的な条文構成を見ることにします。

冒頭の一二八～一四一条までは、主として、結胸に関する記述。

一二八・一二九条　「結胸」と「臓結」の証候を対比、両者の鑑別を述べる。結胸は邪熱と水飲が胸下で結合したもので、実熱証。

一三〇条　臓結は邪が直接臓に入ったもので、陽虚裏寒の陰証。

一三一条　結胸と心下痞の成因を比較。結胸が水熱互結の実証であるのに対し、痞はたんなる胃気の昇降失調の結果で、虚邪による証候である。ついで結胸の大陥胸丸証。

一三二・一三三条　結胸証は攻下を急ぎすぎても、治療の時期を失して、ともに予後はよくない。

一三四条　大結胸証を誤下した場合の三通りの証候と、それを主治する大陥胸湯について。

一三五条　(大)結胸には「脈沈緊」「心下痛」「按じて石鞕」の(大)結胸三証があり、大陥胸湯で主治する。

一三六・一三七条　大陥胸湯証と大柴胡湯証の鑑別。

一三八条　大結胸に対し、小結胸証とそれを主治する小陥胸湯について。大結胸三証に対し、小結胸にも「心下に在り」「按ずればすなわち痛」「脈浮滑」という、小結胸三証がある。

一三九条　太陽病で本来寒飲がある病人を誤下すると、結胸あるいは協熱下痢を呈する。

一四〇条　太陽病を誤下した場合に生じる結胸も含めた諸種の変証と、それらの予後の脈証による鑑別。

一四一条　太陽病を発汗解表すべきなのに、冷水を注いで冷やそうとして生じた変証の証治と、寒実結胸の証治。
一四二条　太陽と少陽の併病でときに結胸証とまぎらわしいものを、鍼を用いて治療すべき場合。
一四三～一四五条　婦人が月経中傷寒に罹患したとき呈する「熱入血室」の証治。この証は少陽病と関係があるが、ときに結胸証や陽明病とまぎらわしい。
一四六条　太陽と少陽の併病である柴胡桂枝湯証。
一四七条　柴胡桂枝乾姜湯証。本方証は太陽・少陽・太陰の三証を兼備。
一四八条　少陽の「陽微結」と「純陰結」の証候を並列比較。
一四九条　少陽病を誤下した場合には、(一)少陽病そのまま、(二)結胸を生じる、(三)痞を生じ半夏瀉心湯証になる、といった三通りの結果を生じる。
一五〇条　太陽と少陽の併病を誤下すると結胸になる。

第一五一～一六七条までは、心下痞に関連した内容が続きます。
一五一条　痞証の成因と病理の要約。
一五二条　水飲が脇下に凝集した懸飲証で、痞証と似た症状を呈する十棗湯の証。
一五三条　太陽病を発汗のあと攻下して生じた心下痞。前条と本条は心下痞の類証と考えられ、前条は実証、本条は虚証。
一五四条　熱痞で、大黄黄連瀉心湯証。
一五五条　上熱下寒の痞証で、附子瀉心湯証。
一五六条　口渇煩躁・小便不利を呈する心下痞で、これは水痞といい、五苓散証。
一五七条　胃中不和で邪気と心下の水気が結合した心下痞鞕で、生姜瀉心湯証。
第一五八～一六二条まで、続いて内陥した邪気の上逆による諸証について論じます。
一五八条　脾虚で内陥した邪気が上逆して心下痞

や下痢乾嘔を生じるもので、甘草瀉心湯証。
一五九条　太陽病に誤下を重ねた結果、邪気が下焦まで落ち込んで生じた心下痞鞕と下痢は赤石脂禹餘粮湯で主治。
一六〇条　太陽病に発汗・吐・下などの誤治を重ねると陰陽がともに虚し、津液もめぐらなくなってついには痿証（筋肉の麻痺）を生じる。
一六一条　心下に停滞した痰飲が肝気を伴って上逆すると、心下痞鞕と頑固な噫気を生じる旋復代赭湯証。
一六二条　誤下の後邪熱が肺を上擾して喘咳を生じる麻杏甘石湯証。六三条の再掲のような形で出ている。
一六三条　太陽病の誤下による虚寒性の協熱下痢で、桂枝人参湯証。
一六四条　太陽病をまず下してから発汗させた先後の逆治により生じた心下痞は、改めてまず解表させてから瀉心湯で痞を攻めよ。

一六五条　太陽病と診断して発汗したが、心下痞鞕・嘔吐・下痢する者は、邪がすでに少陽と陽明に伝入している大柴胡湯の証。
一六六条　前条と同様、一見太陽病に見えたが胸中痞鞕している場合、邪は表でなく胸中にあるので瓜蒂散で吐かせるとよい。
一六七条　日頃から胸下に痞があり、下腹まで痛む病人は、脾・腎・肝の三臓に陰寒が凝結している臓結という死証。本条で一応、痞証に関連した記述は終り、陽明病や太陽と少陽との合病や併病など、太陽病の次の段階へと主題が移っていきます。
一六八〜一七〇条　太陽病が次に伝入する陽明病の、まだ「胃家実」の腑証にいたる前の「内外倶熱」の段階で、白虎加人参湯証。
一七一条　太陽と少陽の併病に鍼を用うべき場合、内容は一四二条と重複。次の条へ移るための橋渡し的な意味合い。

一七二条　太陽と少陽の合病、足少陽胆経の邪熱主導で熱性下痢を生じる場合で、黄芩湯証。邪熱が上逆して嘔を生じるときは、黄芩加半夏生姜湯証。
一七三条　瀉心湯証と同じ脾胃の不和であるが、「胸中有熱、胃中有寒」で痞証ではなく、胃と脾の気の昇降が失調した黄連湯証。
一七四・一七五条　風寒湿の邪が正気の虚に乗じて侵入して生じる痹証。桂枝附子湯証、去桂加白朮湯証および甘草附子湯証の類証鑑別。
一七六条　「表有熱、裏有寒」の白虎湯証。「裏有寒」は歴代の研究からおおかた「裏有熱」の誤りと考えられ、内外熱盛の証とされる。前条までの風寒湿痹の内外虚寒証と対比。
一七七・一七八条　太陽傷寒の邪が手少陰心に及び、心虚の結代脈（不整脈の一種）と動悸を生じる場合。これらの動悸や脈の結代は炙甘草湯で主治。

風寒の邪の侵襲によって始まった太陽病は、病人の体質・日数の経過・正治誤治・治療の順逆などの要因によって、治癒・伝経・変証・壊証とその流れは多様に分岐するので、下篇にいたってはますます諸証錯雑して、読む者に多岐亡羊の感を抱かせます。しかし、条文の配列は互いに関連づけられ、主題から大きく逸脱することがないように編集上十分工夫されています。太陽病と関連のある事項は下篇までで一通り網羅されたところで、次の陽明病篇に移ります。

弁陽明病脈証并治

陽明病篇の構成

総論（一七九～一九三条）

陽明病の提綱
- 一七九条　陽明病の種類
- 一八〇条　陽明病の定義
- 一八一条　陽明病の成因
- 一八二条　陽明病の外証
- 一八三条　悪寒止み悪熱
- 一八四条　悪寒止む理由

陽明病に転属
- 一八五条　濈然と汗出ず
- 一八六条　陽明の脈は大
- 一八七条　太陰病の黄疸
- 一八八条　陽明に転繋

陽明の中風と中寒
- 一八九条　陽明の中風証
- 一九〇条　よく食すは中風・不食は中寒
- 一九一条　陽明の中寒証

陽明病の自然治癒
- 一九二条　陽明中風の症状と治癒転機
- 一九三条　治癒するときは申～戌の刻

各論（一九四～二六二条）

陽明中寒証
- 一九四条　攻下は禁忌
- 一九五条　微煩・頭眩・尿不利：穀疸
- 一九六条　虫皮中を行くがごとし：虚
- 一九七条　中寒証：寒飲上犯・頭痛

陽明中風証
- 一九八条　中風証：燥熱上擾・頭眩
- 一九九条　湿熱証・尿不利：発黄
- 二〇〇条　火法誤治・小便不利：発黄
- 二〇一条　内外ともに邪熱旺盛の証

腑いまだ実ならざれば不可下
- 二〇二条　血熱妄行：衄血
- 二〇三条　重ねて発汗：亡津し大便鞕
- 二〇四条　嘔多
- 二〇五条　心下痞硬
- 二〇六条　面合色赤

陽明腑実証の証治
- 二〇七条　不吐不下心煩：調胃承気湯
- 二〇八条　腹満便鞕・潮熱：大承気湯証
　大腹満・大便不通：小承気湯
- 二〇九条　潮熱・大便微鞕：大承気湯
　下後発熱・大便鞕少：小承気湯
- 二一〇条　実則讝語・虚則鄭声
- 二一一条　発汗・亡陽・讝語・脈短：死証
- 二一二条　腑実証極期：大承気湯正証
- 二一三条　胃中燥・大便鞕：小承気湯証
- 二一四条　讝語潮熱・脈滑疾：小承気湯証
- 二一五条　讝語潮熱・不能食・燥屎：大承気湯
- 二一六条　下血・熱入血室：大承気湯証
- 二一七条　汗・讝語・表虚裏実：大承気湯
- 二一八条　脈沈・喘満：不可発汗
- 二一九条　三陽合病：白虎湯証
- 二二〇条　二陽の併病：大承気湯

腑実以外の諸証
- 二二一条　誤治・煩躁不得眠：梔子豉湯証
- 二二二条　渇・口乾舌燥：白虎加人参湯証
- 二二三条　下焦に水熱互結：猪苓湯証
- 二二四条　多汗渇多・胃燥：猪苓湯禁忌
- 二二五条　表熱裏寒・下痢：四逆湯証
- 二二六条　胃中寒証：飲水すれば則ち噦す
- 二二七条　胃中風証・血熱妄行：衄血
- 二二八条　虚煩・心中懊憹：梔子豉湯証

陽明少陽合病
- 二二九条　潮熱・胸脇満：小柴胡湯証
- 二三〇条　脇下鞕満・便秘：小柴胡湯
- 二三一条　腹満・脇心痛・発黄：小柴胡湯

表邪残存の証治
- 二三二条　ただ脈浮：麻黄湯
- 二三三条　発汗・尿自利・便秘：蜜煎導
- 二三四条　脈遅・汗出微寒：桂枝湯

- 二三五条　脈浮・無汗・喘：麻黄湯

陽明の黄疸と蓄血
- 二三六条　瘀熱・発黄：茵蔯蒿湯証
- 二三七条　蓄血便黒・喜忘：抵当湯

燥屎の証治
- 二三八条　心中煩・燥屎：大承気湯
- 二三九条　臍痛発作・煩躁：燥屎あり
- 二四〇条　日哺発熱・脈実：大承気湯
- 二四一条　煩・腹満便秘：大承気湯
- 二四二条　熱結傍流：大承気湯

陽明の胃寒
- 二四三条　胃寒・嘔：呉茱萸湯証

陽明胃の陰虚陽盛
- 二四四条　陽明転属後の諸証
- 二四五条　発汗・亡津：便秘は大過
- 二四六条　陰虚陽盛：陽則絶
- 二四七条　脾約・大便鞕：麻子仁丸証

調胃承気湯証
- 二四八条　発汗後も不解・蒸々発熱
- 二四九条　吐後にまた脹満

小承気湯証
- 二五〇条　太陽病誤治して微煩・大便鞕
- 二五一条　煩躁・心下鞕・不大便・小便少

大承気湯証
- 二五二条　睛不和・便秘・微熱
- 二五三条　発熱・多汗
- 二五四条　発汗不解・腹満痛

（二五二条～二五四条）三急下証：大承気湯

- 二五五条　腹満減ぜず：まさに下すべし
- 二五六条　陽明少陽合病・脈滑数

陽明蓄血証補遺
- 二五七条　熱・脈浮数・不大便：抵当湯
- 二五八条　協熱下痢・膿血便

陽明病黄疸証補遺
- 二五九条　脾陽不足・寒湿：陰黄証
- 二六〇条　尿不利・腹満・身黄：茵蔯蒿湯証
- 二六一条　身黄・発熱：梔子柏皮湯証
- 二六二条　表証未解・瘀熱：麻黄連軺赤小豆湯証

陽明病ノ脈証並ビニ治ヲ弁ズ

陽明とは経脈では足陽明胃経脈と手陽明大腸経脈、臓腑ではこれらの経脈に連なる胃と大腸を指します。

陽明の語源は、『素問』至真要大論篇中の「両陽ノ明ヲ合スガ故ニ明ト曰ウ」、あるいは陰陽離合論篇中の「陽明ハ闔タリ」に由来して、太陽と少陽の両経の陽を合わせたという意で、陽気が内に蓄積されて最も旺盛です。したがって、陽明経は気血が最も充実しています。ここに病邪が侵入すると、他の陽経脈よりもずっと激しい邪正闘争が展開されるので、陽明病では高い熱が持続し、「但ダ熱ヲ発シテ悪寒セズ」という熱型が現れます。

陽明は陽気を受納する特性があり、太陽の表、少陽の半表半裏に対し、陽明病は裏証です。その気はいつも裏に向かって流れており、それゆえに太陽の開、少陽の枢に対し、陽明は闔（くぐり戸）を主るといわれています。裏とはすなわち胃と腸です。陽明の熱は燥熱に変じやすい性質をもっているので、陽明腑証では胃腸内の燥熱が中の津液を損傷して枯らしてしまい、胃腸の内容物（糟粕）は固まって腸内に停滞し、燥屎宿便となって排泄できなくなります。胃腸は正常な腐熟や伝導の働きができず、ただつまって充満するだけになるので、高熱・便秘・腹硬満といったいわゆる腑実の症状が形成されます。

陽明病は腑証が中心ですが、ほかに経証・熱証・蓄血証、さらには寒証といった一見矛盾する証候もあり、その証候の種類と流れは多岐にわたり複雑です。そのため、陽明病篇は第一七九条から二六二条までの八十四箇条もの条文からなっています。陽明病篇を終えると陰陽易差後労復病篇までの全三百九十八条の七割近くが終ったことになります。

条文 一七九

問ウテ曰ク、病太陽陽明有リ、正陽陽明有リ、少陽陽明有ルハ何ノ謂ゾヤ。

答エテ曰ク、太陽陽明トハ脾約是レナリ。正陽陽明トハ胃家実是レナリ。少陽陽明トハ汗ヲ発シ小便利シ已リ、胃中燥キ、煩シ、実シ、大便難キコト是レナリ。

陽明病は裏の燥実熱証がその根本となりますが、その成り立ちには三通りの原因があることを、まず冒頭で述べています。

第一の太陽陽明は、太陽病の治療が適切でなかったり誤治を施したりした結果、病邪が陽明に転属して陽明病になったものです。これはこのあとの一八一条と関連しています。太陽の表邪が解消されずに裏に入ると、胃腸に燥熱を生じて津液を損傷し、その結果脾は胃のために津液をめぐらせることができなくなって便秘を生じたもので、これを「脾約」といいます。

第二の正陽陽明は病邪が直接陽明経に侵入し、始め経病であったものが陽明腑（胃・大腸）に及んだもの、あるいは病人が本来食べすぎなどで胃腸に宿食の積滞があったものが燥熱証に変化したものです。これを「胃家実」といい、次の一八〇条で、陽明病の提綱としてもう一度あげられています。

第三の少陽陽明は、少陽病が陽明病に転属したものです。少陽病は和解すべきで、発汗・吐・下、あるいは利尿も禁忌です。それを誤治すると熱は解さず、津液は損傷して胃中に燥熱を生じ、煩躁して便が出なくなります。すなわち陽明病に転属します。

条文 一八〇

陽明ノ病タル、胃家実是レナリ。

本条は陽明病の提綱を掲げたものです。提綱とはその病を一言で要約し表現したもので、傷寒六経各篇の冒頭には必ずそれぞれの病の提綱が出てきます。各篇の病の定義でもあり、総括でもあります。提綱は本条のように病理機序を述べることもあり、その病に特有の脈象やあるいは症状を述べていることもあります。

「胃家実」の三文字は陽明病の本態を要約している

だけに、実に広く深い意味を表しています。

「胃家」とは、陽明経脈とともに腑としての胃と大腸を意味することはもちろんですが、小腸も胃と大腸に連なっているので当然これらも包括されると考えるべきです。

「実」については、二つの意味を併せて表現しています。一つは邪実の実です。陽明経は先に述べたように陽気が旺盛で気血が充実していますから、これに対する邪正闘争も激しく、高熱・煩渇・大汗・脈洪大といった燥実熱の証候を呈すので、主に陽明経証の「実」を意味しています。もう一つは腑実の実です。陽明腑証では燥熱が胃内の宿食と相合して燥屎宿便となって胃腸の中に充満・積滞し、胃腸の正常な通路が燥結不通となっています。この意味での実も当然含まれていると考えられます。

条文 一八一

問ウテ曰ク、何ニ縁《ヨ》リテ陽明病ヲ得ルカ。

答エテ曰ク、太陽病、若シクハ汗ヲ発シ、若シクハ下シ、若シクハ小便ヲ利シ、此津液ヲ亡《ウシナ》ウ。胃中乾燥シ因リテ陽明ニ転属ス。衣ヲ更エズ、内実シ大便難キ者ハ此陽明ト名ヅクナリ。

本条は一七九条の太陽陽明の項と関連し、陽明病の成因を述べています。太陽病は発汗法が正しい治療ですが、発汗させすぎはよくありません。瀉下・吐法、また利尿剤を与えて水分を多量に排泄させると、津液を消耗させ、その結果胃腸の中が津液不足となり乾燥すると、陽明病に転属するという意味です。転属とは太陽病が陽明病に変化することですが、完全に変わったわけではなく、太陽病が一部残存しながら陽明病に転化しつつある状態で、併病と考えてよいでしょう。完全に移行すれば転入という言葉を使います。「衣ヲ更エズ」とはトイレに行かないという意味で、便秘の別称です。内実すなわち胃腸がつまって、「大便難」すなわち大便を出そうと思っても出ないものを陽明病と名づけるということで、陽明腑証のことを述べています。

条文一八二

問ウテ曰ク、陽明病ノ外証トハ何ヲ云ウカ。

答エテ曰ク、身熱シ、汗自《オノズ》カラ出デ、悪寒セズ反テ熱ヲ悪ムナリ。

陽明病は裏証で、燥熱の実邪が内にあるものです。この内実の邪を、どのような症状があれば望聞問切によって外から診断できるか、太陽病や少陽病とどうやって鑑別するか、という問いかけです。外証とは外に現れた症状であって、表証ではありません。

まず熱型です。陽明は裏熱証で、しかも実熱旺盛ですから「身熱」し、熱があるだけで悪寒いわゆる寒気はありません。ただ熱が高く悶え苦しみます。これが「悪寒セズ反テ熱ヲ悪ム」です。これに対して、表寒証の太陽病は「発熱悪寒」で、発熱と悪寒が同時に現れます。半表半裏証の少陽病では邪正闘争の経過中、正気と邪気の勢力が一進一退しますから、発熱と悪寒が交代して現れる「往来寒熱」という熱型を呈します。

次に陽明の裏熱は津液を外へ蒸騰させる結果、絶え間なく汗が出てその量も大量です。これが「汗自カラ出デ」と表現されています。

条文一八三

問ウテ曰ク、病之ヲ得テ一日、発熱セズ悪寒スル者有ルハ何ゾヤ。

答エテ曰ク、之ヲ得テ一日ト雖モ、悪寒ハ将ニ自ラ罷マントシ、即チ自ラ汗出デ悪熱スルナリ。

陽明病の外証の特徴は、前条に見るように「身熱シ、汗自カラ出デ、悪寒セズ熱ヲ悪ム」ことです。しかし中には陽明病に罹った第一日目に、発熱せずかえって悪寒する病人がいます。この理由を説明したものです。たとえ一日目は悪寒があっても、悪寒はすぐに自然に止み、その後は汗が出て悪熱するという典型的な陽明病の外証が現れる、とあります。陽明病の初期段階には、太陽病から転属してくるために、まだ邪の一部が太陽の表に残存して悪寒という太陽病の表証が現れますが、この病邪は短時間のうちにすべて陽明裏に転入するので、そのときは身熱・汗自出・悪熱という陽明病の外証が現れることになります。

条文一八四

問ウテ曰ク、悪寒何故ニ自ラ罷ムヤ。

答エテ曰ク、陽明ハ中ニ居リ土ヲ主ルナリ。万物ノ帰スル所ニシテ復タ伝ワル所無シ。始メ悪寒スト雖モ二日ニシテ自カラ止ムハ此陽明タルナリ。

前条を承けて、病が陽明に転入すると、それまであった悪寒は自然に消失して熱盛悪熱になることの理由を説明しています。本条では病の伝変を説明するのに、五行説にもとづく臓腑理論を用いています。

胃は陽明に属し、その属性は土で中焦に所在しています。土は木火土金水の五行の中では、木火金水が形成する四角形の中心に位置するとされています。自然界では土は万物が生じ成長するところであり、人体では胃が気血生成の源で人体を養うものです。万物は流転してもいずれは土に還るのですから、陽明腑証の胃実は別の臓腑経絡に伝わるということはなく陽明胃に留まり続けます。したがって陽明病の実熱証は長く続いて、やがては津液を損耗し、ひいては生命に関わることもあるわけです。この辺りの事情を、答えの前半で述べています。

陽明病には、経証と腑証の別があります。陽明経証とは、病邪がいまだ体表前面を走る陽明経脈にあって、陽明腑の胃や大腸には邪が入ってない段階です。風寒の外邪が直接あるいは太陽病から伝経して、陽明経脈に侵入すると、陽明経脈の陽気が鬱滞するので発熱とともに悪寒が生じます。しかし一両日のうちに経脈の邪は完全に陽明腑に入るので、邪気は化熱して裏熱となって外発される結果、今度は唯熱悪熱の陽明熱盛証が現れます。この間の経過を、答えの後半で述べたものです。

条文一八五

本太陽、初メテ病ヲ得シ時、其ノ汗ヲ発スモ汗先ズ出デテ徹セズ、因リテ陽明ニ転属スルナリ。

傷寒、発熱無汗、嘔シテ食ス能ワズ、而ルニ反テ汗出ズルコト濈濈然タル者ハ是レ陽明ニ転属スルナリ。

この条文は前後二段に分かれており、二条に分けてあるテキストもあります。

前段は、太陽病の治療が不徹底であると、病邪は陽明病に転属すると述べています。太陽病は発汗させるのが正治ですが、発汗が不十分であると太陽の邪が完全には除かれず鬱滞し、残存した寒邪は化熱して裏に入り、陽明経に転属します。

後段は少なくとも二通りの解釈ができるようです。一つは「傷寒、発熱無汗」は太陽病、「嘔シテ食ス能ワズ」は少陽病で、太陽病や少陽病の症状のあとに「濈濈然」と発汗するようになれば、病人は陽明病に転属したことを示す、という解釈です。もう一つは「発熱無汗」が太陽病を指すことは前の解釈と同じですが、「嘔シテ食ス能ワズ」という症状は、病がすでに裏に転じ胃に影響が及び、胃気の下降が失調したことを示唆しています。そのうえに「濈濈然」として汗が出るときは、陽明病の裏熱が形成されて、裏熱が津液を蒸騰して汗として外泄させるためであって、病人は太陽病の「発熱無汗」から反対に陽明病の「汗出ズルコト濈濈然」に変化した、という読み方です。濈々と出る汗とは太陽中風の「漐漐ト汗出ル」という微かに湿潤したような汗の出方でなく、津液が内から押し出されて絶え間なく皮下から滲み出るような汗の出方を表現したものです。

条文 一八六

傷寒三日、陽明ノ脈ハ大。

本条は、病が陽明経に転入した際の脈象について述べたものです。

「傷寒三日」は、病が傷寒病の初期ではなく、数日経過した時期を表現したもので、第四条に「傷寒一日、太陽之ヲ受ク」、第五条に「傷寒二三日、陽明少陽ノ証見ワレザル者ハ」とあった表現法と同じものです。

陽明経は多気多血であり、陽明病では中焦に燥熱の実邪が旺盛でこの充実した気血に迫るので、正盛邪実の激しい邪正闘争が生じ、脈象はこれに対応して洪大滑数を呈します。これを「脈大」と表現したものです。その脈の形は大きく拍動が力強いのが特徴で、これは陽明病内外ともに熱盛の脈象です。したがって浮脈が大脈に転じれば、病は太陽病から陽明裏熱証に転じたと弁証すべきです。

さらに陽明の邪熱が胃中の宿食と結合して陽明腑証に進展すると、実熱と胃気不通に対応して脈象は多く沈実となります。その脈は大脈と少し異なり、強く按じた沈部において堅実有力で、指下に満ち溢れた充実感を実感させる脈象です。

条文一八七

傷寒脈浮ニシテ緩、手足自ラ温カキ者ハ是レ繋ガリテ太陰ニ在リト為ス。太陰ナル者ハ身当ニ黄ヲ発スベシ。若シ小便自ラ利ス者ハ黄ヲ発ス能ワズ。七八日ニ至リ大便鞕キ者ハ陽明病ト為ルナリ。

傷寒太陽の表邪は、しばしば化熱して裏に転入します。裏に入るに際しては陰陽の別があるので、病邪が裏に転入した場合には、病人の脈象や症候をよく観察して、どこの経に転入したか弁別しなくてはなりません。例えば脈弦・胸脇苦満・黙々として飲食を欲せず心煩喜嘔すれば少陽経に、脈微細で手足厥冷し、ただ寝んと欲すれば少陰、内外熱盛・煩躁・口渇して発汗すれば陽明に転入したと判断します。いま病人は、脈は浮緊より緩に転じ、手足は厥冷せず温かいが発熱はないということは、太陰脾経に熱邪があるということで、太陽の病邪は化熱して太陰に転入したと考えられるので「是レ繋ガリテ太陰ニ在リト為ス」というわけです。

太陰脾は陽明胃とは表裏の関係にあり、陽明が燥を主るのに対し太陰は湿を主っています。すなわち太陰脾は水湿を運化する役目を担っていますが、太陰病になるとこの機能が失調するので湿と熱が体内に鬱滞すると黄疸を発症します。条文にはありませんが、当然、発汗も尿利もない場合に限ります。もし尿利があれば、湿と熱の出口がありますから「黄ヲ発ス能ワズ」です。太陰と陽明には互いに密接な内在的関係がありますから、太陰病は容易に陽明病に転化しえます。もし七、八日経過して大便が秘結するときは、太陰の湿は内熱によって燥に転じて、病は陽明腑病に転属したということです。

条文一八八

傷寒転ジテ陽明ニ繋ガル者ハ、其ノ人濈然トシテ微カニ汗出ズルナリ。

陽明病では旺盛な裏熱が津液を外に逐い出すので、「濈然」と汗が滲み出るのが特徴的な症状です。同じような表現が前に第一八五条にも出ていました。「濈」は「しゅう」と読み、本来は集った水が流れ出る様を表現した文字ですが、転じて汗が滲み出る様子を表現するのにも用いられています。

条文 一八九

陽明ノ中風ハ口苦ク、咽乾キ、腹満シ、微カニ喘シ、発熱悪寒シ、脈浮ニシテ緊、若シ之ヲ下セバ則チ腹満シ小便難キナリ。

この条では、陽明病で邪の一部が経（表）に一部が腑（裏）にある経腑同病の症状を示し、邪が表に残存している間は之を下してはならないと教えています。脈浮緊は太陽傷寒の脈浮緊とは異なり浮は陽明経（表）に邪が残存することを、緊は陽明腑（裏）の邪実を示しています。発熱悪寒は表証で陽明経にある邪がいまだ解消されていないことを示しています。微喘は陽明大腸と表裏の関係にある太陰肺の症状で、腹満・咽乾・口苦は裏熱による症状です。

表裏同病で完全な裏証にはいたらず邪が表にも残存しているときに、瀉下法を用いるのは禁忌で、必ず表証を先に解除しなくてはなりません。もしここで瀉下法を用いると、経に残存した邪を裏に内陥させ、裏の実熱がさらに旺盛になって津液は損傷されて枯渇し、腹満便秘が増強するうえに小便まで出なくなります。

本条は上記の解釈のほかに、発熱悪寒と脈浮緊は太陽病、腹満と微喘は陽明病、口苦と咽乾は少陽病を示し、すなわち三陽の合病であるとも考えられます。仮に三陽の合病であっても、表証が残存する間は瀉下法は禁忌です。

条文 一九〇

陽明病、若シ能ク食スハ中風ト名ヅク、食ス能ワザルハ中寒ト名ヅク。

陽明とは胃です。陽明病はすなわち病邪が胃に入った時期です。陽明病の場合、胃には寒熱虚実の別が生じます。風熱の邪が胃に入ると風熱は陽邪ですから胃気は刺激鼓舞されて働きが亢進する結果、食欲旺盛になります。この状態を中風と名づけます。一方寒飲の邪が胃に宿ると寒飲は陰邪ですから胃の働きを抑制し、その結果胃は食物を受けつけず食べられなくなってしまいます。この状態を中寒と呼びます。つまり食欲の有無によって、陽明病を中風と中寒に二分すると、胃の寒熱虚実が弁別できます。

これには異論もあって、『医宗金鑑』の傷寒論注には、太陽病が陽明病に伝経する際、太陽中風は伝経して陽明中風となり、太陽傷寒は伝経すると陽明中寒になると解釈しています。ただしその解釈には少し無理があるということで、おおかたの賛同を得られていないようです。

条文 一九一

陽明病、若シ中寒ノ者、食ス能ワズ、小便利セズ、手足濈然トシテ汗出ズルハ此固瘕ヲ作サント欲ス、必ズ大便初メ鞕ク後溏。然ル所以ノ者ハ胃中冷エ水穀別タザルヲ以テノ故ナリ。

前条を承け、陽明中寒の証候をさらに詳しく述べています。食欲がないのは前条で見た通りですが、そのうえ脾胃の陽気が虚すと、水分を吸収して津液を全身に配布することができなくなります。その結果、正常な利尿が得られず、脾胃の気を直接稟けている四肢だけから津液が濈然たる汗となって排出されます。このような場合、大便は始めは硬いが後は下痢軟便（溏）となり、腸胃の寒邪が凝集して固まる「固瘕」が形成されそうになります。「固瘕ヲ作サント欲ス」と「大便初メ鞕ク後溏」とは、前後逆さにして読むと理解しやすいでしょう。このような便を呈す理由は、脾胃の陽虚裏寒のために消化機能が働かなくなるので、脾胃が水穀を分別できなくなるからであると、作者自ら解説しています。

実は陽明胃実熱証でも、本条と同じように「手足濈然ト汗ガ出」ます（二〇八条）が、この場合は大便が始終硬く尿不利はないので、容易に鑑別できます。

条文 一九二

陽明病、初メ食ヲ欲スモ小便反テ利セズ大便自ラ調イ、其ノ人骨節疼シ翕翕トシテ熱状有ルガ如シ。奄然《エンゼン》トシテ発狂シ、濈然トシテ汗出デテ解スル者ハ此水穀気《コクキ》ニ勝タズ汗ト共ニ并ブ、脈緊ナレバ則チ愈ユ。

本条は前条と前々条を承けていますが、陽明中風の水湿・表鬱の症状とその治癒転機について述べています。

陽明病の初期、食欲があるのは第一九〇条に照らすと陽明中風です。大便は鞕でなく「自ラ調」っているので、いまだ陽明腑実にはいたっていないことを示しています。しかし、「小便不利」ということは水飲の吸収代謝が失調していることを示し、停滞した水飲は皮下や筋肉関節に鬱滞しています。そこで「骨筋ガ疼」いたり、皮下で湿熱となって不快な熱を感じます。この場合の「翕翕トシテ熱状有ルガ如シ」は、一二条太陽病上篇桂枝湯証の「翕翕トシテ発熱シ」とは病理機序が違います。

「奄然トシテ発狂シ」以下は、本証の自然治癒転機を述べたものです。陽明中風証は、胃気は充実していますが燥結にはいたっていないので、「穀気」すなわち正気と「水」すなわち湿熱との間に激しい邪正闘争が展開され、病人は一時的な狂躁状態を呈しますが、正気が皮下の湿熱を外に逐い出す結果、突然吹き出すように汗が出て快方に向かうというものです。

「脈緊ナレバ則チ愈ユ」の脈緊は激しい邪正闘争の結果、正気が邪気を駆逐する正勝邪退の脈象を表現したものです。

条文 一九三

陽明病、解セント欲ス時ハ申《サル》ヨリ戌《イヌ》ノ上ニ至ル。

三陽三陰の経脈の気の盛衰は、それぞれ天地の六気の盛衰と相応しているというのが、天人合一思想の基本的な考え方です。陽明経の経気が最も旺盛になるのは、自然界の陽明の時刻、すなわち申の刻から酉の刻を経て戌の刻にいたるまでの間です。陽明病はこの時間帯に治癒する可能性が最も大きいと考えます。現代の時計では午後三時から九時の間にあたります。

同様の考え方は、太陽病は巳の刻より午の刻を経て未の刻、現代の午前九時から午後三時までの間(八条)、少陽病は寅の刻より卯の刻を経て辰の刻、現代の午前三時から九時までの間（二七二条）という考え方にも現れています。

条文一九四

陽明病、食ス能ワザルニ其ノ熱ヲ攻ムレバ必ズ噦《エツ》ス。然ル所以ノ者ハ胃中虚冷スルガ故ナリ。其ノ人本虚スルヲ以テ其ノ熱ヲ攻ムレバ必ズ噦ス。

本条は一九〇条以降の流れから、この「食ス能ワズ」は陽明中寒であると容易に推察されます。胃の中寒に対し攻下の法を用いれば、胃はますます虚して冷えます。胃の寒気は下降できず上逆するので「必ズ噦」します。

陽明病で食べられないときは、陽明腑実で胃に燥屎と実熱が鬱塞している場合と、陽明中寒で胃が働かなくなっている場合との二通りの状況が考えられます。陽明腑実証の方は攻下すれば便が通じ、熱は排泄されて症状はよくなるはずです。攻下してかえって噦すことから、本条は陽明中寒であるとわかります。陽明中寒は胃中に寒邪が聚積している場合のほかに、本来胃の陽虚があって形成される場合もあり、このときも攻下すれば必ず噦を生じます。

条文一九五

陽明病、脈遅、食スニ用《モッ》テ飽《ア》キ難シ、飽クレバ則チ微カニ煩シテ頭眩シ、必ズ小便難シ。此、穀癉《コクタン》ヲ作サント欲ス。之ヲ下スト雖モ腹満故《モト》ノ如シ。然ル所以ノ者ハ脈遅ナルガ故ナリ。

遅脈は寒証に対応していますから、本条も陽明中寒と考えられます。したがって、もし食べても腹一杯飽食するほどは食べられません。無理して腹一杯食べると消化機能が損なわれているので、胃中に寒湿の邪を生じて心下が痞えて「微カニ煩」し、脾胃の気の昇降が失調して清陽の気が昇らないため、「頭眩」します。脾胃が失調して下焦に気が行かないため三焦の水道も通調しなくなって尿不利となります。中焦に寒湿が停滞して出るところがないと、黄疸の一種である穀癉を生じる恐れがあります。じつは『金匱要略』黄疸病篇第十五にも本条とまったく同じ条文が載っています。

陽明病で遅脈を呈すのは中寒のほかに陽明腑実もあります。この場合は胃中に実熱と燥屎が充満し、脈は沈遅で有力、潮熱や譫語があり、腹満鞕痛、便秘して之を下せば治癒します。ところが本条の、腹満は寒湿の停滞と脾胃の失調によるものですから、之を攻下しても効果はなく、依然として腹満は続きます。このことから逆に、本条は胃家実の陽明腑証ではなく、陽明中寒証であることがわかります。

条文 一九六

陽明病、法ハ汗多キニ反テ汗無ク、其ノ身虫ノ皮中ヲ行ク状ノ如キ者ハ、此久シク虚スヲ以テノ故ナリ。

陽明病は一般的には陽胃の実熱証です。胃は水穀の海で津液が生成される源ですから、胃に実熱が旺盛であると津液は蒸騰されて体表に逐いやられ、濈々然として発汗するかあるいは大量に汗をかきます。発汗は陽明病と弁証するうえで、重要な症状の一つです。このことを「法ハ多汗」と表現したものです。「無汗」は陽明病では例外的なので「反テ」と頭に付けています。本条の無汗は、陽明胃の気虚によるものと考えられます。水穀を化すことができない結果、津液も生成されないので汗も出ません。「皮中」は皮下肌肉の部分で、陽明が支配する部位です。陽明の気が不足して汗も生成・排泄されず、皮下に気血津液が鬱するので、皮下を虫がはうような異和感を感じます。胃気不足が続いた結果、無汗と蟻走感が生じたので、「此久シク虚スヲ以テノ故」というわけです。

本条に対しては、陽明熱盛ではあるが胃中の津液不足の証があって発汗しえず、その結果裏熱が表に透達されず、皮下に鬱滞するので皮下に蟻走感が生じるものであり、久しく虚しているのは津液のことであるという解釈もありますが、次の一九七条の内容を考え合わせると、本条は陽明気虚の証を論じたと考える方が自然です。

条文 一九七

陽明病、反テ汗無ク、而ルニ小便利ス。二三日嘔シテ欬シテ足厥スル者ハ必ズ頭痛ニ苦シム。若シ欬セズ嘔セズ手足厥セザル者ハ頭痛マズ。

前条と同じく、本来なら汗が多いはずの陽明病で、かえって汗が出ない場合であり、胃の陽気が虚している中寒証です。陽気が不足して、胃中の津液を化して汗にすることができないので、汗が出ません。この場合、陽気不足は三焦や膀胱には及んでいないので「而ルニ小便利」とあるように尿は正常に出ます。胃中には内生した寒飲が貯留するので、これが上逆すると悪心や嘔吐を生じ、肺に上犯すると咳が出ます。四肢は胃気によって直接養われているので胃の陽気が虚してさらに寒飲があると四肢は厥冷します。このように胃陽不足と胃中寒飲が著しいと、寒飲はさらに上衝して頭の清陽を塞ぐので「必ズ頭痛ニ苦シム」ことになります。

本条後段は、胃陽虚で虚寒はあるが寒飲を伴わない場合で、陽気不足だけでは嘔も咳も四肢の厥冷もまた当然のことながら、頭痛も起こしえないというものです。

胃の虚寒と寒飲による嘔・咳・手足厥冷・頭痛に対する治法は、温胃・散寒・降逆・止嘔です。二四三条に出ている呉茱萸湯（呉茱萸、人参、生姜、大棗）が、当然本条で登場すべきでした。

条文 一九八

陽明病、但ダ頭眩シ、悪寒セザルガ故ニ能ク食ス。而シテ欬スハ其ノ人咽必ズ痛ム。若シ欬セザル者ハ咽痛マズ。

本条は前条に対比して置かれており、「悪寒セザルガ故ニ能ク食ス」陽明の熱証、すなわち中風証です。陽明の旺盛な燥熱が、風を伴って頭部を上擾するので眩暈を生じ、陽明の熱が肺に上犯すれば咳が出て咽喉が痛みます。上犯しない場合は咳や咽喉痛はもちろん、当然のことながら眩暈も生じません。

本条と前条は頭痛、咳など互いに似たような症状を現していますが、その原因は前条が虚寒証の寒飲上逆であるのに対し、本条は実熱の燥風上犯であり、両者発症の原因はまったく相対立しています。

条文 一九九

陽明病、汗無ク、小便利セズ、心中懊憹スル者ハ、身必ズ黄ヲ発ス。

陽明病の湿熱証で、黄疸を発症する場合です。

陽明病で、汗が出ないのには二通りの場合がありまず。一つは第一九六および一九七条で見た、陽明の虚寒証の場合です。もう一つは陽明の熱が湿邪と結合する結果、熱も湿も外泄できず汗を発しえない場合です。本条は熱と湿が強く結合して無汗のうえに、小便も不利で湿熱が排泄されず体内に鬱して黄疸を発するものです。陽明の湿熱が外泄できず、黄疸を発す場合は一九五条にもありました。

心中懊憹は黄疸には必ず伴う症状で、湿熱が外泄しようとして胸まで上昇しても外越できないために生じます。梔子豉湯証の心中懊憹（七六条）とまぎらわしいですが、こちらは太陽病の熱邪が単独で胸中に落ち込んで生じる虚煩証で、湿熱ではないので黄疸は伴いません。

条文 二〇〇

陽明病、火ヲ被リ、額上微カニ汗出デ而シテ小便利セザル者ハ必ズ黄ヲ発ス。


前条と同じく、陽明病で湿熱無汗の者を誤治して火法を施した結果、黄疸を発症する場合です。陽明病は実熱証ですから、これに火法を加えると実を実することになり、たいへんなことになります。火法による誤治の変証は、太陽病中篇でも一一〇条から一一九条までの条文ですでに一部見てきました。本条の場合、湿熱過盛になったうえに小便不利で湿熱がどこにも外泄される道がないので、黄疸を発症します。湿熱が鬱滞すると肝胆を薫灼し、胆汁が蒸し上げられて体表に横溢するので黄疸になるのです。

陽明病の熱証が進展する場合は、二つの方向があります。一つは実熱が進行して津液を体表に逐い出し、大いに汗が出る結果津液を損耗し、胃中が燥き大便燥結していわゆる胃家実の陽明腑証になる道です。もう一つは前条や本条のように、陽明の実熱が湿邪と結合して湿熱証となる道であり、もし汗が出ないうえに、尿不利で湿熱を排出する経路が絶たれると、黄疸を発します。

条文二〇一

陽明病、脈浮ニシテ緊ノ者ハ必ズ潮熱シ発作時有リ。但ダ浮ノ者ハ必ズ盗汗出ヅ。

浮緊の脈象は、一般に太陽傷寒で現れるものですが、陽明病でも内外ともに邪熱旺盛の際に現れます。緊脈は邪気が充実していることの表れです。したがって陽明病で現れる浮緊の脈は、太陽傷寒に現れる浮緊脈とは病理機序が異なります。本条の場合、実熱証に加えて潮熱を呈しているので、これは陽明腑実の証であるとわかります。一般に潮熱は、午後の決まった時間に潮が満ちるように発熱する、すなわち「発作時有」の熱型です。陽明の潮熱は熱邪が胃と大腸に凝結することにより生ずるもので、陽明腑実の特徴です。したがって、陽明病で浮緊の脈と潮熱を呈する病人は、陽明の経脈にも腑にも邪熱が充実して旺盛であることを示しています。陽明病で脈がただ浮を呈し緊でない病人は、熱邪がただ経脈にあって腑実にはいたっていないことを示しています。したがって経脈にある邪熱は津液に迫ってこれを外泄させるので、潮熱ではなく盗汗（寝汗）を引き起こします。陽明病は熱盛で多汗・多眠なので、寝ている間も汗をかくものです。

潮熱も盗汗も陽明病だけに特有なものでなく、陰虚内熱証でも現れます。ただ陰虚の場合は陽明の実熱証と異なり、虚熱の証候があることで鑑別できます。

条文二〇二

陽明病、口燥スルモ但ダ水ヲ漱《スス》ガント欲シ、嚥ムヲ欲セザル者ハ、此必ズ衄ス。

陽明病は燥熱が旺盛で、口渇し大量に水を飲みたがるのが特徴的な症状であり、「大イニ煩渇シテ解サズ」あるいは「渇シテ水ヲ飲マント欲ス」は白虎加人参湯の証でした。口渇して水を飲みたがるのは、気分証に熱がある証拠です。ところが本条で口燥するが水は飲みたくないということは、この場合の熱は気分証より深い血分にあることを示しています。すなわち陽明経脈中の熱邪が旺盛で、さらに血熱妄行する結果、衄（鼻出血）を呈するものです。この転機に関しては、第四六・四七条の太陽傷寒の邪熱が血熱妄行すると衄を生じる場合の記載を思い出してください。

条文 二〇三

陽明病ハ本自ラ汗出ヅ。医更ニ重ネテ汗ヲ発ス。病已ニ差ユルモ、尚微カニ煩シ了了タラザル者ハ此必ズ大便鞕キガ故ナリ。津液ヲ亡ウヲ以テ胃中乾燥スルガ故ニ大便ヲシテ鞕カラシム。当ニ其ノ小便日ニ幾行タルカヲ問ウベシ、若シ本小便日ニ三四行ナルニ、今日、再行ナルガ故ニ大便久シカラズシテ出ズルヲ知ル。今小便数少シト為スヲ以テ津液当ニ胃中ニ還ルベシ、故ニ久シカラズシテ必ズ大便アルヲ知ルナリ。

陽明病は本来、発熱があって同時によく汗が出るのが普通です。医者がこれを太陽病の発汗と誤診して発汗させると、その後一時的に発汗は減じ、それに伴って熱も少し下がります。一見治癒したように見えますが、じつは発熱と発汗の結果、津液を消耗し、津液が欠乏しているので、胃中が乾燥して当然便秘を伴います。そこで、腹満や不快感、軽い煩悶など「了了タラザル」といった症状が現れます。

陽明病で便秘するときは、二通りの病理機序があります。一つは胃の燥熱によって大便が燥結するもので、通常陽明腑証とされるものです。もう一つは発汗や脱水で胃の津液が枯竭して便が出にくくなるものです。本条の便秘は後者に属します。

漢方では、人間には水分調節機能があり、水分は尿から出るか、大便とともに排泄されると考えます。尿量が少ないときは、大便に出る水分が増えて軟便になり、逆に尿量が多いときは、大便は水分が乏しくなって便秘すると考えています。そこでこのように少し煩して便秘する病人を診たら、小便の出方を問うべしというわけです。もしいままで一日三、四回出ていた尿が一日二回くらいに減少してくれば、いままで尿に出ていた津液は胃に還流して今度は大便の方に降りてくるであろうから、遠からず便秘は解消するであろうというものです。

本条には、陽明経病を誤治して発汗させ病人が便秘したときは、あわてて瀉下せず、まず尿の状況などを観察せよと教える意味もあるようです。

条文 二〇四

傷寒嘔多ケレバ、陽明ノ証有ルト雖モ之ヲ攻ムベカラズ。

本条から第二〇六条までの三箇条は、陽明病であっても攻下してはならない場合です。

攻下は、陽明腑病で邪熱が胃中に停滞して宿食と結びつき、胃気が滞って便秘と腹満痛を生じたときにはじめて用いるべき治療法であり、用いるのが早すぎるか、あるいは下してよい条件が揃わないなど不適切なときに用いると、脾胃の気を損傷し、病邪をさらに奥深く侵入させて陰病に陥らせることがあります。

本条でいう傷寒は、広義の外感熱病全般を指しています。そうでなければ、わざわざ傷寒と陽明病を重ねて用いる意味がありません。陽明の証とは胃腸に燥熱が内結し、便秘や腹満痛、潮熱讝語などがあるということです。しかし嘔を伴うということは、病邪は胃の上部にあって腸にはなく、胃気が上逆している証拠ですから、いまだ邪が胃腸に結しているとはいえず完全な陽明腑証にはいたっていないので、攻下するには時期尚早ということです。したがって「攻ムベカラズ」と攻下を禁止したわけです。

本条には、もう一つの解釈があります。嘔は少陽病の主症状であり、これに陽明の証を伴うということは、陽明と少陽の併病であると解釈する説です。つまり一〇三条の大柴胡湯証ということになり、その場合には「嘔止マズ、心下急、鬱鬱微煩」という症状があります。この場合も直ちに攻下するのではなく、一応和解してそのあとに下すので、こういった解釈もありえるでしょう。

条文 二〇五

陽明病、心下鞕満スル者ハ之ヲ攻ムベカラズ。之ヲ攻ムレバ利遂ニ止マザル者ハ死シ、利止ム者ハ愈ユ。

陽明病で下してよい腑実の証は必ず腹脹満痛し、臍を中心に疼痛があって按じると拒みます。本条の場合は鞕満するだけで痛みはありません。これは邪熱が裏に壅滞しているだけで、いまだ宿食など有形の邪と結合していないことを示しています。したがってこれは攻下してはいけません。もし妄りに攻下すると必ず脾胃の気を損傷し、正気不足の病人では病邪は虚に乗じて内陥するので下痢が止まらなくなり、予後不良です。体力旺盛で誤下しても正気が残存している場合は、一時的に下痢しても自然に止まって回復します。

条文 二〇六

陽明病、面合《メンゴウ》色赤キハ之ヲ攻ムベカラズ。必ズ発熱シ、色黄ナル者ハ小便利セザルナリ。

陽明経に邪熱があっていまだ腑証にいたってない者は、これを誤って攻下すれば黄疸を発するというものです。

「面合」とは満面と同義で顔全体を指しており、したがって「面合赤色」は顔面紅色の意です。顔面は陽明経の領域ですから、これは陽明経脈に旺盛な熱邪があって、顔面に上擾していることを示しています。経証は表証で裏証ではありません。裏実にはいたっていない状態で、これを攻下すると脾胃を損傷し虚に乗じて熱邪が内陥します。一方脾胃が虚すと水飲は停滞し、これと内陥した熱邪が結合して湿熱と化し、中焦で鬱すと黄疸を発します。これは第一九九条と同じ機序によるものです。この場合、湿熱は出口がない状態なので、当然「小便不利」となります。

条文 二〇七

陽明病、吐サズ、下サズ、心煩スル者ハ調胃承気湯ヲ与ウベシ。

調胃承気湯ノ方

甘草二両炙ル　芒消半升　大黄四両清酒ニテ洗ウ

右ノ三味、切リ、水三升ヲ以テ二物ヲ煮テ一升ニ至リ、滓ヲ去リ芒消ヲ内レ、更ニ微火ニ上セルコト一二沸、温メテ之ヲ頓服シ、以テ胃気ヲ調ウ。

前の二〇四～二〇六の三箇条の不可下に対し、本条で調胃承気湯をもって下せということは、陽明胃実の証が形成されたということです。

陽明胃経の脈は、心に通じています。本条の心煩は、吐法も下法も施してない病人の胃中で熱邪と宿食が結合し、その結果停留した実熱が心を上擾していることを示しています。これは実煩であって梔子豉湯証に見た虚煩ではないので、承気湯で攻下すべきです。本条は胃家実の陽明腑証ではありますが、腹満痛拒按や潮熱、濈然として発汗といった症状はなく、ただ心煩一証を現すだけですから、陽明腑証の始まりで軽症と思われるので、調胃承気湯で少し下して胃気を調和してやればよいのです。

条文 二〇八

陽明病、脈遅ニシテ汗出ズルト雖モ悪寒セザル者ハ其ノ身必ズ重ク、短気シ、腹満シテ喘ス。潮熱有ル者ハ此外解セント欲ス、裏ヲ攻ムベキナリ。手足濈然トシテ汗出ズル者ハ此大便已ニ鞕キナリ、大承気湯之ヲ主ル。

若シ汗多ク、微カニ発熱悪寒スル者ハ外未ダ解セザルナリ。其ノ熱潮ナラザレバ未ダ承気湯ヲ与ウベカラズ。

若シ腹大イニ満シ通ゼザル者ハ小承気湯ヲ与ウベシ。微カニ胃気ヲ和シ大泄下ニ至ラシムル勿カレ。

大承気湯ノ方

大黄四両酒ニテ洗ウ　厚朴半斤炙リ皮ヲ去ル
枳実五枚炙ル　芒硝三合

右ノ四味、水一斗ヲ以テ先ズ二物ヲ煮テ五升ヲ取リ滓ヲ去ル。大黄ヲ内レ、更ニ煮テ二升ヲ取リ滓ヲ去ル。芒硝ヲ内レ更ニ微火ニ上セ一両沸シ分カチ温メ両服セヨ。下ヲ得レバ余ヲ服スル勿カレ。

小承気湯ノ方

大黄四両酒ニテ洗ウ　厚朴二両炙リ皮ヲ去ル
枳実三枚大ナル者炙ル

右ノ三味、水四升ヲ以テ煮テ一升二合ヲ取リ滓ヲ去リ分カチ温メ二服セヨ。初メテ湯ヲ服セバ当ニ更衣スベシ。爾《シカ》ラザル者ハ之ヲ飲ミ尽クセ。若シ更衣スル者ハ之ヲ服スル勿カレ。

承気湯を用いて攻下すべき場合と下してはならない場合、および大承気湯証と小承気湯証の鑑別を述べたものです。

本条の構成は、大きく三段に分かれています。第一段は文頭の「陽明病」から「大承気湯之ヲ主ル」までです。陽明病で脈が遅という表現は、本条以外では第

ウベカラズ。若シ腹大イニ満シ通ゼザル者ハ小承気湯ヲ与ウベシ，微カニ胃気ヲ和シ大泄下ニ至ラシムル勿カレ。（陽明病篇　第208条）

傷寒若シクハ吐シ，若シクハ下シテ後解サズ，大便セザルコト五六日，上ハ十余日ニ至ル。日晡所潮熱ヲ発シ，悪寒セズ，独語シテ鬼状ヲ見ワスガ如シ。若シ劇シキ者ハ発スレバ則チ人ヲ識ラズ，循衣摸牀シ，惕シテ安カラズ，微カニ喘シテ直視ス，脈弦ナル者ハ生キ，濇ナル者ハ死ス。微ナル者，但ダ発熱譫語スル者ハ大承気湯之ヲ主ル。若シ一服シテ利スレバ則チ後服ヲ止ム。（同上　第212条）

（そのほか，陽明病篇209・215・238・240・241・242・251・252・253・254・255・256，少陰病篇320・321・322の各条文も参照）

方　解

君薬：枳実5枚（3.0ｇ）苦酸，微寒。破気消積。脾胃の気分薬，苦寒で下降。
臣薬：厚朴半斤（5.0ｇ）苦辛，温。下気除満・散結・降逆し，腹痛実満を治す。
佐薬：芒消3合（2.0ｇ）鹹苦，寒。潤燥軟堅・瀉熱通便。宿便を軟かくして通じさせる。
使薬：大黄4両（2.0ｇ）大苦，大寒。胃腸の実熱積滞による高熱を便に清泄。

一九五条の陽明中寒証の場合と，二三四条の陽明経にいまだ邪が残存している場合です。しかし本条の場合，汗が出て悪寒がない，すなわち熱証があるので，胃腸に実熱が結し，胃気のめぐりを阻害する結果遅脈を呈するもので，したがってこの遅脈は当然有力で裏実の脈象であり，陽明腑実の証を表現していることは疑いありません。気がめぐらないため「身必ズ重ク」，胃気が正常に下行せず上逆するので軽症では「短気」を生じ，重症では「腹満シテ喘ス」ことになります。さらに潮熱があるということは，陽明腑実で熱が旺盛な証拠ですから，これは承気湯証以外の何物でもありません。当然攻下すべき証候です。四肢は脾胃より気を稟けているので，陽明腑実の証では手足に濈然として汗が出ます。ここまで症状が揃えば，当然燥熱が胃腸に結し，大便は燥結して便秘する大承気湯証です。

「若シ汗多ク」から「承気湯ヲ与ウベカラズ」までが第二段で，発熱悪寒して熱型は潮熱ではないというのは，いまだ表証が残存しているうえに裏実の証は完結しておらず裏熱は旺盛ではないことを示しているので，当然承気湯の証ではありません。

大承気湯《だいじょうきとう》

方　意

陽明病で，腑実の証が完成された時期を主治する。傷寒の邪が表より裏に伝わり陽明の腑にいたると，裏実燥熱の陽明腑証となる。軽い者は小承気湯，重い者は大承気湯。

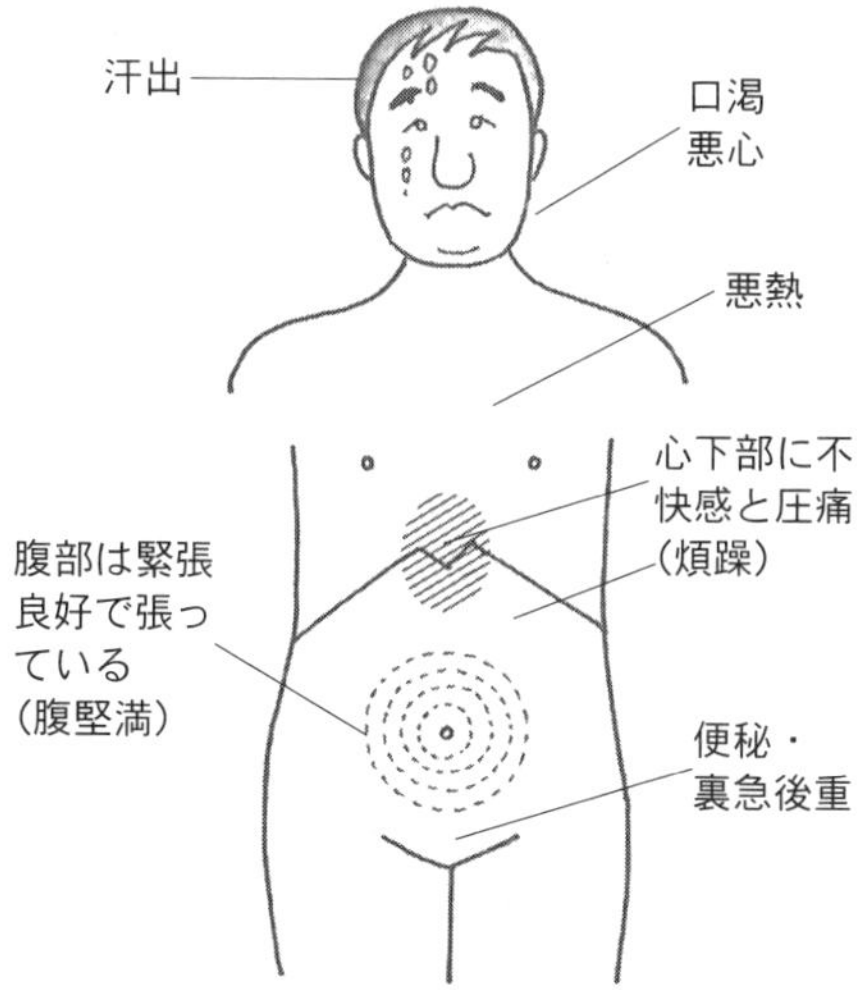

大承気湯証

主証：腹満痛・便秘・日晡潮熱・譫語・手足多汗。

客証：身重・短気・喘咳・心中懊憹・不安・咽乾口燥・意識障害・言語異常・循衣摸床。

脈は沈実。ただし，客証や変証では滑・数・微などもある。

舌は舌質紅で乾燥・苔は黄，ときに黒変。

腹は全体に緊張して充満し，拒按。便秘が強い。

臨床応用

全体としては寒下の峻剤。高熱・便秘・高血圧・食中毒・精神異常など。

運用の要点

腹部実満・心下圧痛・便秘腹満・煩躁・汗出。

類方鑑別

小承気湯：腹大満便秘・譫語・潮熱・微煩などがあるが症状がやや軽度。小便数で脈は滑数。

大陥胸湯：結胸証。実証の湿熱で腹部鞕満・圧痛・便秘・心煩などあるが発汗はない。舌には黄膩苔・脈沈緊。

大柴胡湯：陽明少陽の併病。鬱々微煩し，便秘腹満はあるが，主に臍から上の上腹部が緊満している（心下満）。

原　典

陽明病，脈遅ニシテ汗出ズルト雖モ悪寒セザル者ハ其ノ身必ズ重ク，短気シ，腹満シテ喘ス。潮熱有ル者ハ此外解セント欲ス，裏ヲ攻ムベキナリ。手足濈然トシテ汗出ズル者ハ此大便已ニ鞕キナリ，大承気湯之ヲ主ル。若シ汗多ク微カニ発熱悪寒スル者ハ外未ダ解セザルナリ。其ノ熱潮ナラザレバ未ダ承気湯ヲ与

「若シ腹大イニ満シ」から「大泄下ニ至ラシムル勿カレ」までが第三段で、腹部が著明に脹満して便秘があっても潮熱や濈然発汗を伴わない場合、裏の実熱は比較的軽く、裏の燥結もそれほど顕著でないことを示しています。したがって大承気湯で峻攻するのは好ましくなく、ここは小承気湯で軽く攻下して胃気を調和させれば十分です。

大承気湯は、大黄と芒硝という泄熱・瀉下・軟堅の剤を主薬とし、それに枳実と厚朴という、強力に胃気を下す破気剤を併せた処方で、最強の清熱攻下剤です。

小承気湯は大承気湯から芒硝を去った処方で、破気降気の働きは大承気湯と同じですが、瀉下軟堅の薬力が少し緩和されています。

調胃承気湯は大黄と芒硝だけ残し、破気剤を去って代りに甘草を加えて大黄と芒硝の薬力を緩和しています。

陽明腑証の場合、病の軽重深浅によって三種の承気湯を使い分けなくてはなりません。陽明腑証の初期で燥熱が胃にあるだけで症状の軽いものは調胃承気湯、病がやや進行したがまだそれほど腑実の症状はなく便秘腹満だけのものは小承気湯、陽明腑証が極期まで進んで、潮熱・譫語・発汗・便鞕・腹大満痛といった重い症状がそろってみられる者は、大承気湯証です。

条文二〇九

陽明病、潮熱、大便微カニ鞕ナル者ハ大承気湯ヲ与ウベシ。鞕ナラザル者ハ之ヲ与ウベカラズ。若シ大便セザルコト六七日ナラバ恐ラク燥屎有ラン。之ヲ知ラント欲スル法ハ少シク小承気湯ヲ与ウ。湯腹中ニ入リ転失気スル者ハ此燥屎有ルナリ、乃チ之ヲ攻ムベシ。若シ転失気セザル者ハ此但ダ初頭鞕、後必ズ溏ス、之ヲ攻ムベカラズ、之ヲ攻ムレバ必ズ脹満シテ食ス能ワザルナリ。水ヲ飲マント欲スル者モ水ヲ与ウレバ則チ噦ス。其ノ後発熱スル者ハ必ズ大便復タ鞕ニシテ少ナキナリ、小承気湯ヲ以テ之ヲ和セ。転失気セザル者ハ慎ンデ攻ムベカラザルナリ。

前条を承け、胃中に燥屎が形成され陽明腑実の証が完成したか否かの鑑別法と、あわせて大および小承気湯の使い分け方を述べたものです。

典型的な大承気湯証は潮熱・濈然と発汗・大便秘結・

腹満疼痛です。条文では「大便微カニ鞕」と「潮熱」とがありますから、これは胃腸中にすでに燥屎が形成されて、大承気湯証であることは疑う余地がありません。他の症状の有無については、これ以上書く必要はないので省かれています。大便鞕でなければ大承気湯を与えてはいけないのは当然です。

大便鞕が六、七日にも及べば、当然燥屎は形成されていると考えられますが、潮熱や腹硬満などの症状を伴っていないときは、大承気湯証とは確定診断できません。それを確定するためには瀉下するほどの薬力はない少量の小承気湯を試みに与えてみて、もし病人が転失気（放屁）すれば腹中には燥屎がある証拠であり、大承気湯で攻下してよいとわかります。「転失気」は本来は「転矢気」と書かれていたのが誤って伝えられたと考えられ、「矢」は「屎」と同音ですから、「転失気」はすなわち「転屎気」の意と考えられます。もし小承気湯を与えて何の手応えもなければ、そこには攻下すべき燥屎すなわち実邪はないということで、このような病人はたとえ最初は便秘していても必ずその後下痢軟便を呈します。もしこれを攻下すればさらに虚を虚すことになり脾気を損傷するので、脾胃の水穀を運化する働きを失調させてしまい、必ず腹が張って物を食べられなくなります。そのうえ脾の陽気が不足して寒飲が胃中に停滞するので、水を飲んでも受け付けず、胃気が上逆して「噦」すなわちからえずきを生じます。

「其ノ後発熱スル者ハ」から「慎シンデ攻ムベカラザルナリ」までの最後の一節は、「転失気スル者ハ此燥屎有ルナリ、乃チ之ヲ攻ムベシ」に接続すべきものです。大承気湯を用いて攻下した後、再び発熱するということは、陽明の実熱が再発したことを意味し、大便は硬結します。しかし重ねて峻下剤の大承気湯を使用するよりも、一段穏和な小承気湯を用いて胃気を調和させる余地を残して攻下する方がよいという臨床的判断です。条文は最後に、実邪がない場合は絶対に攻下しないようにと再度戒めています。

条文 二一〇

夫レ実ナレバ則チ譫語シ、虚ナレバ則チ鄭声《テイセイ》ス。鄭声トハ重語《チョウゴ》ナリ。直視、譫語、喘満スル者ハ死ス、下利スル者モ亦死ス。

譫語も鄭声も、ともに言語錯乱の一種です。譫語は熱にうかされたときのうわごとで、声高で支離滅裂で陽明病の高熱が心に上擾した結果生じるので、邪気の実によるものですからこれは実証です。一方の鄭声とは、声はかすかで、同じ言葉をブツブツと無意識に繰り返すものですから、すなわち「鄭声トハ重語」です。これは精気が衰乏して心神が栄養されない結果生じるので、正気の虚によるものですから虚証です。

肝は眼に関竅し、瞳は腎精により養われています。陽明の盛熱が肝腎の陰精を損傷すると、眼の動きや瞬きができなくなり「直視」という症状を生じるので、これは死証です。譫語は前述のように、陽明の盛熱が心神を損なう結果生じるので、これも死証です。また、陽明の燥熱が肺に迫り、上焦で気が脱すれば喘満を生じ、陽明の熱が腎に下流して腎気が下に逸脱すれば下痢を生じます。これらはいずれも死証です。

本条は、言語の異常による虚実の弁別と陽明の実邪が、肝・心・脾・肺・腎の五臓に及ぶときは、いずれも死を招く危険があると述べたものです。

条文二一一

発汗多ク、若シ重ネテ汗ヲ発スル者ハ其ノ陽ヲ亡ス。譫語シ脈短ノ者ハ死ス。脈自ラ和ス者ハ死セズ。

陽明病は本来濈然と汗を発する、すなわち多汗です。そのうえに誤ってさらに重ねて発汗させれば、病人は津液を亡失して陰精を損傷するだけでなく、ともに陽気をも失う恐れがあります。譫語は前条で述べたように陽明病の邪熱が心神を上擾して生じるものです。脈短というのは、寸脈も尺脈も触れない関脈だけを触知する脈で、気血不足で血脈が十分に充たされていないときに生じ、正気が衰微していることを示しています。一方で譫語という邪熱旺盛の症状があり、他方で正気衰微の脈象がみられる状態は、邪実正虚で正気が病邪に勝つことはできないので予後不良です。一方、邪熱旺盛でも脈が症状に符合して実脈の者は、正気も十分残存して邪に勝ちうる状態ですから「死セズ」、すなわち予後は希望がもてます。

条文二一二

傷寒若シクハ吐シ、若シクハ下シテ後解セズ、大便セザルコト五六日、上ハ十余日ニ至ル、日晡所潮熱ヲ発シ、悪寒セズ、独語シテ鬼状ヲ見ワスガ如シ。若シ劇シキ者ハ発スレバ則チ人ヲ識ラズ、循衣摸牀シ、惕《テキ》シテ安カラズ、微カニ喘シテ直視ス、脈弦ナル者ハ生キ、濇ナル者ハ死ス。微ナル者、但ダ発熱譫語スル者ハ大承気湯之ヲ主ル。若シ一服シテ利スレバ則チ後服ヲ止ム。

重篤の陽明腑実の証とその予後の判断法を述べています。

太陽傷寒に、吐、あるいは攻下を試みたが、治療が適切でなかった結果、熱邪は解消されず陽明に伝入したものです。五、六日からははなはだしい場合は十日以上も大便が秘結すれば、胃中に燥屎が凝結して典型的な陽明腑証が形成されます。「悪寒セズ」は、熱邪が完全に表から裏に入っていることを示しています。「日晡所潮熱」は、典型的な陽明腑証の熱型です。「日晡所」は夕方から宵にかけての時間帯、「潮熱」は潮が満ちるように毎日一定の時間に出る熱です。「独語」は譫語と同じです。「鬼状ヲ見ワスガ如シ」とは、意識が混濁して不穏躁擾することの形容です。陽明病の燥熱が心を上擾して生じる精神症状です。

燥熱の邪気がいっそう増悪し劇烈になると、高熱にうかされて正気はさらに損傷され、精神症状は一段と激しくなり、恐驚して落ち着くときがなく「循衣摸牀」すなわち手足をまさぐるように動かすようになります。「微喘直視」は前条で見た通りです。

確かに予断を許さない重症ではありますが、まだ回復の望みがないわけではありません。その予後判断の決め手になるのは、病人の脈状であり、「脈弦ナル者ハ生キ、濇ナル者ハ死ス」とされています。弦脈は前条の短脈とは逆に、寸関尺すべてがはっきり触知される長くて緊張の強い脈です。これは血脈が充実し、正気がなお残存していることを示します。したがって生存の可能性が大いにあります。これに対して濇脈は、渋脈と同じで細小で短、拍つ強さも一定しない頼りない脈であり、血脈が営血で十分充たされていないことを示します。すなわち正気不足で、前条の短脈と同じく死証と考えられます。

「微ナル者」は前の「劇シキ者」に対応して用いられた言葉で、脈が微という意味ではなく、病の勢いが劇に対し微、すなわち弱い者という意味です。時機を失することなく大承気湯で陽明の実邪を下してやれば、津液損傷・陰精消耗に陥ることを免れて、病人は回復しうるという意味です。ただ大承気湯は最も強力な峻下剤ですから、一服して下す目的を達したらあとは服薬を中止しないと、今度は過剰投与で脾胃の気を損傷して下痢が止まらなくなりたいへんなことになるので、張仲景は「利スレバ則チ後服ヲ止ム」と注意を与えています。

条文二一三

陽明病、其ノ人汗多ク以テ津液外ニ出ヅ、胃中燥シテ大便必ズ鞕シ、鞕ケレバ則チ譫語ス。小承気湯之ヲ主ル。若シ一服シテ譫語止ム者ハ更ニ復タ服スコト莫カレ。

陽明病腑実燥結証には胃中の津液が損傷・欠乏して燥結にいたったものと、実熱が旺盛なために燥結にいたったものと二通りの成因があります。本条は発汗過多により、胃中の津液が外泄して燥結を来した場合ですが、胃気が正常に下行できないと裏熱はますます旺盛となり、その熱が逆上する結果心神を擾乱して譫語を生じます。全体的に見て、裏熱旺盛により形成された陽明腑証に対し、津液枯渇によるものは熱証がいくぶん軽く、便秘と譫語はあるがいまだ腹実満痛・痞鞕などの大実満の症状は伴わないので、大承気湯ではなく一段軽い小承気湯を与えるのです。小承気湯の一服で便通がついて燥結が解除されたら、そこで服用を止めないと過剰投与による変証・壊証を生じます。

条文二一四

陽明病、譫語シ、潮熱ヲ発シ、脈滑ニシテ疾ノ者ハ小承気湯之ヲ主ル。承気湯一升ヲ与ウルニ因リ腹中転気スル者ハ更ニ一升ヲ服セ。若シ転気セザル者ハ更ニ之ヲ与ウル勿カレ。明日又大便セズ脈反テ微ニシテ濇ノ者ハ裏虚ナリ、治シ難シト為ス、更ニ承気湯ヲ与ウベカラザルナリ。

陽明病で譫語と潮熱を伴うということは、いままで見てきたように胃腸の中で燥屎が形成され、陽明腑実の証になっていることを示しています。当然承気湯を用いて攻下すべきですが、腑実の程度によって大承気湯かそれとも小承気湯を用うべきか、鑑別しなくてはなりません。この鑑別はまず脈象によります。すなわち沈実あるいは沈遅なら、燥屎が固くつまっていることを示すので、大承気湯で峻下すべきです。しかしここでは、脈は滑疾です。疾は数で、裏熱は旺盛であるが、燥屎の堅実は若干軽いと判断されます。そこで、小承気湯を与えて慎重に和胃通便をはかれ、と指示しています。

承気湯を一升（現在の約一合）与えて転失気（放屁）があるか反応をみて、あれば裏に実邪がある証拠ですからさらに与え、なければ裏実未成と判断してそれ以上与えないという探査法は、すでに二〇九条で見た通りです。

「明日又大便セズ」以下は、承気湯を投与した翌日、大便が出ないのは裏に実邪があることを示し、脈微は気虚、濇は血虚の脈なので脈象は正気不足を示しています。すなわち正虚邪実・実中有虚で、単純な治法では対処できない状態なので「治シ難シ」というわけです。もちろん、承気湯を与えれば正気はますます虚して、下痢や陽気虚脱などの重大な壊証を呈すので禁忌です。

条文 二一五

陽明病、譫語シ潮熱有ルモ反テ食ス能ワザル者ハ胃中必ズ燥屎五六枚有ルナリ。若シ能ク食ス者ハ但ダ鞕キノミ。大承気湯ニテ之ヲ下スガ宜シ。

陽明病で譫語と潮熱があるというのは、病人が前条と同じく陽明腑実であることを示しています。

譫語は裏の燥熱が旺盛で胃気が正常に下降せず、実熱が逆上して心を擾乱する結果生じる症状であり、一方潮熱は陽明の実熱が体表に現れるものです。陽明腑実が形成されていても、初期の段階では胃気は熱に刺激される結果、食欲はむしろ亢進することが多いのですが、燥屎が完全に結実し胃気がまったく通じなくなると、今度は「反テ食ス能ワズ」という症状を呈します。したがってここでは陽明腑実が完成して胃気はまったく通ぜず、胃腸内の燥屎はまったく下らない状態になっているので、最も強い大承気湯を用いて攻下すべきです。「大承気湯ニテ之ヲ下スガ宜シ」の一節は「燥屎五六枚有ルナリ」に接続させて読むべきです。そうすると「若シ能ク食ス者ハ但ダ鞕キノミ」の意味もおのずと明らかになり、陽明腑実がいまだ若干軽い状態を表現しているとわかります。したがってこの場合は条文には省略されていますが、小承気湯を用いるべきでしょう。

一九〇条では陽明病を、「能ク食ス」と「食ス能ワズ」によって中風（胃熱）と中寒（胃寒）に分類していましたが、本条の「食ス能ワズ」とは意味が異なります。一九〇条は胃に寒邪があるために食べられない状態ですが、本条は胃熱が旺盛でありすぎるために食べられないのですから、一九〇条とは寒熱がまったく逆です。

条文二一六

陽明病、下血シ譫語スル者ハ此熱血室ニ入ルト為ス。但ダ頭汗出ル者ハ期門ヲ刺シ、其ノ実ニ随イテ之ヲ寫セ。濈然トシテ汗出ズレバ則チ愈ユ。

陽明病の熱入血室の証と治法を、示したものです。第一四三条に太陽病の熱入血室の証と治がありましたが、そちらと共通した部分もありますが互いに病理機序の異なる点があります。

本条は陽明経が邪を受けているときに婦人にたまたま月経がきて、血室（子宮）が空虚になったのに乗じて陽明経の邪熱が子宮に入るものです。陽明経病は熱邪旺盛であるため血分にも入りやすく、血室で強い血熱となり心に上擾するので譫語を生じ、旺盛な熱が上行して津液を上に蒸騰するので、頭に汗を生じます。通常陽明病は潮熱・便秘・腹満・腹痛などに譫語を伴うものですが、熱入血室の場合、邪熱は深く血分を経由して血室にいたる結果、下血（不正性器出血）と譫語という特別な症状を呈するものです。

治法は一四三条太陽病熱入血室の場合と同じく、肝は血を蔵しているので、肝経の募穴である期門に鍼を刺せば、血室の血熱を瀉すとともに営衛を調和させることができ、その結果陰陽の平衡も回復して正勝邪退し、濈然と汗が出てそれに従って病は治愈するというわけです。

条文二一七

汗出デ譫語スル者ハ燥屎胃中ニ有ルヲ以テ此風タルナリ。須ラク下スベキ者ハ経ヲ過グレバ乃チ之ヲ下スベシ。之ヲ下スニ若シ早ケレバ語言必ズ乱ル。表虚裏実ノ故ヲ以テナリ。之ヲ下セバ愈ユ。大承気湯ガ宜シ。

太陽病表寒虚証と陽明腑病が併存している場合、表邪が完全に解消されないうちに、攻下法を用いてはならないことを強く戒めた条文です。

「汗出」は、ここでは太陽病の風寒の邪が残存していることを示しています。当然、汗出のほかに悪寒・頭痛・脈浮などの太陽病の症状を伴っているはずですが、省略されていると考えられます。その代り「此風タルナリ」と表現しています。

「譫語」はここでは当然、陽明腑実の主要症状です。ここでも燥屎以外の腹満・腹痛・潮熱などの陽明病のその他の症状は、みな省略されています。しかし裏の実邪を攻下するのは、表邪が完全に解消されたことを確認してからでなくてはなりません。

太陽病の表証がいまだ残存しているときに瀉下剤を用いると、表邪を内陥させて胃熱はさらに盛熾になり、胃熱上逆して心を上擾する結果、譫語はますますひどくなって、「語言必ズ乱レ」て精神錯乱を現します。

表邪が完全に去ったあとは、これを大承気湯を用いて瀉下してやれば、裏にある実邪は排泄されて陽明腑病の方も完全に治愈するでしょう。

条文二一八

傷寒四五日、脈沈ニシテ喘満。沈ハ裏ニ在リト為ス。而ルニ反テ其ノ汗ヲ発セバ津液越出シテ大便難シト為ル。表虚裏実久シケレバ則チ譫語ス。

前条と関連して、裏証を攻下すべきときに表証と誤って発汗させてしまった結果を述べています。

「傷寒四五日」というと、だいたい傷寒は表から裏に入る時期です。脈は浮でなく「沈」とあるので、当然本証は裏証と判断しなくてはなりません。「喘満」は太陽傷寒の麻黄湯証でも現れますが、脈沈を受けて、これは裏証の喘満であり、裏熱が上逆して上焦の肺の機能を失調させて生じたものであると考えなくてはなりません。本条は熱邪がすでに裏に入っているので、発汗法でなく清熱法を用いるべきであったのに発汗させてしまった結果、津液が外泄し、胃中は乾燥し、邪熱はますます亢盛となって大便も秘結し、陽明腑実の証が形成されたものです。発汗の誤治により「表虚」し、胃熱と燥屎により「裏実」が形成されます。胃中の実熱と津液不足が持続すれば、当然胃熱は心を上擾するので「譫語」を生じます。

条文 二一九

三陽ノ合病ハ、腹満シ、身重ク以テ転側シ難シ。口ハ不仁、面垢シ、譫語シテ遺尿ス。発汗スレバ則チ譫語シ、之ヲ下セバ則チ額上汗ヲ生ジ手足逆冷ス。若シ自ラ汗出ズル者ハ白虎湯之ヲ主ル。

白虎湯ノ方

知母六両　石膏一斤砕ク　甘草二両炙ル　粳米六合

右ノ四味、水一斗ヲ以テ米ヲ煮テ熟シテ湯ト成シ滓ヲ去リ、一升ヲ温服シ、日ニ三服ス。

三陽の合病とは太陽・陽明・少陽の三つの陽経脈に等しく邪熱がある状態ですが、本条は特に陽明経の邪熱による症状が顕著な場合です。条文は前後を倒錯しているので少しわかりにくいですが、「白虎湯之ヲ主ル」を「譫語シテ遺尿ス」のあとに接続させると文意が通じます。

三陽の合病を少陽経を中心に治療する場合が第一〇七条に出ていて、いくつか共通した症状が述べられています。本条の場合、記された症状をおおかた陽明病によるものと解釈するか、症状を太陽・陽明・少陽経に振り分けて解釈するかは、学者によって説が分かれています。

この場合発汗も下法も、それぞれ好ましくない変証を生じるので、この三陽の合病は内外熱盛証と理解して陽明経証の清熱剤・白虎湯で主治します。

条文 二二〇

二陽ノ併病、太陽ノ証罷ミ但ダ潮熱ヲ発シ、手足漐漐ト汗出デ、大便難ク譫語スル者ハ之ヲ下セバ則チ愈ユ。大承気湯ガ宜シ。

太陽病の邪が完全に解消されないうちに、病邪が陽明にも入ったものが、本条でいう二陽の併病です。

太陽病の症状が完全になくなって、潮熱・手足から湧き出すような発汗・便秘・譫語という症状が揃えば、いままでに何度も出てきた通り陽明腑実の証が完結したことを示していますから、大承気湯で攻下すべきです。前条は三陽の合病で内外熱盛であったので白虎湯で清熱しましたが、本条は裏実の証であるので大承気湯で攻下せよと、両条を対比させて論じています。

条文 二二一

陽明病、脈浮ニシテ緊、咽燥シ、口苦ク、腹満シテ喘ス、発熱シテ汗出デ悪寒セズ反テ熱ヲ悪ミ身重シ。若シ汗ヲ発セバ則チ躁シ、心憒憒トシテ反テ譫語ス。若シ温針ヲ加ウレバ必ズ怵惕《ジュッテキ》煩躁シテ眠ルヲ得ズ。若シ之ヲ下セバ則チ胃中空虚ニシテ客気膈ニ動シテ心中懊憹ス。舌上胎ス者ハ梔子豉湯之ヲ主ル。

梔子豉湯ノ方

肥ナル梔子十四枚擘ク　香豉四合綿ニテ裹ム

右ノ二味、水四升ヲ以テ梔子ヲ煮テ二升半ヲ取リ、滓ヲ去リ豉ヲ内レ、更ニ煮テ一升半ヲ取リ、滓ヲ去リ二服ニ分カツ。温メテ一服ヲ進メ、快吐ヲ得ル者ハ後服ヲ止ム。

浮緊の脈とあるとすぐ太陽病を思い浮べますが、太陽病であれば必ず発熱悪寒・頭項強痛などの症状を伴います。しかし本条では「発熱シテ汗出デ悪寒セズ反テ熱ヲ悪ミ」とあるので太陽病ではないことがわかります。浮脈は太陽病だけでなく陽明経証でも現れます。また緊脈は多く寒証の表現ですが、ほかに痛み・宿食・痰飲などでも現れます。これらはいずれも劇烈に正気と邪気が相争っている状態です。したがって陽明病で緊脈が現れるときは陽明の強い正気と旺盛な邪熱が相争っていることを示しています。

「咽燥口苦」は燥熱が上蒸したことを示し「腹満シテ喘ス」のは燥熱のため胃気不和となり、また陽明の熱が表裏の関係にある太陰肺に上逆した結果です。咽乾口苦は少陽病でも出現しますが、少陽病では胸脇苦満を伴うのに対し、本条では腹満を伴っていますから、これは陽明病であると容易に理解されます。熱で元気が損なわれるので「身重シ」となります。

これらのことから本条は陽明の経証で内外倶熱盛であることを示しています。すなわち、白虎湯証と考えられます。これを太陽病と誤って発汗させると、ますます津液を消耗させて精神を錯乱させ、うわごとを発するようになります。「心憒」は心乱と同義です。邪熱旺盛な病人に温鍼を施すのは論外で実を実することになり、火勢をますます助長して驚恐煩躁・不眠などの精神症状を呈します。またいまだ胃中に燥屎が結実していないのに本証を陽明腑証と誤診して攻下すれば、胃腸を損傷するだけで邪熱は除かれずかえって胸中に上擾させるので、「膈ニ動シテ心中懊憹ス。舌上苔」とあるように白あるいは黄色の舌苔を生じ、胸中煩悶します。この証候は胸中の熱邪によるものですから、七六条にあった梔子豉湯で主治します。

条文 二二二

若シ渇シテ水ヲ飲マント欲シ、口乾キ舌燥ク者ハ白虎加人参湯之ヲ主ル。

白虎加人参湯ノ方

知母六両　石膏一斤砕ク　甘草二両炙ル　粳米六合　人参三両

右ノ五味、水一斗ヲ以テ米ヲ煮テ熟シ湯ト成シ、滓ヲ去リ、一升ヲ温服ス。日ニ三服ス。

本条は前条を承け、内外倶に燥熱旺盛な陽明経病を誤って発汗させたり、瀉下させた結果、熱が除かれないだけでなく、ますます中焦の胃中の津液を損傷・欠乏させてしまい、その結果病人の舌は乾燥し、はなはだしい口渇に苦しみ水を飲みたがるようになった場合です。このような病人に対しては、白虎湯を与えて清熱をはかるとともに、人参一味を加えて生津をはかれば、熱盛・口渇・舌乾燥などの諸証は自然に愈えるというものです。

条文二二三

若シ脈浮、発熱シ、渇シテ水ヲ飲マント欲シ、小便不利ノ者ハ猪苓湯之ヲ主ル。

猪苓湯ノ方

猪苓皮ヲ去ル　茯苓　沢瀉　阿膠　滑石砕ク各一両

右ノ五味、水四升ヲ以テ先ズ四味ヲ煮テ二升ヲ取リ、滓ヲ去リ、阿膠ヲ内レテ烊消ス。七合ヲ温服、日ニ三服ス。

本条も前条および前々条を承けています。内外倶熱盛の白虎加人参湯証を誤下したことにより、邪熱が上焦の胸廓を上擾した場合が前々条、津液を損傷した場合が前条でした。本条は誤下によって邪熱が除かれず、さらに虚に乗じて邪熱が下焦の水と結合して停蓄する結果、津液は化生されず、津液不足と水熱互結による尿不利が出現した場合の証と治法を述べています。脈浮発熱は陽明病で、外熱旺盛の現れです。口渇は津液不足による症状です。邪熱が下焦の水と互結すると津液は生成されず、正常に運行しないので口渇を生じます。邪熱と結合した水はそこに停蓄して汗にも化さず、尿に生成されることもないので、発汗もせず尿も出ずという状態になります。

本条を主治する猪苓湯は、清熱利水滋陰に働く方剤です。主薬の猪苓は、茯苓、沢瀉と合わせて用いると強力な利水効果を現します。そのうえ茯苓には鎮静作用もあります。滑石の性は寒で清熱利水通淋の働きがあり、利尿とともに熱を尿と一緒に外に排泄します。阿膠は滋陰とともに清熱し、津液の損傷を修復します。

以上三条を総括すると、陽明経証熱盛を誤下して、熱が上焦に上がった者は梔子豉湯で清熱除煩、熱が中焦に停まった者は白虎加人参湯で清熱生津、熱が下焦に蓄えられた者には、猪苓湯で清熱利水滋陰すればよいと理解されます。

なお本条は第七一条の五苓散証とよく似ていますが、五苓散証は同じ下焦の蓄水証でも膀胱の気化失調による尿不利で、本条のように水熱互結によるものではありません。

ル。（陽明病篇　第223条）

陽明病，汗出ズルコト多ク渇ス者ハ猪苓湯ヲ与ウベカラズ。汗スルコト多キヲ以テ胃中燥キ，猪苓湯ハ復タ其ノ小便ヲ利スルガ故ナリ。（同　第224条）

少陰病，下利六七日，欬シテ嘔シ，渇シ，心煩シテ眠ルヲ得ザル者ハ猪苓湯之ヲ主ル。（少陰病篇　第319条）

方　解

君薬：猪苓１両（3.0ｇ）甘，平。脾肺腎の湿を去る。
臣薬：茯苓１両（3.0ｇ）甘，平。腎と膀胱の湿を去る。心煩や不眠を理める。
佐薬：沢瀉１両（3.0ｇ）甘，寒。腎と膀胱の湿を去る。
（以上，利尿）
使薬：滑石１両（3.0ｇ）甘，寒。清熱利水･通淋。上下表裏の湿を通行させる。
　　　阿膠１両（3.0ｇ）甘，平。陰を養い，煩渇不眠を治す。

処方全体としては，清熱・利水・滋陰・通淋の働きを現す。

条文二二四

陽明病、汗出ズルコト多ク渇ス者ハ猪苓湯ヲ与ウベカラズ。汗スルコト多キヲ以テ胃中燥キ、猪苓湯ハ復タ其ノ小便ヲ利スルガ故ナリ。

本条は前条とは逆に、猪苓湯の禁忌について論述しています。内外熱盛の陽明病では、熱が津液を逐い出すので盛んに発汗します。「陽明病、汗出ズルコト多」い所以です。発汗過多の結果、胃中の津液を損傷するので、口渇多飲します。猪苓湯は滋陰の阿膠が配合されているとはいえ、その主な働きは利尿です。利尿がつくとますます脱水して津液の不足が著しくなるので、猪苓湯は禁忌というわけです。この場合、清熱利水の猪苓湯ではなく清熱生津の白虎加人参湯を与えなくてはなりません。

条文二二五

脈浮ニシテ遅ハ表熱裏寒、下利清穀スル者ハ四逆湯之ヲ主ル。

四逆湯ノ方

甘草二両炙ル　乾姜一両半　附子一枚生ニテ用

猪苓湯《ちょれいとう》

方　意

下焦において邪熱と水湿が結びつく結果，膀胱の気化作用が失調して，小便不利（尿量減少），淋証（排尿障害）があり，さらに三焦の気化作用も阻害されて津液の上昇ができなくなるため口渇を生じ，また熱が心に上擾するので心煩や不眠・イライラが起こる。この証は陽明経証を誤下して邪熱が下焦に下陥したとき，あるいは少陰病で腎陰の不足による陰虚火旺と下焦の水飲が結合した際に生じる。

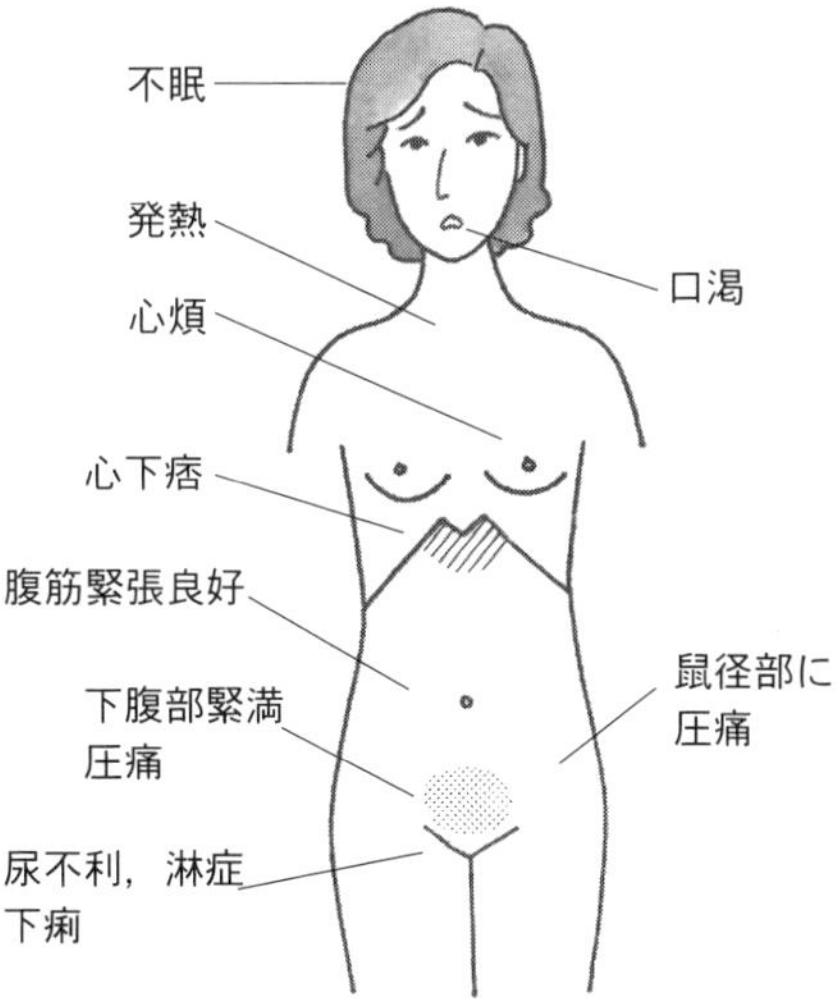

猪苓湯証

主証：小便不利・口渇多飲・発熱。

客証：淋証（排尿困難）・咳・嘔吐・下痢・心煩・不眠。

脈は浮あるいは数。

舌は舌質紅，苔黄。

腹は下腹部が緊満し，圧痛あり。

臨床応用

膀胱炎・腎盂炎・尿道炎・前立腺炎・子宮付属器炎・尿路結石症・不眠症・熱性下痢。

運用の要点

膀胱刺激症状・排尿障害・尿量減少・熱証。

類方鑑別

五苓散：小便不利，口渇はあるが淋証はない。

黄連阿膠湯：陰虚火旺と煩躁が主で，小便不利はない。

真武湯：腎陽虚・尿不利と冷え・眩暈・下痢。

白虎加人参湯：口渇多飲と発熱があるが，淋証や心煩はない。

原　典

若シ脈浮，発熱シ，渇シテ水ヲ飲マント欲シ，小便不利ノ者ハ猪苓湯之ヲ主

イ皮ヲ去リ八片ニ破ル
右ノ三味、水三升ヲ以テ煮テ一升二合ヲ取リ、滓ヲ去リ分カチ温メ二服ス。強人ハ大ナル附子一枚、乾姜三両ナルベシ。

「表熱裏寒」とは真寒仮熱です。本条の浮脈は、表にある仮熱の現れです。本当の表熱であれば脈は浮とともに数でなくてはなりません。浮で遅の脈は、表は熱でも裏には真寒があることを示している「表熱裏寒」です。表熱裏寒すなわち真寒仮熱は、すでに第一一条に出ています。実態は少陰病の陽虚裏寒ですが、旺盛な裏寒が乏しい陽気を体表に逐い出す結果、見せかけの表熱証が現れ浮脈を呈するのです。

「下利清穀」とは、水様の不消化性下痢です。裏が冷えて脾胃の消化機能が働かなくなる結果生じるものです。本条の実態は裏の陽気不足による寒証ですから、少陰病の基本処方である四逆湯（乾姜、附子、甘草）を用いて急いで裏を温めてやる必要があります。本条は、真寒仮熱証を陽明病の実熱証と誤診しないようにという意図から、ここに収められたものと思われます。

条文二二六

若シ胃中虚冷シテ、食ス能ワザル者ハ水ヲ飲メバ則チ噦ス。

前条に関連して、陽明の虚寒証について言及しています。「胃中虚冷シ食ス能ワズ」とは、第一九〇条にあった陽明の中寒証です。胃が冷えて水穀を運化することができないために、食べられなくなっています。そのようなときに冷たい水を飲めば、胃はいっそう冷えて、胃の陽気はますます衰える結果、胃気は停滞逆上して噦（しゃっくり）を生じるものです。

条文二二七

脈浮ニシテ発熱シ、口乾鼻燥シ、能ク食ス者ハ則チ衄ス。

本条は陽明経脈にある旺盛な熱邪が血脈に入り、血熱妄行して衄（鼻出血）を生じる場合です。

浮脈は多く太陽病でみられますが、太陽病には浮脈と同時に発熱悪寒を伴います。本条の場合、悪寒はなく発熱だけなので、陽明経証の熱であるとわかります。足の陽明経脈は鼻部から口を循り顔面から頸部に走っているので、陽明経脈に邪熱があると口乾鼻燥します。本条の邪熱は経脈にあっていまだ陽明胃実の証を形成していないので、胃は旺盛な熱によってよく活動するので、食欲は亢進します。

第二〇二条も陽明熱盛から血熱妄行して鼻血が出るものですが、これは陽明経の邪熱がすべて血脈に入ってしまった場合です。本条はこれに対し、陽明経の邪熱は一部経に残存し、一部が血脈に入ったものです。

条文 二二八

陽明病、之ヲ下スモ其ノ外ニ熱有リ、手足温ニシテ結胸セズ心中懊憹シ、飢ユレド食ス能ワズ但ダ頭汗出ズル者ハ、梔子豉湯之ヲ主ル。

陽明経病を誤下した結果胃は虚し、残された邪熱が「膈ニ動シテ」、上焦の虚煩証すなわち梔子豉湯証を生じる場合が第二二一条にありましたが、本条は陽明腑実を瀉下したのですが、下し方が当を得なかったので余熱が残留したものです。残留した余熱のため、「外ニ熱有リ手足温」くなります。この余熱は胸中の痰飲と結合しなかったので結胸は生じませんが、胸中の虚熱となって心中懊憹を生じ、胃もまた虚熱の影響を受けてその機能が失調して「飢ユレド食ス能ワズ」という状態になります。胸中の虚熱は頭にも上擾するので、頭にだけ汗をかきます。本条の主証は胸中の虚熱による煩躁ですから、清熱除煩の梔子豉湯を用います。

条文 二二九

陽明病、潮熱ヲ発シ、大便溏ニシテ小便自ラ可、胸脇満シテ去ラザル者ハ小柴胡湯ヲ与ウ。

小柴胡湯ノ方

柴胡半斤　黄芩三両　人参三両　半夏半升洗ウ

甘草三両炙ル　生姜三両切ル　大棗十二枚擘ク

右ノ七味、水一斗二升ヲ以テ煮テ六升ヲ取リ、滓ヲ去リ再ビ煎ジテ三升ヲ取リ、一升ヲ温服ス。日ニ三服ス。

陽明病で潮熱とありますが、その他陽明腑証にあるべき腹満硬痛・大便燥結・便秘・小便頻数などの症状がなく、逆に大便溏（軟）、小便自可（正常）とあるので、これは陽明腑実がいまだ形成されていない陽明経証のようです。そのうえ胸脇満という少陽病の主証があるので、本条は陽明経証と少陽病がともにある合病で、少陽病の方が優勢な証のようですから、治法は少陽に従い基本処方である小柴胡湯を与えるのがよいでしょう。もしこれが陽明腑病と少陽病とが共存する証であれば、一〇三条にあった大柴胡湯を用います。

条文 二三〇

陽明病、脇下鞕満シ、大便セズシテ嘔シ、舌上白胎ノ者ハ小柴胡湯ヲ与ウベシ。上焦通ズヲ得、津液下ルヲ得、胃気因リテ和シ、身濈然ト汗出デテ解ス。

本条も前条に続いて陽明と少陽の合病です。陽明病で大便せずとあるので陽明腑実の証とまぎらわしいですが、脇下鞕満（胸脇苦満）と嘔という少陽病の主証が揃っているうえに、舌苔は陽明腑証に特有の燥黄苔でなく少陽病の白苔なので、ここは少陽病の治法に従って小柴胡湯を与えよと指示したものです。

小柴胡湯は言うまでもなく少陽和解の基本処方です。少陽は陽経の枢を支配していますから、小柴胡湯を与えると上焦の気機は宣通し、水道である三焦は通利して津液は下通し、胃気も正常に働くので嘔は止まり、大便も自然に調って便秘は解消します。肝胆・三焦・脾肺の気血津液の流通運行がみな正常に回復するので、病人は全身に濈然と汗をかいて病は解すと著者が自分で注を加えたか、あるいは後世の人が解説を付記したものでしょう。

条文 二三一

陽明ノ中風、脈弦浮大ニシテ短気シ、腹都《スベ》テ満ス。脇下及ビ心痛ミ、久シク之ヲ按ズルモ気通ゼズ。鼻乾キ汗スルヲ得ズ。臥スルヲ嗜ミ一身及ビ目悉ク黄、小便難ク潮熱有リ。時時噦シ耳ノ前後腫レ、之ヲ刺セバ小シク差ユルモ外解サズ。病十日ヲ過ギ脈続イテ浮ノ者ハ小柴胡湯ヲ与ウ。

「陽明ノ中風」という表現は第一八九条で用いられ、

このときの脈象は「浮而緊」とあり、陽明の経腑同病かあるいは三陽の合病を表しているということをすでに述べました。またその前の一八六条では「陽明ノ脈ハ大」とあります。本条の「陽明ノ中風、脈弦浮大」は、陽明経病と少陽病の合病を表していると考えられます。潮熱があり、短気・腹満・臥を嗜み、鼻乾またときどき噦すのは陽明病、脇下および心痛し、按じても気が通ぜず、耳の前後が腫れるのは少陽病の証候です。汗が出ず、小便難く、黄疸を発すのは陽明病あるいは少陽病のどちらでも、湿熱が汗にも尿にも排泄されず内に鬱滞した結果です。治法は陽明病の黄疸なら茵蔯蒿湯、少陽病の黄疸なら小柴胡湯です。

少陽病には発汗も瀉下も禁忌なので、一四二・一四三条のように鍼治療を試みたところ症状はいくぶん軽くなったが、陽明経の邪熱が解除されず残存するので、「外解サズ」というわけです。

「病十日ヲ過ギ脈続イテ浮」とは、弦浮大の脈象がなお変化せず持続している状態で、依然として陽明少陽の合病です。前二条と同じく、これも小柴胡湯で少陽半表半裏を和解してやれば、上・中・下三焦の気血津液が通利し、内外の邪熱も除かれて黄疸も自然に解消するであろうというわけです。

条文 二三二

脈但ダ浮ニシテ余ノ証無キ者ハ麻黄湯ヲ与ウ。若シ尿ナク、腹満シ噦ヲ加ウ者ハ治セズ。

麻黄湯ノ方

麻黄三両節ヲ去ル　桂枝二両皮ヲ去ル　甘草一両炙ル　杏仁七十箇皮尖ヲ去ル

右ノ四味、水九升ヲ以テ麻黄ヲ煮テ二升ニ減ジ、白沫ヲ去リ諸薬ヲ内レ煮テ二升半ヲ取リ、滓ヲ去リ八合ヲ温服ス。覆イテ微カニ汗ニ似タルヲ取ル。

本条は、前条と関連しており、構成は短いですが二段に分かれています。陽明病篇でいままでに出た浮脈は、みな浮緊、大、あるいは弦浮大などがあって、陽明病や陽明少陽の合病でした。本条の前段はいま一度、混ざり気のない浮脈そのものは、太陽病で麻黄湯で発汗すればよいと再確認したものです。

後段は、これまでに述べたような治療を行っても尿も出ず、腹満は増強し、げっぷやしゃっくりが出る者は三焦の働きが止まって水道がまったく通じなくなっており、胃気も止まってまったく下降できなくなった状態です。尿も便もともにまったく出ない状態では、邪熱は出口がなく体内に閉じ込められるので「不治」、すなわち重症というわけです。

条文 二三三

陽明病ハ自ラ汗出ズ。若シ発汗シテ小便自利ノ者ハ此津液内ニ竭スト為ス。鞕シト雖モ之ヲ攻ムベカラズ。当ニ須ラク自ラ大便セント欲スベシ。蜜煎導ニテ之ヲ通ズガ宜シ。若シクハ土瓜根及ビ大猪胆汁皆導タルベシ。

蜜煎導ノ方

食蜜七合

右ノ一味、銅器内ニ於テ微火ニテ煎ジ、当ニ飴状ノ如ク凝《ギョウ》スヲ須《マ》ツベシ、之ヲ攪シテ焦著セシムルナカレ。丸スベシト欲スレバ手ヲ併セテ挺《テイ》ヲ作リテ捻リ、頭ヲ鋭クセシメ大キサハ指ノ如ク長サハ二寸許リトス。当ニ熱キ時急ギテ作ルベシ、冷ユレバ則チ鞕ス。以テ穀道中ニ内レ、手ヲ以テ急ギ抱エ大便セント欲ス時ハ乃チ之ヲ去ル。疑ウラクハ仲景ノ意ニ非ザルモ已ニ試シテ甚ダ良シ。

又大猪胆一枚、汁ヲ瀉シ少シ許リノ法醋ニ和シ、以テ穀道内ニ灌グ。一食頃ノ如クスレバ当ニ大便シテ宿食悪物出ズベシ、甚ダ効ス。

陽明経証は通常、多量に汗が出ます。そのうえさらに発汗させると、津液が不足して通常尿不利になるのですが、尿自利だとますます津液が枯竭する結果胃腸内が乾燥して大便が硬くなって出にくくなります。この場合の便秘は陽明腑実によるものではないので、腹硬満・潮熱・譫語などの症状は伴いません。ただ直腸末端の肛門に近い辺りで大便が乾いて固って、便意はあるのになかなか出にくくなっているだけです。したがって治法は、承気湯で胃腸の燥熱と宿食を蕩滌するのではなく、肛門近くの硬便を潤燥軟堅してやればよいのです。蜜煎導はその目的で創製された肛門挿入薬です。同じ目的で、現代の浣腸法と同じ清熱潤滑の土瓜根液や猪胆汁（豚の胆汁）の注腸法が、すでに二千年も昔に実践されていたということです。

条文二三四

陽明病、脈遅ニシテ汗出ズルコト多ク、微カニ悪寒スル者ハ表未ダ解セザルナリ、汗ヲ発スベシ、桂枝湯ガ宜シ。

桂枝湯ノ方

桂枝三両皮ヲ去ル　芍薬三両　生姜三両　甘草二両炙ル　大棗十二枚擘ク

右ノ五味、水七升ヲ以テ煮テ三升ヲ取リ、滓ヲ去リ一升ヲ温服ス。須臾ニシテ熱キ稀粥一升ヲ啜リ、以テ薬力ヲ助ケテ汗ヲ取ル。

陽明の経証すなわち表証には、桂枝湯を用いよということです。

太陽・陽明・少陽の三陽経脈は、いずれも体表を走って、内は六腑に連なっています。本条でいっている陽明病は陽明経に邪がある経証ですから、表裏でいえば表証です。脈が遅で微かに悪寒するということは、風寒の邪に侵された表寒虚証であることを示していま す。陽明経脈は、表証といっても太陽経脈よりいくぶん深いところを走っているので、陽明経証では太陽中風証よりは発汗は多いと考えられます。したがって「汗出ズルコト多ク」となっています。この場合表寒虚証ですから、桂枝湯を用いて発汗解肌してやるとよいのです。歴代の学者によっては、本条も次条も、太陽と陽明の合病で、太陽の邪がいまだ完全に解除されず一部太陽経に残存している状態をいっているのだと説明しています。臨床的には区別は難しくどちらの解釈でも治法は同じなので、桂枝湯、麻黄湯を幅広く用いうる根拠と考えればよいでしょう。

条文二三五

陽明病、脈浮汗ナクシテ喘スル者ハ汗ヲ発スレバ則チ愈ユ、麻黄湯ガ宜シ。

前条を承けて、本条は脈浮無汗ですから表寒実証です。条文は太陽病中篇の第三五および三六条とまったく同じです。前条に対し、こちらの場合は当然麻黄湯を用います。なお三六条は「太陽ト陽明ノ合病」とあるので、本条、前条とも陽明病といいながら太陽陽明の合病を指しているとも考えられるわけです。

条文 二三六

陽明病、発熱シ汗出ズル者ハ此熱越タリ、黄ヲ発スコト能ワザルナリ。但ダ頭ノミ汗出デテ身ニ汗無ク、頸ヲ剤《ソロ》エテ還リ、小便不利、渇シテ水漿ヲ引ク者ハ此瘀熱裏ニ在ルガ為ナリ、身必ズ黄ヲ発ス。茵蔯蒿湯之ヲ主ル。

茵蔯蒿湯ノ方

茵蔯蒿六両、梔子十四枚擘ク、大黄二両皮ヲ去ル

右ノ三味、水一斗二升ヲ以テ先ズ茵蔯ヲ煮テ六升ヲ減ズ。二味ヲ内レ煮テ三升ヲ取リ、滓ヲ去リ三服ニ分カツ。小便当ニ利スベシ、尿皂莢汁ノ状ノ如ク、色正ニ赤ク、一宿ニテ腹減ジ、黄小便ニ従イテ去ルナリ。

陽明病の湿熱証による黄疸は、茵蔯蒿湯で主治します。黄疸は湿熱が裏に停留・鬱滞し、胆道を薫蒸するときに発症するものです（陽黄）。陽明腑証は本来胃の燥熱証です。旺盛な裏熱のために、津液は体外に逐い出されるので大量に発汗し、体内では津液が枯渇して便秘・尿不利になるのが通常の経過です。これを本条では「熱越」といっています。熱は汗とともに体外に発泄されますから、黄疸になりません。

しかし陽明胃は太陰脾と表裏の関係にあります。太陰脾は湿を主体としているので、陽明胃の熱が太陰脾に及ぶと、熱は湿と結合して湿熱証を形成し、陽黄すなわち湿熱証の黄疸を発します。第一八七条、一九九条その他で何度も説明した通りです。「但ダ頭ノミ汗出デテ身ニ汗ナク、頸ヲ剤エテ還リ、小便不利」という条文が、湿熱が汗にも尿にも排出できず裏に停滞している状態を表しています。「頸ヲ剤エテ還リ」という表現は、一一一および一三四条に出ていました。特に一三四条の黄疸とは、条文も病態もよく似ています。「瘀熱」という語は、邪熱が裏に鬱滞している状態です。「水漿」とは水あるいはその他の飲み物です。津液が湿熱と化して、正常に運化されない結果、湿証なのに強い口渇を訴え、いくら飲んでも治まらないのです。

脾胃の湿熱鬱滞による黄疸を主治する薬方は茵蔯蒿

湯です。茵蔯、山梔子、大黄の三味から構成されています。茵蔯蒿が本方の君薬で清熱・利胆・消黄に働き、黄疸に対しては寒熱虚実にかかわらず用いられます。山梔子は清熱利湿の生薬で、三焦を通じて裏にある湿と熱を尿に排泄する、本方の臣薬です。大黄は一般に瀉下通便の薬と考えられがちですが、熱を瀉し、瘀滞を外に導き出して新陳代謝を促す推陳致新の働きをもっているので、『傷寒論』では便・水・血・熱のいずれであろうと凝結鬱滞がある証には用いられます。本方では佐薬と考えられます。本方を与えると一夜にして熱も黄疸も、尿や便とともに排泄されます。わずか三味ですが、清熱利湿消黄の名方であり、現代でも黄疸や湿熱証には広く常用されています。

条文二三七

陽明証、其ノ人喜忘スルハ必ズ畜血有リ。然ル所以ノ者ハ本久シク瘀血有ルガ故ニ喜忘セサシム。屎鞕シト雖モ大便反テ易ク其ノ色必ズ黒キ者ハ抵当湯ニテ之ヲ下スガ宜シ。

抵当湯ノ方

水蛭熬ル　虻虫翅足ヲ去リ熬ル各三十箇　大黄三両酒ニテ洗ウ　桃仁二十箇皮尖及ビ両人ノモノヲ去ル

右ノ四味、水五升ヲ以テ煮テ三升ヲ取リ、滓ヲ去リ、一升ヲ温服シ、下ラザレバ更ニ服セ。

陽明病の邪熱と、病人が以前から有していた瘀血が一緒になって、健忘症を呈す場合です。

心は血脈を主るとともに、神明の宿る場所です。すなわち血液循環の中心であるとともに、精神活動の中枢と考えられています。血液が正常に流通しているときは心は十分養われているので、精神の働きも正常で頭脳も明晰ですが、邪熱と瘀血により血の流れが滞ると、心は養われず神明を失して頭がぼんやりし健忘症になるというわけです。喜忘は健忘と同義です。陽明病では腹満と鞕便がありますが、瘀血があると敗壊した死血が便と混ざるので大便は黒くニカワ状になり、陽明病の燥結の便と比べると排出しやすいので「大便反テ易シ」となります。

陽明の瘀血には、第一二四・一二五条の太陽病の蓄

傷寒七八日，身黄ナルコト橘子ノ色ノ如ク，小便利セズ腹微カニ満スル者ハ茵蔯蒿湯之ヲ主ル。(陽明病篇　第260条)

方　解

君薬：茵蔯蒿6両（4.0g）苦，微寒。清熱・利湿・消黄。消炎解熱の作用に加え，利胆作用がある。

臣薬：梔子14枚（3.0g）大苦，大寒。清熱・利湿。裏の湿と熱を三焦を通じて尿に出す。

佐使薬：大黄2両（1.0g）苦，寒。熱を瀉し瘀滞を外に導き出す。清熱利胆・瀉下導滞・推陳致新に働く。

＊注　黄疸は脾胃に湿邪があって熱と結合し湿熱となって中焦に鬱滞し，胆液の排泄を阻害するので，胆液が体表に外越する結果生じる。

黄疸は臨床的に陽黄と陰黄の二つの型に大別される。本方証の黄疸は陽黄で，湿とともに熱証が強く，経過は一般に急性，皮膚は鮮明な黄色を呈し，便秘・尿不利・腹満・口渇が顕著で，脈は弦である。これに対し，第187条および259条の黄疸は陰黄で，湿証が著明で熱証は弱く黄疸の色はくすんでいる。脾虚が顕著で経過は一般に慢性，脈は多くは沈である。

血証で用いた抵当湯を用います。太陽病の蓄血証は邪熱が強く心に上擾するので、病人は「如狂」（桃核承気湯）あるいは「発狂」（抵当湯）といった激しい精神症状を呈しますが、本条の蓄血証では熱よりも慢性の瘀血による血行障害が主なので、「喜忘」という緩慢な症状を呈しています。

条文　二三八

陽明病、之ヲ下スモ心中懊憹シテ煩シ、胃中燥屎有ル者ハ攻ムベシ。腹微カニ満シ、初頭鞕ク後必ズ溏ナルハ之ヲ攻ムベカラズ。若シ燥屎有ル者ハ大承気湯ガ宜シ。

陽明腑証を治則通り攻下したのに、期待通りの結果が得られない場合もあります。本条前半は、攻下が不十分であったため、依然として陽明腑証が持続し、胃中に燥屎が残って煩躁が続いています。再度、大承気湯を用いて攻下を行います。最後の「若シ燥屎有ル者ハ大承気湯ガ宜シ」の句は「攻ムベシ」の後にもってくると理解しやすいでしょう。本条の後半は、最初の

茵陳蒿湯《いんちんこうとう》

方　意

陽明病の湿熱証による黄疸（陽黄）を治す。

陽明胃の熱が太陰脾に及ぶと，熱と湿が結合して中焦の湿熱証が形成される。湿熱は汗にも尿にも排泄されず裏に停滞する結果，胆道を薫蒸して黄疸を発症させる。

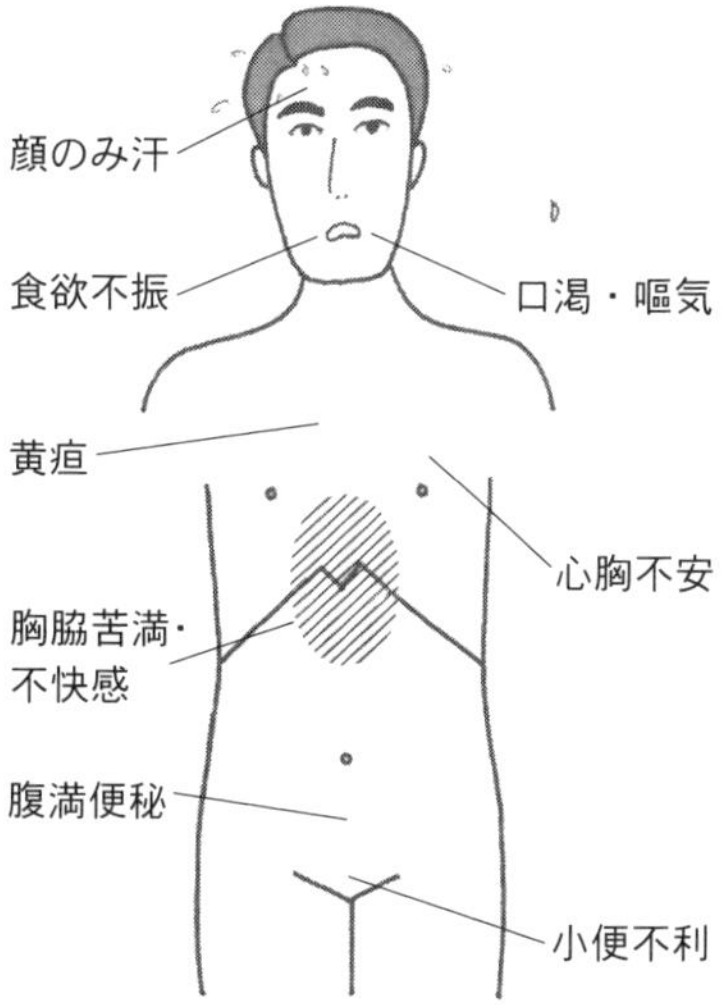

茵陳蒿湯証

主証：小便不利・引飲口渇・発黄橘子色の如し。

客証：腹微満・便秘・寒けや熱感・食欲不振・嘔気・頭眩・心胸不安。

脈は弦滑。

舌は舌質紅で乾燥し黄膩苔。

腹は膨満・便秘傾向・心下痞鞕・胸脇苦満し心煩あり。

臨床応用

尿不利・口渇・便秘腹満を目標に，急性肝炎・慢性肝炎・胆石症・胆管炎などの諸種黄疸，腎炎・蕁麻疹・口内炎など。

運用の要点

湿熱証の黄疸。尿不利・腹満・胸脇苦満・心下痞を目標にする。

類方鑑別

梔子柏皮湯：三焦に湿と熱が鬱した黄疸（陽黄），陽明裏実はないので腹満便秘がない。

麻黄連軺赤小豆湯：黄疸に発熱悪寒，無汗などの表証を伴うが，便秘や腹満はない。

小柴胡湯：胸脇苦満と心下痞鞕が著明，腹満・口渇・尿不利などはあまりない。

大柴胡湯：心下満・嘔気・便秘腹満があるが，尿不利・口渇はない。

原　典

陽明病，発熱シ汗出ル者ハ此熱越タリ，黄ヲ発スコト能ワザルナリ。但ダ頭ノミ汗出デテ身ニ汗無ク，頸ヲ剤エテ還リ，小便不利，渇シテ水漿ヲ引ク者ハ此瘀熱裏ニ在ルガ為ナリ，必ズ黄ヲ発ス。茵蔯蒿湯之ヲ主ル。（陽明病篇　第236条）

攻下が当を得ていなかったもので、病人は少し腹満し、始めは硬い便が出るがすぐ下痢軟便になるというものです。このような症状はすでに二〇九条に出ていて、「之ヲ攻ムレバ必ズ脹満シテ食ス能ワザルナリ」という結果を招くので、攻下は禁忌です。これは陽明の虚経証ですから、前の二二一条、二二八条に出た梔豉湯などを用いるべきでしょう。

条文 二三九

病人大便セザルコト五六日、臍ヲ繞《メグ》リテ痛ミ、煩躁シ、発作時有ル者ハ、此燥屎アルガ故ニ大便セザラシムナリ。

病人が五、六日便通がなく、臍の周りが痛み、その痛みは周期的に襲ってくる。そのうえ煩躁するといった場合、胃腸内に燥屎が形成され、陽明腑実の証が完成していることを物語っています。便秘して臍の周りが痛むのは大腸に硬い便があって腹鞕満痛するからで、陽明腑病に特徴的な症状です。胃気が降りようとしても腸に燥屎があって動かないので、ときどき腸閉塞のような激しい腹痛の発作が起こります。胃の燥熱が逆上して心に上擾するので、煩躁も生じます。本条から「不大便、臍ヲ繞リテ痛ミ」という症状は、発汗・潮熱・譫語などとともに陽明腑証と弁証するうえでの重要な手がかりであることがわかります。

本条には治法は記されていませんが、前条の「若シ燥屎有ル者ハ大承気湯」とあるのを承けて、当然大承気湯を用います。

条文 二四〇

病人煩熱、汗出ズレバ則チ解ス。又瘧状ノ如ク、日晡所発熱スル者ハ陽明ニ属スナリ。脈実ノ者ハ之ヲ下スガ宜シ。脈浮ニシテ虚ノ者ハ汗ヲ発スガ宜シ。之ヲ下スニハ大承気湯ヲ与エ、汗ヲ発スニハ桂枝湯ガ宜シ。

「煩熱」は熱の盛んな状態を表現しています。この熱が太陽病によるものであれば発汗させれば解除されるはずです。発汗させたにもかかわらず解熱せず、「日晡所」すなわち午後から夕刻にかけて、「瘧状ノ如ク」

定まった時刻に規則正しく発熱するといった症状がみられれば、病は陽明に伝変したことを示しています。もしこの病人が実大、あるいは沈実の脈を示せば陽明腑証であることは疑う余地がありません。したがって大承気湯を用いて下すべきです。一方、浮虚の脈象を呈していれば、病はいまだ完全には陽明病に伝変しておらず、一部の病邪がいまだ太陽に残存している証拠ですから、この場合は先表後裏の治則に従って、まず桂枝湯を用いて発汗させるべきです。

条文 二四一

大イニ下シテ後、六七日大便セズ、煩解サズ、腹満シテ痛ム者ハ此燥屎有ルナリ。然ル所以ノ者ハ本宿食有ルガ故ナリ。大承気湯ガ宣シ。

二二八条および二三八条に、陽明病の攻下の仕方が不適切であったり不十分であった場合を論じてありましたが、本条では病人には下すべき証があって、これを完璧に大承気湯を用いて下したにもかかわらず、数日して再び煩躁・便秘・腹満痛という陽明病大承気湯証が出現したものです。その理由は、病人が今回の病を得る前から宿食つまり宿便を有しており、それが今回の攻下では瀉下されず残存したので、これが燥熱と互結して再び陽明腑実の証を呈したというものです。したがって今度も大承気湯で下してやればよいのです。陽明病は裏証であるだけに複雑で、随証治療をしたつもりでも一筋縄ではいかない実情を、作者は二二八条、二三八条および本条で教示したのでしょう。

条文 二四二

病人小便不利、大便乍チ難ク乍チ易ク、時ニ微熱有リ、喘冒シテ臥ス能ワザル者ハ燥屎有ルナリ、大承気湯ガ宣シ。

一般的には、大承気湯で主治する陽明腑証は大便は硬く便秘・小便頻数・熱型は潮熱を呈すのが普通です。陽明の燥熱と胃腸の宿食が互結すると、燥屎が形成されて大便は秘結しますが、ときに津液が大腸の外に逐い出されず残存するときは、熱結傍流という形をとり大便は秘結して水分だけがときに少量の便とともに排泄されます。したがって「大便乍チ難ク乍チ易」、すなわち便秘と軟便が交代します。熱結傍流するときは津液は膀胱に行かないので、「小便不利」となります。邪熱が裏に潜伏しているときは、熱型は壮熱でなく一見微熱を呈し、また陽明の燥熱が大腸と表裏をなす肺に上逆すると肺気は粛降を妨げられて喘咳を生じ、燥熱がさらに頭部に上攻すると清竅を擾乱するので眩冒（めまい）を生じます。これらの症状はすべて、陽明腑実の燥熱によって生じたものなので、大承気湯を用いて治療するとよいであろうというわけです。

条文 二四三

穀ヲ食シテ嘔セント欲スルハ陽明ニ属スナリ。呉茱萸湯之ヲ主ル。湯ヲ得テ反テ劇シキ者ハ上焦ニ属スナリ。

呉茱萸湯ノ方

呉茱萸一升洗ウ　人参三両　生姜六両切ル　大棗十二枚擘ク

右ノ四味、水七升ヲ以テ煮テ二升ヲ取リ滓ヲ去リ、七合ヲ温服ス。日ニ三服セヨ。

本条は、第一九〇・一九一条、および一九四〜一九七条までと、さらに二二六条の陽明病の中寒、すなわち陽明胃の虚寒証に対する治法と処方が、なぜかここに記述されているものです。陽明病は一般に、一八〇条の「陽明ノ病タル胃家実是レナリ」の条文により、すべて胃実熱証と考えられがちですが、陽明病は病位が胃にある病を総括したものですから、そこには寒熱虚実の諸証がすべて包括されており、そのことはいままでにも見てきた通りです。

陽明胃に虚寒があると、胃気が働かないので正常に下降して胃内の食物（穀）を脾に送ることができず、かえって上逆する結果「嘔サント欲」します。このような病態に対しては呉茱萸湯を用いて、温胃散寒・降逆止嘔をはかります。

呉茱萸湯は呉茱萸、人参、生姜、大棗の四味から構成されています。君薬は苦辛で気を下し、胃および肝を温める働きをもつ呉茱萸であり、それが処方名になっています。本方では辛温の生姜が六両と、他の多くの処方のおよそ倍量配合されているのが一つの特徴です。生姜には胃寒を温散するとともに嘔を止める働きがあるので、呉茱萸を助けて臣薬となります。人参と大棗はともに甘温の性味をもち、脾胃を助け気を益し、消化を助ける目的で配合されたもので、佐薬と使薬です。

呉茱萸湯はこのような陽明病の胃寒嘔吐だけでなく、裏の虚寒証には広く用いられる処方で、このあとの少陰病の吐・下・煩躁（三〇九条）や厥陰病の頭痛・乾嘔・吐延沫（三七八条）の証でも用いられます。

もし呉茱萸湯を服用したあとに、かえって嘔吐が激しくなる場合は、中焦（胃）に虚寒があるだけでなく上焦（胸膈）には熱が存在することを示しています。呉茱萸湯はもっぱら中焦を温める作用しかないので上焦の熱による嘔吐に対しては、かえってこれを増悪させます。この場合の処方は条文には出ていませんが、一七三条の「胸中熱有リ、胃中邪気（寒）有リテ、腹中痛ミ嘔吐セント欲ス」場合を主治する黄連湯の証であると思われます。

条文二四四

太陽病、寸緩、関浮、尺弱ハ其ノ人発熱シテ汗出デ復タ悪寒ス。嘔サズ但ダ心下痞スル者ハ此医之ヲ下スヲ以テナリ。如《モ》シ其レ下サザル者、病人悪寒セズシテ渇ス者ハ此陽明ニ転属スルナリ。

小便数ノ者ハ大便必ズ鞕ク衣ヲ更エザルコト十日ナルモ苦シム所無キナリ。

渇シテ水ヲ飲マント欲スハ少少之ヲ与エ、但ダ法ヲ以テ之ヲ救エ。渇スル者ハ五苓散ガ宣シ。

五苓散ノ方

猪苓皮ヲ去ル　白朮　茯苓各十八銖　沢瀉一両六銖　桂枝半両皮ヲ去ル

右ノ五味、散ト為シ、白飲ニ和シテ方寸七ヲ服シ、日ニ三服ス。

太陽病で寸脈緩、関脈浮、尺脈弱と表現されている脈象は、三部ともに浮緩で弱い脈ということであり、太陽中風桂枝湯証を意味しています。したがって当然、発熱・悪寒して汗が出ています。太陽中風証を誤って下すと、心下痞を生じます。誤下していないのに、太陽病に特有の悪寒がなくなり、ただ熱だけあって口渇を訴えるようになれば、病人は陽明病に転属したと判

方　解

君薬：呉茱萸１升（3.0ｇ）　辛苦，大熱。小毒あり。胃肝腎の寒を温め，三陰の逆気を降ろし，厥陰の頭痛を治す。

臣薬：生姜６両（1.5ｇ）　辛，温あるいは熱。裏寒を散じ，嘔吐を止める。本方では気を散じる働きもあるので臣とする。

佐薬：人参３両（2.0ｇ）　甘微苦，微温。温中補虚，脾胃を補い元気を益す。

使薬：大棗12枚（4.0ｇ）　甘，微温。生姜と相須の関係にあり，脾胃の虚を補うとともに諸気を調和する。

本方は陽明病の胃寒嘔吐，少陰病の吐下煩躁，厥陰病の頭痛と吐涎沫と一見異なる三つの証があるが，本態はみな同じ胃の虚寒に属す。少陰病では腎陽虚が胃の虚寒を生じ，厥陰病では肝の寒邪が胃を犯して胃が虚寒する。

断されます。ただし、陽明病といっても、必ずしも陽明腑証とは限らず、何種類もの病態があります。病人が小便の回数は多く、便秘して何日も便通がないのに腹部は硬満せず、いっこうに苦しむ様子がないときは、このあとの第二四七条に出てくる脾約の証です。これは陽明病で胃強脾弱となって脾が胃に津液をめぐらせることができなくなる結果、大便が秘結するものです。ただ津液不足による便秘なので、腹満硬痛・潮熱・譫語などのような陽明腑証に特有の症状はみられません。したがって治療も大承気湯ではなく、このあとの二四七条に出てくる麻子仁丸を用います。

もし病人が口渇して水を飲みたがるときは、陽明病の別の一証で胃中が乾き、津液が少し不足しているためであると思われます。少しずつ水を飲ませてやれば胃の津液不足は解消して口渇は治るはずです。「但ダ法ヲ以テ之ヲ救エ。渇スル者ハ五苓散ガ宜シ」とあるのは、もし口渇がたんなる胃中の津液不足によるものでなく、熱のために膀胱の気化作用が失調して水飲が内停したため生じた口渇であれば、いくら水を飲ませても無効でかえって煩渇するだけですから、そのとき

呉茱萸湯《ごしゅゆとう》

方　意

旺盛な裏寒があり，胃肝腎が冷えるため，手足の厥冷とともに悪心嘔吐・下痢・煩躁・頭痛などを呈す。

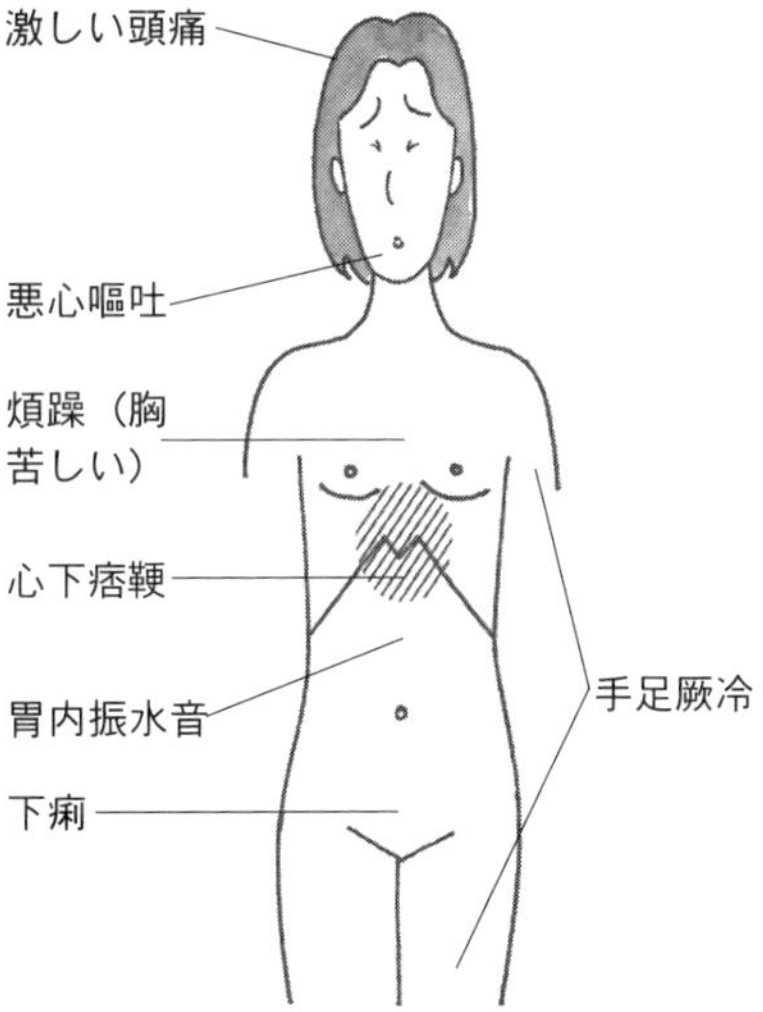

呉茱萸湯証

陽明病の胃寒証

食物を受け付けず嘔吐する。

少陰病寒邪犯胃

手足逆冷し吐利煩躁する。

厥陰病肝寒犯胃

乾嘔，酸っぱい胃液を吐き，頭痛する。

脈は弦あるいは沈遅。

舌は湿潤・舌質淡・苔は白滑。

腹は一般に軟・心下痞鞕・胃内振水音。

臨床応用

冷え性の慢性頭痛・逆流性食道炎・慢性胃腸虚弱・慢性消化不良症・慢性胃機能失調症・過敏性腸症候群など。

運用の要点

手足の冷え・悪心嘔吐・胸内不快感・頭頂部の頭痛。

類方鑑別

半夏瀉心湯：悪心嘔吐はあるが，冷え性ではない。

桂枝人参湯：脾胃虚寒証で冷えが著しく，頭痛と心下痞鞕がある。発熱悪寒を伴い，頭痛は残余の表証によるものである。

五苓散：悪心嘔吐や頭痛があるが，冷えはなし。眩暈もあり。

四逆湯：脾腎陽虚・四肢厥冷・元気なく下痢腹痛。

原　典

穀ヲ食シテ嘔セント欲スハ陽明ニ属スナリ，呉茱萸湯之ヲ主ル。湯ヲ得テ反テ劇シキ者ハ上焦ニ属スナリ。（陽明病篇　第 243 条）

少陰病，吐利シ，手足逆冷シ，煩躁シテ死セント欲ス者ハ呉茱萸湯之ヲ主ル。（少陰病篇　第 309 条）

乾嘔シテ涎沫ヲ嘔シ頭痛ム者ハ，呉茱萸湯之ヲ主ル。（厥陰病篇　第 378 条）

は正しい治法に従って五苓散を与えればよいというものです。

この点に関しては、七一条を参照してください。

条文 二四五

脈陽微ニシテ汗出ルコト少ナキ者ハ自ラ和サントト為スナリ。汗出ルコト多キ者ハ太過ト為ル。陽脈実、因リテ其ノ汗ヲ発シ出ズルコト多キ者モ亦タ太過ト為ル。太過ナル者ハ陽裏ニ絶シ、津液ヲ亡スト為ス。大便因リテ鞕キナリ。

脈が陽微とは浮に取ると弱、すなわち表虚の脈です。それに加えて汗が少しばかり出ている病人は、表邪が残存しているが、正気が邪気に勝っている状態で、病は「自ラ和ス」すなわち自然に治癒するでしょう。一方、多量に発汗する病人は、邪が裏に伝入し、化熱して「陽明病、法ハ汗多」の状態になったものであり、表の邪が裏に入って陽熱旺盛な陽明病に転じたことを「太過」と表現したものです。

「陽脈実」とは浮で有力な脈で、熱盛の実証を意味しています。そのなかで太陽病表実無汗証の治法は発汗ですが、発汗をやりすぎると、病邪を裏に深入りさせて、陽明病に転属させてしまいます。これもまた、結果は前節と同じく「太過」になります。

太過とは裏の熱邪が旺盛となるもので胃腸の津液を損傷する結果、陽邪が裏で極盛となり、大便は燥結します。この状態を「陽裏ニ絶ス」と表現しています。

条文 二四六

脈浮ニシテ芤、浮ハ陽ト為シ、芤ハ陰ト為ス。浮芤相搏テバ胃気熱ヲ生ジ、其ノ陽則チ絶ス。

陽明病において、浮脈は陽熱旺盛の状態を意味しています。芤脈というのは中空の葱を触れるような抵抗のない脈状で、陰血が不足して血脈が充実していないことを意味しています。具体的には病人が浮大中空の脈象を呈するときは陽熱だけが旺盛で陰血は不足した状態なので、胃中熱を生じ、津液はますます不足する結果、当然大便は硬結します。本条は前条を承けて、陰虚陽盛のときも「太過」すなわち陽明腑証を生じると述べたものです。

条文 二四七

趺陽ノ脈浮ニシテ濇、浮ナレバ則チ胃気強ク、濇ナレバ則チ小便数。浮濇相搏テバ大便則チ鞕シ、其レ脾約タリ。麻子仁丸之ヲ主ル。

麻子仁丸ノ方

麻子仁二升　芍薬半斤　枳実半斤炙ル　大黄一斤皮ヲ去ル　厚朴一尺炙リテ皮ヲ去ル　杏仁一升尖ヲ去リ熬別シテ脂ト作ス。

右ノ六味蜜ニ和シ梧桐子《ゴトウシ》大ノ如ク丸トナシ、十丸ヲ飲服セヨ、日ニ三服シ漸加シ知ルヲ以テ度ト為セ。

趺陽の脈とは足背動脈の拍動で、足陽明胃経に属し、脾胃の気を現している脈です。この脈が浮ということは、胃の陽気が旺盛であることを意味しています。一方、趺陽脈が濇ということは、脾の陰血が不足していることを意味します。胃と脾は互いに表裏の関係にあり、脾は胃のために津液をめぐらせています。胃強脾弱の状態では、脾の津液は胃に行かず膀胱に直接行ってしまうので、小便は頻数となります。胃は脾から津液が来ないのに加えて陽熱旺盛なので、滋潤することができず乾燥して便は硬く秘結します。この状態を、脾が約束（束縛）されているという意味で、「脾約」と称しています。脾約では胃の熱による便秘がありますが、陽明腑証のような燥実熱証ではなく、むしろ脾の陰虚による脾胃の不調和、すなわち機能失調とみるべきです。

脾約の主方は、麻子仁丸です。本方の大黄・枳実・厚朴は小承気湯で、胃気を和し、胃熱を下します。芍薬は脾陰を補います。麻子仁と杏仁はともに滋潤滑利の剤ですが、杏仁は肺気を利すとともに胃気の通導下降を助けています。蜂蜜と混合して丸剤とすることによって、潤乾緩下の働きがゆっくり持続するようになっています。十丸から始めて一丸ずつ服用量を増やし、快便を得た時点で中止します。

二四五条から本条までの三箇条は、陽明病の陰虚陽盛証すなわち脾約について論述してあります。それに対する処方は、麻子仁丸ということでしょう。

麻子仁丸は、臨床的には老人、術後や病気による衰弱、あるいは虚弱者の慢性便秘に用いるとよく効きます。

条文 二四八

太陽病三日、汗ヲ発スレド解サズ、蒸蒸トシテ発熱スル者ハ胃ニ属スナリ。調胃承気湯之ヲ主ル。

太陽病を正当に発汗させても解さないということは、太陽病の表証が罷まないというより、病邪が裏に転入したことを意味しています。「蒸蒸トシテ発熱」とは内熱旺盛で外に向かって蒸騰する様子を形容したもので、太陽病の発熱悪寒とも少陽病の往来寒熱とも異なり、陽明病に特有の発熱です。この症状により、病人は太陽病から陽明病に転属し、腑実の証が形成されたと断定できるので、「胃ニ属スナリ」というのです。陽明腑証初期の軽症を主治する処方は、調胃承気湯です。

条文 二四九

傷寒吐シテ後、腹脹満スル者ハ調胃承気湯ヲ与ウ。

傷寒は太陽病を意味しています。吐法は一六六条瓜蒂散証で見たように、胸中に痰飲の実邪が停滞しているときに用いる治療法です。太陽病篇で何回も警告されていたように、太陽病に妄りに吐法を用いると変証や壊証を生じます。ここでも吐法を用いた結果、胃の津液が失なわれ、邪気はそれに乗じて内陥し、胃は化熱・化燥の状態になったものです。したがって陽明の腑気（胃気）は滞って便秘腹満を生じるので、調胃承気湯を用いて、調胃・軟堅・潤燥・通便すべきです。

調胃承気湯は、瀉熱通便・推陳致新の働きをもつ大黄、潤燥軟堅に働く芒硝、上二味の激しい作用を緩和し、中焦を補養する甘草の三味より構成されています。これまでにも二九条胃熱があって譫語する者に対して、七〇条では胃気を和すために、九四条では下剤として、それぞれ用いられています。本方は、陽明腑証が形成された初期の便秘・腹満・ときに譫語を呈す程度の軽症の段階で、いまだ腹部全体が硬満して疼痛があり、便は完全に燥結する大承気湯証ほど重症の段階には進んでいない者に用います。瀉下作用だけでなく、胃気を調える働きも兼ね備えているので「調胃承気湯」と名づけられたものです。

条文 二五〇

太陽病、若シクハ吐シ、若シクハ下シ、若シクハ汗ヲ発シテ後、微カニ煩シ、小便数、大便因リテ鞕キ者ハ小承気湯ヲ与エ之ヲ和スレバ愈ユ。

太陽病を誤治して吐法や瀉下を行い、あるいはその後に再度発汗法を試みるなどしたため、表の邪が内陥して化熱し陽明腑実証を形成したものです。津液が胃にめぐらず膀胱に下るので小便は多くなるが、その分胃と大腸は乾いて便が硬くなり秘結します。本条の場合はいまだ胃熱と気滞が主で、濈然として発汗・潮熱・讝語・便燥結・煩躁といった陽明腑実の極期にはいたらず、ただ病人は微かに煩悶するだけです。したがって清熱瀉下だけでなく、胃気を和す働きも併せもつ小承気湯を与えれば治愈するはずです。

条文 二五一

病ヲ得テ二三日、脈弱ク、太陽ト柴胡ノ証無ク、煩躁シ心下鞕ス。四五日ニ至レバ能ク食スト雖モ小承気湯ヲ以テ少少与エ微カニ之ヲ和シ小シク安ジセシム。六日ニ至リテハ（小）承気湯一升ヲ与ウ。若シ大便セザルコト六七日、小便少ナキ者ハ食ヲ受ケズト雖モ、但ダ初頭鞕ク後必ズ溏ス。未ダ鞕成ルコト定マラザレバ、之ヲ攻ムレバ必ズ溏ス。小便利シ屎鞕ナルコト定マルヲ須チテ乃チ之ヲ攻ムベシ。大承気湯ガ宜シ。

大小承気湯それぞれの用い方の要点を説明しています。太陽証も柴胡（少陽）証もなく心下鞕して煩躁とは、陽明腑証の疑いが強く、当然便秘を伴っています。しかし「脈弱」とあるのは脈虚証実で、まだ脈は陽明腑証の脈ではないということです。そこで四、五日目には食欲があっても小承気湯を少々与えて緩下と胃気の調整を試みます。六日目も便通がなければ再度小承気湯一升を与えて様子を観察します。二〇八条にある通り、小承気湯の定量は一升二合ですから、これは少なめです。

六、七日経っても便通がなく、食を受けつけなくなっても小便が少ない間は、二〇三条にあったようにまだ津液が胃に行く可能性があって陽明腑実が完成しているとは断定できません。そこにもし峻下の大承気湯を与えれば、始めは硬便が出ても必ずあとで下痢をして正気を損傷する恐れがあります。

しばらく様子を見守ってみて、津液が胃に行かずに直接膀胱に下れば尿量が増え、大便燥結が確認されるので、そこではじめて大承気湯を用いて攻下すべきです。大承気湯の使用はあくまでも慎重に、という意味のようです。

条文 二五二

傷寒六七日、目中了了タラズ、睛《ヒトミ》和セズ、表裏ノ証無キモ大便難ク身微カニ熱キ者ハ此実タルナリ。急ギ之ヲ下セ、大承気湯ガ宣シ。

本条から二五四条までの三箇条には、「急ギ之ヲ下セ」と指示されており、「陽明病三急下の証」といわれているところです。一見軽証にみえますが、じつは急速に潮熱・譫語・腹硬満痛・大便燥結などの陽明腑病の極期の証を現し、危篤に陥る恐れがあるため、ここで峻剤の大承気湯を用い先手を打って攻下することにより難を免れることができるというものです。

本条の要点は「目中了了タラズ、睛和セズ」にあります。「了」とは物がはっきり見える状態で、「目中了了タラズ」は病人が自覚的に物がはっきり見えないということです。肝は目に開竅しているので、これは肝の陰血が裏の燥熱に焼灼されて損傷していることの現れです。「睛」とは黒目で「睛和せず」とは瞳孔の動きが定まらないという他覚所見で、これは腎の陰水が不足している状態を表しています。つまりこれら眼の症状により、肝腎の陰血津液が損傷していることが裏付けられます。

「表裏ノ証無キ」で、病人はただ微かに身内が熱く大便が出にくいだけで、濈然と手足から汗が出たり、潮熱・譫語・腹硬満痛・大便燥結といった典型的な陽明腑証の裏燥熱証が見えなくても、裏には肝腎を損なうような顕著な燥熱がある陽明腑実です。急いで大承気湯で瀉下してその燥熱を取り去らないと、病人はますます陰血津液を失って大変なことになるというわけです。ここで大承気湯を与えるのは、物に譬えると、竈にかけた湯が吹きこぼれそうになったときは「釜底抽薪」すなわち急いで燃えている薪を引くのと同じ道理です。

条文二五三 陽明病、発熱シテ汗多キ者ハ急ギ之ヲ下セ。大承気湯ガ宜シ。

陽明病では当然、その外証の一つとして汗は出ます。しかしその汗がどうしても止まらないときは、便秘・腹硬満痛といったはっきりした裏証が現れていなくても、陽気とともに裏の津液を損耗する恐れがあるので、至急大承気湯で瀉下して発汗の原因になっている裏熱を取り去れというものです。これによって亡陽傷陰の危機を未然に回避しなくてはなりません。

条文二五四 発汗スレドモ解セズ、腹満痛スル者ハ急ギ之ヲ下セ。大承気湯ガ宜シ。

太陽病に対して発汗法は正しい治法で、発汗させれば当然汗が出るとともに解熱し、ほかの症状も自然に寛解するはずです。

ところが発汗させたのに病人がすぐにに腹満や腹痛といった裏の症状を訴えるのは、病邪が迅速に陽明腑に侵入したことを示しています。この場合、病の進展が異常に速く、陽明腑実の燥熱もすでに旺盛のようです。いまはまだ潮熱・譫語・大便燥結といった典型的な陽明腑証は揃っていませんが、遠からず出現してくるものと思われ、きわめて危険な時期にあることがわかります。病気の進展に先回りして大承気湯を与えれば、陽明病極期の危機にいたらずにすむというものです。

陽明病は、極期にいたると高熱に加えて精神症状も伴い、きわめて危険な状態に陥ります。昔から少なからぬ人々が、この期に生命を亡いました。以上の三条は傷寒最大の危機を未然に予知して回避する方策を授けたものです。

峻剤である大承気湯の使用に関して、作者は二〇八・二〇九、および二五一条では、先に小承気湯を試用したあとにはじめて大承気湯を投ずるといった、小心ともいえるほど慎重な態度を取りながら、この三条では、予兆だけを見て素早くこれを与えるといったきわめて大胆な姿勢を示しています。兎のごとく小心かと思えば、次の瞬間には虎のごとく大胆に豹変して、臨機応変、活方自在、この辺りはまさに臨床医学の神髄を示しているといえます。

条文 二五五

腹満減ゼズ、減ズルモ言ウニ足ラザルハ当ニ之ヲ下スベシ。大承気湯ガ宜シ。

　腹満すなわち腹が張るというのは脾と胃の症状ですが、それには寒熱虚実の別があります。『金匱要略』腹満寒疝宿食病篇第十の前文に、「腹満があり按じて痛いのは実証、痛くないのは虚証。腹満がときどき減じたり、元に戻ったりするのは寒証」という内容の記載があります。また、「腹満がまったくあるいはほとんど軽減しない場合は、実証で熱証」です。すなわち本条の証は陽明腑実の証であって、太陰脾虚の証ではないということがわかるので、大承気湯を用いて瀉下するのがよいというものです。

条文 二五六

陽明ト少陽ノ合病ハ必ズ下利ス。其ノ脈負ナラザル者ハ順タルナリ。負ノ者ハ失ナリ。互イニ相剋シテ賊《ソコナ》イ名ヅケテ負ト為スナリ。脈滑ニシテ数ノ者ハ宿食有ルナリ。当ニ之ヲ下スベシ、大承気湯ガ宜シ。

合病とは二つの経脈が同時に病邪に侵される場合であり、いままでに三二条の「太陽ト陽明ノ合病ハ必ズ自下利ス」の葛根湯と、一七二条の「太陽ト少陽ノ合病自カラ下利スル者」の黄芩湯があり、二経の合病は経気が互いに相和さないので、必ず下痢症状が現れます。

　本条は前半は合病の脈証に関しての一般的な説明で、後半に実際の脈証にもとづく治療の指示が示されています。陽明は胃を主り、五行論上属性は土です。一方少陽は胆を主り、五行では木に属し、木と土とは互いに相克の関係にあります。少陽と陽明の関係とは、胆と胃の関係であり、胆が胃を制約する関係にあります。「其ノ脈負ナラザル」とは、胃気が胆気に負けていない、すなわち制約を受けないので、脈には胃の脈が現れます、これを「順」とします。もし胃が胆の相克の制約を受けてこれに負けると、胃気の影響は脈に反映されなくなるのでこれを「失」と表現したのです。後段の「脈滑数」は、滑は宿食があるときに現れ、数は熱証の脈ですから、滑数は宿食を伴う熱証、すなわち陽明腑実の存在を現す脈です。そこで大承気湯を用いて攻下すべきであるということになります。

条文 二五七

病人表裏ノ証無ク、発熱スルコト七八日、脈浮数ノ者ト雖モ之ヲ下スベシ。假令《モシ》已ニ下サシムルモ脈数解セズ、熱ニ合エバ則チ穀ヲ消シテ喜《シバシバ》飢ユ、六七日ニ至リテモ大便セザル者ハ瘀血有リ、抵当湯ガ宜シ。

「表裏ノ証無ク」とは、頭項強痛・発熱悪寒などの太陽病の表証はなく、また譫語・腹硬満痛などの陽明病の裏証もないという意味です。発熱だけが七、八日も持続し、脈は浮数とあれば、この脈証は太陽病の浮脈ではなく、陽明病で裏熱旺盛で熱が外に蒸騰していることによる浮数の脈と考えるべきです。陽明腑病であれば当然浮脈を呈していても瀉下すべきです。

この状態を攻下した結果、浮脈はなくなったが依然として数脈であるということは、陽明気分の熱邪は去ったが血分の熱邪が残存していることを示しています。もし裏の熱が陽明の津液を損傷して陽明腑証になれば、便秘とともに胃気上逆するので嘔気がして食べられないはずですが、陽明の熱と合して食欲も消化もますます良好になって大便だけ六、七日出ないということは、熱邪は陽明腑ではなく血分に行って血と結合し、瘀血性の便秘証を形成したことを示しています。瘀血性の便秘には抵当湯を用います。抵当湯は二三七条で陽明裏熱と瘀血が結合した場合に用いられていました。本条の便秘も、陽明腑実の燥結便秘とは異なり、便色が黒く割合滑らかに出るような便秘になります。

条文 二五八

若シ脈数解セズ、下止マザレバ、必ズ協熱シテ便ハ膿血タルナリ。

引き続き前条を承けています。気分の熱は解し、熱邪が血分に入り瘀血証を形成したあとにもし下痢が続くときには、瘀血と結合した熱が下行して膿血便を形成することを示しています。

ここでは熱邪と瘀血が結合した状態を「協熱」としています。

協熱下痢には本条の他三四条の表の熱邪が陽明（胃腸）に内陥して表裏共実熱証を呈する場合（葛根黄芩黄連湯証）および一六三条表証と裏寒が共存する表裏ともに虚寒性の場合（桂枝人参湯証）とがあります。

条文 二五九

傷寒汗ヲ発シ已リテ身目黄ト為ル、然ル所以ノ者ハ寒湿裏ニ在リテ、解セザルヲ以テノ故ナリ。以テ下スベカラズト為スナリ。寒湿中ニ之ヲ求ム。

これは中焦脾の寒湿による黄疸で、湿熱証の陽黄に対して陰黄と称されるものです。本条の場合、もともと脾陽が不足しており、脾に寒湿があったものと思われます。このような場合に太陽病を発汗させると、とくに汗とともに陽気も発散されますから、脾の陽気がますます虚して、太陰脾には寒湿がますます停滞することになります。それによって、肝胆の疏泄も阻害されるので胆汁の排泄が障害されて外溢する結果、黄疸を発症します。したがって「寒湿裏ニ在リテ解セザルヲ以テノ故ナリ」というわけです。

陽黄は、陽明病において湿熱が外泄されないときに生ずるので、治療は瀉下法を用いますが、陰黄は太陰病において脾の寒湿不化により生じるものですから、攻下は禁忌です。したがって「下スベカラズ」であり、正しい治法は「寒湿中ニ之ヲ求メ」、温中・散寒・祛湿です。本条に処方は記載されていませんが、後世多くの学者は陰黄に茵蔯五苓散、人参湯加茵蔯、あるいは四逆湯に茵蔯を加えた茵蔯四逆湯を当てています。

条文 二六〇

傷寒七八日、身黄ナルコト橘子《キッシ》ノ色ノ如ク、小便利セズ腹微カニ満スル者ハ茵蔯蒿湯之ヲ主ル。

前条の陰黄に対して、こちらは中焦胃の湿熱による陽黄です。鮮明な黄色を発していることを、「黄ナルコト橘子ノ色ノ如ク」と表現しています。陽黄を主治する処方は茵蔯蒿湯で、本条は二三六条を補充する内容になっています。湿熱が裏に鬱結して汗にも尿にも排泄されないので尿不利となり、また胃腸の気が失調して下らないので腹満し便秘を伴うことが特徴です。茵蔯蒿湯で、泄熱・利湿・退黄をはかります。

条文 二六一

傷寒、身黄発熱スルハ梔子蘗皮湯之ヲ主ル。

梔子蘗皮湯ノ方

肥ナル梔子十五箇擘ク　甘草一両炙ル　黄蘗二両

右ノ三味、水四升ヲ以テ煮テ一升半ヲ取リ、滓ヲ去リ分カチ温メ再服セヨ。

本条も発熱・身黄ですから、陽黄です。当然、無汗と尿不利の症状を伴っているはずです。発熱は悪寒を伴っていませんから、表証の熱ではなく湿熱が内鬱しているためと解釈します。ただし前条のように陽明腑実による腹満便秘はありません。梔子柏皮湯の処方構成を見ると、山梔子は苦寒で、三焦の湿熱をよく清泄すると同時に黄疸を治します。湿熱が裏に鬱すれば当然心煩しますが、第七六条梔子豉湯証で見たように、梔子は清熱除煩に働きます。黄柏も苦寒で、清熱燥湿と同時に退黄の働きを有しています。甘草は他の二薬の苦寒の性味を緩和し脾胃を保護します。本条では腹満や便秘などの裏証はないので、大黄は配合されていません。以上から見ると、本方は三焦に湿熱が鬱滞して生じた黄疸を治療する処方です。

条文 二六二

傷寒、瘀熱裏ニ在ルハ身必ズ黄ス、麻黄連軺赤小豆湯之ヲ主ル。

麻黄連軺赤小豆湯ノ方

麻黄二両節ヲ去ル　連軺二両連翹根是レ　杏仁四十箇皮尖ヲ去ル　赤小豆一升　大棗十二枚擘ク　生梓白皮切ル一升　生姜二両切ル　甘草二両炙ル

右ノ八味、潦水一斗ヲ以テ先ズ麻黄ヲ煮テ再沸シ上沫ヲ去リ、諸薬ヲ内レ煮テ三升ヲ取リ滓ヲ去ル。分カチ温メ三服ス、半日ニ服シ尽クセ。

これは湿熱による陽黄に、未解の表証を伴っている場合です。本条でいう「傷寒」は発熱悪寒・身痛・無汗など、太陽病の残存を意味しています。「瘀熱裏ニ在」という表現は二三六条茵蔯蒿湯証と同じで、湿熱内鬱がある点が共通していますが、異なる点は陽明腑気の壅滞はなく、代りに残存した表寒の邪による表証があることです。したがって腹満便秘は伴っていません。ちなみに、瘀熱在裏だけで表証も腑気の壅滞も伴わない場合が、前条の梔子柏皮湯証です。

本条の証は湿熱発黄に表証を兼有していますから、治療は麻黄連軺赤小豆湯を用いて表邪を宣散すると同時に、清熱・利湿・退黄を行います。麻黄と生姜は辛温で、発汗により残存した表邪を発散させます。湿熱発黄では一般に発汗は禁忌ですが、ここでは表寒の邪がかえって表からの湿熱の解消を妨げている面もあるので、少し解表します。杏仁は麻黄とともに、皮膚の合である肺の気を宣散します。連軺は注釈にある通り連翹の根ですが、現在は用いられず一般には連翹を用いています。梓白皮も現在では用いられることが少なく、一般には桑白皮を用います。これに赤小豆が加わり、いずれも清熱・利湿・解毒・退黄に働きます。「潦水」は川や泉の水でなく雨水を貯めた水で、古来体内に蓄積・停滞しにくく排泄されやすいということから用いられています。

麻黄連軺赤小豆湯は、臨床的には黄疸あるいは湿熱証があって、同時に湿疹や蕁麻疹、その他の皮疹や皮膚瘙痒を伴う例に用いるとよく奏効します。

陽明病篇の総括

以上で陽明病篇は終り、次は少陽病篇に移ります。一七九条より二六二条にいたる、陽明病篇の八十四箇条を概括してみます。

第一七九～一八六条までが陽明病の総論で、本篇の導入部です。

一七九条　陽明病には太陽陽明・正陽陽明・少陽陽明と、三通りの成り立ちがある。

一八〇条　陽明病の提綱は、「胃家実」である。
一八一条　陽明病の成因は、太陽病の誤治による津液亡失と胃中乾燥である。
一八二条　陽明病の外証とは何か、またその症状の特徴。
一八三条　陽明病で初日発熱せず悪寒する者もあるが、すぐに悪寒は止んで悪熱するようになる。
一八四条　陽明病であれば、悪寒があってもすぐに悪熱に転ずる。
一八五条　病が陽明病に転属すると、濈々然と汗が出るようになる。
一八六条　病が陽明に転属すれば脈は大となる。
一八七条　太陽傷寒の邪が裏に転入するに際して、陽明に入る場合と太陰に入る場合とがある。どちらに入ったかは脈と症状により鑑別する。
一八八条　一八五条と関連。
一八九条　陽明の中風とは何か、その脈象と症状。陽明の中風には、下法は禁忌。

一九〇条　陽明の中風と中寒。よく食すか食せないかによって、両者を鑑別する。
一九一条　前条を承け、陽明中寒は本来胃家実の陽明病とは異なる。
一九二条　前二条を承け、陽明の寒湿証。胃気が回復するにつれ、濈然と汗が出て自然治癒する。
一九三条　陽明病が治癒するのは、自然界の陽明が旺盛となる申の刻から戌の刻の間が多い。
一九四条　一九一条と関連し、陽明中寒証に攻下法は禁忌である。
一九五条　陽明中寒証の諸症状。黄疸の一種である穀疸を生じることもある。
一九六・一九七条　ともに陽明病で汗が出ないのは、胃が虚している中寒証である。
一九八条　陽明の熱証、すなわち中風証で燥熱が上犯した証候。
一九九・二〇〇条　陽明病の湿熱による黄疸。
二〇一条　陽明病で、経脈にも腑にも実熱が旺盛な場合。
二〇二条　陽明経証で血熱妄行した証。
二〇三条　陽明経証は発汗や瀉下してはならない。
二〇四・二〇五条　陽明腑実の証が完成するまでは、攻下は禁忌である。
二〇六条　陽明経証でいまだ腑証にいたっていない者を攻下すると、黄疸を発す。
二〇七条　前三箇条に対して、陽明腑実の証がようやく形成された場合は調胃承気湯。
二〇八条　表証が完全に解して裏実の証が完成しない場合には、承気湯で攻下してはならない。大承気湯証と小承気湯証の類証鑑別。
二〇九条　前条に関連した補足として、陽明腑実の証が形成されたか否かを小承気湯を用いて試験する方法。
二一〇条　陽明病の邪が心に上擾すれば譫語を生じ、精気が虚すと鄭声を発す。
二一一条　前条を補充し、譫語のうえに短脈（寸脈・尺脈を触れず関脈だけを触れる）が現れるときは予後不良。
二一二条　陽明腑証極期の症状は、便秘・悪熱・日晡潮熱・意識障害による譫語や循衣摸牀・喘・直視などで、大承気湯で攻下する。あわせて脈状による予後の判定法。
二一三条　汗が多く出ると胃中が燥き、便秘して譫語するようになる。小承気湯で主治。
二一四条　前条を受け、譫語・潮熱・脈滑であれば小承気湯証。これを与えて転失気しなければ一服で中止。
二一五条　潮熱と譫語があるがかえって食べられない者は、胃実腸満であるから大承気湯を与えてよい。
二一六条　女性で下血、譫語する者は陽明病の熱入血室である。期門に鍼を刺せ。
二一七条　太陽病表寒虚証が残存して陽明腑病と併存している表虚裏実の者は、表邪が完全に解除されるまでは攻下してはならない。
二一八条　裏証で攻下すべきところを誤って発汗させると、表虚裏実となって便秘し、持続すれば譫語を生じる。
二一九条　太陽・陽明・少陽の三陽経脈が等しく邪熱を受けた三陽の合病の症状。白虎湯で主治する。
二二〇条　太陽・陽明の二陽の併病で、太陽病の邪が完全に解除され、潮熱・発汗・便秘・譫語という陽明腑実の症状だけを呈する者には、大承気湯。
二二一条　陽明経証で内外ともに熱盛の者を、誤治して発汗・温鍼・攻下を加えると、虚煩証を呈す。梔子豉湯で主治。
二二二条　陽明経証で熱邪が中焦にあり、口渇して水を欲しがる者は白虎加人参湯。
二二三条　前条の類証、口渇して水を欲しがるが尿不利の者は湿熱の邪が下焦にあり、猪苓湯の

証である。
二二四条　猪苓湯の禁忌、発熱して口渇するが発汗する者は、津液不足に陥るので猪苓湯は禁忌。
二二五条　脈が浮であるが遅を呈する者は、表熱裏寒すなわち真寒仮熱である。不消化下痢を生じたら四逆湯で温補。
二二六条　陽明病の虚寒証は胃が冷えて食べられず、水を与えると噦を生じる。
二二七条　陽明経に邪熱がある者は、鼻血を出す。
二二八条　陽明腑病の攻下が不十分で、邪熱が胸膈に残存した者は、梔子豉湯証。
二二九条　陽明経病の邪熱が少陽にも波及した証候には、小柴胡湯。
二三〇条　陽明と少陽の合病は、小柴胡湯で少陽の邪を和解すれば胃気も調和して治る。
二三一条　陽明と少陽の合病で黄疸を呈す者も、小柴胡湯を与える。
二三二条　ただ脈浮の者は太陽病であるから麻黄

湯。陽明病で尿が出ず腹満してしゃっくりが出る者は、予後不良。

二三三条　陽明病で発汗したうえに尿自利の者は、大便が乾燥して秘結する。蜜煎導を肛門から挿入する。

二三四・二三五条　陽明病でも表経の邪が解除されていない者は、虚実に応じて桂枝湯あるいは麻黄湯で表邪を発散する。

二三六条　陽明病の湿熱による黄疸と便秘腹満は、茵蔯蒿湯で主治。

二三七条　陽明病の蓄血証には抵当湯を与える。

二三八〜二四二条　陽明病は種々の症状を呈すが、大承気湯で攻下してよい場合と下してはならない場合。

二四三条　陽明の胃寒による嘔吐は、呉茱萸湯証。

二四四条　太陽中風証を誤って下して、心下痞を生ずる者、陽明病に転じて大便が硬くなる者、あるいは蓄水証を呈す者など種々の転帰がある。

二四五条　発汗をしすぎると大過となり、津液を失って大便が硬くなる。

二四六条　陽明病で浮芤の脈を呈すときは、陽熱が旺盛であるために津液を亡し陰虚陽盛になっている。陰が失われると、あとから陽も絶す。

二四七条　胃に陽熱が旺盛で脾の陰血が不足し、脾の津液が胃にめぐらず便秘するもの（脾約という）は、麻子仁丸証。

二四八条　陽明腑実で蒸々として発熱する者は、調胃承気湯証。

二四九条　嘔吐により胃の津液が不足し腹脹満する者も、調胃承気湯で主治。

二五〇条　太陽病を発汗・吐・下したあと、微煩して便秘する者には、小承気湯。

二五一条　陽明腑実の証が進行する過程で、小承気湯を用いるべき証と大承気湯を用いるべき証の要点。大承気湯は大便燥結が確認されてはじめて用いる。

二五二～二五四条　陽明病急下の三証。陽明病が極期にいたると燥熱のため津液が衰亡して危篤に陥るので、未然に大承気湯で燥熱を瀉下して亡陽傷陰の危機を救う。

二五五条　陽明腑実の腹満は、大承気湯で下す。

二五六条　陽明と少陽の合病。脈が滑数を呈する者は、宿食が胃にあり陽明腑実であるから、大承気湯で下す。

二五七条　陽明病の熱邪が血分に入り、瘀血による便秘を呈す場合は、抵当湯。

二五八条　瘀血と熱邪が結合して下痢が続けば、膿血便を呈す。

二五九条　中焦脾の寒湿による黄疸。湿熱による陽黄に対し、陰黄と称されるもの。

二六〇条　前条の陰黄に対し、中焦胃の湿熱鬱滞による陽黄は茵蔯蒿湯証。二三六条を補充。

二六一条　三焦に湿熱が鬱滞して生じる陽黄は、梔子柏皮湯の証。

二六二条　湿熱による陽黄に未解の表証を兼有しているものは麻黄連軺赤小豆湯の証。

弁少陽病脈証并治

少陽病篇の構成

（二六三〜二七二条）

少陽病の提綱
- 二六三条　少陽病の定義

少陽病の経証
- 二六四条　少陽の中風は不可吐下
- 二六五条　少陽の傷寒は不可発汗

少陽病補遺
- 二六六条　少陽に転入時の証治：小柴胡湯
- 二六七条　誤治による壊病
- 二六八条　三陽の合病

予後
- 二六九条　陰病に転入する証候
- 二七〇条　陰病に転入しない証候
- 二七一条　予後良好の脈
- 二七二条　少陽病の治愈は寅〜辰の刻

少陽病ノ脈証並ビニ治ヲ弁ズ

少陽は経脈では足少陽胆経と手少陽三焦経を指し、臓腑ではこれらの経脈に連なる胆と三焦を指します。少陽は足厥陰肝、手厥陰心包と表裏をなしています。

少陽病は陽病の最後の段階であり、陽明病に比較して陽気は減少しているので、邪正闘争において正気と邪気の勢力が一進一退するため、発熱と悪寒が交替する往来寒熱という特徴的な熱型を呈します。

病の深さに関しては、太陽の表、陽明の裏に対して、少陽は半表半裏にあります。経脈の走行からみると太陽経は背部を、陽明経は腹部を走行しているのに対し、少陽経は体の側面を走っていて、外側は太陽経に内側は陽明経に連なっています。したがって少陽経は内外の要にあたり、また少陽は陽病から陰病に移行する時期でもあるので、位置的にも時間的にも内外陰陽の要であるという意味で「少陽は枢なり」と古来いわれています。

少陽病は半表半裏証で臓腑は肝・胆・三焦にあるので、往来寒熱・胸脇苦満・口苦などの主症状を呈すほか、内外の臓腑経絡に波及しやすく、種々多彩な症状を現します。邪が半表半裏に停滞しているので、治療は発汗・吐・瀉下のいずれの方法も禁忌であり、治法は小柴胡湯による和解です。

少陽病篇は、第二六三条から二七二条までです。少陽病に関しては、すでに太陽病中篇の第三七条に小柴胡湯に関する記載があり、少陽病の証治の大部分は第九六条から一〇九条までの間に論述され尽くしているので、本篇では少陽病の提綱、および禁忌証など補足的なものについての十箇条で終わっています。

条文 二六三

少陽ノ病タル口苦ク咽乾キ目眩ムナリ。

少陽病の提綱を述べたものです。先述したように少陽は胆であり、三焦であり、肝・胆は表裏をなしています。いま少陽病で邪熱が胆に入ると、肝の疏泄作用が失調し、胆に貯蔵されている苦味の胆汁が上溢するので、口中に苦味を感じます。また湿熱が三焦水道の通調を阻害するので、津液が正常に上昇しなくなり、咽乾口渇を感じます。肝は眼に開竅しているので、胆火が眼に上擾し清竅を犯す結果、眩暈が生じます。以上のことより、本条の口苦・咽乾・目眩という症状は少陽病の胆火によるもので、本条は少陽腑病の提綱を述べたものであることがわかります。

条文 二六四

少陽ノ中風、両耳聞ク所無ク、目赤ク、胸中満シテ煩スル者ハ吐下スベカラズ、吐下スレバ則チ悸シテ驚ス。

少陽の中風とは、少陽経脈が風邪を感受したという意味で、少陽の経病です。足少陽胆経は体表では眼から始まり、側頭部・耳・頬・肩から胸腹側部を走り、下肢の外側を経て足の第四趾の末端にいたります。一方、手少陽三焦経は心包経に連なり、さらに耳・眼に繋がっています。少陽は相火を主っているので、火と風が一緒になって頭部に上擾すると、清竅が塞がるとともに難聴や眼の充血などを生じます。また風火が胸脇に走って結滞すると、胸中満悶することになります。しかし、これらの風火は痰や宿食と互結した有形の実邪ではないので、吐かせたり下したりすることは禁忌です。妄りに吐下を行うと、少陽病ではすでに正気はかなり虚しているうえに、ますますそれを損傷するので、動悸や驚惕を呈します。

条文 二六五

傷寒、脈弦細、頭痛発熱スル者ハ少陽ニ属ス。少陽ハ発汗スベカラズ。発汗スレバ則チ譫語ス。此胃ニ属ス。胃和スレバ則チ愈ユ。胃和サザレバ煩シテ悸ス。

頭痛・発熱という症状は、三陽病期のいずれにも起りえます。太陽・陽明・少陽のどれかということは、脈で鑑別するほかはありません。もしも脈浮であれば太陽病であるので発汗を、あるいは脈が洪大滑数であれば陽明病であるので清熱瀉下をすべきです。またもし弦脈であれば、病人は太陽病からすでに少陽病に転属していることを示しているので発汗は禁忌であり、小柴胡湯で和解しなくてはなりません。そこで発汗させてしまうと少陽の相火を助長する結果、発熱が強くなって発汗過多を来し、津液が外泄して損耗するために、胃中に燥熱を生じて讝語するようになるというものです。この症状は正に陽明腑証ですから、「此胃ニ属ス」というわけです。したがって胃気を正常に回復させてやれば治愈しますが、胃熱の治療に失敗すれば心煩や動悸などますます重篤な陽明腑病の症状が現れてきます。

本条と前条に、少陽病には発汗・吐・下法のいずれも禁忌であることが明記されています。

条文二六六

本太陽病解セズ、少陽ニ転入スル者ハ、脇下鞕満シ、乾嘔シテ食ス能ワズ往来寒熱ス。尚未ダ吐下セズ脈沈緊ノ者ハ小柴胡湯ヲ与ウ。

小柴胡湯ノ方

柴胡八両　人参三両　黄芩三両　甘草三両炙ル

半夏半升洗ウ　生姜三両切ル　大棗十二枚擘ク

右ノ七味、水一斗二升ヲ以テ煮テ六升ヲ取リ、滓ヲ去リ再煎シテ三升ヲ取ル。一升ヲ温服ス、日ニ三服ス。

太陽病から少陽病に転入した場合の脈証と治法です。太陽の邪が解さず少陽病に転属すると少陽の経証を呈します。本条に述べられた症状は、九六条に示された小柴胡湯の正証とまったく同じです。すなわち「脇下鞕満」は「胸脇苦満」と同義、「乾嘔シテ食ス能ワズ」は「心煩喜嘔シ嘿嘿トシテ飲食ヲ欲セズ」と同義、そして「往来寒熱」は同じ表現を用いています。「尚未ダ吐下セズ脈沈緊ノ者」とは、誤治を行っていない自然のままの経過であり、脈沈緊は邪が太陽を完全に離れるとともに、緊は弦のはなはだしいものですから、浮脈から少陽病の弦脈に転じたことを示しているものと解釈されます。少陽病の正しい治法は、小柴胡湯による和解です。九六条を、もう一度参照してください。

条文 二六七

若シ吐、下、発汗、温鍼シ已リ、譫語スルハ柴胡ノ証罷ミ此壊病《エビョウ》ト為ル。何ノ逆ヲ犯セルカヲ知リ、法ヲ以テ之ヲ治セ。

前条の証候を和解せずに、少陽病に禁忌である発汗・吐・下さらには温鍼など、再三誤治を重ねた結果生じた症状について述べています。誤治によって病邪は少陽半表半裏を離れ、裏に内陥して壊病となり、譫語を呈すようになったものです。譫語という症状は、虚実の異なるさまざまな原因によって現れます。例えば二六五条の少陽病誤治発汗、ほかにも太陽病を誤下して邪が少陽に内陥した柴胡加竜骨牡蛎湯証（一〇七条）、太陽病で誤治して火法を施した場合（一一〇条）、太陽と少陽の併病の誤治発汗（一四二条）、発汗過多による亡陽（二一一条）、熱入血室の証（一四三・一四五・二一六条）、三陽の合病（二一九条）、陽明腑実の大承気湯証（二一二・二一五・二一七・二一八・二二〇・二二一条）、小承気湯証（二一四・二一五・二七四条）、調胃承気湯証（二九・三〇条）など、枚挙にいとまがありません。「何ノ逆ヲ犯セルカヲ知リ、法ヲ以テ之ヲ治セ」とは、本条の譫語はこれらの中のいずれに該当するのか、その証（症状）と脈をよく診て、正しく鑑別診断して正しい治療を施すようにせよという意味です。一六条の「其ノ脈証ヲ観テ、何ノ逆ヲ犯セルカヲ知リ、証ニ随イテ之ヲ治セ」という一節と同義と考えられます。壊病に陥ったときは、その症状と原因を正しく認識したうえで、今度こそ正しい治療を行うのが壊病から脱出する正道である、というのが張仲景の教えです。

条文 二六八

三陽ノ合病ハ脈浮大ニシテ関上ニ上ル。但ダ眠睡セント欲シ、目合スレバ則チ汗ス。

三陽の合病とは、太陽・陽明・少陽の三つの陽経脈が同時に邪を受けた場合です。二一九条にも三陽の合病の記載がありましたが、そちらは陽明の熱証が突出している場合で白虎湯で主治しました。本条は、少陽病の熱証が顕著に現れている三陽の合病です。

本条の脈証は「脈浮大ニシテ、関上ニ上ル」とあります。浮は太陽病、大は陽明病の脈象です。この浮大の脈が寸口・関上・尺中のうち関上の部位に最も顕著に現れている状態は、一直線に長く有力な脈象であり、少陽病の弦脈と同類の脈と考えられます。少陽経に旺盛な邪熱があり、心に上擾して神明を昏蒙させるので、病人は「但ダ眠睡セント欲ス」という症状を呈すのです。少陰病の提綱に「脈微細ニシテ但ダ寐ント欲ス」とありますが、本条とは寒熱虚実がまったく逆であり、少陰病が陰盛陽微の虚寒証で新陳代謝が虚衰して意識が朦朧とするのに対し、本条の三陽の合病は陽熱旺盛で実熱の邪が意識を混濁させるものです。

「目合スレバ則チ汗ス」とは、寝汗をかくという意味です。一般に寝汗は陰虚証の病人に多くみられますが、本条の場合は旺盛な陽熱が半表半裏にあるために、眠るとその熱が裏に入って津液を外泄する結果寝汗となるのです。これらの脈と症状は、いずれも少陽半表半裏に旺盛な実熱が停留する三陽の合病であることを示しています。少陽の病証が顕著な三陽の合病は、九九条にもありましたので参照してください。

条文二六九 傷寒六七日、大熱無ク其ノ人躁煩スル者ハ此陽去リテ陰ニ入ルガ故ト為スナリ。

少陽病は半表半裏証で、陽病の最後の段階です。病がさらに進むと病邪は完全に裏に入って陰病に変化します。

傷寒に罹患して数日、大熱すなわち体表の熱がなくなって、躁煩の症状を呈したら、病は陽病の段階を終り陰病に転じたと判断せよ、という意味です。躁煩とは病が重くなり意識レベルが低下して、無意識のうちに手足をばたつかせる症状で、陰病が重篤なときに出現します。ただ太陽病・陽明病・少陽病のいずれにおいても腑病として裏証がありえるので、本条の「陰」はこれらの裏証も包含するものであり、必ずしも「陰＝三陰病」とはいえないとする学者もいます。

条文二七〇

傷寒三日、三陽尽クルト為レバ、三陰当ニ邪ヲ受クベシ。其ノ人反テ能ク食シ嘔セザルハ此三陰邪ヲ受ケズト為スナリ。

本条の前半は、傷寒に罹患して数日経過すると太陽・陽明・少陽の三陽病は終り、次は太陰・少陰・厥陰の三陰が邪を受けて陰病に移行するというものです。必ずしも三日という日数に拘泥しなくてもよいでしょう。おそらく『素問』熱論篇三十一の、傷寒は一日に一経ずつ転経し、六日目には三陰三陽五臓六腑がみな病を受けるという記述の影響かと考えられます。

本条の後半は、もし病人が食欲があって嘔吐もしないようであれば、これは病が陽病の段階でストップして陰病には進行していないと考えてよいという意味です。「能ク食シ」とは中焦脾胃の機能が健全で病邪に対する正気が十分に残っているということであり、また「嘔」という症状は、三陰病のどの時期にも起こりうる症状ですから、これがないということは陰病ではないことを示す一つの証拠でもあります。傷寒は陽病から陰病に進行する場合もありますが、進行しない場合もあります。そこで前条では進行したときの証候を論じ、本条では進行しなかった場合の証候を対比して論じています。

条文二七一

傷寒三日、少陽ノ脈小ナル者ハ已マント欲スナリ。

「傷寒三日」という表現は、前条と同じです。少陽病の主脈は弦脈です。それが脈小に変わるということは、少陽病で胆の熱邪が衰えて退き、正気が回復して病が愈える方向に向かっていることを示しています。

条文二七二

少陽病解セント欲ス時ハ寅《トラ》従リ辰《タツ》ノ上ニ至ル。

九条および一九三条に、それぞれ太陽病、陽明病が治愈する時刻が述べられていました。本条は少陽病が治愈する時刻であり、寅の刻より卯の刻を経て辰の刻まで、現代の午前三時から九時までの間に当たります。

この時刻は自然界では少陽の時間帯で、それに従って人間の少陽経の経気は最も旺盛になるので、少陽病はこの時刻に最も治愈しやすいというわけです。

一方、少陽病を発するのは、自然界の陰陽の変わり目である子の刻、現在の午前零時ころであることが多く、臨床的にも少陽病に属する胆石症や胃十二指腸潰瘍などが、子の刻に痛みが始まって寅の刻ころに寛解するという例が少なくありません。

少陽病篇の総括

以上で少陽病篇は終り、次は陰病の始まりである太陰病篇に移ります。少陽病篇十箇条を概括してみます。

二六三条　少陽腑証の提綱は、口苦・咽乾・目眩である。

二六四条　少陽経証の一つ中風の証候。

二六五条　少陽経証の傷寒の脈証。前条と本条で、少陽病では発汗・吐・下は禁忌であることを示す。

二六六条　太陽病の邪が少陽に転入したときの脈と証。治法は小柴胡湯で和解。

二六七条　少陽病を誤治して生じた壊病。

二六八条　三陽の合病で邪が少陽経に最も旺盛な場合の脈と証候。

二六九条　躁煩するのは、陽病の邪が陰に入ったことの証拠。

二七〇条　少陽の邪が陰に入らなかった場合の証候。

二七一条　少陽病の邪が退き、正気が勝つときの脈象の変化。

二七二条　少陽病が治愈しやすい時刻。

弁太陰病脈証并治

太陰病篇の構成

総論（二七三～二七五条）

太陰病の提綱
- 二七三条　太陰病の定義
- 二七四条　太陰の中風
- 二七五条　治癒するときは亥～丑の刻

各論（二七六～二八〇条）

太陰の経証
- 二七六条　脈浮：桂枝湯証

太陰の臓証
- 二七七条　自利して不渇：四逆輩
- 二七八条　予後：発黄、あるいは下痢おのずから止む

誤治による太陰病
- 二七九条　腹満しときに痛む：桂枝加芍薬湯証
  大実痛の者：桂枝加大黄湯証
- 二八〇条　脈弱：大黄・芍薬を適宜減量

太陰病ノ脈証並ビニ治ヲ弁ズ

太陰病は三陰病の最初の段階で、傷寒の病が三陽病から三陰病に転ずると病は腑から臓へと進展し、病像は虚寒証を呈すようになります。太陰病は臓腑経脈のうえでは手太陰肺と足太陰脾並びにそれらに連なる経脈の病ということになりますが、本篇では主に太陰脾の陽気不足による虚寒証について論述されています。

太陰病篇は二七三条から二八〇条にいたる八箇条からなり、その中に太陰の経証（表証）と臓証（裏証）の病理、証候と脈、および治療などが盛り込まれています。

条文 二七三

太陰ノ病タル、腹満シテ吐シ、食下ラズ自利益マス甚ダシ、時ニ腹自ラ痛ム。之ヲ下セバ必ズ胸下ニ結鞕ス。

太陰病篇の冒頭にある本条には、太陰病の提綱が述べられています。すなわち、一言で太陰病の特徴を要約したものです。太陰病は脾の虚寒証で、その主症状としては、腹満と下痢・嘔吐して食べられない・ときどき腹が痛むといった症状がみられます。

脾の陽気が不足して消化・吸収ができないために、腹満が生じて食べられず、寒飲が内に停滞します。それが胃を犯せば、胃気は下らず上逆するので悪心・嘔吐を生じ、脾気が正常に昇らず下陥すれば、ひどい下痢を生じます。また、脾陽虚で腹が冷えるので、腹が痛みます。太陰虚寒証の腹痛は、持続的でなく間歇的に痛むのが特徴です。またこの下痢は、排便後も気分がスッキリすることはありません。だからといってこれを下せば脾の陽気はますます虚して寒飲が凝結する結果、心下に痞塞して胸下結鞕を生じます。

太陰脾と陽明胃は互いに表裏の関係にありますが、陽明病が実熱証であるのに対して、太陰病は虚寒証です。両者は密接に連なっていながらその性質は互いにまったく逆であり、それが「虚スレバ則チ太陰、実スレバ則チ陽明」とされる所以です。

条文二七四

太陰ノ中風ハ四肢煩疼ス。陽微陰濇而シテ長ノ者ハ愈エント欲スト為ス。

太陰病には経証と臓証があります。脾は四肢を主り、四肢は脾気によって養われているので、四肢は太陰の表で、太陰の表が寒邪に侵される経証では、四肢の煩疼が現れます。

「陽微陰渋」という脈は、浮に取ると脈は微で邪気が盛んでないことを、また沈に取れば渋脈で気血ともに虚していることを示しています。しかし脈長というのは寸関尺で触れて余りある脈で、これは正気回復の兆しを示しています。したがって「愈エント欲ス」と判断してよろしいというわけです。

条文二七五

太陰病解セント欲ス時ハ亥《イ》従リ丑《ウシ》ノ上ニ至ル。

亥から子を経て丑の刻までは、夜中の十二時を中心にした前後六時間であり、自然界では陰が極まる陰中の至陰の時刻です。人体では太陰脾は五臓六腑では陰中の陰なので、この時刻に合致して太陰病は最も治愈しやすいというわけです。

条文二七六

太陰病、脈浮ノ者ハ発汗スベシ、桂枝湯ガ宜シ。

桂枝湯ノ方

桂枝三両皮ヲ去ル　芍薬三両　甘草二両炙ル
生姜三両切ル　大棗十二枚擘ク

右ノ五味、水七升ヲ以テ煮テ三升ヲ取リ、滓ヲ去リ、一升ヲ温服ス。須臾ニシテ、熱稀粥一升ヲ啜リ、以テ薬力ヲ助ケ、温覆シテ汗ヲ取ル。

本条は第二七四条と関連して、太陰の経証です。太陰の表が邪を受け、浮脈を呈する者は、表証が顕著で太陰病に特有の裏の虚寒証はあまりない場合なので、先表後裏の原則通り桂枝湯で発汗解肌してやればよいのです。

本条は二七四条とともに太陰の経証として一緒に論ぜられるべきものと考えられ、劉渡舟氏などはこの両条を合わせて「太陰ノ中風ハ四肢煩疼ス。浮脈ノ者ハ発汗スベシ、桂枝湯ガ宜シ。太陰病、脈陽微陰渋而シテ長ナル者ハ愈エント欲スト為ス」と読むと、臨床的に理解しやすいと論じています。

条文 二七七

自利シテ渇セザル者ハ太陰ニ属ス、其ノ臓ニ寒有ルヲ以テノ故ナリ、当ニ之ヲ温ムベシ。四逆輩ヲ服スガ宜シ。

太陰病の下痢は、中焦脾の虚寒と寒湿内盛によるものなので、口渇を伴わないのが特徴です。熱証の下痢は、邪熱が津液を損傷するので、当然口渇を伴います。また少陰病にみられる下痢は、腎陽不足により腎の気化作用が失調して脾を温めることができなくなり、同時に下焦の津液を上騰できないために生じるので、口渇を伴います。したがって口渇を伴わない下痢は太陰病と判断してよいと仲景は教えています。ただし臨床的には太陰病の下痢でも長期に続くときには津液を失うので病人は口渇を訴えることがありますが、このときは病人はたいてい温かい飲物を欲します。

太陰病の下痢の治療原則は「当ニ之ヲ温ムベシ」とありますが、条文中で「四逆輩」として薬方を特定していないのは、軽症の者には理中湯（すなわち人参湯＝人参、乾姜、白朮、甘草）を与えて温中祛寒し、重症の者には四逆湯（乾姜、附子、甘草）を用いて回陽救逆をはかるべきであるという意味かと思われます。

条文 二七八

傷寒脈浮ニシテ緩、手足自ラ温カキ者ハ繫《カカ》リテ太陰ニ在リ。太陰ハ当ニ身黄ヲ発スベシ。若シ小便自利スル者ハ黄ヲ発ス能ワズ。

七八日ニ至リ、暴煩下利スルコト日ニ十余行ト雖モ必ズ自ラ止ム。脾家実スルヲ以テ腐穢《フアイ》当ニ去ルベキガ故ナリ。

文頭の「傷寒脈浮緩」から「黄ヲ発ス能ワズ」までの条文とまったく同じ条文が、陽明病篇の第一八七条にありました。太陰脾は四肢を支配し栄養しているので、寒邪を感受した太陰の経証では、脈は浮緩で手足に微熱があるという症状が出現します。脈浮緩で自汗・悪寒がなく手足温であれば、太陽中風でなく太陰経（表）証と弁証すべきなのです。太陰病で無汗・尿不利であれば、熱と太陰病で停滞した湿飲が体内に鬱滞して出口がなければ黄疸を発します。尿自利のときは熱と湿は尿に排泄されるので、黄疸は出ません。

もし太陰病の時期に、突然一見症状が悪化したかのように一日十回以上も激しい下痢が出現するときは、脾の正気が回復していままで胃腸に溜っていた腐った汚い内容物を排泄しようとする機序によるものですから、出尽くしてしまえば下痢は自然に止まります。これに対して一八七条は太陰の湿が熱によって燥化し、便が硬くなって陽明腑証に転じたもので、本条とはまったく逆の転帰です。

条文二七九

本太陽病、医反テ之ヲ下シ、爾ルニ因リテ腹満シ時ニ痛ム者ハ太陰ニ属スナリ。桂枝加芍薬湯之ヲ主ル。大イニ実シテ痛ム者ハ桂枝加大黄湯之ヲ主ル。

桂枝加芍薬湯ノ方

桂枝三両皮ヲ去ル　芍薬六両　甘草二両炙ル　大棗十二枚擘ク　生姜三両切ル

右ノ五味、水七升ヲ以テ煮テ三升ヲ取リ、滓ヲ去リ分カチ温メ三服セヨ。本桂枝湯ト云ウ、今芍薬ヲ加ウ。

桂枝加大黄湯ノ方

桂枝三両皮ヲ去ル　大黄二両　芍薬六両　生姜三両切ル　甘草二両炙ル　大棗十二枚擘ク

右ノ六味、水七升ヲ以テ煮テ三升ヲ取リ、滓ヲ去リ温メ一升ヲ服ス、日ニ三服セヨ。

太陰病には、陽病より伝経して起こるもの、寒邪が太陰脾に直中して生じるもの以外に、もう一つ本条のように太陽病を誤下した結果、脾陽が損傷され邪が太陰に陥ち込んで生じる場合があります。

太陰病の本来の証候は、脾の虚寒と湿飲内盛による嘔吐下痢、および腹満してときどき腹痛があることですが、本条の場合はただ腹満とときに痛みがあるだけで下痢と嘔吐がないので、脾の陽虚寒飲の証ではなく脾の陰陽気血の不和による証候であると思われます。しかしこれも脾の陽虚による証候の一つなので、「太陰ニ属ス」のです。ただし本証の治法は第二七七条に指示された「四逆ノ輩」は用いず、脾の陰陽気血の不調和を正すため、桂枝湯にさらに脾の陰血を益し、急迫を除して痛みを止める芍薬三両を追加した、桂枝加芍薬湯を用います。

もし、さらに腹部が硬満して便秘があり、腹診すると痛んで拒按する者は「大実痛」であり、これは邪が太陰脾だけでなく互いに表裏の関係にある陽明胃や大腸にも波及して、太陰病にいくぶん陽明腑実の証を兼ねていることを示しています。そこで桂枝加芍薬湯に大黄を加味した桂枝加大黄湯を用い、桂枝加芍薬湯で太陰脾の陰陽気血を調和させるとともに、大黄で併存する陽明腑実を攻下しなくてはなりません。

条文 二八〇

太陰ノ病為ル、脈弱ケレバ其ノ人続イテ自ラ便利ス。設《モ》シ当ニ大黄芍薬ヲ行《ヤ》ルベキ者モ宜シク之ヲ減ズベシ、其ノ人胃気弱ク動ジ易キヲ以テノ故ナリ。

太陰病で脈が虚弱な病人とは、中焦脾胃の気が非常に虚していることを示しています。したがって脾気が上がらず下陥するので、下痢しやすいのです。このような病人は、たとえ腹満してときに痛んだり、あるいは大実痛のような証候があっても、芍薬や大黄のような味苦酸で寒性の生薬を与えると下痢が止まらなくなり、陽気が虚脱して壊証になりやすいから十分注意し、薬の用量を適当に減らして攻めすぎないようにせよ、という警告です。

太陰病篇の総括

以上、太陰病篇は計八箇条です。

陰を益し肝血を養い，筋肉の痙攣や疼痛を止め急迫を除す。

佐薬：甘草２両（2.0ｇ）　甘，平。中を緩和し急迫を除す。芍薬と配合すると鎮痙鎮痛作用が強まる。

使薬：生姜３両（1.0ｇ）　辛，温。散寒解表・温中止嘔・温肺化痰。

大棗12枚（4.0ｇ）　甘，微温。補脾和胃・養栄安神・薬性を緩和。生姜と大棗で脾胃を保養する。

本方は桂枝湯の白芍薬の分量を倍加したもので，芍薬はよく虚痛を止める働きがある。

もし腹部軟でときどき痛むのではなく，腹部が硬満して痛み，便秘する者は，たんに太陰脾の陰陽不和だけでなく，同時に陽明腑実を兼ねているので，桂枝加芍薬湯に大黄一味を加えた桂枝加大黄湯で主治する。

二七三条　太陰病の提綱は、嘔吐・腹満・下痢があってときに腹が痛むこと。

二七四条　太陰の中風（経証）の証候。脈が浅微深渋で長を示すときは、治る兆し。

二七五条　太陰病が回復しやすいのは夜中の亥の刻より丑の刻（午後九時から午前三時）の間。

二七六条　太陰の中風は桂枝湯で発汗させる。

二七七条　太陰病は脾の虚寒証なので、下痢するが口渇はない。治法は四逆湯類で温補する。

二七八条　太陰病で熱と湿が裏に鬱滞して出口がないと、黄疸（陰黄）を発す。もし太陰病で急に激しい下痢が起これば、これは正気が回復し、汚物を排泄して自然治癒する兆し。

二七九条　誤治による太陰病。脾陽虚でなく気血不和による腹痛は桂枝加芍薬湯で主治。大実痛する者は桂枝加大黄湯で主治。

二八〇条　太陰病で脈が弱い者は、正気が虚しているから芍薬や大黄の分量を適宜減量して用いよ。

桂枝加芍薬湯《けいしかしゃくやくとう》

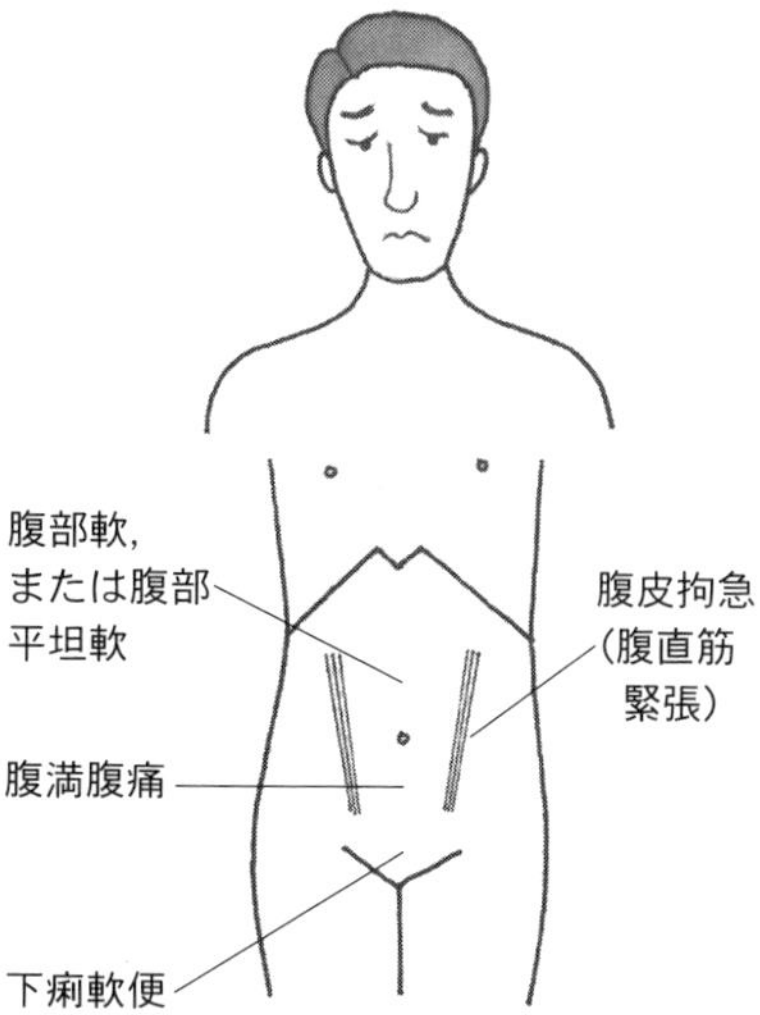

方　意

太陰病の主方の一つ，太陽病を誤下した結果，邪が虚に乗じて太陰脾に転属し，脾の陰陽気血の不和を来したために腹満し，ときに腹痛を訴えるようになったものである。

太陰病の本来の証候は，脾の虚寒と湿飲内盛による嘔吐・下痢・腹満腹痛であるが，本証では虚寒湿盛はない。

桂枝加芍薬湯証

主証：腹満，ときに痛む。

客証：腹鳴・軟便傾向・下痢軟便・胃痛。

脈は沈弦・あるいは弱。

舌は著変なく淡紅・ときに薄い白苔。

腹は軟で腹壁は薄いが，両側の腹皮拘急がある。

臨床応用

胃腸虚弱・慢性消化不良症・過敏性腸症候群・慢性胃腸炎・感冒性胃腸炎・食あたりなど。

応用の要点

胃腸虚弱・腹痛虚満・腹皮拘急。

類方鑑別

桂枝加大黄湯：腹痛腹満があって拒按・便秘する。すなわち大実痛の者。

理中丸（人参湯）：脾胃虚寒による下痢腹痛嘔吐。

小建中湯：気血両虚で，虚労・裏急・腹中痛。

原　典

本太陽病，医反テ之下シ，爾ルニ因リテ腹満シ時ニ痛ム者ハ太陰ニ属スナリ，桂枝加芍薬湯之ヲ主ル。大イニ実シテ痛ム者ハ桂枝加大黄湯之ヲ主ル。（太陰病篇　第279条）

方　解

君薬：桂枝３両（4.0ｇ）　辛甘，温。発汗解肌作用，温経散寒・営衛を調和する。

臣薬：芍薬（白）６両（6.0ｇ）苦酸，微寒。陰気を収斂し，裏を和す。よく脾

弁少陰病脈証并治

少陰病篇の構成

総論（二八一～三〇〇条）

- 少陰病の提綱
  - 二八一条　少陰病の定義
  - 二八二条　腎陽虚衰の証候
  - 二八三条　亡陽の証候
- 少陰病は発汗禁忌
  - 二八四条　変証（咳・下痢・讝語）
  - 二八五条　脈・細沈数
  - 二八六条　脈・微
- 予後好転の兆し
  - 二八七条　手足温まり緊脈去る
  - 二八八条　下痢止み手足温
  - 二八九条　ときにおのずから煩す
  - 二九〇条　少陰の中風
  - 二九一条　少陰病の治癒する時刻
- 少陰の熱化証
  - 二九二条　発熱
  - 二九三条　手足熱き者
  - 二九四条　誤治・下厥上渇
- 少陰の死証
  - 二九五条　手足逆冷
  - 二九六条　吐痢躁煩
  - 二九七条　頭眩・冒
  - 二九八条　四逆・脈至らず
  - 二九九条　息高き者
  - 三〇〇条　陰盛格陽

各論（三〇一～三二五条）

- 表裏両感証
  - 三〇一条　麻黄細辛附子湯証
  - 三〇二条　麻黄附子甘草湯証

- 陰虚火旺証
  - 三〇三条　黄連阿膠湯証
- 陽虚裏寒証
  - 三〇四条　背寒：附子湯証
  - 三〇五条　骨節痛：附子湯証
  - 三〇六条　膿血下痢便：桃花湯証
  - 三〇七条　腹痛・尿不利・便膿血：桃花湯証
  - 三〇八条　下痢膿血便：鍼
  - 三〇九条　吐利逆冷：呉茱萸湯証
- 少陰の咽痛証
  - 三一〇条　下痢咽痛：猪膚湯証
  - 三一一条　咽痛：甘草湯・桔梗湯証
  - 三一二条　咽中傷：苦酒湯証
  - 三一三条　咽中痛：半夏散及湯証
- 少陰虚寒諸証
  - 三一四条　下痢：白通湯証
  - 三一五条　下痢無脈：白通湯加猪膽汁湯証
  - 三一六条　陽虚水泛：真武湯証
  - 三一七条　裏寒外熱：通脈四逆湯証

- 陽気鬱結証
  - 三一八条　裏熱外寒：四逆散証
- 陰虚水飲証
  - 三一九条　水熱互結：猪苓湯証
- 少陰急下証
  - 三二〇条　口燥咽乾：大承気湯証
  - 三二一条　自利清水：大承気湯証
  - 三二二条　腹脹不大便：大承気湯証
- 裏寒諸証補遺
  - 三二三条　少陰脈沈：四逆湯証
  - 三二四条　寒飲乾嘔：四逆湯証
  - 三二五条　下痢嘔汗：温補の灸

少陰病ノ脈証並ビニ治ヲ弁ズ

少陰病は経脈のうえでは足少陰腎経脈と手少陰心経脈、臓腑ではこれらの経脈に連なる腎と心の病変を包括しています。条文のうえでは第二八一条から三二五条にいたる計四十五箇条です。

心は上焦にあって火を、腎は下焦にあって水をそれぞれ主っています。また腎は全身の陰陽の根本なので、少陰は全身の陰陽水火を統轄しています。心と腎は経脈を通じて、心火が降り腎水が上昇して、水火が互いに交通することによって陰陽水火の平衡を保っています。

病が少陰に及ぶと心腎の機能が損われるので、水火の正常性は失なわれ、陰陽の平衡が破綻します。陽火が衰えると陽虚の虚寒証となり、陰水が不足するときは陰虚で熱化証を呈します。また少陰の陽虚では津液の気化（水分の吸収や代謝）が十分行われなくなるので、少陰病ではしばしば陽虚水泛証が生じ、全身的な水飲停滞がみられます。少陰の陰陽がともに虚すときは陰陽分離・精気虚脱で死証が現れます。

少陰病は太陰病が進行して少陰に伝経するもの、寒邪が少陰を直中したもの、さらに誤治によって生じる場合とがあります。少陰は太陽と表裏をなしているので、太陽病の誤治から少陰病を生じることもあります。

少陰病の治法は、陽虚寒証の者は補陽温化、これに水泛を伴う場合は利水法を加えます。また、少陰の陰虚化熱証に対しては、滋陰清熱を行います。

条文 二八一

少陰ノ病タル、脈微細ニシテ但ダ寐《ネ》ント欲スナリ。

少陰病の提綱、すなわち少陰病の脈と証候を要約したものです。

少陰病は心腎両虚です。陽気が虚せば脈は微となり、陰血が虚せば脈は細を呈します。陰陽がともに虚している病態なので、脈は微細となります。心腎の陽気が虚し寒陰が内に盛んなため、神（精神）が養われず精神朦朧として「但ダ寐ント欲ス」というような症状を呈します。しかし少陰病の病人は、日中はウトウトしているが、夜は逆によく眠れないと訴えることが多いようです。

条文二八二

少陰ノ病ハ吐サント欲スレド吐サズ、心煩シテ但ダ寐ント欲ス。五六日自利シテ渇ス者ハ少陰ニ属スナリ。虚スルガ故ニ水ヲ引キテ自ラ救ウ。若シ小便ノ色白キ者ハ少陰病ノ形悉ク具ワル。小便白キ者ハ下焦虚シテ寒有リ、水ヲ制ス能ワザルヲ以テノ故ニ色白カラシムルナリ。

少陰病は腎陽が虚衰して下焦に水飲があり、胃気の下降を妨げるので嘔気を生じますが、この場合胃の中は空虚なので嘔吐する物がありません。したがって「吐サント欲スレド吐サズ」という有様になります。次に陰寒が特に下焦に盛んでわずかに残存している陽熱を上に追い出します。この押し上げられた陽気（虚陽上浮）が心を上擾する結果、心煩が生じます。この心煩は陰寒内盛によって生じたものであって、けっして一般的な実熱や陰虚火旺によって生じた熱による心煩ではありません。

五、六日経過すると病はさらに進行し、腎の虚寒証のため脾を温めることができなくなる結果、下痢を生じます。そのうえ、腎陽が虚して下焦の津液を温めて上騰することができないので、口渇を覚えます。そこで病人は、「水ヲ引キテ自ラ救ウ」ほかはありません。したがって「自利シテ渇ス者ハ少陰ニ属ス」、すなわち口渇があって下痢するのは少陰病、これに対して、太陰病の下痢は中焦脾の虚寒と水飲停滞による下痢なので口渇はありません。すなわち第二七七条にある通り、「自利シテ渇セザル者ハ太陰ニ属ス」です。

ふつう口渇は熱証のときに生じるものですが、本条は虚寒証の口渇です。その証拠にもし熱証であれば小便の色は黄褐色になるはずですが、本条の場合「小便ノ色白」すなわち無色透明ですから寒証であることを示しています。したがって下痢・口渇・尿色白と揃えば腎陽虚の少陰病であることは疑う余地がないので、「少陰ノ形悉ク具ワル」というわけです。無色透明の尿を出すということは、腎陽虚のために下焦の水飲を温化・吸収・循環することができず、そのまま垂れ流していることを示しているわけで、仲景は条文の最後に「小便白キ者ハ下焦虚シテ寒有リ、水ヲ制ス能ワザルヲ以テノ故」とその病理機序に注釈を加えています。

条文 二八三

病人脈陰陽倶ニ緊ナルニ反テ汗出ズル者ハ陽ヲ亡スナリ。此少陰ニ属ス、法当ニ咽痛シ復タ吐利スベシ。

少陰病の脈は本来微細であるはずですが、「脈陰陽倶ニ緊」すなわち寸関尺脈ともみな緊を呈している状態です。緊脈は実寒の脈ですから、病人は寒陰に支配されていることを示しています。寒が強ければ汗は出ないはずですが、かえって汗をかくという逆説的な症状を呈しています。これは少陰の強い陰寒が体内の乏しい陽熱を外に逐い出すことによって生じる、陰盛格陽という現象です。条文ではこれを「亡陽、此少陰(病)ニ属ス」と表現しています。逐い出された陽熱は汗とともに体表に出ると同時に、足少陰腎経を上行して咽喉にいたるので、咽痛を生じます。腹中は強い陰寒が支配していますから、当然嘔吐や下痢などを伴います。寒陰旺盛で亡陽がさらに進行すると脈は二八六条の微に変化すると考えられます。

「脈陰陽倶ニ緊」という表現は、第三条にもありました。この場合は、強い寒邪が体表にあって営衛を閉塞させている太陽病の傷寒なので、脈は浮緊を呈して無汗です。本条の場合は少陰の裏寒証なので、脈は同じ緊でも沈緊を呈します。

条文 二八四

少陰病、欬シテ下利シ譫語スル者ハ火気ヲ被リ劫《オビヤカ》スガ故ナリ。少便必ズ難シ、強イテ少陰ヲ責メ汗スヲ以テナリ。

本条より二八六条までの三箇条は少陰病に対し発汗法が禁忌である場合について論述しています。

少陰病の治療は温補して回陽を行うべきであるのに、火熱を用いて無理に発汗させると、少陰病は本来陰陽両虚の状態にあるので容易に津液を損い火気が肺に迫るので咳を生じます。一方、心陰を焼灼すると心神が浮越し、讝語を呈すようになります。また腎は二便を主るので、無謀な発汗は腎陰を損傷し、下痢や尿閉を引き起こします。

条文 二八五

少陰病、脈細沈ニシテ数ナルハ病裏ニ在ルト為ス、汗ヲ発スベカラズ。

脈沈は裏、細は陰虚、数は熱証を表しています。したがって本条の場合、腎の陰虚内熱証であることを示しています。陰水が不足して陽気を制御できないために虚熱証を呈すものですから、発汗させることは逆治となり、ますます腎陰を損傷します。ここは壮水制火の法を用いて、陰水を滋養してやるのが正しい治療法になります。

条文 二八六

少陰病、脈微ナレバ汗ヲ発スベカラズ、陽ヲ亡スガ故ナリ。陽已ニ虚シ尺脈弱濇ノ者ハ復タ之ヲ下スベカラズ。

微脈とは非常に細く弱々しくて触れがたい脈象を指し、陽気不足を表現しています。これを発汗させると第二八三条と同じ亡陽の状況になるので、「陽ヲ亡ス」というわけです。

「尺脈弱濇」は、尺脈が腎を、濇かつ弱が陰血不足を表します。陽気が虚したうえに腎陰も虚した陰陽両虚証では、発汗だけでなく瀉下も禁忌です。

条文 二八七

少陰病、脈緊、七八日ニ至リ自ラ下利シ、脈暴《ニワカ》ニ微、手足反テ温カク、脈緊反テ去ル者ハ解セント欲スト為スナリ。煩シテ下利スト雖モ必ズ自ラ愈ユ。

本条より二八九条までの三箇条は、少陰病の経過中に陽気が回復して、治癒に向かう兆候を論述しています。

少陰病で脈が緊というのは、二八三条で見たように寒邪が強盛で陽気を圧倒している状態です。七、八日経過して下痢とともに脈が急に微に転ずるときは、邪勝正退で正気が完全に消滅して病状が急変した場合と、逆に寒邪が去って陽気が回復したため緊脈が解消した場合の相反する二つの可能性が考えられます。続く「手足反テ温、脈緊反テ去ル」という一節まで読めば、これは後者の陽気回復の兆しであることが理解されます。少陰病は陽虚陰盛ですから、本来手足は厥冷しています。この場合の下痢は二七八条太陰病の「暴煩、下痢日ニ十余行」と同じで、陽気回復のあとの自浄作用にもとづく下痢です。

条文 二八八

少陰病、下利スレドモ、若シ利自ラ止ミ、悪寒シ踡臥《ケンガ》スレドモ手足温キ者ハ治スベシ。

少陰病で下痢があり、体を折り曲げ縮こまって横臥している病人を診ても、下痢が自然に止み手足が温まってくるようであれば、これも陽気回復の兆候であるから回復の可能性がある、というものです。「悪寒シ踡臥」を「下利」のあとに持ってきて、「少陰病、下利、悪寒シ踡臥スレドモ」とするか、「手足温」のあとに持ってくれば理解しやすいと思います。

条文 二八九

少陰病、悪寒シ踡スモ時ニ自ラ煩シ衣被ヲ去ラント欲スル者ハ治スベシ。

悪寒踡臥は少陰病で寒陰強盛・陽熱衰微に特有の症状です。このような病人が、煩躁し被っている着物や夜具を脱ぎたがるようになれば、それは陽気が回復して望ましい邪正闘争が行われ始めた証拠で、病人がそのうち治癒に向かう兆候であると考えられます。

条文 二九〇

少陰ノ中風、脈陽微陰浮ノ者ハ愈エント欲スト為ス。

「脈陽微陰浮」は、陽脈浮の意味です。太陽病上篇第一二条に、「陽浮陰弱」という表現があり、これは浮に取った脈を陽､沈に取った脈を陰としていました。

本条では寸口の脈の中で、寸脈を陽脈、尺脈を陰脈としています。少陰経脈が風邪に外感した少陰の中風の場合、風は陽邪なので本来なら陽脈である寸脈が浮を呈すはずです。これが微ということは、風邪が解消しようとしている証拠です。一方、邪が裏に侵入するときは陰脈である尺脈が沈を呈すはずです。ところがこれが浮ということは、邪は裏に侵入していないということです。これらの理由から陽微陰浮の脈であれば表邪は解し、裏にも入らないので「愈エント欲ス」と考えてよいわけです。

条文 二九一

少陰病解セント欲ス時ハ子《ネ》ノ刻従リ寅《トラ》ノ上ニ至ル。

少陰病は、陰盛陽衰の証です。自然界から陽気の助けを借りてはじめて治癒の転機が訪れます。したがって少陰病が治癒に向かうのは、自然界で陽気がはじめて発生する時刻、すなわち子の刻から寅の刻にいたる間で、現在の時刻に直すとほぼ午後十一時から午前五時までの六時間に相当します。

条文 二九二

少陰病、吐、利スレド手足逆冷セズ反テ発熱スル者ハ死セズ。脈至ラザル者ハ少陰ニ灸スルコト七壮。

少陰病で陽虚陰盛の証では､通常は嘔吐・下痢があって手足は逆冷しますが、そうならずに発熱する病人は陽気が残存し、なお回復する兆しがあるということです。したがって亡陽で死ぬことはありません。

次に「脈至ラズ」といって「脈絶」といっていないのは、嘔吐や下痢で陽気はかなり虚して一時的に脈が途切れがちになってはいるが、それでもまだ「脈がある」ということで、少陰を治療する兪穴に七回灸を据えて腎陽を補ってやれば病人は回復するでしょう。「少陰ニ灸スルコト七壮」の部位については、従来多くの学者によって論議されていますが、少陰腎経の兪穴である太谿（下肢内果頂点の後方）であろうというのが大多数の意見になっています。

条文 二九三

少陰病八九日、一身手足尽ク熱キ者ハ熱膀胱ニ在ルヲ以テ必ズ便血スルナリ。

少陰病が八、九日経過すると少陰の裏寒は一転して熱化することがあります。

少陰腎と太陽膀胱は互いに裏表の関係にあるので、熱化した少陰腎の邪熱は表である太陽膀胱に移ります。それにより「手足尽ク熱」という表証が現れると同時に、邪熱は膀胱と同気相通ずる手太陽小腸に下行して陰絡を灼傷する結果、血尿や血便が出ることになります。

条文には処方は提示されていませんが、その病理機序が少陰の熱化証と考えられるので、処方は黄連阿膠湯や猪苓湯かと考えられます。

条文 二九四

少陰病、但ダ厥シ汗無キニ強イテ之ヲ発セバ必ズ其ノ血ヲ動ス。未ダ何ノ道ヨリ出ズルカヲ知ラズ、或イハ口鼻従リ或イハ目従リ出ズル者ハ是レ下厥上竭ト名ヅケ治シ難シト為ス。

本条は少陰病虚寒証なので、手足は厥冷し汗は出ません。それを誤治して無理に発汗させると、第二八四条と同じくますますその陽を虚衰させるとともに陰津も損傷する結果、血熱妄行して鼻出血や眼からの出血を生じます。本条は、陰陽が上下に隔絶して下肢は陽虚で厥冷したままになり、上へは陰血が上擾し、さらに血に従って虚陽も上衝するので両者が合して血熱となり、目・口・鼻など上竅より出血します。この病態を「下厥上竭」と名付け、陰陽が分離・隔絶した病態であるがゆえに「治シ難シ」と述べたものです。

本条は前条と対比して配置されています。本条に対し、前条は少陰の陰盛が陽に転じて熱化し、邪熱が下行して傷絡下血しただけなので、「治シ難シ」とはいっていません。

条文 二九五

少陰病、悪寒シ、身踡シテ利シ、手足逆冷スル者ハ治セズ。

第二八七条から二九二条までは、少陰病で陽気回復の兆しがみられ、回復の可能性がある予後良好な場合であったのに対し、本条から三〇〇条までの六箇条は、完全に亡陽陰盛で予後不良の証候について述べており、それぞれいままでの予後良好な場合の条文と対比しながら述べられています。少陰病は心腎陽虚証ですが、陽気が残存あるいは回復する者は生き、陽気が絶滅した者は死す運命にあります。

少陰病で悪寒して身を縮め、下痢があり、手足がまったく冷えたままで温まらないということは、表裏ともに完全に陰寒に支配され、陽熱はまったく残っていない状態を示していますから、治る可能性は絶無です。悪寒して踡臥していても、いくぶん陽気が残存して治る可能性があった二八八条と対比してみてください。

条文 二九六

少陰病、吐シ利シ躁煩シテ四逆スル者ハ死ス。

前条より、さらに陰盛陽絶が進行した状態です。嘔吐下痢は、陰寒が裏で旺盛であることを示しています。さらに本条には「躁煩」とあり、煩躁とはいっていません。煩躁は裏熱があって煩悶し手足をばたつかせる状態であり、陽熱性で意識も明澄に保たれ、少陰病でみられるときは陽気回復の兆しです。一方、躁煩は意識が昏濁して手足をばたつかせて苦悶する状態で、これは生命危篤の症状です。四逆は逆冷より重篤で、四肢の冷えがさらに著しい状態です。これらの症状から、陰盛陽絶は明らかなので予後はより悪く、したがって「不治」ではなく「死ス」と表現されています。

条文 二九七

少陰病、下利止ムモ頭眩シ、時時自ラ冒ス者ハ死ス。

本条は二八八条に対応しています。少陰病で下痢が自然に止むのは、陽気が回復し寒邪が消退する際に多くみられる現象と考えられています。

しかし本条の場合、下痢は止んだが眩（めまい）や冒（失神）が起こり、手足は温まらないままです。これは下痢のために下焦の陰液が尽き、その結果陽気が上に逸脱して陰陽が上下に解離してしまった危険な状態ですから、死証というわけです。

条文 二九八

少陰病、四逆シ、悪寒シテ身踡シ、脈至ラズ煩セズシテ躁ス者ハ死ス。

本条は二八九条と反対の症状です。陰寒極盛・陽気衰微して手足は完全に冷えきって温まらず、寒さに身を縮めてうずくまっているうえに、熱による煩はなく、体温低下による意識混濁と手足の無意識の動き、すなわち躁がみられます。躁と煩の違いは二九六条を参照してください。「脈至ラズ」とは、二九二条にもあった脈が途切れる脈象です。二九二条の「脈不至」は、陽気がときどき弱まるために気血の流れが断続して生じているので灸で陽気を補強してやれば回復は可能ですが、本条の場合は生気が途絶した結果脈が拍たなくなったものであり、仮死状態に近い無脈と考えられます。

条文 二九九

少陰病六七日、息高キ者ハ死ス。

息は呼吸です。一息は、一呼気と一吸気です。呼気は肺と心が主り、吸気は腎と肝が支配しています。「息高キ者」とは、呼吸が浅く吐くばかりで十分吸気ができない状態で、これは腎の納気作用が正常に働いていないことを示します。少陰病が六、七日経過して腎の元気が損われ、呼吸に際し天の清気を腎に帰納できず、清気(酸素)は空しく上に逸脱して納気されないので、病人は死を免れません。

条文 三〇〇

少陰病、脈微細沈、但ダ臥サント欲シ汗出ズレドモ煩サズ、自ラ吐サント欲ス。五六日ニ至リテ自利シ復タ煩躁シテ臥寐スルヲ得ザル者ハ死ス。

「脈微細沈、但ダ臥サント欲ス」は、少陰病に特有の脈象と症状です。一般的には、発汗は陽熱により津液が外泄される結果ですから、熱によって煩が生じるのが普通ですが、汗が出ても煩を伴わないというのは、この汗が亡陽の結果津液が体外に洩れ出した冷汗であることを物語っています。また「吐サント欲ス」のも体内の陽虚陰盛によって陰寒が上逆した結果です。

少陰病が五、六日経過して病状はさらに進行し、陽気がますます虚し、陰寒はますます旺盛になると、陰盛格陽すなわち陰寒が弱い陽気を受け付けず、体外に逐い出して内寒外熱（真寒仮熱）になる結果、病人は煩躁して眠れなくなります。

本条までが少陰病の提綱・脈と証候・禁忌・予後などを論述した、いわば総論の部分にあたり、次条から治則と処方を論ずる各論に入ります。

条文 三〇一

少陰病始メテ之ヲ得ルニ、反テ発熱シ脈沈ノ者ハ麻黄細辛附子湯之ヲ主ル。

麻黄細辛附子湯ノ方

麻黄二両節ヲ去ル　細辛二両　附子一枚炮ジテ皮ヲ去リ八片ニ破ル

右ノ三味、水一斗ヲ以テ先ズ麻黄ヲ煮テ二升ニ減ジ上沫ヲ去ル、諸薬ヲ内レ煮テ三升ヲ取リ滓ヲ去リ一升ヲ温服セヨ。日ニ三服ス。

少陰病は一般的には裏の虚寒証ですから、無熱で悪寒があります。少陰病の初発から発熱があるということは、少陰と同時に太陽も邪を受けたということです。脈沈は少陰裏証の脈で、本条は太陽と少陰が同時に邪を受けた表裏両感証といえます。太陽と少陰は互いに表裏の関係にあるので、臨床上このような両感証はよく起こります。

表裏両感証でどちらの病邪の重さも同程度なので、麻黄細辛附子湯で主治します。麻黄は辛温発汗解表、附子は大辛で温腎補陽、細辛は辛温で表裏に介在して表にある寒邪をよく解すと同時に少陰の寒邪をよく散じます。以上の三薬が協同して、少陰腎を温補しながら体表の表邪を発散します。

本条の発熱は、前の三〇〇条の陰盛格陽による発熱とは異なります。陰寒内盛による四肢の厥冷や下痢嘔吐がなく、また脈の微や途絶（不至）はないからです。

もし表証よりも裏の虚寒の方がよりはなはだしければ、病状はより重篤であると考えます。そのような場合には、すでに九一条と九二条に記載されていたように、先裏後表の治則に従い四逆湯を用います。

方　解

君薬：附子１枚（1.0ｇ）　大辛，大熱。経を温め寒を散ず。表の風寒を散じ，裏の冷湿を逐う。一切の沈寒錮冷の証を治す。少陰を温補するとともに，麻黄による亡陽を予防する。

臣薬：細辛２両（3.0ｇ）　辛,温。少陰の寒邪を散ず。散寒解表,風湿を逐い，祛風止痛・温肺化飲・止咳。表裏を通じ，麻黄と組むと，風寒による痰飲咳嗽を止める。

佐使薬：麻黄２両（4.0ｇ）　辛苦，温。発汗解表，衛中の風熱を去り営中の寒邪を逐う。宣肺平喘・止咳・祛風湿，散寒して太陽の寒邪を解す。附子と組むと温経通脈・助陽散寒する。

老人や虚弱な人は，常に陽気が不足しているので，外邪に対する防衛力がなく，寒邪を感受すると邪は直接裏に達し，表も裏もともに病む表裏両感証に陥りやすい。本方は，解表・温裏・補陽を同時に果たす。

条文三〇二

少陰病、之ヲ得テ二三日ハ麻黄附子甘草湯ニテ微カニ発汗ス。二三日（裏）証無キヲ以テノ故ニ微カニ汗ヲ発スナリ。

麻黄附子甘草湯ノ方

麻黄二両節ヲ去ル　甘草二両炙ル　附子一枚炮ジ皮ヲ去リ八片ニ破ル

右ノ三味、水七升ヲ以テ先ズ麻黄ヲ一両沸シ上沫ヲ去リ、諸薬ヲ内レ煮テ三升ヲ取リ滓ヲ去ル。一升ヲ温服セヨ。日ニ三服ス。

前条を承け、少陰太陽両感証の発症より二、三日経過した時点について述べています。発熱・無汗・脈沈などの諸証はいまだ消失していませんが、正気は初日よりさらに虚したと思われます。

「二三日証無キヲ以テ」はテキストによっては「裏証無」としているものも多々あり、嘔吐・下痢・腹痛などの少陰病にみられる典型的な裏証がいまだ出現していない状態であると一般に解釈されています。要約すると、前条より二、三日経って表証はやや緩和し

図解

麻黄細辛附子湯《まおうさいしんぶしとう》

方　意

陽虚冷え性体質の者が風寒の邪に外感して，太陽病と少陰病を同時に発症する表裏両感証である。

頭痛・咳・鼻汁などの表証とともに発熱があるが，悪寒が強く，四肢が冷え，元気がなく不活発で，倦怠感や眠気などを訴える。正気の反応が弱く，脈は浮ではなく沈。

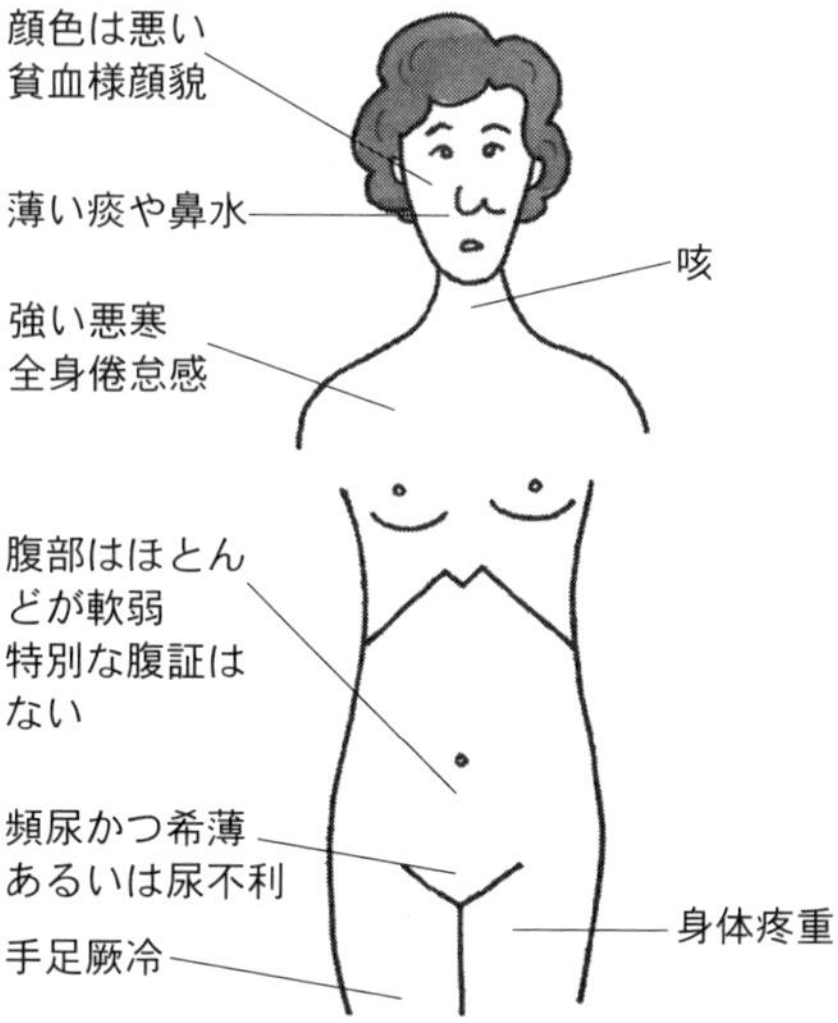

麻黄細辛附子湯証

主証：少陰病がかえって発熱を伴って発症。

客証：頭痛・咳・鼻汁・悪寒・四肢の冷え・眠気・不活発。

脈は沈微。

舌は淡白・滑苔。

腹は一般に軟弱のことが多いが，特別な腹証はない。

臨床応用

老人・冷え性体質・虚弱者の感冒・インフルエンザ・気管支炎・肺炎・気管支喘息・万年カゼ・習慣性頭痛など。

温表利水の働きがあるので，風寒による神経痛や関節痛，鼻アレルギーや寒冷蕁麻疹などにも有効である。

運用の要点

悪寒が強く，元気がなく不活発な人の感冒症状・脈沈。

類方鑑別

真武湯：冷えと腹痛・下痢・眩暈があるが，カゼ症状はなし。

小青竜湯：鼻水や頭痛はあるが，冷えは強くない。

桂枝湯：発熱悪風・頭痛鼻水。不活発ではない。脈浮。

原　典

少陰病始メテ之ヲ得ルニ，反テ発熱シ脈沈ノ者ハ麻黄細辛附子湯之ヲ主ル。（少陰病篇　第301条）

たが正気が若干虚し、かつはっきりした裏証はいまだ現れていないという状態なので、作者は辛散の細辛を去って少陰病を発散しすぎるのを避け、代りに中焦を補い正気を保護する甘草を加えた麻黄附子甘草湯に切り替えるという、転換の妙技を見せてくれています。

条文 三〇三

少陰病之ヲ得テ二三日以上、心中煩シテ臥スヲ得ザルハ黄連阿膠湯之ヲ主ル。

黄連阿膠湯ノ方

黄連四両　黄芩二両　芍薬二両　鶏子黄二枚

阿膠三両一ニ三挺トモ云ウ

右ノ五味、水六升ヲ以テ先ズ三物ヲ煮テ二升ヲ取リ滓ヲ去ル。膠ヲ内レ烊シ尽クシ小シク冷ヤス。鶏子黄ヲ内レ攪シテ相得セシム。七合ヲ温服セヨ。日ニ三服ス。

陰虚火旺による、少陰の熱化証です。

少陰心と腎は火と水を支配し、一身の陰陽の根本をなしています。正常な状態では、常に陰陽は平衡を保っています。具体的には心火は絶えず下降して腎水を温め、腎水も絶えず上昇して心陰を養い、心火を制御しています。少陰病に罹って二、三日経過すると、体質によって陽気が不足する人は虚寒証になり、逆に陰水が不足する人は虚熱証を呈します。腎水が不足すると心火を制御することができなくなるので、心火が亢盛になって熱証を呈し、そのために煩悶し、眠れなくなります。特に夜間は昼間体表に出てめぐっている陽気(衛気)が体内の陰血に還るので、陰陽の葛藤が激化し、その結果煩躁や不眠がいっそう激しくなります。

陰虚火旺による少陰の熱証の基本処方は、黄連阿膠湯です。黄連、黄芩、芍薬、阿膠、鶏子黄（鶏卵の黄味）の五味で構成されています。

黄連と黄芩は苦味で心火を清瀉し、芍薬は酸苦微寒で血を養い陰液を和し、阿膠は腎水を滋養し、鶏子黄は心血を養うとともに心神を安寧させる効果があります。本方を煎じるときは、阿膠は溶かしてから黄連、黄芩、芍薬の三味の煎汁中に入れ、少し冷えるのを待って卵の黄味二個分を加えてよく攪拌して服用します。けっして阿膠と卵黄の二薬を同時に煎じてはいけません。

条文 三〇四

少陰病、之ヲ得テ一二日、口中和シ、其ノ背悪寒スル者ハ当ニ之ヲ灸スベシ。附子湯之ヲ主ル。

附子湯ノ方

附子二枚炮ジ皮ヲ去リ八片ニ破ル　茯苓三両　人参二両　白朮四両　芍薬三両

右ノ五味、水八升ヲ以テ煮テ三升ヲ取リ、滓ヲ去リ一升ヲ温服セヨ。日ニ三服ス。

「少陰病、之ヲ得テ一二日」とありますから、少陰病を発したばかりのごく早い時期です。本条は、「口中和」と「背悪寒」の二つが要点です。「口中和」とは、口の燥き・口渇・口の苦味といった口の不快な症状がない状態です。これらの諸症はすべて裏の熱によって生じるものですから、少陰病で口中和といえば少陰の熱証ではなく虚寒証であるとわかります。

次に「背悪寒」ですが、これは少陰病陽虚裏寒証のために背中が冷えるものです。『素問』金匱真言論第四に「人身ノ陰陽ヲ言エバ、則チ背ハ陽為リ、腹ハ陰為リ」とありますから、陽気不足で陰寒内盛を生じれば、当然陽部である背中が冷えます。これに対する治法は、まず元陽を鼓舞し陰寒を消退させる部位に灸を行い、次に附子湯を与えることです。古代の鍼法では一般に瀉には鍼を用い補には灸を用いたので、補陽には灸を指示したものと思われます。具体的な部位については明示してありませんが一般には臍の真下の関元(任脈)や、背中の第七・八胸椎棘突起間の膈兪（太陽膀胱経脈)あるいは第七頸椎と第一胸椎間の大椎(督脈)などであろうといわれています。

附子湯は附子と人参を君臣薬とし、附子で先天の本である腎陽を補うとともに温経散寒し、人参で後天の本である脾を補って元気を益します。附子と人参の補陽温燥の作用は陰を損なう恐れがあるので、寒性で滋陰する芍薬を佐薬として配合します。陽気が不足すると必ず水飲の吸収・気化が正しく行われず水飲が停滞するので、使薬として茯苓と白朮を用いて利水をはかると同時に補脾を行っています。

条文 三〇五

少陰病、身体痛ミ手足寒ク骨節痛ミ脈沈ノ者ハ附

方　解

君薬：	黄連４両（3.0ｇ）	苦，寒。清熱瀉火。心熱を清瀉する。
臣薬：	黄芩２両（2.0ｇ）	苦，寒。涼血。黄連を助け心火を清す。養陰退陽，膀胱の水を養う（『本草備要』）。
佐薬：	阿膠３両（3.0ｇ）	甘，平。腎を滋し気を益し，血を和し陰を補う。腎水を滋養する。
	鶏子黄２枚（１個）	甘，平。卵黄である。心血を養い，心神を安心寧神させる。
使薬：	芍薬２両（2.5ｇ）	白芍薬は酸苦，微寒。補血斂陰。血を養い陰液を和す。

子湯之ヲ主ル。

少陰病で手足が冷えて筋肉痛や関節痛がある状態ですから、少陰虚寒証を指しているとわかります。少陰の陽虚では四肢を温めることができないので手足が冷え、裏の陽気が不足して内から外に発散していく力がないので脈は沈となり、また陽気が虚して水湿を温めて運行することができないため、寒湿が肌肉や関節に停留して「身体痛」や「骨節痛」を生じます。

筋肉痛や関節痛は、太陽病の傷寒すなわち麻黄湯証でもみられますが、このときは「手足寒」はなく必ず発熱悪寒があり、また脈は沈でなく浮脈を呈すので、両者の臨床症状の相違は歴然です。

前条と本条はともに附子湯証ですが、前条の「口中和、背悪寒」は附子湯の陽気不足による病態を表現しているのに対し、本条の「身体痛、骨節痛」は陰寒内盛による疼痛という一面を述べたものと思われます。臨床的には、本条にもとづいて附子湯を用いる場合が多いようです。

黄連阿膠湯《おうれんあきょうとう》

方　意

少陰病の陰虚火旺による熱証の基本処方である。少陰の心と腎は一身の陰陽の根本で，協調して火と水を支配している。体質的に腎水が不足する人は心火を制御することができないので，心火が亢盛して少陰病の熱証を呈す。

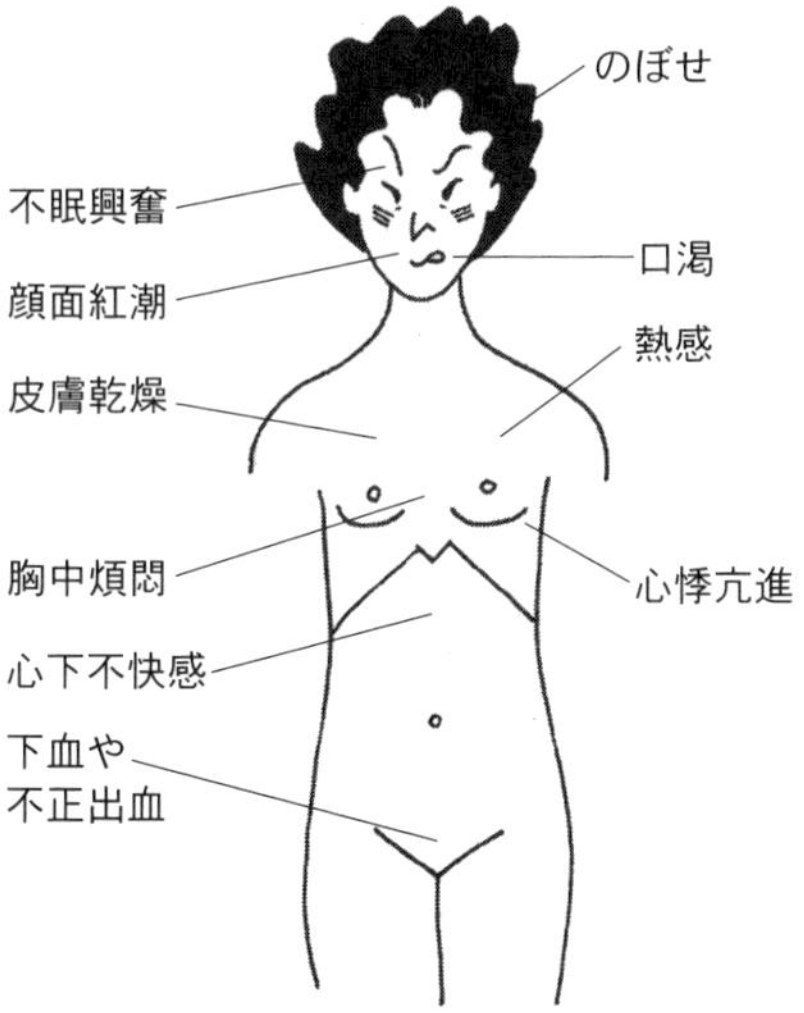

黄連阿膠湯証

主証：心中煩して臥すを得ず。

客証：肌膚枯燥・顔面紅潮・のぼせ・興奮・頭痛・口渇・心悸亢進など。

脈は沈細数。

舌は舌質紅乾燥・薄あるいは無苔。

腹は皮膚乾燥・心下膨満と不快感。

臨床応用

更年期障害・不眠症・高血圧症・糖尿病・肝硬変症・ベーチェット病・アトピー性皮膚炎・口内炎・諸出血（衄血・吐血・喀血・下血・血尿・眼底出血・不正性器出血）。その他陰虚火旺の証を呈す者には，病名に関係なく用いてよい。

運用の要点

虚熱・乾燥・煩躁・不眠などを目標にする。

類方鑑別

梔子豉湯：身熱・胸中煩悶・不眠があるが乾燥口渇がない（虚煩証）

白虎加人参湯：心煩があるが，実熱証で口渇・多飲。

茯苓四逆湯：煩躁があるが，真寒仮熱で厥冷を伴う。

原　典

少陰病，之ヲ得テ二三日以上，心中煩シテ臥スヲ得ザルハ黄連阿膠湯之ヲ主ル。（少陰病篇　第 303 条）

条文 三〇六

少陰病、下利シテ便膿血ノ者ハ桃花湯之ヲ主ル。

桃花湯ノ方

赤石脂一斤一半ハ全用シ一半ハ篩イテ末トス

乾姜一両　粳米一升

右ノ三味、水七升ヲ以テ煮テ米ヲ熟サシメ滓ヲ去ル。七合ニ赤石脂末方寸匕ヲ内レ温服セヨ、日ニ三服ス。若シ一服シテ愈ユレバ余ハ服ス勿カレ。

少陰病虚寒証で膿血を伴う下痢腹痛は、挑花湯で主治します。

腎陽が虚衰して脾を温めることができなくなって下痢を生じ、その結果陽気の虚衰だけでなく陰血も破壊されたために下痢便とともに膿血が下るようになったものです。通常、膿血下痢便といえば熱邪の下注によって生じる熱痢が多いのですが、本条の場合は脾腎の虚寒から発した陰陽両傷の虚寒性の下痢ですから、大便は臭気がなく、裏急後重や肛門灼熱感、拒按などの熱痢に特有の症状もありません。

桃花湯は赤石脂、乾姜、粳米の三味により構成されています。赤石脂は第一五九条赤石脂禹餘糧湯の条に出ていた鉱物性の生薬で、性味は甘・酸・渋・温で、渋腸止瀉・斂陰止血の効能があります。一五九条では太陽病の誤下により腎陽を損傷して生じた虚寒性の下痢に用いました。本条の場合、全部は煎汁の中に入れず、一部は末のままあとから加えることにより、薬を腸内に長く留めて収斂の効果が長く続くようにしています。乾姜は辛熱で中焦・下焦を温補します。粳米は補中益気するとともに他の二薬の働きを助けています。本方は収渋固脱、つまり腸の弛緩を収斂させ、血が漏れ下るのを抑える働きが要点です。

条文 三〇七

少陰病、二三日ヨリ四五日ニ至ルモ、腹痛ミ、小便利セズ、下利止マズ便膿血ノ者ハ桃花湯之ヲ主ル。

前条を補充しています。少陰病が四、五日と遷延しても、いまだ腹痛と膿血の混じった下痢が持続し、そのうえ小便不利になったというものです。腹痛・血便下痢が止まらないのは、前条の下焦・中焦の陽虚裏寒

桃花湯《とうかとう》

方　意

少陰病で陽気不足による虚寒性の下痢と，陰血不足により膿血便を呈するものを，温中渋腸して治す。

桃花湯証

主証：手足厥冷・下痢・膿血便。
客証：腹痛・小便不利。
脈は沈で，遅あるいは微細。
舌は舌質淡白・乾燥・苔薄。
腹は軟弱・虚満・圧痛。

臨床応用

潰瘍性大腸炎・大腸癌・肛門周囲炎・慢性痔瘻・特発性腸管出血。

運用の要点

虚寒性で膿血性の下痢腹痛（裏急後重や肛門灼熱感を伴わない）・温めると軽減する。

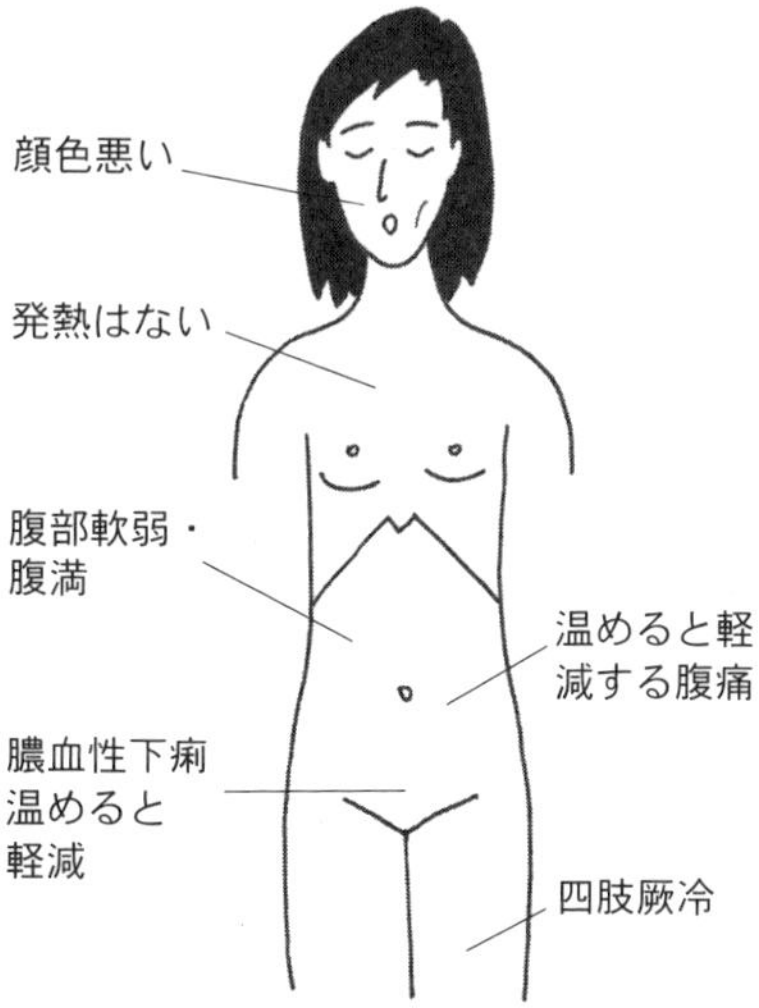

類方鑑別

真武湯：少陰病・虚寒性下痢であるが，便膿血はない。
猪膚湯：少陰病熱化証の下痢。下痢・咽痛・胸満・心煩がある。
黄芩湯：陽病の熱痢・発熱や裏急後重を伴う。
白頭翁湯：厥陰病の熱化による熱性下痢。膿血便・裏急後重・肛門灼熱感などを伴う。

原　典

少陰病，下利シテ便膿血ノ者ハ桃花湯之ヲ主ル。（少陰病篇　第306条）
少陰病，二三日ヨリ四五日ニ至ルモ，腹痛ミ，小便利セズ，下利止マズ便膿血ノ者ハ桃花湯之ヲ主ル。（少陰病篇　第307条）

方　解

君薬：赤石脂１斤（6.0ｇ）	甘酸渋，温。渋腸止瀉，斂血止血。はじめに3.0ｇを入れて煎じたあと，残りの3.0ｇを混じて服用。
臣薬：乾姜１両（1.5ｇ）	大辛，大熱。温中散寒・回陽通脈。中焦・下焦を温補。
佐使薬：粳米１升（8.0ｇ）	甘，温。補中益気。甘味を以て急を緩す。

が改善されずますますはなはだしくなっているからです。さらに持続する下痢によって体内の津液が欠乏したために尿不利という症状までが加わっており、症状はさらに深刻です。桃花湯を引き続き投与すべきです。

条文 三〇八

少陰病、下利、便膿血ノ者ハ刺スベシ。

本条は非常に簡潔な条文で、刺すべき部位（穴）についての記載もないので、その解釈には諸説あります。

一説は前二条を承け、湯液治療にさらに鍼治療を併用すれば結果はいっそう良好になると述べたものだ、という解釈です。

一方別の説は、三〇四条で述べたように、この時代、邪を瀉すには鍼法を用い正気を補うには灸法を用いるのが通則であったので、鍼を単独で用いるよう指示していることから、本条は前二条とは反対に、少陰の化熱証で下痢膿血便を呈する病人には桃花湯ではなく刺法を用いて邪熱を瀉せという指示だ、という解釈です。

病邪が少陰に侵入するとき、病人の本来の体質に従って、陽気が不足している人では従陰寒化して陽虚裏寒証を呈し、陰血が不足しがちな人では従陽火化して陰虚火旺証に転じるので、三〇六条から本条までの三箇条で両方の場合を対置して論じたのだろうという推察も成り立ちます。

条文 三〇九

少陰病、吐利シ、手足逆冷シ、煩躁シテ死セント欲ス者ハ呉茱萸湯之ヲ主ル。

呉茱萸湯ノ方

呉茱萸一升　人参三両　生姜六両切ル　大棗十二枚擘ク

右ノ四味、水七升ヲ以テ煮テ二升ヲ取リ、滓ヲ去リ七合ヲ温服セヨ。日ニ三服ス。

本条は、二九六条少陰病の死証を論じた「少陰病、吐利シ、躁煩シ、四逆スル者ハ死ス」と酷似しています。「手足逆冷」と「四逆」は意味は同じですから、両条の違いは「煩躁」と「躁煩」にかかっています。「煩」は陽で熱証、「躁」は陰で寒証です。二九六条の躁煩は躁が主で煩が従ですが、本条の「煩躁」は煩が主で躁は従です。煩躁と躁煩の相違については、二九六条の説明を再読してください。したがって本条の場合、少陰病陽虚裏寒証ですが、いまだ陽気が残存している状態です。「煩躁シテ死セント欲ス」のはその残存した陽気が陰邪と抗争することによって生じる症状を示したものです。「吐利」は裏に旺盛な寒邪があって、胃から上逆したり脾から下注するために生じます。手足の逆冷は、陽虚陰盛で陽気が四肢に達しないためであることはいままでに見た通りです。この病態に対する治法は、三陰を温補するとともに逆気を降ろす働きをもつ呉茱萸湯です。

呉茱萸湯の組成と効能は、すでに陽明病篇二四三条に出ていますので、参照してください。

条文 三一〇

少陰病、下利、咽痛、胸満、心煩スルハ猪膚湯之ヲ主ル。

猪膚湯ノ方

猪膚一斤

右ノ一味、水一斗ヲ以テ煮テ五升ヲ取リ、滓ヲ去リ、白蜜一升ヲ加エ、白粉五合ヲ熬リテ香シ和シテ相得セシメ温メテ六服ニ分カツ。

本条から三一三条までは少陰病の咽痛について論じています。本条は少陰病の陰虚化熱証で、虚火上炎して咽痛・胸満・心煩を生じる場合の証候と治法です。はじめ少陰病虚寒証で下痢を生じたものですが、下痢により津液を排泄・消耗した結果、腎水が不足して陰虚証に転じ、虚火が上炎したものです。少陰腎経脈は、腎より上行して横隔膜を貫いて胸腔に入り、肺から咽喉部に続いています。その一枝は肺より出て心臓に連なっています。虚火が上炎するとまず肺陰を損傷し、次いで咽喉を焼灼するので咽が痛み、一方心臓も熱せられるので心煩を生じると考えられます。心煩については心腎不交によるものだとする考え方もあります。

虚火上炎に対しては、猪膚湯で主治します。君薬の猪膚は『神農本草経』には収載されておらず、それが何であるかについては諸説に分かれています。ある人は豚の薄い皮の毛の少ない部分であるといい、ある人は豚の皮下の厚い脂肪部分であると唱えています。その働きは腎水を滋し肺燥を潤すとともに、少陰の虚熱を清すとされています。白蜜は補中潤肺して咽喉を利し、痛みを止めます。白粉とは米の粉で、こんがり灼いて用います。効能は補脾益胃で、下痢を止めます。

条文 三一一

少陰病二三日、咽痛ム者ハ甘草湯ヲ与ウベシ。差エザレバ桔梗湯ヲ与ウ。

甘草湯ノ方

甘草二両

右ノ一味、水三升ヲ以テ煮テ一升半ヲ取リ、滓ヲ去リ七合ヲ温服セヨ。日ニ二服ス。

桔梗湯ノ方

桔梗一両、甘草二両

右ノ二味、水三升ヲ以テ煮テ一升ヲ取リ、滓ヲ去リ分カチ温メ再服セヨ。

前条に続き、少陰の虚熱が上擾して咽痛を生じた場合の治法です。少陰の虚火が咽痛を生じる病理機序は、前条で説明した通りです。少陰病の咽痛の軽い者には甘草湯を、これで治癒しない重い者には桔梗湯を与えよというものです。臨床的には、少陰病の咽痛は実熱によって生じた咽喉炎とは異なり、咽喉は軽度に充血し、舌はせいぜい淡紅色で、脈は細数を呈す程度のものです。

甘草湯は生甘草一味を煎じたものです。甘草は性味は甘平、生で用いると涼性を示し清熱解毒に働き、蜜炙ると温性で補中益気に働きます。一般には炙甘草を用いますが、甘草湯と桔梗湯に限り生甘草を用います。

桔梗湯は甘草湯に桔梗を加えたものです。桔梗は辛苦微温、肺に入って熱を瀉し、喉痹咽痛を治し排膿解毒の薬効があり、生甘草と組み合わせると、清熱解毒の作用が高まるので、咽喉部の炎症や疼痛治療の基本処方とされています。

本条の咽痛に関しては、三〇一条の麻黄細辛附子湯証と同じく少陰病陽虚の者が外邪を感受し、邪が咽頭部に客した結果であるとする説も有力です。臨床的な経験からは、確かにそうであると実感させられる例が多くあります。

条文 三一二

少陰病、咽中傷レテ瘡ヲ生ジ、語言能ワズ声出デザル者ハ苦酒湯之ヲ主ル。

苦酒湯ノ方

半夏洗イテ棗核ノ如キニ破ル十四枚　鶏子一枚黄ヲ去リ上ニ苦酒ヲ内レ鶏子殻中ニ着ス

右ノ二味、半夏ヲ内レ苦酒中ニ著シ、鶏子殻ヲ以テ刀環中ニ置キ、火上ニ安ンジテ三沸セシメ滓ヲ去ル。少少含ミテ之ヲ嚥《ノ》ム。差エザレバ更ニ三剤ヲ作レ。

前条より病状が一歩進んで、少陰の邪熱が少陰腎経脈を焼灼した結果、咽喉に潰瘍を形成したものです。痰熱濁邪のため声門が腫脹するので嗄れて声が出なくなり、また声帯にびらんや潰瘍が形成されるため、疼痛により言葉が話せない状態と考えられます。咽喉潰瘍を治療するには苦酒湯を作り、少しずつ口に含んで薬でのどを潤しながら嚥下します。

　苦酒湯の作り方は、黄味を抜いて白味だけを残した鶏卵の中に上苦酒すなわち上等の米酢を注ぎ入れたものに、半夏を砕いて入れ、それを半分に割った卵の殻に入れ、その卵殻を刀の柄の先端の環に乗せて火にかざします。少し沸騰させたあと、滓を捨てると出来あがります。苦酒は味酸苦で消炎止痛し、半夏は辛温で滌痰散結して咽喉を開き、卵白は甘寒で創傷面を保護して疼痛を止めるので、三味が協力して咽喉部の腫脹・潰瘍・疼痛を効果的に治療します。

条文 三一三

少陰病、咽中痛ムハ半夏散及湯之ヲ主ル。

半夏散及湯ノ方

半夏洗ウ　桂枝皮ヲ去ル　甘草炙ル

右ノ三味等分、各別ニ擣キテ篩イ已エ、合シテ之ヲ治メ白飲ニ和シテ方寸匕ヲ服セ、日ニ三服。若シ散ニテ服ス能ワザル者ハ水一升ヲ以テ煎ジテ七沸シ、散両方寸匕ヲ内レ更ニ煮テ三沸シ、火ヨリ下《オロ》シテ小シク冷セシメ、少少之ヲ嚥ム。半夏ハ毒有リ当ニ散服スベカラズ。

　本条の条文は簡潔すぎるようですが、半夏散及湯の処方構成から推理すると、半夏散及湯は温経散寒して咽喉部の疼痛を止めるもので、本条の咽痛は前条までの少陰の虚火上炎や邪熱上擾による咽喉部の炎症性の潰瘍によるものではなく、逆に寒飲が少陰の経脈に停滞して咽喉部の痛みと喀痰を生じている病態と考えられます。

以上、三二〇条から三二三条までの四箇条の咽痛は、すべて少陰経脈に虚火、邪熱あるいは寒飲が客した結果生じたもので、すなわち少陰の経病の証と治を論じたものです。

条文 三一四

少陰病ノ下利ハ白通湯之ヲ主ル。

白通湯ノ方

葱白四茎　乾姜一両　附子一枚生皮ヲ去リ八片ニ破ル

右ノ三味、水三升ヲ以テ煮テ一升ヲ取リ、滓ヲ去リ、分カチ温メ再服セヨ。

少陰病虚寒性の下痢腹痛は、通常四逆湯を用いて温経回陽すれば自然に止まるとされています。しかし、陰寒内盛の状態の場合には、劣勢の陽気が旺盛な陰寒に抑え込まれて動きが取れなくなっているので、温めると同時に閉じ込められた陽気を通陽させてやらなくては治りません。

白通湯は四逆湯の甘草を葱白に替えたか、あるいは乾姜附子湯（六一条参照）に葱白を加味した処方です。葱白は新鮮なネギの根部に近い白い茎の部分です。辛温で、散寒通陽の働きがあり、内外・上下の陽気を宣通します。したがって白通湯は乾姜附子湯で脾と腎の陽気を助けるとともに、葱白で心脾腎の陽気を交通させることにより、四逆湯で治愈しない強い虚寒性の下痢を治めようというものです。

条文 三一五

少陰病、下利シテ脈微ノ者ハ白通湯ヲ与ウ。利止マズ、厥逆シテ脈無ク、乾嘔シテ煩ス者ハ白通加猪胆汁湯之ヲ主ル。湯ヲ服シテ脈暴出スル者ハ死シ、微カニ続ク者ハ生ク。

白通湯加猪胆汁湯ノ方

葱白四茎　乾姜一両　附子一枚生皮ヲ去リ八片ニ破ル　人尿五合　猪胆汁一合
右ノ五味、水三升ヲ以テ煮テ一升ヲ取リ、滓ヲ去リ胆汁、人尿ヲ内レ和シテ相得セシメ、分カチ温メ再服セヨ。若シ胆無クモ亦用ウベシ。

本条の条文は、三段に分けて考えるとわかりやすいと思います。最初の段、「少陰病……白通湯ヲ与ウ」までは前条の操り返しです。

「利止マズ……白通湯加猪胆汁湯之ヲ主ル」までは、病状がさらに進行して重篤で、白通湯でも無効の状態です。「厥逆無脈、乾嘔煩」は旺盛な陰寒によって陽気が拒まれて体外に押し出される結果、内寒外熱あるいは真寒仮熱の証を呈する、陰盛格陽による戴陽証という現象を表したものです。このような場合、いきなり陰寒を攻める温薬を与えても、裏にある陰寒がこれを拒絶して受け付けません。そこで寒因寒用というやり方を用い、辛温の白通湯に苦寒の猪胆汁、鹹寒の人尿を加えてやると、服用したときに薬が吸収されやすくなります。また猪胆汁も人尿も植物性ではなく動物性のものなので、体内に入ってなじみやすいと考えたのかもしれません。猪胆汁は豚の胆汁、人尿は童便と呼ばれる十歳以下の男児の尿で、いずれも滋陰清熱の効能があるとされています。

最後の段、「湯ヲ服シテ……微カニ続ク者ハ生ク」は本方を服した予後で「脈暴出」とは突然浮大の脈が出現するもので、元気暴脱の証拠ですから凶兆です。逆に服薬後に、いままで沈伏してほとんど触知できなかった脈が徐々に出現する者は、寒邪が消褪して陽気が徐々に回復する兆候ですから、予後良好です。

条文 三一六

少陰病、二三日已マズ四五日ニ至リ、腹痛、小便不利、四肢沈重疼痛シ、自ラ下利スル者ハ此水気有リト為ス。其ノ人或イハ欬シ、或イハ小便利シ、或イハ下利シ、或イハ嘔ス者ハ真武湯之ヲ主ル。

真武湯ノ方

茯苓三両　芍薬三両　白朮二両　生姜三両切ル　附子一枚炮ジテ皮ヲ去リ八片ニ破ル
右ノ五味、水八升ヲ以テ煮テ三升ヲ取リ、滓ヲ去リ七合ヲ温服セヨ。日二三服ス。若シ欬ス者ハ、五味子半升、細辛一両、乾姜一両ヲ加ウ。若シ小便利スル者ハ、茯苓ヲ去ル。若シ下利スル者ハ、芍薬ヲ去リ、乾姜二両ヲ加ウ。若シ嘔ス者ハ、附子ヲ去リ、生姜ヲ加エ前ニ足シテ半斤ト為ス。

少陰病陽虚水泛の証です。少陰病が二、三日で治愈せず、四、五日経過したということは、邪気は漸々深入し、陽気はますます衰えた状態です。陰寒が裏を広く占拠・支配するので、陽虚裏寒による腹痛・下痢・尿不利・四肢沈重疼痛などが現れることは、これまでに何度も言い尽くされています。

腎は水飲代謝を支配する臓ですから、腎陽が虚衰すると体内の水気も制御されなくなって、体中に溢れ漂流します。水気が上衝すると咳、胃を犯すと嘔、腸に下注すると下痢といった具合に、内外上下水の向から方向によってさまざまな症状を呈します。これらの諸証は異病同治で、いずれも真武湯で温腎利水してやると治ります。真武湯は八二条にすでに一度出ているので、参照してください。

本方は茯苓、白朮、芍薬、附子、生姜の五味より構成されており、三〇四・三〇五条に出ていた附子湯の人参が生姜に替わった処方構成になっています。一味の違いで、附子湯は主として温腎扶陽に、真武湯は温腎化水に働きます。

また六七条の茯苓桂枝白朮甘草湯（茯桂朮甘湯）証も陽虚水泛によるもので、真武湯証と似た症状を呈しますが、苓桂朮甘湯は脾の陽虚、真武湯は腎の陽虚による水泛です。

条文 三一七

少陰病、下利清穀、裏寒外熱、手足厥逆、脈微ニシテ絶エント欲スモ、身反テ悪寒セズ其ノ人面色赤シ。或イハ腹痛ミ、或イハ乾嘔シ、或イハ咽痛ミ、或イハ利止ミテ脈出デザル者ハ通脈四逆湯之ヲ主ル。

通脈四逆湯ノ方

甘草二両炙ル　附子大ナル者一枚生ニテ用イ皮ヲ去リ八片ニ破ル　乾姜三両強人ハ四両モ可

右ノ三味、水三升ヲ以テ煮テ一升二合ヲ取リ、滓ヲ去リ分カチ温メ再服セヨ。其ノ脈即チ出ズル者ハ愈ユ。

面色赤キ者ハ葱九茎ヲ加ウ。腹中痛ム者ハ葱ヲ去リ芍薬二両ヲ加ウ。嘔ス者ハ生姜二両ヲ加ウ。咽痛ム者ハ芍薬ヲ去リ桔梗一両ヲ加ウ。利止ミ脈出デザル者ハ桔梗ヲ去リ人参二両ヲ加ウ。病皆方ト相応スル者乃チ之ヲ服セ。

少陰病の強い裏寒証で、乏しい陽気が旺盛な陰寒に逐い出されて外越し、裏寒外熱あるいは真寒仮熱を呈する戴陽証を論じています。「裏寒外熱」の語句は、「脈微ニシテ絶エント欲ス」のあとに持ってくれば理解しやすいと思います。

少陰病で陽気が虚し、陰寒内盛ですから「下利清穀、手足厥逆、脈微ニシテ絶エント欲ス」という証と脈が、当然現れます。しかし「身反テ悪寒セズ、面色赤シ」というのは陰盛格陽、すなわち旺盛な陰寒が弱い陽気と相交わらず、これを体外に逐い出すことによって生じる虚陽上浮の現象です。本当は顕著な陰寒証なのに、一見熱証かと思わせるような外観を呈するものです。第三一五条の白通加猪胆汁湯の証と相通ずる病理機序ですが、本条の方が重証ではっきりしています。

面色紅という症状は実熱証の陽明病ではよくみられますが、この場合の顔色は常にはっきりと赤く、全身に灼熱感を伴い、口渇多飲します。これに対して虚陽上浮の面赤は、両頬がほんのり赤いだけで消えやすく、全身に熱感はなく、逆に寒気があって手足が冷え、口渇はないなど、鑑別診断は容易です。臨床の現場では、このような現象の例として、体質的に冷え性が強い人が寒い季節や冷房下で顔色が異常に紅くなり、寒さより逆に顔のほてりやのぼせを訴える症例をよく経験します。

本条の証候は単純な少陰裏寒証より一段重篤ですから、四逆湯を用いても回復は不可能です。そこで、四逆湯よりも附子を少し多く、乾姜を倍加して回陽駆寒の効能を強化した通脈四逆湯が必要です。

このような真寒仮熱の証ではさまざまな兼証が現れます。裏の気血が寒凝すれば腹痛を生じ、寒気が上逆すれば乾嘔を生じ、虚熱が上行すれば少陰の咽痛を生じます。また下痢が続けば津液を失うので下痢が自然に止まり、同時に脈も超微弱となります。

文末の「病ト方ト相応ス者乃チ之ヲ服セ」とは、兼証のある病人に対してはその病理機序を考慮したうえで、症状に応じてそれぞれ必要な生薬を加減せよという意味です。「面色赤キ者」とは虚陽が逸脱上浮した証ですから、葱白を追加して破陰通陽し、浮き上がった陽気を本来居すべき腎に引き戻し、引火帰原をはかります。腹が痛む人には芍薬で補陰・養血・鎮痙し、乾嘔する人は生姜で温中化飲して嘔を止めます。咽痛には三一一条と同じで桔梗を加味します。下痢が止まり脈も弱るのは脱津による気陰両傷ですから、益気生津の人参を加えて陽気と陰液を同時に補います。

条文 三一八

　少陰病、四逆シ、其ノ人或イハ欬シ、或イハ悸シ、或イハ小便利セズ、或イハ腹中痛ミ、或イハ泄利シテ下重スル者ハ四逆散之ヲ主ル。
　四逆散ノ方
　　甘草炙ル　枳実破リ水ニ漬シ炙リテ乾カス
　　柴胡　芍薬
　右ノ四味、各十分、擣キテ篩イ、白飲ト和シ方寸七ヲ服セ、日ニ三服ス。
　欬ス者ハ五味子、乾姜各五分ヲ加エ并セテ下利ヲ主ル。悸ス者ハ桂枝五分ヲ加ウ。小便不利ノ者ハ茯苓五分ヲ加ウ。腹中痛ム者ハ附子一枚ヲ加エ炮ジテ坼《サカ》セシム。泄利下重ノ者ハ先ズ水五升ヲ以テ薤白三升ヲ煮、煮テ三升ヲ取リ滓ヲ去リ、以テ散三方寸匕ヲ湯中ニ内レ、煮テ一升半ヲ取リ分カチ温メ再服セヨ。

本条は少陰病「四逆」とありますが、少陰病陽虚陰盛による四肢厥逆ではなく、陽気が裏に鬱滞して四肢に流通・到達しない結果生じる、陽鬱の四肢厥冷です。したがって四逆散証の四逆は、四逆湯証の四逆とはまったく異なるものです。
　少陰は内に真陰・真陽を蔵し、水火を主っています。陰と陽は協調し水と火が相互に交通することによって人体の生理活動は保たれています。この陰陽水火の協調通交の働きを指して、「少陰は三陰の枢」といっています。少陰病で陽虚陰盛に陥って、陽気が十分に四肢を温煦できないために四肢が厥冷するものは、四逆湯で主治します。一方、少陰の枢機作用が失調して陽気が裏に押し込められる結果四肢に到達できず、四肢が冷える場合には、四逆散を用いて鬱結した気血を解放して条達させ、陽気が全身や四肢にまで届くようにしてやらなくてはなりません。

陽気の鬱滞による厥証は、このあと厥陰病篇の三三五条にも出てきます。

四逆散は柴胡、枳実、芍薬、甘草の四味を合わせ、擣いて散にします。柴胡は疏肝解鬱、枳実は行気散結、芍薬は養血柔肝して筋の痙攣を徐し、甘草は中を補い急迫を緩和します。四薬が協力して肝気を条達させ、鬱滞した陽気を舒伸し、肝脾を調和させるので、四肢の厥逆は自然に愈やされ緩解します。

本条でも、陽気の鬱結によりさまざまな兼証がみられるので、それらに対しては病理機序に対応した適切な加味を行うべきです。

咳は肺寒と肺気の逆上によるものですから、五味子と乾姜を加えて温肺降気します。動悸は心の陽気不足によるので、桂枝で心陽を温通します。小便不利は三焦水道の働きの不足によるものですから、茯苓で滲泄利水します。腹痛は気血寒凝によるもので、附子で温陽散寒すれば痛みは自然に止まります。「泄利下重」とは下痢に裏急後重を伴うもので、肝脾不和の表れです。肝と脾は相克の関係にあります。陽気が裏に押し込められると強い肝鬱気滞が生じ、その気滞は脾に強く影響して脾の働きを失調させ、強い腹痛や下痢を起こさせます。四逆散が最も有効に働く病態ですが、これに破陰・通陽・行気の薤白を加えるとさらに有効です。

臨床的には本条を根拠に肝鬱気滞による諸症、例えば過敏性腸症候群・気管支喘息・神経性胃炎・ストレス潰瘍などに四逆散を用ると、しばしば著効を現します。

四逆散の四肢の冷え方は四逆湯証のそれに比べると軽く、一見して「少陰ノ病タル脈微細ニシテ、但ダ寐ネント欲ス」という感じは受けません。脈は弦ではっきりしており、腹診しても体は芯から冷えているという感じではなく、どこか温かいようです。

条文 三一九

少陰病、下利六七日、欬シテ嘔シ、渇シ、心煩シテ眠ルヲ得ザル者ハ猪苓湯之ヲ主ル。

猪苓湯ノ方

原　典

少陰病，四逆シ，其ノ人或イハ欬シ，或イハ悸シ，或イハ小便利セズ，或イハ腹中痛ミ，或イハ泄利シテ下重スル者ハ四逆散之ヲ主ル。（少陰病篇　第318条）

方　解

君薬：柴胡（5.0ｇ）苦，微寒。疏肝解鬱，気機を通暢し表裏の邪を通散する。昇性がある。

臣薬：枳実（2.0ｇ）苦酸，微寒。柴胡を助け気をめぐらせ，結滞を解す。降性がある。君臣二薬で気機を上下にめぐらし，昇降を調える。

佐薬：芍薬（4.0ｇ）酸苦，微寒。養血柔肝，営気をめぐらす。柴胡と協同して肝気を条達させる。

使薬：甘草（1.5ｇ）甘，平。脾胃を和し，陽気を四肢にめぐらせる。芍薬と協同して気血を調え，肝脾の不和による腹痛・腹満を治す。

猪苓皮ヲ去ル　茯苓　阿膠　沢瀉　滑石各一両

右ノ五味、水四升ヲ以テ先ズ四物ヲ煮テ二升ヲ取リ、滓ヲ去リ、阿膠ヲ内レ烊シ尽クシ、七合ヲ温服セヨ。日ニ三服ス。

少陰腎は全身の水液代謝を支配しています。本条は、少陰病陰虚火旺によって生じる熱証と、腎陰の失調による水液の停滞が引き起こす諸証を論じています。水と熱が結合して三焦に溢れ、大腸に下注すると下痢を生じ、肺に迫ると咳痰を、胃に上衝すると嘔を生じます。陰虚陽亢して虚熱が心を上擾すると心煩して眠れないという症状を呈します。本方証ではそのほかに、水飲停滞と熱による尿不利と淋証、また水液が正常に三焦を通って上に送られないため口渇を感じます。

腎陰虚に水熱互結を伴う証に対しては、清熱・滋陰・利水の働きを兼備した猪苓湯で主治します。猪苓湯は猪苓、茯苓、沢瀉、滑石、阿膠の五味で構成されていますが、その処方はすでに陽明病篇二二三条に出ているので、参照してください。

本条は腎陰虚のため水液代謝の失調を生じた証です

四逆散《しぎゃくさん》

方　意

陽気は十分残存しているが，少陰の枢機作用が失調した結果肝鬱気滞が生じ，その陽気は裏に押し込められ，全身に流通四布できなくなり，四肢に四逆厥冷を生じるもので，病態は肝気鬱結による真熱仮寒証である。

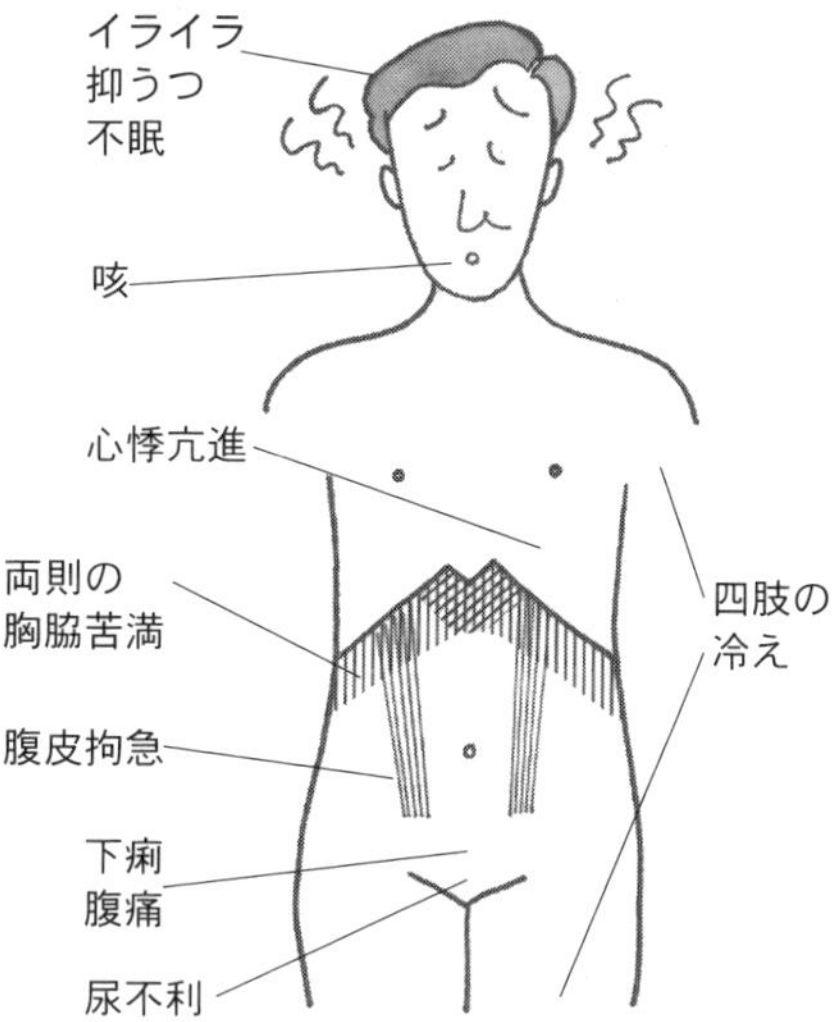

四逆散証

主証：四肢の冷え。

客証：陽気の鬱結による諸症・咳（肺陽不足）・動悸（心陽不足）・小便不利（三焦失調）・腹痛（寒凝気血）・裏急後重下痢（肝脾不和）。

脈は沈で弦あるいは緊。

舌は淡紅で薄苔。

腹は緊張良好で，胸脇苦満と腹皮拘急が著明。

臨床応用

少陰の陽気が抑圧され，裏に鬱して生じる四肢厥冷，真寒仮熱の冷え性・凍瘡・自律神経失調症・更年期障害。

肝脾不和による慢性胃炎・慢性肝障害・胆石・胆嚢炎・胆道ジスキネジー・気管支炎・過敏性腸症候群・ストレス性潰瘍・うつ・心身症など。

運用の要点

肝鬱気滞・肝脾不和・真熱仮寒。

類方鑑別

四逆湯：少陰病陽虚寒盛の四肢厥冷，ときに表熱証を伴うことがあっても，真寒仮熱である。脈沈微弱。

柴胡加竜骨牡蛎湯：肝胆の鬱熱が心を上擾するので抑うつより，不安・煩驚が著明。腹証は胸脇苦満と腹部の動悸。

柴胡桂枝湯：太陽少陽併病，表証残存，心下支結の腹証。腹部の緊張は四逆散証より軟らかい。

が、一方腎陽虚によって水液代謝が失調すると三一六条の真武湯証になります。

また三〇三条の黄連阿膠湯証も本条と同じく少陰病の腎陰虚証なので、一部類似した症状を呈します。黄連阿膠湯証は陰虚火旺で熱の上亢が強く、水液の停滞という証はありません。したがって熱盛で、心煩不眠が強いが水飲に関する症状はありません。これに対し、猪苓湯証は腎陰虚による水飲停滞が主ですから、咳・嘔・下痢などの水飲不利の症状が強く、心煩や不眠は黄連阿膠湯証と比較するとそれほど顕著ではありません。

条文 三二〇

少陰病、之ヲ得テ二三日、口燥シ咽乾ク者ハ急ギ之ヲ下セ。大承気湯ガ宜シ。

大承気湯ノ方

枳実五枚炙ル　厚朴半斤皮ヲ去リ炙ル　大黄四両酒ニテ洗ウ　芒硝三合

右ノ四味、水一斗ヲ以テ先ズ二味ヲ煮テ五升ヲ取リ、滓ヲ去リ大黄ヲ内レ、更ニ煮テ二升ヲ取リ、滓ヲ去リ芒硝ヲ内レ、更ニ火ニ上セ一両沸セシメ、分カチ温メ再服セヨ。一服シテ利ヲ得レバ、後服ヲ止ム。

本条から三二二条までの三箇条は、少陰病三急下の証といわれているもので、少陰病で熱証を呈し、強い熱のため津液が損傷され、少陰の真陰が傷灼される恐れがある場合は、峻下の大承気湯を用いて大至急これを瀉下して真陰を護り保存せよというものです。

本条の場合、少陰病期に入ってわずか二、三日なのに咽乾口燥があるということは、熱証が非常に強いことを示しています。少陰の熱証とは陰虚火旺証ですから、本来津液は不足しており、短期間の熱証で容易に脱津傷陰に陥るので、躊躇せず大承気湯で急下しないと危いわけです。

条文 三二一

少陰病、自利清水、色純青ナルハ心下必ズ痛ム、口乾燥スル者ハ之ヲ下スベシ、大承気湯ガ宜シ。

少陰の熱が陽明と合して胃腸の燥結を呈し、旺盛な熱と燥屎がある状態です。「自利清水」とは津液が燥屎と大腸内壁との間を下るため、便臭が強く固形便を混じえない水様下痢便を下す状態で、別名を熱結傍流ともいっています。完全に水様なので「清水」、黒味がかった色調を「純青」と表現しているようです。熱結傍流の下痢は、陽明病篇の第二四二条にもありました。陽明腑実証なので心下実満して痛み、拒按します。傷津して少陰腎の陰液が三焦を通って上騰できない結果、のどが乾いて口渇を覚えるもので、本条は少陰病陰虚証に陽明腑実証を兼ねていることを示しています。

条文 三二二

少陰病、六七日、腹脹リ大便セザル者ハ急ギ之ヲ下セ。大承気湯ガ宜シ。

前条と関連しています。陰虚証体質の人が少陰病で六、七日経過すると、邪はますます深部に侵入し、燥熱証が進行していきます。熱結傍流の下痢を現さず、逆に便秘腹満がみられるもので、これも少陰熱証が陽明腑病に転じたことを示しています。胃腸燥熱・燥屎内結で放置すると、少陰の真陰を焼灼・枯竭させるので、大承気湯で急下しなくてはなりません。

以上の三箇条は、二五三条から二五五条にいたるいわゆる「陽明病三急下之証」と、互いに関係しています。陽明病で傷陰し、少陰病を合併する場合が陽明病三急下証であり、少陰病陰虚証の熱が熾んで陽明病を合併したものが少陰病三急下証です。両者は入口は別でも結果は同じですから、治法はともに大承気湯です。

条文 三二三

少陰病、脈沈ノ者ハ急ギ之ヲ温メヨ。四逆湯ガ宜シ。

四逆湯ノ方

甘草二両炙ル　乾姜一両半　附子一枚生ニテ用イ皮ヲ去リ八片ニ破ル

右ノ三味、水三升ヲ以テ煮テ一升二合ヲ取リ、滓ヲ去リ分カチ温メ再服セヨ。強人ハ大ナル附子一枚、乾姜三両ナルベシ。

前三条は「急下之」とあるのに対し、本条は「急温之」とあるので、反対の状況であることがわかります。し

ス能ワズ。始メテ之ヲ得，手足寒ク脈弦遅ナル者ハ此胸中実タリ，下スベカラザルナリ，当ニ之ヲ吐スベシ。若シ膈上ニ寒飲アリテ乾嘔スル者ハ吐スベカラザルナリ，当ニ之ヲ温ムベシ。四逆湯ガ宜シ。（同上　第 324 条）

大イニ汗出ズルモ熱去ラズ，内拘急シ四肢疼キ，又下利シ厥逆シテ悪寒スル者ハ四逆湯之ヲ主ル。（厥陰病篇　第 353 条）

吐利シテ汗出デ，発熱悪寒シテ四肢拘急シ，手足厥冷スル者ハ四逆湯之ヲ主ル。（霍乱病篇　第 388 条）

（そのほか，太陽病上篇 29，同中篇 92，陽明病篇 225，厥陰病篇 354・372・377，霍乱病篇 389 の各条も参照。）

方　解

君薬：附子１枚（1.0ｇ）	大辛，大熱。補陽散寒・回陽急逆。腎陽を温補する第一の要薬である。
臣薬：乾姜１両半（2.0ｇ）	大辛，大熱。温中散寒・回陽通脈。臓腑の沈寒錮冷を去る。附子を助け陽気を振発。
佐使薬：甘草２両（3.0ｇ）	甘，平。温中益気・諸薬調和。附子・乾姜の辛烈な性質を緩和。

かも少陰病篇中、「急ギ温メヨ」という強い指示があるのは本条だけで、三二〇条から三二三条までの三箇条が、少陰病の陰虚熱化証で真陰が枯竭する危機に直面したものであったのに対して、本条は少陰病の陽虚裏寒証から亡陽厥脱の危機が迫っている状況を述べています。「少陰病、脈沈」は簡潔に少陰病で心腎陽虚証に陥っていることを表現しています。心腎陽虚証で全身の陽気が衰竭に陥ると、必ず全身の悪寒・踡臥・厥逆・下痢・嘔吐・腹痛・脈微弱などを伴う重篤な症状にいたることはいままでに見た通りですから、病が少陰病の亡陽証に属すとわかったら、他の症状が出揃うのを待つまでもなく、時を移さず四逆湯で温補してやらないと病人は危篤に陥るという教えです。

条文 三二四

少陰病、飲食口ニ入レバ則チ吐ス。心中温温トシテ吐サント欲スレド復タ吐ス能ワズ。始メテ之ヲ得、手足寒ク脈弦遅ナル者ハ此胸中実タリ、下スベカラザルナリ、当ニ之ヲ吐スベシ。若シ膈上ニ寒飲有リテ乾嘔スル者ハ吐スベカラザ

図解

四逆湯《しぎゃくとう》

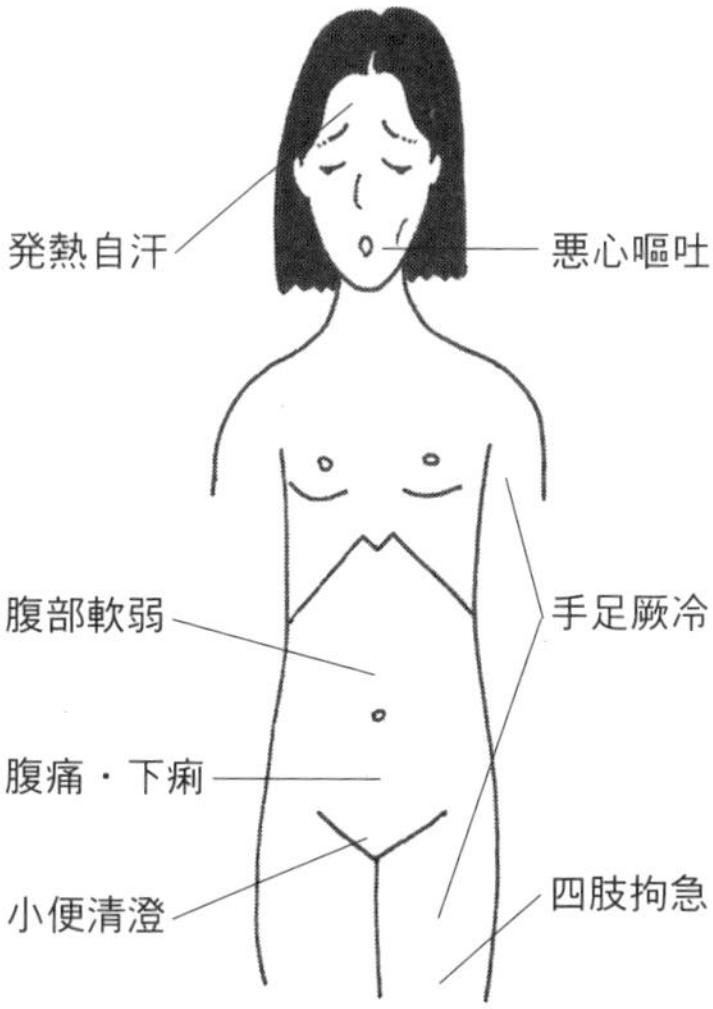

方　意

少陰病陽虚裏寒の主薬である。寒邪が少陰腎に侵入して，陽気を衰微させた状態を主治する。

腎は全身の陰陽の根本なので，腎陽が虚衰すると心脾の陽気も虚し，全身の循環系・消化器系が衰えるため，全身が温煦鼓舞されず，寒がる・元気がない・手足の強い冷え（厥冷）・下痢腹痛・心陽不振による眠気などを訴える。

四逆湯の証

主証：①太陽病の誤治により，表邪不去・発熱頭痛・身疼痛・裏虚寒飲・腹満・下痢清穀など。

②陽気衰亡・寒陰内盛・四肢厥冷し悪寒・下痢清穀・嘔吐。

③霍乱吐痢・汗出四肢拘急・手足厥冷。

客証：真寒仮熱・虚陽上浮・発熱自汗・身痛。

脈は沈微あるいは沈遅。

舌は舌質淡白・白滑苔。

腹は軟弱無力・臍傍および少腹に圧痛。

臨床応用

重症流感や感染症・急性胃腸炎・嘔吐下痢症・自家中毒・大出血・全身衰弱などによるショック状態・心不全・寒冷による冷えや凍傷・虚弱体質など。

運用の要点

冷え性・手足厥冷・倦怠不活発。

原　典

傷寒，医之ヲ下シ，続イテ下利ヲ得テ清穀止マズ身疼痛スル者ハ急イデ当ニ裏ヲ救ウベシ。後ニ身疼痛シ清便自ラ調ウ者ハ急イデ当ニ表ヲ救ウベシ。裏ヲ救ウハ四逆湯ガ宜シク，表ヲ救ウハ桂枝湯ガ宜シ。（太陽病中篇　第 91 条）

少陰病，脈沈ノ者ハ急ギ之ヲ温メヨ。四逆湯ガ宜シ。（少陰病篇　第 323 条）

少陰病，飲食口ニ入レバ則チ吐ス。心中温温トシテ吐サント欲スレド復タ吐ルナリ、当ニ之ヲ温ムベシ。四逆湯ガ宜シ。

「少陰病……吐サント欲スレド復タ吐ス能ワズ」は、二八二条にも「少陰ノ病ハ吐サント欲スレド吐サズ」という似たような条文がありました。本条は少陰病の嘔気には吐法を用いて寒痰の実邪を排除すべき場合と、吐法は禁忌でただ胸内の虚寒証を温補すべき場合とがあることを教えています。

「始メテ之ヲ得……当ニ之ヲ吐スベシ」の「之」は、前段の「吐サント欲スレド吐ス能ワズ」という症状で、これに加えて「手足寒」と「脈弦遅」という脈と証があれば、これは寒痰の実邪が胸中に停滞していることを示しています。脈弦は痰飲を反映し、脈遅は寒邪の存在を示唆するものです。寒痰の実邪によって陽気が胸中に鬱塞され四肢にめぐらないので、「手足寒」すなわち冷えを感じます。胸中に寒痰という実体のある病邪が存在するので、治法は之を排泄させなくてはなりません。邪は上焦にあるのですから之を瀉下することは合理性がなく、吐かせて上に出すのが正しいので「当ニ之ヲ吐スベシ」となります。処方は一六三条の瓜蒂散であるというのが、歴代諸家の一致した見解です。

「若シ膈上寒飲……四逆湯ガ宜シ」については、少陰病陽虚の虚寒証で、虚寒が中焦から上焦に上がってきて寒飲を化すことができず、それが胸中に停滞したために乾嘔（から吐き）が生じた場合です。瓜蒂散で無理に吐かせても寒飲の原因が除かれないので病人を弱らせるばかりで無効です。嘔気の原因になっている虚寒を、四逆湯で温めてやれば陽気は奮い立ち、寒飲も吸収（化）されて症状は自然に解消します。

条文 三二五 少陰病、下利シテ、脈微濇、嘔シテ汗出デ、必ズ数《シバシバ》衣ヲ更《アラタ》ムルモ反テ少ナキ者ハ当ニ其ノ上ヲ温ムベシ、之ニ灸セヨ。

少陰病虚寒証では下痢がみられ、その病人の脈は微濇です。微は陽気不足による気の下陥を、濇は陰血と津液の減少を反映しています。前条で見たように、寒飲が上逆すると嘔気があり、体表の陽気である衛気が不足して皮膚の汗孔を正しく開閉できなくなる結果、必要もないのに汗が出ます。

「衣ヲ更ム」とは、大便をしに行くことの別称で、「数」は頻回の意です。病人は裏の虚寒と気の下陥の結果、頻回に下痢をしますが、下すべき内容物がないので、いわば栄養失調症にみられるような頻回少量の下痢になります。このような場合の治療は、有形の津液や陰血を新生させるには時間がかかるので、まず温腎補陽のツボに灸をして陽気を奮い起こさせて危急を救い、そのあとに湯液を用いて陽気を安定させるとともに陰血の新生をはかれというものです。この場合のツボは、関元や百会であると考えられています。少陰陽虚証の下痢に灸を用いよという指示は、第二九二条にもありました。

少陰病の総括

以上で少陰病は終り、次は厥陰病に入ります。

二八一条より三二五条にいたる少陰病四十五箇条を、もう一度振り返ってみます。

二八一条　少陰病の提綱。

二八二条　少陰とは心と腎で、火と水を主り、陰陽の根本である。

二八三条　少陰病の亡陽、寒盛による陰盛格陽の証。

二八四〜二八六条　少陰病に発汗は禁忌である。

二八七〜二九〇条　少陰病虚寒証が自然治癒するときの兆候。

二九一条　少陰病が治癒しやすい時刻は子〜寅の刻。

二九二条　少陰病で反対に発熱する者は亡陽で死ぬことはない。

二九三条　少陰の邪が太陽膀胱に移り熱化する証。

二九四条　少陰病虚寒証を誤治発汗した結果、血熱妄行・陰陽隔絶の証。

二九五〜三〇〇条　少陰病虚寒証の嘔証。本条までが少陰病の総論にあたる部分。
三〇一・三〇二条　本条より少陰病の各論。太陽・少陰ともに邪を受けた表裏両感の麻黄細辛附子湯証と麻黄附子甘草湯証。
三〇三条　陰虚による少陰熱化。黄連阿膠湯証。
三〇四・三〇五条　少陰病虚寒証で身体痛・骨節痛があれば附子湯証。
三〇六・三〇七条　少陰病の下痢膿血便。桃花湯の証。
三〇八条　少陰病、下痢膿血便は鍼刺せよ。
三〇九条　少陰病虚寒証の吐利。呉茱萸湯証。
三一〇～三一三条　少陰病の咽痛。猪膚湯、甘草湯、桔梗湯、苦酒湯、半夏散及湯の証。
三一四条　少陰病虚寒証の下痢、白通湯証。
三一五条　少陰病の下痢と陰盛格陽、白通湯加猪胆汁湯証。
三一六条　少陰病陽虚水泛、真武湯証。
三一七条　少陰病真寒仮熱、虚陽浮越は通脈四逆湯証。
三一八条　陽気内欝による四肢厥逆、四逆散証。
三一九条　少陰病陰虚内熱蓄水、猪苓湯証。
三二〇～三二二条　少陰病熱化傷陰の危険に対し大承気湯による三急下証。
三二三条　少陰病虚寒証は四逆湯で急ぎ温めよ。
三二四条　少陰病の嘔気には瓜蒂散で吐かせるべき場合と四逆湯で温補すべき場合とがある。
三二五条　少陰病で陽気陰血ともに衰竭した下痢には、まず温補の灸を施す。

弁厥陰病脈証并治

厥陰病篇の構成

総論（三二六～三四八条）

厥陰病の提綱

- 三二六条　厥陰病の定義
- 三二七条　厥陰の中風

厥陰病の治癒

- 三二八条　治癒するのは丑～卯の刻
- 三二九条　治癒時の口渇

寒熱錯雑証

- 三三〇条　厥す者：不可下
- 三三一条　先厥後熱：おのずから止む
- 三三二条　寒熱交代と予後
- 三三三条　誤治後の徐中：必ず死す
- 三三四条　発熱咽痛と膿血便
- 三三五条　熱厥証の治則
- 三三六条　寒熱均衡すれば愈ゆ
- 三三七条　厥の成因
- 三三八条　蛔厥：烏梅丸証
- 三三九条　軽微の熱厥
- 三四〇条　寒結膀胱
- 三四一条　熱多厥少：陽復
- 三四二条　熱少厥多：陽退

厥の死証

- 三四三条　脈微・厥冷煩躁
- 三四四条　下痢・厥逆・不得眠
- 三四五条　発熱・下痢甚・厥止まず
- 三四六条　発熱汗不止
- 三四七条　腹濡・脈虚・厥者：亡血
- 三四八条　熱厥下痢：難治

各論（三四九～三八一条）

厥の証治

- 三四九条　寒厥脈促：灸

- 三五〇条　脈滑は裏熱：白虎湯証
- 三五一条　脈細絶えんと欲す：当帰四逆湯証
- 三五二条　久寒：当帰四逆加呉茱萸生姜湯証
- 三五三条　汗出・下痢厥逆：四逆湯証
- 三五四条　汗下後厥冷：四逆湯証
- 三五五条　脈緊・心下満：瓜蔕散証
- 三五六条　心下悸は水：茯苓甘草湯証
- 三五七条　誤下・上熱下寒：麻黄升麻湯証

下痢の証治

- 三五八条　寒痢・腹痛転気下る者：おのずから痢す
- 三五九条　誤治寒格：乾姜黄芩黄連人参湯証
- 三六〇条　微熱脈弱する者：おのずから愈ゆ
- 三六一条　脈数微汗出る者：おのずから愈ゆ
- 三六二条　厥冷脈なき者：死す
- 三六三条　寸脈浮数尺脈濇の者：膿血を下す
- 三六四条　下痢清穀する者：不可発汗
- 三六五条　諸脈と予後
- 三六六条　戴陽証の清穀下痢
- 三六七条　脈数滑而喝：陽気回復の兆候

- 三六八条　脈絶厥冷の予後判定
- 三六九条　頻回下痢・脈実なる者：死す
- 三七〇条　裏寒外熱：通脈四逆湯証
- 三七一条　熱痢下重：白頭翁湯証
- 三七二条　表裏兼証：治は先裏後表
- 三七三条　飲水を欲す：白頭翁湯証
- 三七四条　讝語：小承気湯証
- 三七五条　心下濡・虚煩：梔子豉湯証

嘔吐の証治

- 三七六条　癰膿ある者：不可治嘔
- 三七七条　寒気上逆の嘔：四逆湯証
- 三七八条　寒嘔頭痛：呉茱萸湯証
- 三七九条　発熱・嘔：小柴胡湯証

噦の証治

- 三八〇条　誤治・極虚胃寒の噦
- 三八一条　腹満実邪鬱滞の噦

厥陰病ノ脈証並ビニ治ヲ弁ズ

厥陰病篇は三陰病の最後に位置し、第三二六条から三八一条までの五十六箇条からなっています。厥陰病は傷寒三陽三陰六経病の最終段階です。「厥」には極まるという意味があり、厥陰病という名称は『素問』至真要大論篇の「両陰交《コモ》ゴモ尽クルガ故ニ厥陰ト曰ウナリ」に由来し、太陰病から少陰病へと病が推移して、終りには陰が尽きるという意味です。

陰陽が相互に対立し発展する世界においては「物極まれば必ず反す」の法則に従い、陰が重なれば陽に転じ、陽が重なれば陰と化します。陰寒が極限に達すると陽気が兆し、次には一変して陽熱証に転ずることがあるので、厥陰病においては、陰寒証から陽熱証に転化する過程で、上熱下寒あるいは陰陽の勢力が互いに一進一退しながら交代するため、寒熱錯雑証が出現するのが特徴です。そのほかに、虚寒証が進行して陰盛亡陽を呈す死証と、陽気の回復が過度に進んだ結果生ずる陽熱証とが併せてみられます。

厥陰病は臓腑経絡のうえから見ると、病は足厥陰肝経脈とそれに連なる肝、および手厥陰心包経脈とそれに連なる心包にあります。太陰病は脾の陽虚、少陰病は腎の陽虚が本証であったと考えれば、厥陰病は肝の陽虚が本証であると考えられます。肝は疏泄と蔵血を主り、心包は君主の官である心の指令を代行するとともに、それぞれ足少陽胆、手少陽三焦と表裏の関係にあります。厥陰病篇では、これら肝・心包二臓の陽虚陰盛、陰退陽勝、陰陽錯雑の三証それぞれの病理機序・脈と証・治則・処方が論じられています。

条文三二六

厥陰ノ病タル、消渇シ、気上リテ心ヲ撞キ、心中疼熱シ、飢ユレドモ食ヲ欲セズ、食スレバ則チ蚘ヲ吐シ、之ヲ下セバ利止マズ。

厥陰病に特有な証候の一つである寒熱錯雑証の提綱を述べています。肝は本来、内に相火を宿しています。肝の陽虚が極限まで達したあとは、肝の相火が復活・萌生し、やがて壮火と化して肝熱を生じます。肝熱が胃に横逆するので、胃の津液を損傷して口渇引飲する「消渇」を生じます。肝気が上逆するので、「気上リテ心ヲ撞キ心中疼熱シテ飢ユル」すなわち動悸がして胸苦しさや痛みがあるが、腹は空くという症状が現れます。一方、肝の邪気が脾に乗じてその消化機能を失調させる結果、脾は虚寒証に陥り、「食ヲ欲セズ」という状態になり、もしこれに瀉下剤を与えれば誤治となり、脾はますます虚して下痢が止まらなくなります。また腹の中に回虫が寄生している人は、虫が脾の寒冷を嫌って脾胃から上焦に移動して上がってくるので、「蚘ヲ吐ス」症状がみられます。

このような機序で、厥陰病では上熱下寒の寒熱錯雑証が出現します。

条文三二七

厥陰ノ中風、脈微ニシテ浮ナルハ愈エント欲スト為スナリ。浮ナラザルハ未ダ愈エズト為スナリ。

厥陰病の病因には、太陰病・少陰病の治療が適切でなかったために厥陰に伝経した場合と、風寒の邪が厥陰経に直中する場合とがあります。本条の厥陰の中風とは、厥陰経が風邪を感受したものと考えられます。脈微は厥陰の脈であり、浮は表の陽脈ですから、厥陰に直中した邪が表に還って発散しようとしているので、「愈エント欲ス」状態です。一方、浮脈が現れないということは、邪がいまだ裏の厥陰にあるという証拠なので、「未ダ愈エズ」というわけです。

条文三二八

厥陰病解セント欲ス時ハ丑従リ卯ノ上ニ至ル。

厥陰は少陽と表裏をなし、少陽の気を稟けています。丑の刻より卯の刻は、現在の午前一時から午前七時ころにあたりますが、少陽の気が自然界で最も旺盛になる寅卯辰の時間とだいたい一致するので、厥陰病はその少陽の気の扶けを借りて、正気を回復して治癒に向かうことが多いというものです。

条文三二九

厥陰病、渇シテ水ヲ飲マント欲ス者ハ少少之ヲ与ウレバ愈ユ。

本条の口渇は、厥陰病の邪が退いて陽気が回復してくる過程で一時的に胃の津液が不足して生じるもので、太陽病中篇の七一条に「胃中乾キ煩躁シテ眠ルヲ得ズ、水ヲ飲マント欲ス者ハ少少与エテ之ヲ飲マセ、胃気ヲ和サシムレバ即チ愈ユ」とあったのと同じ病理機序と思われます。津液不及は過渡的なものなのであえて薬を用いる必要はなく、少量の水を飲ませれば津液は充足して口渇は治まります。この場合水分を与えすぎると、陽気の回復がいまだ不十分なので気化行水がうまくできず、水飲内停の症状を引き起こすのでよくありません。

条文三三〇

諸モロ四逆シテ厥ス者ハ之ヲ下スベカラズ、虚家モ亦然リ。

「四逆厥」はすなわち四肢厥逆で手足が末端まで厥冷することです。寒熱虚実はみな厥逆を起こしますが、ほとんどの厥逆は陽虚寒盛による虚寒性の手足厥冷です。当然これに対する攻下は禁忌で、もし瀉下剤を与えれば誤治となり、重篤な結果を招きます。

陽虚だけでなくあらゆる虚証において攻下は禁忌というのも、いままでに何度となく語り尽くされた通りです。

条文三三一

傷寒先ズ厥シテ後発熱シテ利ス者ハ必ズ自カラ止ム。厥ヲ見ワセバ復タ利ス。

厥陰病では陽虚気陥による寒厥と、陽気来復による発熱が交代・錯雑するのが特徴的です。寒厥は多く下痢を伴います。

本条は先に寒厥があり、その後陽気来復により発熱に転じた場合です。寒厥に伴う下痢は陽気回復とともに自然に止まりますが、その後再び邪勝正退して寒厥を呈すれば、再び下痢を生じます。

条文三三二

傷寒、始メ発熱スルコト六日、反テ厥スルコト九日ニシテ利ス。凡ソ厥シテ利スル者ハ当ニ食ス能ワザルベシ。今反テ能ク食ス者ハ恐ラク除中タラン、食スニ索餅《サクベイ》ヲ以テス。熱ヲ発セザル者ハ胃気尚在リテ、必ズ愈ユルヲ知ル。暴熱来タリ出デテ復タ去ルヲ恐ルルナリ。後日之ヲ脈シ、其ノ熱続イテ在ル者ハ之ヲ期スルニ旦日夜半ニ愈エン。然ル所以ノ者ハ本熱ヲ発スコト六日、厥スコト反テ九日、復タ熱ヲ発スコト三日、前ノ六日ト并セ亦九日タリ、厥ト相応ズガ故ニ之ヲ期スニ旦日ノ夜半ニ愈エントス。後ノ三日ニ之ヲ脈スニ脈数ニシテ其ノ熱罷マザル者ハ此レ熱気有余タリ、必ズ癰膿ヲ発スナリ。

長い条文ですが、厥陰病期の寒熱の交代と予後判定の材料として、陰寒内盛による除中と陽熱過多による癰膿について述べています。

厥陰病で、まず始めに六日間発熱し、その後九日間厥冷して下痢があった場合、厥冷は陰寒内盛の証拠ですから、当然下痢とともに食を受け付けません。それなのにもし病人が食物を欲したら、それは胃気が正常に働いているからではなく、胃気が敗絶して陽気が亡脱する直前に、一時的に陽気が回復したかのように錯覚させる「除中」という現象である可能性があります。これを確かめるには、病人に麵類の一種である「索餅」を与えてみます。食後に異常な発熱がみられない場合は、病人に胃気が残存していて正常に消化ができた証拠ですから、病人はやがて回復するでしょう。もし食べさせた直後に急激に発熱しすぐに急降下するときは、本当の除中で危険です。

索餅を試食させたあとの三日間、暴熱が発来せずわずかに微熱が持続する場合は、病人は三日が過ぎた夜半に治癒するでしょう。その理由は、発熱が始めの六日間と後の三日間で計九日、厥冷下痢した日が九日間で陽証と陰証が均衡しているので、病は治ると判断してよいのです。
もしその三日間、熱証を意味する数脈があり、熱が続く場合は陽気が回復しすぎて過熱していることの表れです。厥陰肝は血を主るのでこの熱は血熱となり、経脈に壅滞して経を傷り、癰膿を生じます。

条文三三三

傷寒脈遅ナルコト六七日、而ルニ反テ黄芩湯ヲ与エ其ノ熱ヲ徹ス。脈遅ハ寒タルニ今黄芩湯ヲ与エテ復タ其ノ熱ヲ除ケバ、腹中応ニ冷ユベクシテ当ニ食ス能ワザルベシ。今反テ能ク食スハ此除中ト名ヅク。必ズ死ス。

厥陰病でおそらく病人は六、七日下痢が続いていたと思われますが、遅脈を呈しています。遅脈は寒証を表しますから、その治療には温裏補陽の剤を与えるべきなのに、熱痢の基本処方である黄芩湯を与えて清熱したので、虚を虚す結果となって腹中の陽気はますます弱り、腹は冷えきって食物を一切受け付けなくなるはずです。そのような状況下でなお食欲があるということは、前条にあった除中としか考えられません。病人は必ず死ぬでしょう。
ちなみに、黄芩湯は太陽病下篇一七二条にあり、少陽胆の邪熱が手太陽小腸に波及し、さらに大腸に下注することによって熱性の下痢を生じる、太陽と少陽の合病を治す処方です。

条文三三四

傷寒、先ニ厥シテ後ニ熱ヲ発スレバ下利必ズ自カラ止ム。而ルニ反テ汗出デ咽中痛ム者ハ其レ喉痺ヲ為スナリ。発熱シテ汗無キハ而シテ利必ズ自カラ止ム。若シ止マザレバ必ズ便膿血ス。便膿血スル者ハ其ノ喉痺セズ。

寒厥下痢が先行してその後発熱がみられれば、下痢は自然に止まるというのは、三三一条とまったく同じ理由です。
本条は、寒厥証であったのに陽熱の回復が過剰に行なわれた場合です。その過剰な熱は気分に入り、上行して咽喉にいたり、発汗とともに咽頭と喉頭の痛みや閉塞を生じる場合と、熱が血分に入り大腸に下行する場合とがあります。血熱であれば発汗はみられません。下行した熱がちょうど寒陰とつり合えば下痢が自然に止まるだけですが、熱の方が過剰であると下焦の陰絡（血管）を傷害して膿血便を呈します。膿血便と咽痛喉痹は邪熱の向く方向および深さが互いにまったく逆なので、両方の症状が同時に出現することはありえないというのが作者の意見です。

条文三三五

傷寒一二日ヨリ四五日ニ至リ厥ス者ハ必ズ熱ヲ発ス。前ニ熱ス者ハ後ニ必ズ厥ス。厥深キ者ハ熱モ亦深ク、厥微ナル者ハ熱モ亦微ナリ。厥ハ応ニ之ヲ下スベシ。而ルニ反テ発汗スル者ハ必ズ口傷《ショウ》爛《ラン》シテ赤シ。

本条は、熱厥の弁証と治療原則を述べたものです。熱厥とは強い邪熱が内伏し、陽気が裏に押し込められて四肢に外達できないために、手足が厥冷する陽盛格陰の現象で、少陰病篇三一八条の四逆散証と同類です。熱厥は表寒裏熱・真熱仮寒ですから、手足は厥冷しても必ず煩渇や便秘などの熱証を伴います。したがって「厥ス者ハ必ズ熱ヲ発ス」、また「前ニ熱ス者ハ後必ズ厥ス」というように厥と熱は必ず相伴うとともに、「厥深キ者ハ熱モ亦深ク、厥微ナル者ハ熱モ亦微」と、手足の厥冷の強弱は即裏に鬱した熱の高低と比例しています。

熱厥は裏証ですから、絶対に辛温解表剤で発汗させてはなりません。治法は承気湯などを用いて裏の邪熱を瀉下してやると、閉じ込められた陽気が解放されて四肢に行きわたり、熱、厥ともに解消します。三一八条では四逆散を用いて鬱滞した気血を解放し、陽気を四肢にめぐらせるように指示しています。もし誤まって発汗させると傷津を助長し、火勢を上炎させる結果口内のびらんや潰瘍を生じます。

条文三三六

傷寒ノ病、厥スコト五日熱モ亦五日。設《モ》シ六日、当ニ復タ厥スベキニ厥セザル者ハ自ラ愈ユ。厥スコト終《ツイ》ニ五日ヲ過ギズ熱スコト五日ナルヲ以テノ故ニ自ラ愈ユルヲ知ル。

本条の「厥」は、陰盛陽衰の寒厥のことです。厥陰病で陽気が来復すると、陽熱と陰寒が互いにせめぎ合って一進一退するので、寒熱交錯証が現れます。その際、厥冷期が五日、発熱期も同じく五日続き、その後厥冷が再発しなければ、病人の陰陽がちょうど平衡を保っている証拠なので、病人は自然に治愈するというもので、第三三二条に述べられていた陰陽均衡による治愈転機と同じ内容です。

条文三三七

凡ソ厥ス者ハ陰陽ノ気相順接セザレバ便チ厥ヲ為ス。厥ス者ハ手足逆冷スル者是レナリ。

本条は「厥」の成因を論じたものです。厥という言葉の意味はいくつもあり、証候にもさまざまなものがありますが、作者は本条でいう厥とは手足が逆冷する証候を指すと限定しています。

手足が逆冷する厥証の原因は、陰陽の気が順接すなわち正常に連結あるいは接続しないためである、といっています。では陰陽の気とは具体的には何を指すのか、歴代の学者により諸説あるようです。

その中で理解しやすい説に限って紹介します。一つは、人は手足それぞれに三陰三陽の経脈があり、合わせて十二経脈があります。陽経脈は手足の外側を走り、陰経脈は内側を走っていて、それぞれ表裏をなす陽経脈と陰絡脈同士が手足の末端で相連なっているので、中を通る経気は終りのない環のように体内を無限に循環しています。陰陽いずれかの経脈が途絶して経気が四肢の末端で正常に接続できなくなると、寒厥や熱厥などの厥冷の証候が生じるという説です。

もう一つは、陰は厥陰肝を指し、陽は陽明胃のことであるという説です。邪が肝に伝入して肝の疏泄作用が失調すると、次に鬱した肝気は胃に上逆し脾胃の働きを失調させ、脾胃の気が四肢に達してこれを養うことを妨げる結果、四肢が逆冷するという説で、四逆散証の病理機序の説明も包括しています。

条文三三八

傷寒脈微ニシテ厥シ、七八日ニ至リ膚冷エ、其ノ人躁シ、暫《シバ》シモ安ンズル時無キ者ハ此蔵厥タリ、蚘厥ニハ非ザルナリ。蚘厥ノ者ハ其ノ人当ニ蚘ヲ吐スベシ。病者ヲシテ静カナラシメ、而ルニ復タ時ニ煩ス者ハ此蔵寒タリ。蚘上リテ其ノ膈ニ入ルガ故ニ煩シ須臾ニシテ復タ止ム。食ヲ得テ嘔シ又煩ス者ハ、蚘食臭ヲ聞キテ出デ、其ノ人常ニ自ラ蚘ヲ吐ス。蚘厥ノ者ハ烏梅丸之ヲ主ル。又久利ヲ主ル。

烏梅丸ノ方

烏梅三百枚　細辛六両　乾姜十両　黄連十六両　当帰四両　附子六両炮ジテ皮ヲ去ル　蜀椒四両汗ヲ出ス　桂枝皮ヲ去ル六両　人参六両　黄蘗六両

右ノ十味、異ニ擣キ篩イ合シテ之ヲ治ム。苦酒ヲ以テ烏梅ヲ漬クルコト一宿、核ヲ去リ之ヲ五斗ノ米ノ下ニ蒸シ、飯熟シテ擣キテ泥ト成シ、薬ト和シテ相得セシメ臼中ニ内レ蜜ト杵クコト二千下、丸メテ梧桐子大ノ如クス。食飲ニ先ンジテ十丸ヲ服セ。日ニ三服、稍《ヤヤ》加エテ二十丸ニ至ル。生冷、滑物、臭食等ヲ禁ズ。

厥は厥陰病に特有な証候の一つです。本条では、寒邪が肝臓に直中して重篤な陽虚裏寒によって四肢厥冷を生ずる蔵厥と、脾の虚寒で生ずる蔵寒によって回虫を吐す蛔（蚘）厥の弁証およびその治療薬について述べたものです。

厥陰病の時期に脈が微弱で四肢厥冷し、七、八日経つころには全身の皮膚も冷え、病人が寸時も落ち着かず少しもおとなしくしていられないといった症状を呈するときは、蔵厥であって蛔厥ではありません。蛔厥というのは厥冷して回虫を吐く証候ですが、その特徴として病人はいま落ち着いて静かにしていたかと思えば次には煩躁します。これは蔵寒によるもので回虫が脾の虚寒を嫌って胸膈に上がってくるので煩躁しますが、しばらくすると治まります。また病人が食事をすると回虫が食物の臭いをかぎつけて出てくるので、病人はまた煩躁したり嘔吐したりします。「蚘ヲ吐ス」という症状は本篇冒頭の三二六条ですでに論じられているだけでなく、太陽病中篇の八九条にも出ていました。

上熱下寒で冷えと煩躁を繰り返し、回虫を吐く蛔厥の病人を主治する処方は烏梅丸ですが、この処方は回虫が寄生していなくても厥陰病の上熱下寒証によって

シ。今ハ病者静カ，而ルニ復タ時ニ煩ス者ハ此蔵寒タリ。蚘上リテ其ノ膈ニ入ルガ故ニ煩シ須臾ニシテ復タ止ム。食ヲ得テ嘔シ又煩ス者ハ蚘食臭ヲ聞キテ出デ，其ノ人常ニ自ラ蚘ヲ吐ス。蚘厥ノ者ハ烏梅丸之ヲ主ル。又久利ヲ主ル。（厥陰病篇　第338条）

方　解

君薬：	烏梅300枚（3.0g）	酸渋，平。酸味により和胃安蛔・収斂固表して寒熱滑脱による慢性下痢を治す。	
臣薬：	細辛6両（3.0g）	辛，温。温肝。	臣の2薬で肝腎を温め，回虫を駆逐。
	蜀椒4両（3.0g）	辛，熱，小毒あり。温腎。	
佐薬：	乾姜10両（2.0g）	大辛，大熱。	3薬で温通散寒。
	桂枝6両（3.0g）	辛甘，温。	
	附子6両（3.0g）	大辛，大熱。散寒。	
使薬：	黄連16両（7.0g）	苦，寒。心熱を清す。	2薬で上焦の鬱熱を清泄し，回虫を下す。
	黄柏6両（3.0g）	苦，寒。相火を瀉す。	
	人参6両（3.0g）	甘微苦，微温。補脾益気。	
	当帰4両（3.0g）	甘辛，温。蔵血養肝。	

生じた慢性の下痢が止まらない病人を主治します。

烏梅丸は一夜酢に漬けた烏梅（梅肉）、細辛、乾姜、黄連、附子、当帰、蜀椒、桂枝、人参、黄柏の十味を別々に擣いて篩にかけたあと、炊きたての米飯と一緒に杵き、それに蜜を加えて丸薬にしたものです。酸・苦・甘・辛・鹹の五味をみな含み、寒熱薬を併用していますが、米飯と蜜を用いて丸薬にしているので脾胃を障害することはありません。酸味は肝に入るので酢に浸した酸性の強い烏梅が君薬で、その酸味で回虫に勝つとともに収斂固表作用により寒熱を問わず滑脱による慢性の下痢を治します。細辛、乾姜で肝を温め、蜀椒、附子で肝の母である腎を温め、桂枝、当帰で肝の蔵血を助けます。黄連は心の熱を瀉して痞を除き、黄柏は腎陰を滋補し渇を止めます。また人参で補気健脾しています。これらの諸薬の配合によって清上温下して寒熱の邪をともに去り、陰陽を順接させ、気血を回復させ併せて回虫を制圧しようというものです。現代では回虫の寄生は稀となり有効な駆虫薬もあるので、烏梅丸は臨床的には回虫症よりも寒熱錯雑あるいは上熱下寒による慢性の下痢や、胃部膨満感・胸やけ・食欲不

図解

烏《う》梅《ばい》丸《がん》

方　意

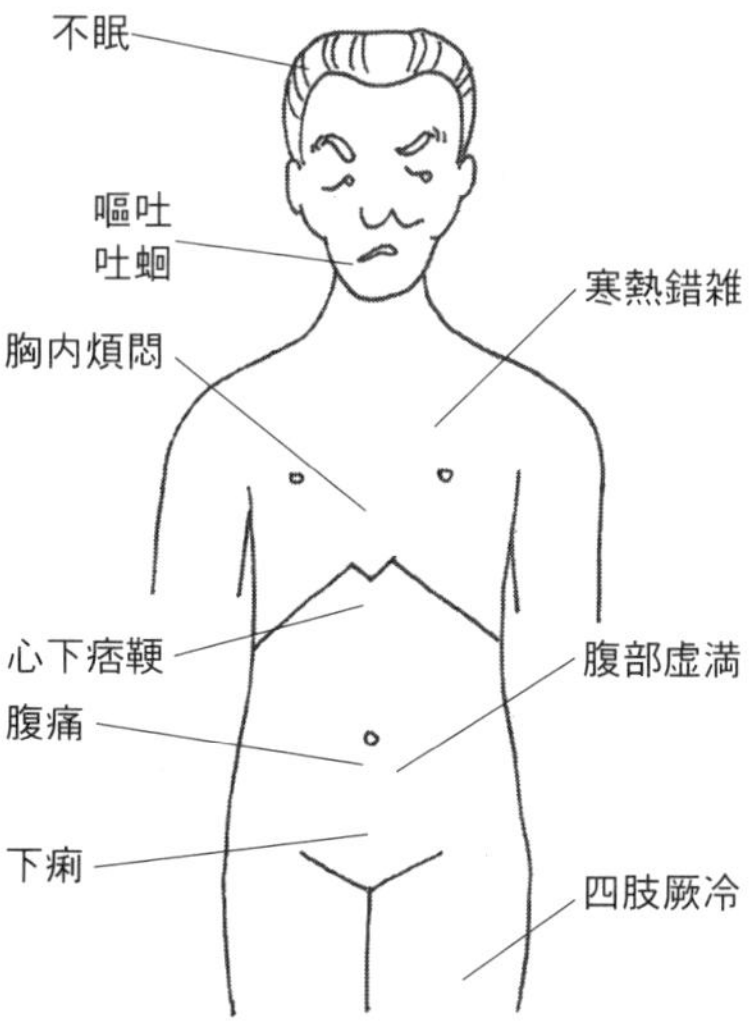

厥陰病の蛔厥を治す主方である。

厥陰病で肝の機能が失調すると，陽熱が四布できず四肢厥冷を生じると同時に，肝熱が上逆して上焦に煩熱を生じ，肝気は横逆するので脾胃は失調して脾胃虚寒証を呈す。上熱下寒により，煩悶・嘔吐・腹痛・下痢を生じ，蛔虫が寄生している者は蛔虫を吐く。これを蛔厥という。

本方は温補脾胃，兼清上熱の働きにより寒熱錯雑・正虚邪実を治して諸証を理めるとともに安蛔するので，回虫証だけでなく，肝脾不和・寒熱錯雑・脾胃虚寒による嘔吐・腹痛・下痢などにも広く応用される。

烏梅丸証

主証：煩悶・嘔吐・腹痛が間歇的に生じ，食べると嘔吐，あるいは回虫を吐く。
客証：久痢（慢性虚寒性の下痢）・口渇・胸やけ・イライラ・四肢厥冷。
脈は沈細あるいは弦。
舌は舌質淡・苔白薄で湿潤。
腹は虚満・心下痞鞕。

臨床応用

肝脾不和・虚寒性の嘔吐・腹痛・下痢はすべて。そのほか，逆流性食道炎・神経性嘔吐下痢症・慢性胃炎・過敏性腸症候群・慢性下痢・慢性消化不良症・回虫症（ただし安蛔作用だけで駆虫作用はないので，必ずあとで駆虫薬を併用）。

類方鑑別

理中丸（湯）：脾胃虚寒・心下痞。上焦煩悶せず。
黄連湯：胸中熱・胃中寒あり。四肢厥冷はない。

原　典

傷寒脈微ニシテ厥シ，七八日ニ至リ膚冷エ，其ノ人躁シ，暫シモ安ンズル時無キ者ハ此蔵厥タリ，蚘厥ニハ非ザルナリ。蚘厥ノ者ハ其ノ人当ニ蚘ヲ吐スベ

振・足の冷えなどに応用されています。また本方は必ずしも丸薬だけでなく、煎剤にして用いる場合も多いようですが、その場合甘草や膠飴を加えた方が味も調和して服用しやすいようです。

条文三三九

傷寒熱少ナク微カニ厥シ指頭寒ク嘿嘿トシテ食ヲ欲セズ、煩躁ス。数日、小便利シ色白キ者ハ此熱除カルルナリ。食ヲ得ント欲スハ其ノ病愈ユルト為ス。若シ厥シテ嘔シ、胸脇煩満スル者ハ其ノ後必ズ便血ス。

厥陰病の軽い熱厥で、熱も厥も浅く、指の先端が少し冷たく感じる程度のものですが、熱厥ですから熱が裏に鬱して煩躁し、同時に胃気も閉塞させられているので「嘿々トシテ食ヲ欲セズ」という症状を呈します。この状態からは数日後、二通りの転帰が考えられます。一つは病が治愈する場合で、いままで小便の色が濃く量も少なかったものが、色が薄く量も増えれば裏の鬱熱が除かれたことを示し、同時に胃気も回復するので「食ヲ得ント欲」します。「熱除カルルナリ」の熱はたんなる発熱の意ではなく、鬱熱やそれに伴う煩躁などの症状も包括しています。もう一つは病がさらに進行・増悪する場合であり、手足の厥冷が増強するとともに裏の鬱熱によって胃気の不和と肝胆の気滞が起こり、嘔吐や胸脇部の煩熱満悶が生じるとともに、さらに熱が下焦の陰絡を傷つけるので血便を下すようになります。

条文三四〇

病者手足厥冷シ、我《ワレ》結胸ニアラズト言ウ、小腹満シ之ヲ按ズレバ痛ム者ハ此冷結シテ膀胱関元ニ在ルナリ。

厥陰の寒邪が下焦に凝結して四肢の厥冷を生じた場合について述べています。手足の厥冷の原因には、寒熱虚実の別があります。本条には熱厥らしい症状はなく、もし邪熱が上焦にあって結胸を生じたものであれば、第一三五条にあるように病人は心下が石のように硬くなりこれを按じれば痛むはずですが、そのような症状はないと病人が自分で否定しています。そこで腹診すると下腹が脹満して圧痛があるので、これは下焦に寒陰の邪が凝結しているものと考えられます。関元は臍下三寸の正中線上にある任脈の経穴です。膀胱関元と並記することで下腹部一帯を表現しています。厥陰肝経脈は陰器を纏い小腹に上がっているので、これにより寒邪が厥陰肝経にあることがわかります。治法は書かれていませんが、三二五条と同じように関元穴や気海穴に灸を据えるか、あるいはこのあとの三五一条に出てくる当帰四逆湯で主治すべきものと考えられます。

条文三四一

傷寒熱ヲ発スコト四日、厥スコト反テ三日、復タ熱スコト四日。厥スコト少ナク熱スコト多キ者ハ其ノ病当ニ愈ユベシ。四日ヨリ七日ニ至リテモ熱除カレザル者ハ必ズ便膿血スベシ。

厥陰病における陽熱来復の証を論じています。厥と熱が交互に現れますが、発熱期が四日続きその後厥冷が三日、さらに再び発熱が四日続くときは、熱が厥に勝っているので病人は順調に回復すると期待できます。しかし過ぎたるは及ばざるがごとしで、七日経ってもなお発熱が退かないときは陽熱の回復が過剰であり、その熱は必ず血絡を傷害して膿血便を生じます。

条文三四二

傷寒厥スコト四日、熱反テ三日、復タ厥スコト五日ハ其ノ病進ムト為ス。寒多ク熱少ナキハ陽気退クガ故ニ進ムト為スナリ。

寒熱交代の様相が前条とまったく逆の場合です。厥冷が四日あったのちに発熱が三日あって、あとは再び厥冷が五日間続くという有様で、これは陽気の来復が不十分でいまだ陽気が寒邪に勝てないでいる状態です。したがって「其ノ病進ムト為ス」といい、まだ回復は望めません。

条文三四三

傷寒六七日、脈微、手足厥冷シ、煩躁スルモノハ厥陰ニ灸セヨ。厥ヨリ還ラザル者ハ死ス。

本条から三四七条までの五箇条は、厥陰病が極まり陰盛亡陽に陥って死にいたる証です。

脈が微弱で手足が厥冷するのは、陰寒が旺盛で陽熱が衰微している証拠です。陰寒が強いのに煩燥が出現するのは、残存する乏しい陽気が懸命に強力な寒邪と闘争しているからであり、亡陽の兆候です。すなわち生命の灯がまさに消えようとする危機の証で、湯液では間に合いません。したがって至急厥陰の陽気を回復させて危急を救う経穴に灸を据えなくてはなりません。灸しても厥冷が改善しない場合には、救命の望みはないということです。

条文三四四

傷寒、発熱スレド、下利、厥逆シ、躁シテ臥スヲ得ザル者ハ死ス。

前条と同じく陰盛陽衰・亡陽で煩躁を現す死証です。ここで現れる発熱は陽熱の回復ではなく、絶滅する直前の陽気が寒陰に拒まれて外に逐い出されて生じる虚陽浮越の熱で、死証です。したがって、発熱しても下痢や厥逆は止まないのです。

条文三四五

傷寒、発熱スレド下利甚シキニ至リ、厥止マザル者ハ死ス。

同じく厥陰病の虚寒証で、ますます激しくなる下痢に虚陽上浮による発熱の症状が加った死証です。この熱は、陽気回復による熱ではないのです。

条文三四六

傷寒六七日、利セザルニ便《スナワ》チ熱ヲ発シテ利シ、其ノ人汗出デテ止マザル者ハ死ス。陰有レド陽無キガ故ナリ。

傷寒の発病から六、七日、厥陰病の時期、始めは下痢がなかったものが、発熱とともに下痢が始まり、汗が出て止まらなくなったということは、病人に新たに重篤な変化が生じたことを意味しています。発熱が陽気回復によるものであれば当然下痢は起こらないはずですから、この熱は前条や前々条と同じ虚陽外脱による虚熱と考えられます。そのうえ汗が止まらないのは、寒陰が陽気をつなぎ止めておけなくなって、体表に陽気がまったく存在しなくなったからです。すなわち「陰アレド陽無キ」状態で、死証です。

条文三四七

傷寒五六日、結胸セズ、腹濡、脈虚ニシテ復タ厥ス者ハ下スベカラズ、此亡血ナリ、之ヲ下セバ死ス。

傷寒に罹って五、六日経過すれば、邪は裏に伝入する時期です。邪が胸部にあれば痰飲と結合して結胸となり、心下堅満疼痛し脈は緊となります。また邪が胃腸にあれば宿食と結合して陽明腑実を形成し、腹部硬満・拒按・便秘し、脈は沈実となります。本条の場合、結胸の証はみられず、腹部は濡（軟弱）で脈は虚ですから、裏に実邪は存在せず、正気も虚した状態です。ここで厥冷する理由は、血虚して営血が四肢末端にまでめぐらないからです。したがってもし気虚によるものであれば、腹は若干脹満します。腹濡で便秘ということは、血虚により津液も減少して便が枯燥したからです。この場合たとえ便秘しても瀉下を行うことは三三〇条にあった通り禁忌であり、もし強行すれば虚を虚す結果になり病人を死なせてしまいます。

条文三四八

発熱シテ厥シ、七日下利スル者ハ治シ難シト為ス。

前条までは厥陰の寒盛陽衰の死証について述べていましたが、本条は同じ病態による、死証とはいえないまでもはなはだ難治の証について述べています。

厥陰病では、まず四肢厥冷があって、次に陽気来復により発熱し、その結果裏寒が解消して下痢が止まるのが順当な経過です。七日間にわたり発熱と下痢がともにあって下痢が止まらないということは、第三三五条の邪熱内鬱・表寒裏熱の熱厥証で、内鬱した邪熱が腸に下注して下痢が続くものです。三四四・三四五条のような寒盛下痢・虚陽浮越の死証ではありませんが、このまま続くと、陰血を損傷する恐れがあるので、

「治シ難シ」といったのです。

また一方で、本条の本態を寒厥と考えることもできます。厥冷下痢・虚陽浮越による発熱といった症状がありますが、躁煩・下痢激甚・亡陽などの危機的証候は伴っていないので、「不治」あるいは「死す」ではなく一等軽い「難治」の証とするという解釈も成り立ち、両説が対立しています。

条文三四九

傷寒脈促、手足厥逆スルハ之ヲ灸スベシ。

本条から三五七条までは、厥の諸種の証候とその治法について論じています。

一般的には促（数）脈は熱盛のときに現れますが、必ずしもそうばかりとはいえません。太陽病中篇一二二条に「病人脈数……此発汗スルヲ以テ、陽気ヲシテ微セシメ脈乃チ数ナリ、数ハ客熱ト為ス」とあり、陽気不足のときも数脈が現れうることを示しています。本条の場合、陽虚陰盛で乏しい陽気が強盛な陰寒と抗争する結果、虚熱が発生して数弱の脈を現すが、乏しい陽気は陰寒に勝てない結果、四肢は厥逆するものです。したがってこの場合の治法は、三四三条に倣って、灸によって回陽救逆をはかることです。

条文三五〇

傷寒脈滑ニシテ厥ス者ハ裏ニ熱アリ、白虎湯之ヲ主ル。

白虎湯ノ方

知母六両　石膏一斤砕キ綿ニテ裹ム　甘草二両炙ル　粳米六合

右ノ四味、水一斗ヲ以テ米ヲ煮テ熟シテ湯ト成シ、滓ヲ去リ一升ヲ温服ス。日ニ三服ス。

前条の寒厥に対し、本条は熱厥です。滑脈は陽盛あるいは邪実を表し、滑脈で手足が厥逆するということは陽明の旺盛な熱が裏に欝しているが、陰陽が順接できないために陽気が四肢にめぐらない熱厥であることを物語っています。当然病人は、灼熱感・引飲口渇・発汗などの裏熱の証候を伴っているはずです。この場合、病の本態は裏熱旺盛なので、主治は白虎湯です。

条文三五一

手足厥寒シ、脈細ニシテ絶エント欲ス者ハ当帰四逆湯之ヲ主ル。

当帰四逆湯ノ方

当帰三両　桂枝三両皮ヲ去ル　芍薬三両　細辛三両　甘草二両炙ル　通草二両　大棗二十五枚擘ク一法ニハ十二枚

右ノ七味、水八升ヲ以テ煮テ三升ヲ取リ、滓ヲ去リ一升ヲ温服セヨ。日ニ三服ス。

本条は、厥陰病血虚の寒厥の脈と治方です。

手足厥寒は文字通り手足が冷えることですが、手足厥冷と比較すると一段程度が軽いときの表現です。

手足の寒厥の原因には、少陰病と厥陰病の別があります。少陰病の寒厥は、陰陽の根本である腎の陽虚により、陽気が四肢に到達できないため四肢が冷えるもので、脈は「微ニシテ絶エント欲ス」という状態です。治療は、大辛大熱の乾姜と附子を配合した四逆湯で、回陽救逆します。一方、厥陰は肝で血を蔵しています。したがって厥陰病の寒厥は肝血が不足しているところに寒邪を被り、気血が凝滞して四肢を栄養・温煦できないために四肢が冷えるもので、脈は血虚と寒冷の脈である「細ニシテ絶エント欲ス」となります。治療は、養血・補肝・温通の働きを備えた当帰四逆湯を用います。

当帰四逆湯は、まず当帰と芍薬で補肝養血し、桂枝と細辛で温陽駆寒し、甘草と大棗で気血生成の源である脾を補益します。通草は現在の木通で、血脈を通利する働きがあります。

当帰四逆湯は冷え性には一般的に繁用される大切な処方ですが、厥陰肝経脈の冷えあるいは血虚の者が寒邪を被って発症する諸症に用います。臨床的には下肢のしもやけ、下腹が冷えて痛むもの、あるいは冷え性による不妊や月経異常などによく奏効します。腹診すると、下腹部の両鼠径部の少し上辺りに、上外側から下内側にかけて斜めに索状の抵抗圧痛を触知する場合が多いようです。

条文三五二

若シ其ノ人内ニ久寒有ル者ハ当帰四逆加呉茱萸生

方　解

君薬：当帰３両（3.0ｇ）　甘辛，温。血中の気薬，血を和し内寒を散じ心を助ける。補血調経。

臣薬：芍薬（白芍）３両（3.0ｇ）　酸苦，微寒。肝血を補い，平肝斂陰。柔肝作用がある。君臣二薬で肝血を温養する。

佐薬：桂枝３両（3.0ｇ）　辛甘，温。温通経脈・通陽化気。風寒湿痹の身痛を治し，冷えによる息切れや動悸を治す。

細辛３両（2.0ｇ）　辛，温。散寒解表・祛風止痛。鎮痛作用が強い。桂枝と協力して温経・散寒・通脈に働く。

使薬：通草（木通）２両（3.0ｇ）　苦，寒。通経・利水。脈道を通じ厥を治める。

大棗25枚（5.0ｇ）　甘，温。補中益気。当帰･芍薬を助け，血脈を温養。

甘草２両（2.0ｇ）　甘，平。補脾作用とともに気血の不足を補い，諸薬を調和する。

寒邪の侵襲がはなはだしく，長期にわたるときは厥陰肝経脈だけでなく，経脈に連なる肝を始めとする臓まで寒邪に侵されている時は，本方に呉茱萸と生姜を加えた当帰四逆加呉茱萸生姜湯を用いる方がよい。

姜湯ガ宜シ。

当帰四逆加呉茱萸生姜湯ノ方

当帰三両　芍薬三両　甘草二両炙ル　通草二両
桂枝三両皮ヲ去ル　細辛三両　生姜半斤切ル
呉茱萸二升　大棗二十五枚擘ク

右ノ九味、水六升ヲ以テ清酒六升ト和シ、煮テ五升ヲ取リ、滓ヲ去リ温メ五服ニ分ケヨ。

前条を受け、処方は当帰四逆湯に生姜と呉茱萸を加味したものです。

当帰四逆湯証に「内ニ久寒有ル」という病態が加わっています。「内」とは内臓で、厥陰病ですからここでは肝を中心にさらに脾や腎までも指しています。つまり厥陰肝経脈とともに、その臓である肝まで寒冷の邪に侵されていることを示しています。臨床症状としては、当帰四逆湯証よりも冷えによる下腹痛や嘔気が著しく、ときに頭頂部の頭痛を訴えるような場合です。

呉茱萸は中焦においては脾胃、下焦においては肝腎を温め、生姜もまた温経散寒の働きがあります。本方はさらに清酒を加えて煎じるので、温通散寒の薬効が

当帰四逆湯《とうきしぎゃくとう》

方　意

厥陰病の厥寒を治す。厥寒とは，強い手足の冷えである。

厥陰肝は血を蔵している。肝血が不足しているうえに寒邪を被って冷えると，四肢を栄養温煦できないために四肢が厥寒するものである。

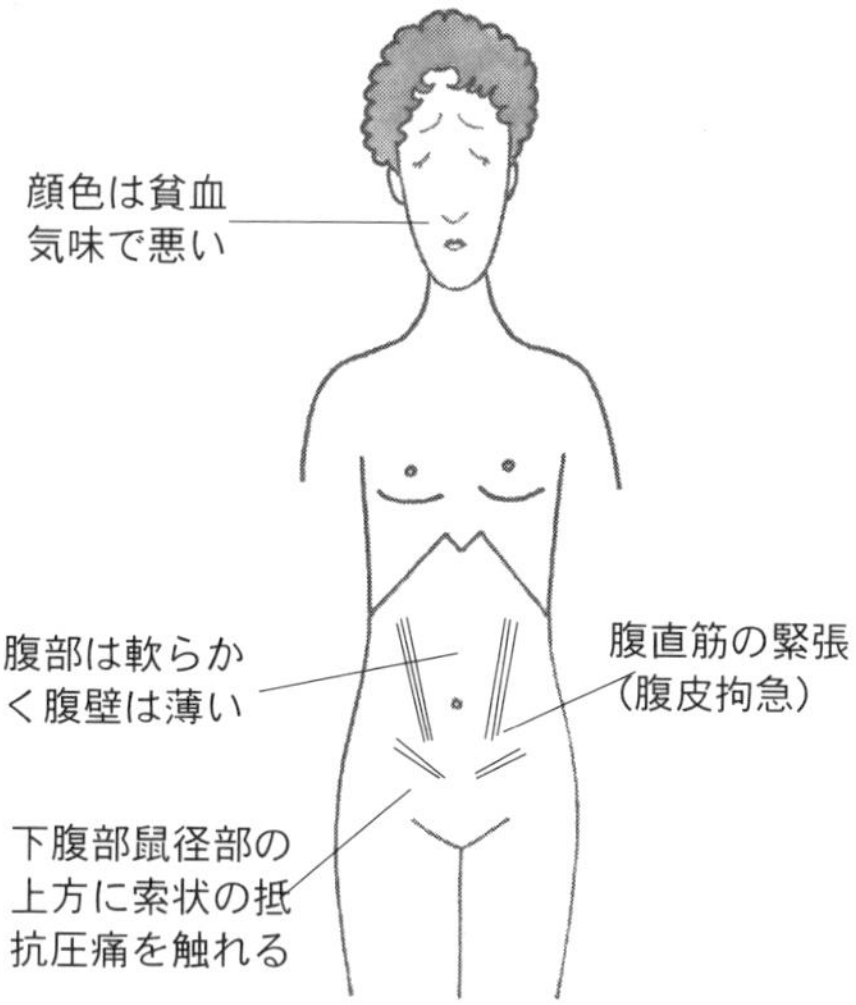

顔色は貧血気味で悪い
腹部は軟らかく腹壁は薄い
腹直筋の緊張（腹皮拘急）
下腹部鼠径部の上方に索状の抵抗圧痛を触れる

当帰四逆湯証

主証：四肢を主に全身の冷え。

客証：下腹痛，あるいは冷えで増強する部位不定の痛み。

脈は血虚と寒冷で「微細ニシテ絶エント欲ス」。

舌は舌質淡白で苔は薄。

腹は腹皮拘急し，特に下腹部に斜めに走る索状の抵抗と圧痛がみられる。

臨床応用

冷え性・月経困難症・冷えによる腹痛・不妊症・しもやけ・凍傷・貧血症・自律神経失調症・習慣性頭痛など。

運用の要点

諸症状はみな冷えと貧血より生じ，寒冷に遭うと増悪する。

類方鑑別

四逆湯：少陰病の厥寒。腎の陽虚と裏寒により，陽気が四肢に到達できないために手足が冷えるもので，脈が細ではなく微にして絶えんと欲す。

当帰四逆加呉茱萸生姜湯：本方に加えて「内ニ久寒有ル」状態で寒邪が臓まで及び，冷えがいっそう顕著で，さらに嘔気や頭痛がある。

原　典

手足厥寒シ，脈細ニシテ絶エント欲ス者ハ当帰四逆湯之ヲ主ル。（厥陰病篇第 351 条）

若シ其ノ人内ニ久寒有ルハ当帰四逆加呉茱萸生姜湯ガ宜シ。（同　第 352 条）

当帰四逆湯よりさらに強化され、経脈と臓腑をともに温めます。

筆者は本方をバージャー病に用いて、著効を得た経験があります。

条文三五三

大イニ汗出ズルモ熱去ラズ、内拘急シ四肢疼キ、又下利シ厥逆シテ悪寒スル者ハ四逆湯之ヲ主ル。

四逆湯ノ方

甘草二両炙ル　乾姜一両半　附子一枚生ニテ用イ皮ヲ去リ八片ニ破ル

右ノ三味、水三升ヲ以テ煮テ一升二合ヲ取リ、滓ヲ去リ分カチ温メ再服ス。若シ強人ナレバ大ナル附子一枚、乾姜三両ヲ用ウベシ。

本条と次の条は、陽虚陰盛によって四肢の厥冷を来す場合です。

本条は一般的な解釈によれば、陰寒の邪が裏で旺盛であるために、乏しい陽気が拒まれて外に逐い出され、虚陽が外越して一見表証のように発汗と熱がみられるものだと考えられています。すなわち真寒仮熱証です。本態は裏寒証なので腹はひきつれて下痢し、四肢は陽熱が達しないので疼いて厥逆するものです。治療は裏の陽気を助けて温裏救逆すべきで、四逆湯で主治します。

本条のような表熱裏寒の四逆湯証は、第九二条（太陽病中篇）および二二五条（陽明病篇）にも出ていました。

一部の学者は、本条と次条はともに太陽病中篇九一条と同じく太陽病を誤治した結果の変証であり、大汗や熱は残存した表証と考えられるが、治法はまず裏の急を救うべき場面なので四逆湯を用うべきであると考えています。

条文三五四

大イニ汗シ、若シクハ大イニ下シ利シテ厥冷スル者ハ四逆湯之ヲ主ル。

本条は、おそらくは九一条と同じく太陽病の誤治による結果と思われますが、大汗や下痢により裏の陽気とともに津液も喪失して四肢の厥冷を来したものです。陰陽ともに損耗していますが、第一の原因は陽気を損傷したことにあるので、四逆湯を用いて回陽救逆します。陽気が回復すれば、それに従って津液は自然に補充されます。

条文三五五

病人手足厥冷シ脈乍チ緊ノ者ハ邪結シテ胸中ニ在リ。心下満シテ煩シ、飢ウルモ食ス能ワザル者ハ病胸中ニ在リ、当ニ須ラク之ヲ吐スベシ。瓜蒂散ガ宜シ。

瓜蒂散ノ方

瓜蒂　赤小豆

右ノ二味、各等分シ異ニ擣キテ篩イ、合ワセテ臼中ニ内レ、更ニ之ヲ治ム。別ニ香豉一合ヲ以テ、熱湯七合ヲ用イ煮テ稀糜ヲ作リ、滓ヲ去リ汁ヲ取リテ散一銭匕ヲ和シ、温メテ之ヲ頓服ス。吐セザル者ハ少少加エ、快吐ヲ得レバ乃チ止ム。諸モロノ亡血虚家ハ瓜蒂散ヲ与ウベカラズ。

本条と次条は、これまでに厥陰病篇に現れた寒厥や熱厥以外の厥証を論じています。

まず本条に述べられているのは、痰飲の実邪が胸中に凝結して陽気を閉じ込めてしまう結果、陽気が四肢に到達できずに四肢厥冷を生じる痰厥です。

痰厥と弁証する要点は、「脈緊」にあります。第一三五条に「結胸熱実、脈沈ニシテ緊」とあり、緊脈は実邪の存在を示唆しています。そのうえ「心下満シテ煩シ飢ウルモ食ス能ワズ」とあるので、胸中で痰と寒が結合して上焦を塞いでいることがわかります。

実邪が上焦にあれば当然、治法はこれを吐かせるべきですから、一六六条にあった瓜蒂散を用いてやればよいわけです。

条文三五六

傷寒、厥シテ心下悸スルハ宜シク先ズ水ヲ治スベシ、当ニ茯苓甘草湯ヲ服シ却《カエ》リテ其ノ厥ヲ治スベシ。爾《シカ》ラザレバ水漬シテ胃ニ入リ必ズ利ヲ作スナリ。

茯苓甘草湯ノ方

茯苓二両　甘草一両炙ル　生姜三両切ル　桂枝

二両皮ヲ去ル
右ノ四味、水四升ヲ以テ煮テ二升ヲ取リ、滓ヲ去リ分カチ温メ三服セヨ。

心下すなわち胃内に寒飲が停滞し、中焦の陽気が虚して上焦にも四肢にもめぐらないため、心下の動悸とともに四肢の厥冷が現れるものです。本来は中焦胃の陽気不足ですが、諸証を生じた直接の原因は停滞している水飲にあるので、この場合の治法は太陽病中篇の七三条にあった茯苓甘草湯を用いて温胃散水をはかります。まず水を逐うことを先行しないと、胃内の寒飲は「水胃ニ漬入」すなわち腸に下注して必ずひどい下痢を生じ、その下痢がまたさらに裏の陽気と津液を損耗させて重篤な陰陽両虚証にいたらせる危険があるので、張仲景先生は「宜シク先ズ水ヲ治スベシ」と、治療の順序を指示しています。

条文三五七

傷寒六七日、大イニ下シテ後、寸脈沈ニシテ遅、手足厥逆、下部ノ脈至ラズ、喉咽利セズ、膿血ヲ唾シ、泄利止マザル者ハ難治タリ。麻黄升麻湯之ヲ主ル。

麻黄升麻湯ノ方

麻黄二両半節ヲ去ル　升麻一両一分　当帰一両一分　知母十八銖　黄芩十八銖　萎蕤十八銖一二菖蒲ト作ス　芍薬六銖　天門冬六銖心ヲ去ル　桂枝六銖皮ヲ去ル　茯苓六銖　甘草六銖炙ル　石膏六銖砕キ綿ニテ裹ム　白朮六銖　乾姜六銖
右ノ十四味、水一斗ヲ以テ先ズ麻黄ヲ煮ルコト一両沸、上沫ヲ去リ諸薬ヲ内レ煮テ三升ヲ取リ滓ヲ去リ分カチ温メ三服ス。相去ルコト三斗ノ米ヲ炊ク頃ノ如クニ尽クサシムレバ汗出デテ愈ユ。

傷寒に罹患して六、七日経過すると、たいていの場合表証は裏証に転じつつあります。しかし陽明腑実の証が完成するまでは、攻下を行うと誤治になります。本条の場合、病人が完全に陽明腑証になっていることを確認せずに医者が瀉下を施した結果、上焦にあった邪が内陥し、陽気は鬱閉されて四肢にまでめぐらないため、手足が厥逆し、脈は寸脈が沈かつ遅を呈し、尺脈は触れなくなります。鬱閉された陽熱の邪が上行して肺の絡脈を焼灼すると、咽喉が痛み膿血を吐くことになります。内陥した邪で脾の陽気が虚すので、虚寒性の下痢が止まりません。すなわち本条は、誤治の結果上熱下寒の寒熱虚実錯雑証を呈していますから、難治というわけです。

本条を治すには、清肺温脾すると同時に鬱閉した陽気を解放・発越する麻黄升麻湯を用います。

麻黄升麻湯は麻黄、升麻、当帰、知母、黄芩、萎蕤(別名玉竹)、芍薬、天門冬、桂枝、茯苓、甘草、石膏、白朮、乾姜の十四味より構成されています。複雑な証候を治すので『傷寒論』の処方の中では珍しく構成生薬の種類が多く、一つ一つの生薬の分量は少ないうえにそれぞれの分量比に苦心の跡がみられます。本方で用いられる「銖」という単位は一両の二十四分の一の分量で、一銖は現代の〇・二二五グラムに相当します。内陥した陽鬱の邪を宣発昇散させることに重点を置いて、麻黄と升麻の分量を多くして方剤名にしています。黄芩、石膏、知母、天門冬で胃熱と肺熱を清すとともに解毒し、当帰、萎蕤で滋陰養血するとともに麻黄・升麻による発越過多を予防します。また、桂枝、芍薬で表の営衛を和して解肌し、白朮、茯苓、乾姜、甘草で補脾通陽とともに温中止痢します。薬味が多いので、各生薬の効能や相互の関係についての見解は、人によって分かれるようです。

本方の服用の方法は日に二分ないし三分を服する一般的な処方とは異なっています。三斗の米を一炊するくらいの短時間内に三服を服用し尽くすことによって、鬱した邪熱を汗とともに外越させる薬の働きを集中的に発揮させて、効果を高めるようにしています。

条文三五八

傷寒四五日、腹中痛ミ若シ転気下リテ少腹ニ趣ク者ハ、此自ラ利セント欲スナリ。

本条から三七五条まで、厥陰病の寒痢と熱痢に関する条文が続きます。

本条は厥陰病の裏寒性の下痢腹痛の証候を論じています。

傷寒に罹患して四、五日経過すれば、病邪は裏に伝入する時期です。三陰の経脈はみな腹部を走っているので、寒邪が裏に入れば三陰のどの経に入っても下痢・腹痛は起こりうるわけですが、本条では「転気下リテ少腹ニ趣ク」すなわち腸内ガスが下腹に急墜して痛む有様を述べています。「趣ク」は趨くと同義です。下腹は特に厥陰肝経脈が支配する部位なので、これは厥陰の腹痛・下痢を指していると考えられます。もし陽明病の転失気ならば、便秘して下痢にはいたらないので、下痢を呈する本条は陽虚裏寒証と判断されます。

条文三五九

傷寒本自ラ寒下スルヲ医復タ之ヲ吐下スレバ、寒格シテ更ニ逆ニ吐下ス。若シ食口ニ入レバ即チ吐スハ乾姜黄芩黄連人参湯之ヲ主ル。

乾姜黄芩黄連人参湯ノ方

乾姜　黄芩　黄連　人参各三両

右ノ四味、水六升ヲ以テ煮テ二升ヲ取リ、滓ヲ去リ分カチ温メ再服セヨ。

誤治によって生じた、寒格の症状と処方についてです。

病人は傷寒に罹って陰病期に入り、本来裏寒で下痢しているものを、医者が実熱性の下痢と誤診して吐下の処方を用いた結果、脾はますます虚して冷えるために下痢が生じ、同時に胃気の正常な下降を拒むので、胃中の陽気が上逆して病人は嘔吐します。

「格」とは「拒」と同義で、脾の虚寒が胃気を拒むことにより吐逆を生じたものを、「寒格シテ」と述べています。本条の病態は陰盛格陽による虚陽上浮ではなく、胃には実熱、脾には虚寒がある上熱下寒証で、脾胃が順接せず胃気は逆上し脾気は下降して、嘔吐と下痢を生じたものです。

したがって、本条の上熱下寒証に対しては乾姜黄芩黄連人参湯を用いて胃の実熱を清泄し、脾の虚寒を温補します。本方は苦寒の黄連と黄芩で胃熱を清して胃気の下降をはかり、乾姜は駆寒温脾するとともに吐下の症状を寛和します。人参は健脾補虚して脾の働きを正常化させるので、脾気は上昇して下痢は止まり、胃気と正常に順接して連動するようになります。

条文三六〇

下利シテ微熱有リテ渇シ、脈弱ノ者ハ今自ラ愈ユ。

本条は厥陰病虚寒証の下痢で、もし病人が微熱を呈して少しのどが渇き脈が弱を呈すときは、厥陰の陽気が回復・再来し、病人は回復する兆しであるというものです。

陰寒内盛して陽虚であれば、病人は悪寒がはなはだしく、脈も緊や微を呈すはずですし、もし陽盛の熱証であれば脈は数で有力、かつ口渇引飲します。したがって、本条は陰盛の寒証でも陽盛の熱証でもなく、脈弱は病邪の勢いが衰えてきていることを表し、微熱と軽い口渇は陰寒が退いて、正常な陽気が回復したことを示すと理解されます。

条文三六一

下利シテ脈数、微熱有リテ汗出ズルハ今自ラ愈ユ。設《モ》シ復タ緊タレバ未ダ解サズト為ス。

前条と関連しています。厥陰の虚寒証で下痢を呈していても、数脈を呈し、微熱と発汗がみられるときは前条と同じように陽気が回復してくる兆候で、正勝邪退し病は治癒に向かいます。「微熱」といっているので、復陽太過ではありません。

一方、再び緊脈を呈すときは、寒邪搏陽の証拠ですから、寒邪が再び勢力を取り戻して、正気は寒邪を駆逐できず陰盛陽微に陥ることを示すので、「未ダ解サズ」というわけです。

条文三六二

下利シテ手足厥冷シ、脈無キ者、之ニ灸スルモ温マラズ、若シ脈還ラズ反テ微カニ喘ス者ハ死ス。少陰趺陽ニ負クル者ハ順ト為スナリ。

本条は厥陰病虚寒証の下痢で、陽虚陰盛となって気血が四肢末端にまで到達せず、厥冷してさらに脈も触れない極虚の状態です。第三一五条の「厥逆無脈」、および三四三条の「脈微手足厥冷」に似た証であると考えられます。危急の状態なので、湯液よりもまず、気海、関元、大敦、太衝などの経穴に灸を据えて、回陽救逆をはからなくてはなりません。灸を据えても手足が温まらず脈も現れなければ陽気の回復は望み薄で、そのうえ病人が微かに喘咳を呈すときは腎陽がまったく絶えて腎の納気作用も失われていることを示すので、これは死の兆候です。

一方、「少陰趺陽ニ負クルハ順」の一節の解釈については歴代論争があり、本条は厥陰病篇でなく少陰病篇に置くべきではないかと論ずる学者も少なくありません。ここでは、寸口の脈が触れない状態でも、少陰腎の脈（おそらく太谿）よりも胃経の趺陽の脈象の方がはっきり触れれば、胃気がなお残存している証拠なのでいまだ回復の望みがある、つまり順である、としている多数派の解釈に従います。

条文三六三

下利、寸脈反テ浮ニシテ数、尺中自ラ濇ノ者ハ必ズ膿血ヲ清ス。

厥陰虚寒証の下痢を呈していた病人が、かえって寸部で陽脈である浮数の脈を呈すれば、陽気が回復して一般には治癒に向かうものと期待されます。しかし下焦を反映する尺部の脈が濇（渋）ということは、陽熱の回復が太過となって下焦で血熱と化し、血分を損傷したことを意味します。その結果、膿血の混じった不消化便を下すと解釈します。

条文三六四

下利清穀ハ表ヲ攻ムベカラズ。汗出ズレバ必ズ脹満ス。

「下利清穀」とは不消化物を混じえた下痢便であり、脾腎陽虚で陽虚裏寒による症候です。これを表証がみられるからといって発汗させると、汗は陽気が津液を蒸化して作られるものですから、発汗は裏の津液を失わせまた陽気も損傷します。裏の陽気が虚せば寒凝気滞を生じるので、腹が脹満します。

条文三六五

下利シ脈沈弦ノ者ハ下重《ゲジュウ》スルナリ。脈大ノ者ハ未ダ止マズト為ス。脈微弱ニシテ数ノ者ハ自ラ止マント欲スト為シ、発熱スト雖モ死セズ。

厥陰の下痢には寒痢と熱痢があります。その脈象を診て、寒痢か熱痢か、また今後その症状がどのように進展するのかといった予後を判定する法を述べています。厥陰病は肝の病です。脈沈は下焦を表し、弦は肝気鬱結を示しています。肝は鬱すれば化熱し、湿と熱が下焦に互結して大腸に下注するので熱痢を生じ、裏急後重すると考えられます。脈大は熱邪が旺盛であることを示しており、これは陽気回復の行きすぎであり『素問』脈要精微論篇第十七に「大ナレバ則チ病進ム」とあるように、病は進行します。したがって下痢の証は「未ダ止マズ」です。脈が微弱で数であるのは三六〇・三六一の両条で見たように、正気が回復して治愈に向かう証拠ですから、たとえ発熱があっても心配は要りません。

条文三六六

下利、脈沈ニシテ遅、其ノ人面少シ赤ク身ニ微熱有リテ下利清穀スル者ハ必ズ鬱冒シ汗出デテ解シ、病人必ズ微カニ厥ス。然ル所以ノ者ハ其ノ面陽ヲ戴《タイ》シ下虚スルガ故ナリ。

本条から三六九条までの四箇条は、厥陰病の下痢の予後について論じています。

脈沈遅を呈して清穀下痢するのは、陰盛で裏寒陽虚の証です。もし微熱があって顔面が少しばかり赤ければ、わずかに残存した陽気が陰寒の邪と激しく邪正闘争を行っていることを反映しています。もし正気が邪に勝って治る場合には、邪正闘争の過程で頭がぼんやりしたりめまいがしたりする「鬱冒」や、手足が冷える「厥」などの症状があったあとに、汗が出て治癒します。これは邪正闘争の過程で、裏に虚寒があると陽気が浮上する戴陽現象を伴うからです。戴陽証は少陰病篇三一七条に見たように、通常根絶しかかった陽気が強い寒陰に拒まれ、逐い出されて虚陽が上浮する際にみられますが、本条の戴陽は邪正闘争に伴う陽気の上浮によるもので、そのような危篤の証ではありません。

条文三六七

下利シ脈数ニシテ渇ス者ハ、今自ラ愈ユ。設《モ》シ差エザレバ必ズ膿血ヲ清ス。熱有ルヲ以テノ故ナリ。

厥陰病で虚寒証の下痢をしている病人が、数脈と口渇を呈す場合、二通りの予後が考えられます。一つは三六〇・三六一条に見たように、数脈と口渇は陽気が回復した証拠なので、遠からず病は治愈に向かいます。もう一つは三六三条で見たように、もし陽気の回復が太過であれば、過剰な陽気は転じて血熱と化して下焦の陰絡を傷害するので、膿血便を下します。

条文三六八

下利ノ後、脈絶エ手足厥冷スルモ、晬時《スイジ》ニシテ脈還リ手足温マル者ハ生ク。脈還ラザル者ハ死ス。

厥陰病虚寒証の下痢のあと、脈が途絶して触れなくなり、四肢が厥冷した病人の予後の判定法を述べたものです。「晬時」とは一昼夜のことで、二十四時間以内に病人の脈が再び触れるようになり手足に温みが戻ってくれば、まだ正気が残存している証拠で病人は助かりますが、その時点でまだ脈が回復しなければ正気はすでに絶えている証拠で、病人は死にます。すなわち厥陰病下痢・脈絶では、二十四時間後の脈の有無を診なければ生死は決められないというものです。

条文三六九

傷寒、下利日ニ十余行、脈反テ実ノ者ハ死ス。

虚寒証の下痢が日に十余回もあれば病人は陽気と津液を著しく喪失して衰弱し、脈は微弱無力となるのが普通です。それなのに病人が実脈を呈しているのは、証虚脈実で、脈と証が相反しています。これは正気大虚・邪気盛実の表れと考えられるので、「死ス」といったものです。

あるいは本条は、重篤な下痢によって胃気が敗絶した結果、真臓の脈象が直接出現したものであるから死証である、と解釈することも可能でしょう。

条文三七〇

下利清穀シ、裏寒外熱、汗出デテ厥ス者ハ通脈四逆湯之ヲ主ル。

通脈四逆湯ノ方

甘草二両炙ル　附子大ナル者一枚生皮ヲ去リ八

片ニ破ル　乾姜三両強人ハ四両モ可
右ノ三味、水三升ヲ以テ煮テ一升二合ヲ取リ、滓ヲ去リ分カチ温メ再服セヨ。其ノ脈即チ出ズル者ハ愈ユ。

通脈四逆湯証に関しては、少陰病篇の三一七条にすでに出ていますので参照してください。また、本篇の三六六条とも関連しています。

「下利清穀」は、陽虚裏寒による不消化性の下痢です。本条の証は、裏にある強い陰寒が乏しい陽気を拒絶して外に逐い出した結果生じた虚陽浮越、すなわち真寒仮熱証です。汗は仮熱により現れ、また厥は真寒によって生じる現象です。そこで四逆湯より駆寒回陽救逆の働きが強い、通脈四逆湯が必要です。

条文三七一

熱利下重ノ者ハ白頭翁湯之ヲ主ル。
白頭翁湯ノ方
白頭翁二両　黄柏三両　黄連三両　秦皮三両
右ノ四味、水七升ヲ以テ煮テ二升ヲ取リ、滓ヲ去リ一升ヲ温服セヨ。愈エザレバ更ニ一升ヲ服セ。

厥陰病には、これまでに見た寒性の下痢だけではなく熱性の下痢があり、厥陰病の熱性下痢は白頭翁湯が主治します。

厥陰病は肝の病証です。厥陰病で肝の疏泄が失調し、肝気が鬱滞すると、化熱して厥陰肝の熱証を生じます。肝は血を蔵すので、厥陰の熱証は直ちに血分に波及します。一方肝は胆と表裏をなすので、肝熱は一般に湿熱となります。この血熱湿熱が大腸に下注して、湿熱性の下痢を生じるのです。湿熱性の下痢ですから、当然裏急後重を呈します。

白頭翁湯の君薬となる白頭翁は、キンポウゲ科のヒロハオキナグサの根で、苦寒の性味を有し、血分に入って胃腸の熱毒を除去し、清熱解毒涼血に働くので、湿熱性の下痢腹痛治療の要薬です。黄連が臣薬で、佐薬の黄柏とともに清熱燥湿して下痢を止めます。秦皮は使薬で、性味は苦渋寒であり、清熱燥湿とともに清肝涼血に働きます。これら諸薬が協力して裏急後重、膿血を伴う湿熱性下痢腹痛に著効を現します。

条文三七二

下利シテ腹脹満シ、身体疼痛スル者ハ先ズ其ノ裏ヲ温メ、乃チ其ノ表ヲ攻ム。裏ヲ温ムルニハ四逆湯ガ宜シク、表ヲ攻ムルニハ桂枝湯ガ宜シ。

桂枝湯ノ方

桂枝三両皮ヲ去ル　芍薬三両　甘草二両炙ル

生姜三両切ル　大棗十二枚擘ク

右ノ五味、水七升ヲ以テ煮テ三升ヲ取リ、滓ヲ去リ一升ヲ温服セヨ。須臾ニシテ熱キ稀粥一升ヲ啜リ、以テ薬力ヲ助ク。

本条の下痢と腹脹満は、脾腎陽虚による強い陽虚裏寒があり、寒凝気滞のために腹部脹満し、陽気不足で胃腸の機能が失調して下痢を生じているものです。「身体疼痛」は太陽病の症状で、表証が解消されずに残存していることを示します。つまり太陽病と少陰病が併存している表裏同病の下痢で、太陽病篇九一条に出ていた証候と同じですから参照してください。

一般的には表証が残存している場合は、太陽病篇四四条の先表後裏の治療原則に従わなくてはなりませんが、本条のように裏証が重篤な場合は先急後緩の法則に従うべきで、まず四逆湯を用いて裏を温補して陽気の回復をはかり、そのあとで桂枝湯を用いて表邪を発散させるべきです。もしその順序を誤って発汗解表を先に行うと、虚している病人の陽気を発汗によってますます失わせる結果、亡陽虚脱の危機に陥らせてしまいます。

本条や三七〇条の、少陰病の虚寒性下痢と厥陰病による虚寒性下痢の鑑別診断は、臨床的にはなかなか難しいものであると思われます。

条文三七三

下利シテ水ヲ飲マント欲ス者ハ熱有ルヲ以テノ故ナリ。白頭翁湯之ヲ主ル。

口渇して水を飲みたがるのは熱が盛んで津液を損傷していることを示しています。下痢には熱性の下痢と虚寒性の下痢がありますが、もし口渇と水を飲みたがる症状を伴えばそれは熱痢であり、本条の場合、厥陰病の熱痢であると理解されます。したがって第三七一条に出ていた白頭翁湯で主治します。

本条は三六七条および三七一条を補充しており、これらと本条の三箇条から、厥陰病の熱痢は膿血便・裏急後重それに口渇して水を飲みたがるという三つの症状を呈することがわかります。

条文三七四

下利シテ讝語スル者ハ燥屎有ルナリ。小承気湯ガ宜シ。

小承気湯ノ方

大黄四両酒ニテ洗ウ　枳実三枚炙ル　厚朴二両皮ヲ去リ炙ル

右ノ三味、水四升ヲ以テ煮テ一升二合ヲ取リ、滓ヲ去リ二服ニ分カツ。初メ一服シテ讝語止ミ、若シクハ更衣スル者ハ後服ヲ停ム。爾ラザレバ之ヲ服シ尽クセ。

「讝語」は、陽明腑実の熱が心を上擾し神明（精神）を錯乱させて生じるものですから、陽明腑病の証拠です。陽明腑病で便秘でなく下痢を呈すということは、第二四二条と三二一条に出てきた熱結傍流と考えられます。本条は、厥陰病の熱痢と鑑別すべき類証の一つとして、陽明病熱結傍流の下痢を挙げたものと思われます。

条文三七五

下利ノ後更ニ煩シ、之ヲ按ジテ心下濡ノ者ハ虚煩ト為スナリ。梔子豉湯ガ宜シ。

梔子豉湯ノ方

肥ナル梔子十四箇擘ク　香豉四合綿ニテ裹ム

右ノ二味、水四升ヲ以テ先ズ梔子ヲ煮テ二升半ヲ取リ、豉ヲ内レ更ニ煮テ一升半ヲ取リ、滓ヲ去リ分カチテ再服セヨ。一服シテ吐ヲ得レバ、後服ヲ止ム。

本条の場合、熱痢があって胃腸内の汚穢は全部排泄されて腹部は「心下濡」になりましたが、上焦の邪熱が清泄されなかったため心煩を生じたものです。しかしこの邪熱は痰あるいは宿食などの有形の実邪とは結合していない無形の邪熱なので、この場合の心煩は太陽病中篇の七六条にあった「虚煩」と同じです。したがって治法は、梔子豉湯を用いて清熱除煩すればよいということです。

条文三七六　嘔家、癰膿有ル者ハ嘔ヲ治スベカラズ、膿尽クレバ自カラ愈ユ。

前条まで下痢に関する条項が続きましたが、本条から三七九条までは嘔吐に関する条です。嘔家とは、もともと嘔吐を繰り返している病人です。嘔吐の原因には外感病もあれば内傷によるものもあります。また寒によるもの熱によるもの、痰飲によるものあるいは宿食の逆流によるもの、また本条のように肺や胃に化膿巣があってそれを吐出するための嘔もあり、原因はさまざまです。本条の嘔吐は、病人が熱毒により体内に生じた汚い膿を排泄して清浄化するために嘔吐しているのですから、膿が出尽くせば嘔は自然に止まります。これを無理に止めようとすると排膿が妨げられて病状は悪化するか変証を生じる恐れがあるので、「嘔ヲ治スベカラズ」といったのです。

本条は一連の嘔吐に関する条文に進むに先立ち、安易な対症治療を戒めるとともに、治病求本の重要性を説いたと解釈されます。

条文三七七　嘔シテ脈弱ク小便復タ利ス。身ニ微熱有リテ厥ヲ見ワス者ハ治シ難シ。四逆湯之ヲ主ル。

脈が弱く嘔を伴うのは、正気が虚し裏が冷えて胃気が逆上するからです。「小便復タ利」は、腎陽虚で薄い尿がたくさん出る状態です。四肢が厥冷するのに体表に微熱があるのは、第三四三～三四五条で見た陰盛格陽で、虚陽が上浮する症状です。このように寒気上逆・下焦寒盛・虚陽上浮という三つの証候が同時に現れているので、難治といったものです。

本条の場合、嘔があるので温裏降逆の呉茱萸湯の証ではないかと考えられますが、本条の嘔は尿自利とともに陽虚寒盛によって生じたものなので、四逆湯を用いて回陽祛寒をはかる方が、より本治の目的に適うと考えられます。

条文三七八

乾嘔シテ涎沫ヲ嘔シ頭痛ム者ハ、呉茱萸湯之ヲ主ル。

呉茱萸湯ノ方

呉茱萸一升湯ニテ洗ウコト七遍　人参三両　大棗十二枚擘ク　生姜六両切ル

右ノ四味、水七升ヲ以テ煮テ二升ヲ取リ、滓ヲ去リ七合ヲ温服セヨ。日ニ三服ス。

本条の乾嘔は、厥陰肝にある寒邪が胃を侵し、胃気が上逆した結果生じたものです。胃が冷えたために胃中に停滞した水飲も、胃気の上逆に従って涎沫となって吐出されます。

足厥陰肝経脈は肝に属し、胆に連なり、胃から横隔膜を貫通し、咽から目系に連なり、頭頂部で督脈と交叉します。厥陰の頭痛は肝と胃の寒邪が経脈を伝って上逆するので、頭頂部が痛むのが特徴です。本条の嘔吐と頭痛は、肝胃の冷えと肝経の寒邪によるものですから、暖肝・温胃・降逆の呉茱萸湯で主治します。同じ冷えと嘔でもその原因の違いによって前条は四逆湯、本条は呉茱萸湯と主治する薬方が分かれます。呉茱萸湯は本条のほかに第二四三条陽明病の胃寒、三〇九条少陰病の吐利煩躁でも用いられていますが、いずれの嘔吐も中焦胃に虚寒があり、胃気が上逆して生じるものです。

条文三七九

嘔シテ発熱スル者ハ小柴胡湯之ヲ主ル。

小柴胡湯ノ方

柴胡八両　黄芩三両　人参三両　甘草三両炙ル　生姜三両切ル　半夏半升洗ウ　大棗十二枚擘ク

右ノ七味、水一斗二升ヲ以テ煮テ六升ヲ取リ、滓ヲ去リ更ニ煎ジテ三升ヲ取リ、一升ヲ温服セヨ。日ニ三服ス。

歴代の多くの学者が、本条は厥陰病虚寒証で陽気来復し、さらに回陽過剰となり、陰病の厥陰病から陽病の少陽病に転じたものだと解釈しています。厥陰と少陽は表裏の関係にあるので、「虚すれば厥陰、実すれば少陽」で相互の転換は臨床上常に起こりうるわけです。したがってこの嘔と熱は少陽病のもので小柴胡湯で主治します。
もう一つの解釈として、本条は一四九条の「嘔シテ発熱スル者ハ柴胡ノ証具ワル」とあるので、嘔を生ずる場合の類証鑑別の一つの例として柴胡証の嘔を挙げたという説もあります。

条文三八〇
傷寒、大イニ吐シ、大イニ之ヲ下シ虚ヲ極メ、復タ汗ヲ極ムル者ハ其ノ人外気怫鬱ス、復タ之ニ水ヲ与エ以テ其ノ汗ヲ発セバ因リテ噦ヲ得、然ル所以ノ者ハ胃中寒冷スルガ故ナリ。

誤治によって胃の陽気を損傷し、胃寒となって「噦」すなわちしゃっくりが出る場合を述べたものです。
傷寒に罹った病人に強い吐剤や下剤を与えた結果、すっかり胃の正気を損なって極端な虚に陥っているので、さらに発汗させようとしても、汗は出ず、かえって体表には熱がこもって発熱します。これが「外気怫鬱」という状態です。そこで発汗解熱させようと水を飲ませると、胃は陽気が虚してすっかり冷えているので今度はしゃっくりが出て止まらなくなります。

条文三八一
傷寒噦シテ腹満スルハ、其ノ前後ヲ視テ何ノ部ノ利セザルカヲ知リ、之ヲ利スレバ即チ愈ユ。

噦の原因には寒熱虚実の別がありますが、すべて胃気の働きが失調して胃気が正しく下降せず逆上する際に生じます。前条は胃の虚寒によって生じた噦を論じていましたが、本条は腹満と噦がともにあるので、腹部に実邪が鬱滞した結果胃気が上逆していることを示しています。「其ノ前後ヲ視」とは、鬱滞している実邪は何かを判断するために、「前」は小便を、「後」は大便を意味しており、大小便の出具合を観察せよということです。小便不利であれば蓄水、便秘であれば腑実です。二便を通利させれば実邪は除かれ、気の流れは通暢するので、噦も腹満も自然に治まるというものです。

厥陰病篇の総括

以上で、傷寒三陰三陽の条文はすべて読了しました。あとは、補足的な霍乱病篇と陰陽易差後労復病篇を残すだけです。

第三二六条より三八一条にいたる厥陰病篇五十六箇条を振り返ってみます。

三二六条　厥陰病の提綱証。寒熱錯雑証が特徴的で上熱下寒し、ときに回虫を吐し、下痢がみられる。

三二七～三二九条　厥陰病が愈える際の脈・時刻・証について。

三三〇条　陽虚による寒厥は下してはならない。

三三一条　厥陰病では、寒厥下痢と陽気回復による発熱が交代する。

三三二条　寒厥と陽気回復の寒熱進退の証候と予後の判定。

三三三条　厥陰病の虚寒性下痢に、誤って黄芩湯を与えた場合に生ずる除中という死証。

三三四条　寒厥下痢で陽気の回復が太過であると、喉痹か血便を呈す。

三三五条　厥陰病の邪熱内伏による熱厥の証。

三三六条　寒厥証で、厥冷と発熱が相均しければ陰陽均衡して自然治愈する。

三三七条　厥の原因は、陰陽の気が順接しないためである。

三三八条　蔵厥と蛔厥の鑑別と烏梅丸の証。

三三九条　熱厥の軽証とその二通りの予後。

三四〇条　厥陰の寒邪が下焦に凝結した証候。

三四一・三四二条　厥陰病の陽熱来復の証。来復適正・過剰・不足の三態。

三四三～三四六条　陰盛陽絶による寒厥の死証。

三四七条　正気が虚して厥証を呈す者は、便秘があっても下してはならない。

三四八条　本条より三五七条までは種々の厥の証

と治について論じています。発熱と厥逆と下痢が七日間続く者は難治。
三四九条　陽虚寒盛の厥逆には虚陽外越により数脈を呈する者がある。灸により回陽救逆をはかる。
三五〇条　裏熱旺盛の熱厥証は白虎加人参湯で清熱。
三五一条　厥陰病、血虚受寒の厥は脈細弱、当帰四逆湯で主治。
三五二条　前条よりもさらに肝経の経・臓ともに寒冷が著しい者には、当帰四逆加呉茱萸生姜湯がよろしい。
三五三条　裏寒旺盛の寒厥は、虚陽外越による微熱がある場合でも四逆湯を用いて回陽救逆。
三五四条　汗下の誤治により下痢厥冷する者も、四逆湯で主治。
三五五条　本条と次条は、寒厥や熱厥でない厥証。本条は痰飲の実邪が上焦に凝結して生じる痰厥証で瓜蒂散を投与。
三五六条　中焦に寒飲が停滞して生じる厥証は、まず茯苓甘草湯を用いて温胃散水。
三五七条　誤下の結果、邪が内陥して上熱下寒・厥逆・咽痛・下痢を生じた者は、清肺温脾・発散の麻黄升麻湯の証。
三五八条　本条より三七五条までは厥陰の寒痢と熱痢について論述しており、本条は寒痢の初期症状について。
三五九条　陰病の寒痢を誤吐下した結果、胃熱脾寒による寒格の証。乾姜黄芩黄連人参湯で主治。
三六〇条　本条より三七五条までの十六箇条は、下痢の予後の判定法。本条と次の条は、厥陰病の下痢が陽気来復で自然治癒する場合。
三六二条　下痢、手足厥冷して脈を触れない者の予後判定の方法。
三六三条　厥陰病の下痢で陽気回復が過剰な場合。
三六四条　下痢清穀（不消化水様便）の者は、たとえ表証があっても発汗は禁忌。
三六五条　同じ下痢でも、自然治癒する者と下痢が止まらない者とがある。予後は脈象の違いにより判定。

三六六条　下痢清穀に微熱と顔面の赤みを伴うものは戴陽証。

三六七条　厥陰病虚寒性の下痢には、陽気回復による自然治癒と、陽復過剰による膿血便との二通りの予後がある。

三六八条　厥陰病虚寒性の下痢で脈が触れなくなった病人の生死は、一昼夜後の脈の有無で判定する。

三六九条　虚寒性の重篤な下痢に一見実証のような脈が出現するときは、死の兆候である。

三七〇条　下痢清穀に加えて真寒仮熱の証候を現す者は、通脈四逆湯の証。

三七一条　厥陰病の下痢で裏急後重を伴う者は、湿熱下痢であるから白頭翁湯で主治。

三七二条　裏寒性の下痢に表邪を伴う場合は、先急後緩、まず四逆湯で温補し、その後桂枝湯で解表。

三七三条　厥陰病の熱痢は、白頭翁湯で主治。

三七四条　厥陰病の熱痢と鑑別すべきものの一つに、陽明病の熱結傍流がある。小承気湯を与えるとよい。

三七五条　下痢のあとの虚煩には、梔子豉湯を与える。

三七六条　本条より三七九条までは嘔に関する条文。本条では、嘔を生じる原因はさまざまであることを述べる。癰膿が原因で生じた嘔の場合は、嘔を治そうとしてはならない。

三七七条　陽虚寒盛で裏寒外熱を伴う嘔には、四逆湯を用いる。

三七八条　胃寒があるために胃気が上逆して生じる嘔は、呉茱萸湯証。

三七九条　厥陰病で嘔に発熱を伴う者は、厥陰病と表裏の関係にある少陽病に転じたもので、小柴胡湯証。

三八〇条　誤吐下のあと、胃中虚寒によって生じる噦（しゃっくり）がある。
三八一条　他方では、腹部に実邪が鬱滞する結果、胃気が上逆して生じる噦もある。

弁霍乱病脈証并治

霍乱病篇の構成

総論（三八二～三八四条）

霍乱病の定義
- 三八二条　主証：嘔吐下痢
- 三八三条　客証：嘔吐下痢と表証
- 三八四条　傷寒と霍乱の鑑別

各論（三八五～三九一条）

霍乱病の証治
- 三八五条　陽虚脱液：四逆加人参湯証
- 三八六条　熱霍乱：五苓散証
  　　　　　寒霍乱：理中丸証
- 三八七条　表証残存：桂枝湯

陰陽両虚証
- 三八八条　手足厥冷：四逆湯証
- 三八九条　内寒外熱：四逆湯証
- 三九〇条　厥冷・脱汗・脈微：通脈四逆加猪胆汁湯証

治癒後の証候
- 三九一条　霍乱後小煩：胃気不足

霍乱病ノ脈証並ビニ治ヲ弁ズ

霍乱病とは嘔吐と下痢を主症とする急性胃腸病の総称で、胃腸が揮霍撩乱（激しく入り乱れる）するという意味で命名されたものです。その病理機序については『霊枢』五乱篇第三十四に、「清気ハ陰ニ在リ、濁気ハ陽ニ在リ、清濁相干シテ、腸胃ニ乱ルレバ則チ霍乱ヲ為ス」とあり、脈内を流れる清気（営気）と脈外をめぐる濁気（衛気）が邪気を受けて相犯し、逆乱する現象が胃腸内で起こると霍乱病を生じると考えられています。霍乱は、広義に取ればコレラや赤痢などの急性伝染病、嘔吐下痢症、急性の食中毒、あるいは急性胃腸炎なども包括した概念と考えられますが、『傷寒論』でいう霍乱は、六淫の邪が影響して生じる急性の嘔吐下痢症状で、傷寒とは異なった範疇に属す外感病と考えられています。本篇は傷寒性の諸証を補遺あるいは鑑別すべきものとして、三陰三陽病六経の後ろに収載したものと思われます。

条文 三八二

問イテ曰ク、病ニ霍乱ナル者有ルハ何ゾヤ。
答エテ曰ク、嘔吐シテ利ス、此霍乱ト名ヅク。

霍乱の主症状を述べたもので、冒頭に霍乱病の提綱を挙げています。嘔吐と下痢が必須の症状です。胃腸の機能が逆乱し、清気が昇らないので下痢し、濁気が降りないので嘔吐を生じます。

条文 三八三

問イテ曰ク、病発熱、頭痛、身疼、悪寒シテ吐利スル者ハ此何ノ病ニ属スヤ。
答エテ曰ク、此霍乱ト名ヅク。霍乱ハ自ラ吐下シ、又利止ミ復タ更ニ発熱スルナリ。

霍乱とは、表裏が同時に外邪を感受して引き起こされる病です。発熱悪寒・頭痛身疼は表証で、嘔吐下痢は裏証です。「自ラ吐下」とはこの裏証は表証とはまったく関係なく生じたことを表現しており、表裏が互いに別々に病むために表証と裏証が同時に現れるのです。

したがって、霍乱ではたとえ裏気が和しても表邪がそれに伴って解消するわけではないので、下痢が止まってもさらに発熱するのです。

条文 三八四

傷寒、其ノ脈微濇ノ者ハ本是レ霍乱タリ、今是レ傷寒ナレバ却テ四五日、陰経上ニ至リ陰ニ転入スレバ必ズ利ス。本嘔シテ下利スル者ハ治スベカラザルナリ。

大便スルニ似ント欲シ反テ失気シ仍利セザル者ハ此陽明ニ属スナリ、便必ズ鞕ケレド十三日ニシテ愈ユ、然ル所以ノ者ハ経尽クルガ故ナリ。

下利ノ後、当ニ便鞕カルベシ、鞕ケレド則チ能ク食ス者ハ愈ユ。今反テ食ス能ワザレド後経中ニ到レバ頗ル能ク食ス、復タ一経ヲ過ギテ能ク食スハ之ヲ過グルコト一日ニシテ当ニ愈ユベシ。愈エザル者ハ陽明ニ属サザルナリ。

条文が少し長くて読みにくいですが、三段に区切ると理解しやすいでしょう。傷寒と霍乱の鑑別、および両者の比較鑑別の要点を述べています。

霍乱は前条に見られるように、その症状は傷寒とまぎらわしいものです。両者を鑑別するポイントとして、まず霍乱の脈状が挙げられます。霍乱は表とともに裏も傷られているので、病の始めから傷寒のように陽脈の浮脈ではなく陰脈である濇脈が現れるのが特徴です。次に傷寒の下痢は病が陽病期から陰病期に転入してはじめて生じるもので、始めから激しい嘔吐下痢を伴う霍乱とはまったく別のものです。したがって、霍乱の嘔吐下痢に傷寒の治法を用いても当然無効ですから「治スベカラザルナリ」というわけです。

次の段は、便の出方から霍乱と陽明病の鑑別を論述しています。便意があるのに下痢せず、失気すなわちガスだけ出て下痢はしないという病人は、霍乱ではなく陽明病です。便秘しても十三日経過すれば病は傷寒六経を二巡するので、病人は自然に治癒するはずです。最後の段はテキストによっては別の条文になっているものもあります。下痢のあとの予後について論述しています。下痢のあとは津液を損傷するので、病人は当然便秘になります。ここで食欲が出たら胃気が回復した証拠ですから、病人は治癒するでしょう。また、食欲がなくても「後経中ニ至リ」あるいは「一経ヲ過ギ」すなわちさらに六経を一巡したあとで食欲が回復すれば、前段の「十三日ニシテ愈ユ」と同じことで、病人は自然治愈に向かいます。もし上記のような経過をたどらない場合は、陽明病ではないと判断しなくてはなりません。

本条までが霍乱病のいわば総論にあたる部分で、霍乱病の定義・脈・証候などを述べたものです。

条文 三八五

悪寒シ、脈微ニシテ復タ利ス。利止ムハ亡血ナリ。四逆加人参湯之ヲ主ル。

四逆加人参湯ノ方

甘草二両炙ル　附子一枚生皮ヲ去リ八片ニ破ル　乾姜一両半　人参一両

右ノ四味、水三升ヲ以テ煮テ一升二合ヲ取リ、滓ヲ去リ、分カチ温メ再服セヨ。

霍乱病の嘔吐下痢により、陽虚脱液を来した場合の証とその治法です。

悪寒・脈微・下痢の証候は陽虚陰盛の寒痢で重篤な状態です。ここでは下痢が自然に止んでいますが、それがもし陽気が回復したためであれば脈は好転して手足も温かくなるはずなのに、そのような回陽の兆しは何も現れていないので、この場合は下痢によって津液が枯渇して下すものがなくなったためであることがわかります。本条の「亡血」は失血虧損の意ではなく、津液亡失を意味しています。そこで回陽救逆の四逆湯に、益気生津の人参一味を加えた四逆加人参湯を用いて、回陽救陰を行います。

人参は大いに元気を補い、虚脱を回復し、津液を生じて陰血を滋補するので、本条のほか白虎湯証で煩渇が解さないとき（二六条）や、通脈四逆湯証で脈が止まりそうな場合（三一七条）などにも人参一味を加味してきました。

条文 三八六

霍乱、頭痛、発熱、身疼痛シ、熱多ク水ヲ飲マント欲ス者ハ五苓散之ヲ主ル。寒多ク水ヲ用イザル者ハ理中丸之ヲ主ル。

五苓散ノ方

猪苓皮ヲ去ル　白朮　茯苓各十八銖　桂枝半両皮ヲ去ル　沢瀉一両六銖

右ノ五味、散ト為シ更ニ之ヲ治メ白飲ト和シ方寸七ヲ服シ、日ニ三服ス。多ク煖水ヲ飲ミ、汗出ズレバ愈ユ。

理中丸ノ方

人参　乾姜　甘草炙ル　白朮各三両

右ノ四味、擣キテ篩イ、蜜ト和シテ丸ト為シ、鶏子黄許リ大ノ如クス。沸湯数合ヲ以テ一丸ト和シ、研砕シ之ヲ温服セヨ、日ニ三四、夜二服。腹中未ダ熱セザレバ益シテ三四丸ニ至ル。然レドモ湯ニハ及バズ。湯法ハ四物ヲ以テ両数ニ依リテ切リ、水八升ヲ用イ煮テ三升ヲ取リ、滓ヲ去リ一升ヲ温服セヨ、日ニ三服。

若シ臍上築ス者ハ腎気動スナリ、朮ヲ去リ桂四両ヲ加ウ。吐多キ者ハ朮ヲ去リ生姜三両ヲ加ウ。下多キ者ハ朮ヲ還シ用ウ。悸ス者ハ茯苓二両ヲ加ウ。渇シテ水ヲ得ント欲ス者ハ朮ヲ加エ前ニ足シテ四両半ト成ス。腹中痛ム者ハ人参ヲ加エ前ニ足シテ四両半ト成ス。寒ス者ハ乾姜ヲ加エ前ニ足シテ四両半ト成ス。腹満スル者ハ朮ヲ去リ附子一枚ヲ加ウ。

湯ヲ服シテ後、食頃ノ如クニ熱キ粥一升許リヲ飲メバ微カニ自ラ温ス、衣被ヲ発掲スルコト勿カレ。

本篇の冒頭の三八二条に述べられていたように、霍乱病とは本来激しい嘔吐下痢を主証とする病です。本条の前半はこれに頭痛・発熱・身疼痛という表熱証を伴っている場合で、三八三条に似ています。実熱があるので熱多く口渇多飲します。表証が残存して口渇する場合は、膀胱の気化作用が失調し、体内の水分が正しくめぐらなくなった結果であると考えられます。そこで五苓散を与えてやれば、表熱が清解されると同時に膀胱の水は上に蒸騰されるので口渇は治まり、そのうえ胃腸内の水分も吸収されて尿として排泄されるので、下痢も止まるという表裏双解、一挙両得の好結果が得られます。

本条の後半は、「寒多」くすなわち寒陰の邪が裏において旺盛な場合です。「水ヲ用イザル者」とあるのは、口渇がないという意味です。太陰病篇二七七条に「自利シテ渇セザル者ハ太陰ニ属ス」とありましたので、この場合の病人は傷寒六経に当てはめると太陰虚寒証の下痢ということになります。治法としては当然、中焦の寒湿の温化をはかり、理中丸で主治します。本条には丸剤と湯液の両方が併記されており、湯液は通常人参湯の名で用いられています。

理中丸および人参湯は、人参、甘草、乾姜、白朮の四味各等量ずつで構成されています。人参と甘草で補脾益気、乾姜で温中補陽、白朮で脾湿を去ります。本方の君薬として、何よりも大切なのは益気の人参であるという説と、まず脾の陽気を補うことが先決なので乾姜が君薬であるとする説と、二つに分かれています。

服薬後の注意としては、脾胃の温まり方が不十分な場合には丸剤を増量するが、湯液の方が優っているとあるほか、さらに服薬後に熱い粥を食すと温養の効果が増すこと、薄着をしないようにすることなどが挙げられ、注意が行き届いています。

そのあとには症状に応じて加減方が種々書かれており、これは後世の人が加筆したものかもしれませんが、生薬の用い方は臨床上参考になります。

臍上に動悸を呈す者は、腎虚で寒水が上衝しようとするものですから、上昇を助ける白朮を去り、温陽利水に働く桂枝を加えます。

嘔吐のある者は気を上昇させる白朮を去り、和胃降逆・散水の生姜を加えます。

下痢する者は、脾気の不昇・水湿下注であるので、脾気を上向させ湿の吸収を促進する白朮を戻します。

動悸がする者は、水気が上がって衝心するためであるので、茯苓を加えて水飲を下します。

口渇して水を欲しがる人は、脾中の水気がよく吸収されないためであると考え、白朮を増量します。

腹が痛むのは、脾気不足とみて人参を増量して補中益気します。

臣薬：白朮３両（3.0ｇ）　苦甘，温。脾胃の湿を乾かし消化を促進させ，食欲を増す。

佐薬：甘草３両（3.0ｇ）　甘，平。人参に協力して脾胃の虚を補う。甘味は胃腸の急迫や痛みを去る。

使薬：乾姜３両（3.0ｇ）　大辛，大熱。臓腑の沈寒錮冷を去る。身体を温めるとともに消化機能を促進する。

加減用法

臍上築ス者ハ去朮，加桂。吐多キ者ハ去朮，加生姜。下多キ者ハ朮ヲ還ス。動悸スル者ハ加茯苓。渇ス者ハ朮ヲ増量。腹痛ノ者ハ人参ヲ増量。寒甚シキ者ハ乾姜ヲ増量。腹満スル者ハ去朮，加附子。湯ヲ服シテ後，熱粥ヲ啜リ微カニ自ラ温スガ良シ。

補　遺

本方は霍乱病篇に出ているが，本条は桂枝加芍薬湯と並んで，太陰病を主治すべき薬方である。太陰病の脾胃虚寒による冷え・心下痞鞕・腹満・下痢は本方が主治し，脾胃の陰陽不和による腹満・腹痛は桂枝加芍薬湯が主治すべきものである。

腹が冷える者は，陽虚裏寒が顕著であるためであるので，乾姜を増やして温中散寒をはかります。

腹満する者は，脾の虚寒により，中気が停滞して正常に動かなくなったものと考えます。上行性の白朮は去り，附子を加えて中焦を温めてやれば，脾胃の気は自然に正しく動くようになるでしょう。

条文 三八七

吐利止ミ而ルニ身痛休マザル者ハ，当ニ消息シテ其ノ外ヲ和解スベシ，桂枝湯ニテ小シク之ヲ和スガ宜シ。

桂枝湯ノ方

桂枝三両皮ヲ去ル　芍薬三両　生姜三両　甘草二両炙ル　大棗十二枚擘ク

右ノ五味，水七升ヲ以テ煮テ三升ヲ取リ，滓ヲ去リ一升ヲ温服セヨ。

嘔吐と下痢が止んだということは，霍乱の裏証は治ったということです。しかし「身痛休マズ」で，表裏両証であった病人の表証は解さずに残存している状

理中丸《りちゅうがん》（人参湯《にんじんとう》）

方　意

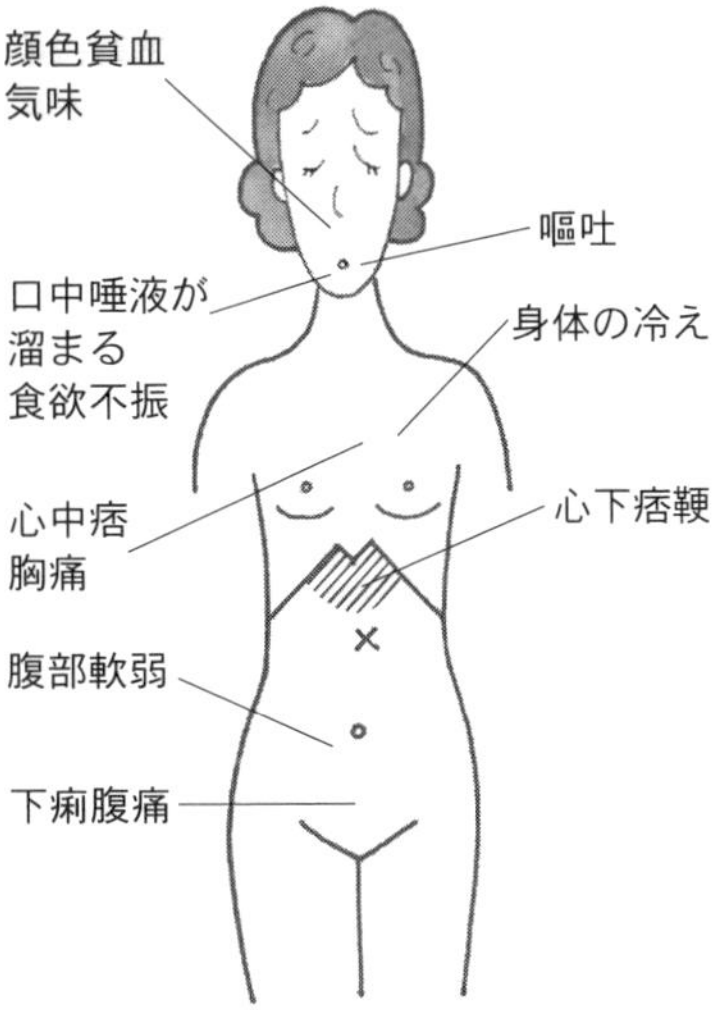

脾の陽気が虚し，太陰脾胃虚寒証に用いる基本処方である。『傷寒論』では寒霍乱および病後の脾胃虚寒に丸剤にして用い，『金匱要略』では湯液にして虚寒性の胸痹に用いている。

中焦の陽気が不足した結果，胃腸の消化機能が低下して，心下痞や下痢腹痛を呈するときに有効である。

理中丸証

主証：寒多く，嘔吐下痢，口渇なし。

客証：心中痞・心下痞・胸痹・口中に薄い唾液が湧く・冷え・腹痛・腹鳴・血便・食欲不振など。

臨床応用

胃腸虚弱・冷え性・急性胃腸炎・嘔吐下痢症・食あたり・慢性消化機能低下症・胃下垂症・過敏性腸症候群，そのほかに胸痛や狭心症など。

運用の要点

冷え・心下痞・嘔吐・下痢。

類方鑑別

桂枝人参湯：虚寒性の協熱下痢。寒性の下痢腹痛と発熱。

真武湯：腎陽虚・水泛・冷え・下痢・嘔気のほか，眩暈や動悸。

四逆湯：腎陽虚寒陰旺盛の下痢腹痛・四肢厥冷・眠気があり不活発。

四逆加人参湯：霍乱の下痢嘔吐・陽虚亡津・症状重篤。

原　典

霍乱，頭痛，発熱，身疼痛シ，熱多ク水ヲ飲マント欲ス者ハ五苓散之ヲ主ル。寒多ク水ヲ用イザル者ハ理中丸之ヲ主ル。（霍乱病篇　第386条）

大病差エテ後，喜唾，久シク了了タラザルハ胸上ニ寒有リ，当ニ丸薬ヲ以テ之ヲ温ムベシ，理中丸ガ宜シ。（陰陽易差後労復病篇　第396条）

方　解

君薬：人参３両（3.0ｇ）　甘微苦，微温。脾を補い，大いに元気を益す。脾の働きを促進する。

態です。「消息シテ」とは、残存した表証がどの程度か推理・斟酌して、適当に解表を助けよという意味です。それには桂枝湯がよいが様子を見ながら適当に与え、太陽病のときのように熱粥を啜らせたり厚着をさせたりするほどの必要性はないであろうという意味合いです。

条文 三八八

吐利シテ汗出デ、発熱悪寒シテ四肢拘急シ、手足厥冷スル者ハ四逆湯之ヲ主ル。

四逆湯ノ方

甘草二両炙ル　乾姜一両半　附子一枚生皮ヲ去リ八片ニ破ル

右ノ三味、水三升ヲ以テ煮テ一升二合ヲ取リ、滓ヲ去リ分カチ温メ再服セヨ。強人ハ大ナル附子一枚、乾姜三両ナルベシ。

本条より三九〇条までの三箇条は、激しい霍乱病により陰陽両虚の重症に陥った病人の証候と治法についての論述です。

本条は霍乱の激しい嘔吐と下痢により、陰陽両虚に陥ったものです。陽虚のため手足が厥冷し、体表の衛気も保持されなくなる結果、汗孔が緩んで汗が流れ出します。また陽虚とともに嘔吐下痢と発汗による津液の喪失のために、筋脈は栄養と体液の補給を受けられないので手足が拘攣して引きつります。ここで現れる発熱悪寒は本当の表証ではなく、寒陰内盛により残存する陽気が拒まれて外に追い出された虚陽浮越によるものです。本証は厥陰病篇の三五三条に似た状況で陰陽両虚の真寒仮熱証ですが、どちらかというと陽虚が主で陰液の不足は続発証なのです。そこで四逆湯を用いて、まず陽気の回復をはかります。

条文 三八九

既ニ吐シ且ツ利シ、小便復タ利シテ大イニ汗出デ、下利清穀シ、内寒外熱、脈微ニシテ絶エント欲ス者ハ四逆湯之ヲ主ル。

本条も陽虚寒盛による真寒仮熱の内寒表熱証ですが、前条より一段と重症の場合です。

激しい嘔吐と清穀下痢があれば、普通に考えれば津液を喪失して小便は不利になるはずなのに、「小便復タ利」とあるのは、津液の喪失よりも腎陽の衰亡による亡陽が重大で、尿の垂れ流しが一見尿自利に見えるものです。少陰腎の亡陽は心の亡陽を呼び、病人は脈も絶え絶えになった状況です。

本条もまず回陽救逆の四逆湯を用いるよう指示していますが、ここは少陰病篇三一七条と類似した状況なので、通脈四逆湯とすべきであるという意見も有力です。

条文 三九〇

吐已ミ下断ジ、汗出デテ厥シ、四肢拘急シテ解セズ、脈微ニシテ絶エント欲スル者ハ通脈四逆加猪胆汁湯之ヲ主ル。

通脈四逆加猪胆汁湯ノ方

甘草二両炙ル　乾姜三両強人ハ四両モ可　附子大ナル者一枚生皮ヲ去リ八片ニ破ル　猪胆汁半合

右ノ四味、水三升ヲ以テ煮テ一升二合ヲ取リ滓ヲ去ル。猪胆汁ヲ内レ、分カチ温メ再服スレバ其ノ脈即チ来ル。猪胆無クバ羊胆ヲ以テ之ニ代ウ。

霍乱病の激しい嘔吐と下痢の結果、陽気は亡絶、陰液は枯竭して重篤な陰陽両虚に陥ったものです。「吐已ミ下断ジ」は吐下ともに止んだ状態ですが、そのあとの条文を読むとこれはけっして病が回復に向かう良い兆しではなく、第三八五条と同じく腹中の物が吐下によってすべて失なわれた結果止まっただけにすぎません。しかも病証は四逆加人参湯証よりさらに危険で、陽虚寒盛のため四肢厥冷とともに虚陽浮越による仮熱発汗があり、気血も津液も枯竭した結果、四肢の拘急が止まりません。「脈微ニシテ絶エント欲ス」は、亡陽頻死の証候です。

通脈四逆加猪胆汁湯は、通脈四逆湯に猪胆汁を加えたものです。通脈四逆湯は四逆湯の乾姜一両半を倍量の三両あるいは四両に増量したもので、少陰病篇三一七条および厥陰病篇三七〇条にあり、四逆湯証よりもさらに亡陽と著しい寒盛で脈も消え入りそうな場合に用います。猪胆汁は豚の胆汁で苦寒の性味をもちます。強い陽薬である通脈四逆湯だけを与えると、強い陰寒に拒まれて体が薬を受け付けないので、猪胆汁の苦寒従陰の性質を借りて通脈四逆湯を送下し、急速に心脈を回通させるのです。このような猪胆汁の用い方は、少陰病篇三一五条白通加猪胆汁湯の場合と同じです。羊胆は猪胆と同じく苦寒で、性味が似ているので代用が可能です。

条文 三九一

吐、利、発汗シ、脈平ニシテ小シク煩ス者ハ、新タニ虚シ穀気ニ勝《タ》エザルヲ以テノ故ナリ。

霍乱病に罹り、嘔吐・下痢・発汗を呈したが病が愈えて平脈すなわち正常の脈状になったものです。人は胃気が正常に働くことが生命活動の根本です。病は治愈し陰陽はようやく平衡を取り戻したかに見えますが、病人は最も大切な胃気の回復がまだ不十分で消化する力も弱く、虚に陥りやすく体調も不安定で、新たな不調や煩躁を来しやすいということです。病後は脾胃の養生が最も大切で、本条は次の陰陽易差後労復病篇に連なっていると思われます。

霍乱病篇の総括

霍乱病篇は、三八二条から三九一条までの十箇条です。

三八二条　霍乱という病は、嘔吐と下痢が特徴的な症状である。

三八三条　霍乱には嘔吐下痢だけではなく発熱悪寒・頭痛身痛などの表証を伴うものもある。

三八四条　霍乱と傷寒にはまぎらわしい点があるため、両者の鑑別の要点を挙げる。

以上が霍乱病の総論です。

三八五条　霍乱病の嘔吐下痢により、陽虚脱液を来した者は四逆加人参湯証。

三八六条　表熱があり口渇を伴う霍乱は、五苓散で主治。一方裏寒証を呈する霍乱は、理中丸（人参湯）で主治。

三八七条　嘔吐下痢が止んだが表証が残存する霍

乱は、桂枝湯で適宜解表する。

三八八〜三九〇条の三箇条は、霍乱の激しい嘔吐と下痢により、陰陽両虚に陥った場合です。

三八八条　発汗・四肢拘急・手足厥冷する者は四逆湯の証。

三八九条　激しい嘔吐下痢があるのにかえって小便自利し、真寒仮熱・脈微の者も、四逆湯で主治。

三九〇条　嘔吐下痢で出る物が出尽くし、厥冷・発汗・脈微になった者は最も危険である。通脈四逆加猪胆汁湯で主治する。

三九一条　霍乱が回復したのに、軽い煩燥を呈す場合があるが、これは病人の胃気が十分に回復していないからである。

弁陰陽易差後労復病脈証并治

陰陽易差後労復病篇の構成

（三九二～三九八条）

陰陽易の証治
- 三九二条　身重・少気・裏急：焼褌散証

労復病の証治
- 三九三条　差後に労復の者：枳実梔子湯証
- 三九四条　差後にさらに発熱：小柴胡湯証
- 三九五条　腰以下に水気：牡蛎沢瀉散証
- 三九六条　大病後の裏寒：理中丸
- 三九七条　虚羸少気：竹葉石膏湯証
- 三九八条　病後・日晡微煩：脾気弱く消化不能の故

陰陽易ト差エテ後ノ労復病ノ脈証並ビニ治ヲ弁ズ

本篇では、傷寒が治愈した直後、いまだ体力が完全には回復していない時期に、性交・動きすぎ、あるいは食べすぎなどによって病気がぶり返して生じるさまざまな症状とそれらへの対策を論述しています。それによって、大病を患った後の養生と用心がいかに大切かを読者に諭して、『傷寒論』本論の締めくくりとしたものです。

条文 三九二

傷寒、陰陽易ノ病タル、其ノ人身体重ク、少気シ、少腹裏急或イハ陰中ニ引キテ拘攣シ、熱上リテ胸ヲ衝キ、頭重ク挙グルヲ欲セズ、眼中ニ花ヲ生ジ、膝脛拘急スル者ハ焼褌散之ヲ主ル。

焼褌散ノ方

婦人ノ中褌、隠シ処ニ近キヲ取リテ焼キテ灰ト作ス

右ノ一味、水ニテ方寸匕ヲ服セ、日ニ三服。小便即チ利シ、陰頭微カニ腫ルレバ此愈ユルト為ス矣。婦人ノ病ハ男子ノ褌ヲ焼キテ服ス。

陰陽易という病気は、大病をしていまだ完全に治りきっていない人が、セックスをすることにより病邪を感受して生じる病です。さらに辞典を引くと、「病み上がりの男が女と交わって生ずるものを陽易、病み上がりの女が男と交わって生ずるものを陰易という」とあります。

冠頭の「傷寒」は広義の傷寒で、いっさいの外感病を包括したものであると思われます。大病のあとは、傷寒の余邪が残り、気血は十分回復せず正気は虚したままですから、ここでセックスすると著しく精気を損なうので体が重だるく、息切れがします。また下腹の

宗筋が消耗するので下腹部が痛んだり、前陰すなわち睾丸が拘急痙攣したり、あるいは膝や脛がひきつったりします。

陰陽易の邪は性器から侵入してくるので、毒熱は身体下部から上衝します。したがって「熱上リテ胸ヲ衝キ、頭重ク挙グルヲ欲セズ、眼中花ヲ生ジ」といった症状が現れます。

陰陽易を治すには焼褌散、すなわち男には女の、女には男の下着の性器に触れている部分を焼いた灰、おそらく黒焼きにしたものを水で一日三回服用せよというのが本条の指示です。それぞれ異性から病毒が侵入しているので、異性の下着を用いることは、同気相求の理に則って病毒を体外に導出しようという考えでしょう。利尿がつき、亀頭が腫れた者は有効ということは、病邪がそこから排出されたということです。あまり科学性があるとは思えませんが、有効であったという報告もあるようです。

条文 三九三

大病差エテ後労復ノ者ハ枳実梔子湯之ヲ主ル。

枳実梔子湯ノ方

枳実三枚炙ル　梔子十四箇擘ク　豉一升綿ニテ裹ム

右ノ三味、清漿水七升ヲ以テ空煮シテ四升ヲ取リ、枳実梔子ヲ内レ煮テ二升ヲ取リ、豉ヲ下シテ更ニ煮ルコト五六沸、滓ヲ去リ温メ分カチ再服セヨ。覆イテ微カニ汗スルニ似セシム。若シ宿食有ル者ハ、大黄博碁子ノ如キヲ五六枚内レ之ヲ服セバ愈ユ。

大病とは、傷寒や温病などの外感性の熱病を指します。大病が治ったばかりの時期は、余熱が残存し正気もいまだ虚しており、気血の回復も不十分です。この時期に過度な作業をしたために病がぶり返し、再び発熱するものを「労復」と呼んでいます。これは残存した余熱が労作によって体外に浮越するものです。

労復病を主治する処方は、枳実梔子湯です。枳実、梔子、香豉の三味で構成されています。枳実は理気薬で心下痞を解消し、梔子は清熱薬で清熱除煩し、香豉は辛涼解表薬で表邪を宣透して鬱熱を散じます。これらを煎じるのに用いる清漿水とは、炊いた米穀を冷水に五、六日浸して発酵させた汁で、消化を助け清熱・除煩・理気に働きます。本方の処方構成は第七六条の梔子豉湯の香豉を増量したうえに枳実を加味したものですから、処方全体としては、邪熱を清宣し、解鬱除煩・消痞寛中するというところでしょうか。もし腹満便秘する者には、博碁子大の大黄を五、六個加えます。博碁子大とは、方寸匕あるいは一寸×二寸くらいの大きさです。

労復病の証候は、本条の処方から推測すると、発熱して心中懊憹・心下痞塞・ときに腹満便秘といったものと思われます。

条文 三九四

傷寒差エテ以後更ニ発熱スルハ小柴胡湯之ヲ主ル。脈浮ノ者ハ汗ヲ以テ之ヲ解シ、脈沈実ノ者ハ下ヲ以テ之ヲ解ス。

小柴胡湯ノ方

柴胡八両　人参二両　黄芩二両　甘草二両炙ル

生姜二両　半夏半升洗ウ　大棗十二枚擘ク

右ノ七味、水一斗二升ヲ以テ煮テ六升ヲ取リ、滓ヲ去リ再ビ煎ジテ三升ヲ取リ、一升ヲ温服セヨ。日ニ三服ス。

傷寒の病が治愈したあと、再び発熱する場合、病人は陰陽不和・気血未復という特別な条件下にあるので、通常の外感病に罹って発熱する場合と一概に論じることはできません。また発熱の原因も、飲食不適・生活の不摂生・過労、あるいは新たな邪の外感など、さまざまです。そこで作者はそのような場合、病人の脈証をよく弁じて、表裏の証がなければ邪は半表半裏にあるのだから、小柴胡湯で和解して祛邪扶正をはかれと教えています。同様にして、脈が浮であれば邪は表にあるので証に従って桂枝湯か麻黄湯で発汗し、脈が沈実を呈すときは、裏に実邪の積滞がある証拠であるから、証に従って三承気湯のいずれかで攻下すべきで、いずれも傷寒の治法に則って治療せよと指示しています。

条文 三九五

大病差エテ後、腰ヨリ以下ニ水気有ル者ハ牡蛎沢瀉散之ヲ主ル。

牡蛎沢瀉散ノ方

牡蛎熬ル　沢瀉　蜀漆煖水ニテ洗イ腥ヲ去ル
葶藶子熬ル　商陸根熬ル　海藻洗イテ鹹ヲ去ル
栝楼根各等分

右ノ七味、異ニシテ擣キ、篩ニ下シテ散ト為ス。更ニ臼中ニ於テ之ヲ治メ、白飲ニ和シテ方寸匕ヲ服ス、日ニ三服。小便利スレバ後服ヲ止ム。

大病から回復したが、尿が少なく下半身がむくんでいる病人は、沢瀉牡蛎散で主治せよというものです。

構成生薬は七種で、別々に擣いて粉にし、篩でふるい臼で引き、それを重湯で溶いて服用します。

沢瀉と商陸根、蜀漆、葶藶子は破水・利尿消腫に、牡蛎、海藻は軟堅消痞に働き、これらを併用すると強力な利尿・消痞・破結・軟堅の働きを現します。そこに一味、生津・滋陰伏熱の栝楼根を加味して峻泄の薬効を緩和し、全体の調和をはかっています。

条文 三九六

大病差エテ後、喜唾、久シク了了タラザルハ胸上ニ寒有リ、当ニ丸薬ヲ以テ之ヲ温ムベシ、理中丸ガ宜シ。

理中丸ノ方

人参　白朮　甘草炙ル　乾姜各三両

右ノ四味、擣キテ篩イ、蜜ト和シテ丸ト為シ、鶏子黄許リノ大キサノ如クシ、沸湯数合ヲ以テ一丸ヲ和シ、研砕シ之ヲ温服ス、日ニ三服ス。

大病は治愈したが、太陰の陽気が虚して上焦の肺と中焦の脾が虚寒に陥ったものです。

「喜唾久シク了了タラズ」とは、肺脾の陽虚のために寒飲が凝聚して化さず、水のような唾液が湧き上がって口中に溜まるものです。治療には、三八六条で霍乱病の虚寒証の下痢を主治した理中丸を用います。脾肺を温めてやれば水飲は正常に吸収してめぐり、溜まった唾も消失します。

条文 三九七

傷寒解シテ後、虚羸シテ少気、気逆シテ吐サント欲スルハ竹葉石膏湯之ヲ主ル。

竹葉石膏湯ノ方

竹葉二把　石膏一斤　半夏半升洗ウ　麦門冬一升心ヲ去ル　人参二両　甘草二両炙ル　粳米半升

右ノ七味、水一斗ヲ以テ煮テ六升ヲ取リ滓ヲ去ル。粳米ヲ内レ米ヲ煮テ熟シ湯成レバ米ヲ去リ一升ヲ温服ス、日ニ三服。

大病のあと気津両虚に陥り、息切れ・咳嗽・嘔気などの症状を呈する場合です。

この条の要点は、「虚羸少気」と「気逆欲吐」です。大病のあと、体が消耗して陰血も津液も不足して痩せた状態が「虚羸」で、体力も衰えて息切れする状態が「少気」です。傷寒の余熱が残存し、虚熱が上逆して嘔気や咳を生じる状態が「気逆上気」です。これに対しては竹葉石膏湯を用いて虚熱を清し、気を補い肺胃に津液を生じさせ、和胃降逆をはかります。

構成生薬の竹葉はよく虚熱を清し、石膏は肺胃の気分の熱を清す要薬です。麦門冬は肺胃の陰を補い、津液を養い、燥を潤します。人参と甘草は益気生津に働きます。半夏は辛散燥湿に働くので、処方全体の目的には反するようですが、麦門冬の半量を合わせて用いると潤燥を妨げずに和胃・降逆・止嘔に有効に働き、古方の用薬配合の妙味とされています。粳米は胃気を益すとともに、胃陰を保護しています。

竹葉石膏湯は白虎加人参湯とよく似た処方構成になっています。白虎加人参湯が清熱を重視して知母を用いるのに対して、竹葉石膏湯は滋陰を目的として麦門冬を配合しています。

条文 三九八

病人脈已ニ解ス、而ルニ日暮微カニ煩ス。病新タニ差ユルヲ以テ人強イテ穀ヲ与ウ。脾胃ノ気尚弱ク穀ヲ消ス能ワザルガ故ニ微煩セシム。穀ヲ損セバ則チ愈ユ。

本条は、霍乱病篇最後の三九一条とよく似た内容になっています。

病人は病が愈えて脈も正常に戻ったのに、夕方になると少し気持ちが落ち着かず煩悶するというのは、病

ル。（陰陽易差後労復病篇　第397条）

方　解

君薬：竹葉２把（2.0ｇ）　辛淡甘，寒。上焦の風邪煩熱・咳逆喘息・嘔噦吐血を除き，心を涼し，脾を緩め，渇を止める。

臣薬：石膏１斤（16.0ｇ）辛甘，大寒。清熱降火・除煩止渇。竹葉・石膏の辛寒をもって傷寒の余熱を散ずる。

佐薬：半夏半升（4.0ｇ）　辛，温，有毒。分量は少ないので温燥の薬性は打ち消され，降逆止嘔・鎮咳・豁痰に働く。

使薬：人参２両（2.0ｇ）　甘微苦，微温。益気生津，脾肺の気を補い津液を生じ，口渇を止める。

甘草２両（2.0ｇ）　甘，平。補中益気・潤肺祛痰・諸薬調和。

麦門冬１升（10.0ｇ）甘微苦，微寒。清熱・潤肺・止咳・養陰生津。人参・甘草とともに気津双補。

粳米半升（6.0ｇ）　甘，涼。和胃補中・清熱除煩・止渇。

（以上四味）四甘味薬が気と津液の不足を補い，その中を緩す。

気は治ったと早合点して周りの人が無理強いして食べさせるからである。原因は脾胃の気がいまだ十分回復せず消化力も弱っているためであるから、薬など不要で食べ物を少し控えさえすれば、不安やいらつきはすぐに治るというものです。病後の回復は焦らず、自然治癒力に任せてゆっくりと日数をかけて行うことが何よりも大切だ、ということです。

竹葉石膏湯《ちくようせっこうとう》

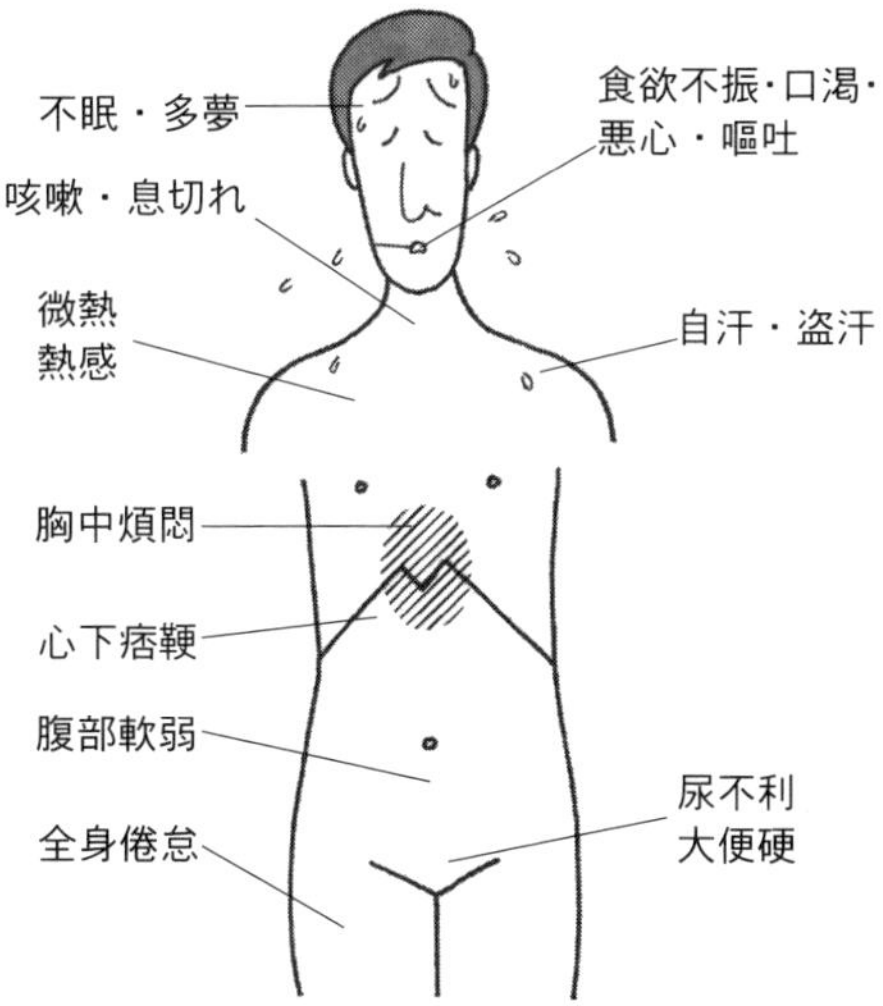

方　意

傷寒やその他大病のあと，体力が衰え津液も欠乏すると，気陰両虚に陥り，全身倦怠感・食欲不振・体重減少などを呈す。

体力が衰えるので息切れがし，傷寒の余熱が残存して虚熱が上逆するので咳嗽や嘔気を生じる。脾肺の気を補い，津液を生じ，和胃降逆により諸証を治す。

竹葉石膏湯証

主証：虚羸少気・気逆欲吐。

客証：体力消耗・津液欠乏・体重減少・食欲不振・咳嗽・微熱・胸中煩悶・口渇・不眠・自汗・盗汗。

脈は細数にして無力。

舌は舌質紅でやや乾燥・苔は薄い。

腹は軟弱・心下痞鞕を認める。

臨床応用

カゼ・インフルエンザ・気管支炎・肺炎・百日咳などで治癒が遷延している者。

肺結核・気管支喘息・慢性肺気腫・術後・肺がんなどで体力消耗し，微熱・咳嗽がある者。あるいは糖尿病など。

運用の要点

体力消耗・津液不足・咳嗽嘔逆。

類方鑑別

補中益気湯：体力消耗はあるが，津液不足はない。

清暑益気湯：気陰両虚に益気生津の効能。本方は益気降逆が主な働き。

白虎加人参湯：内外熱盛による発汗・口渇・津液不足。

原　典

傷寒解シテ後，虚羸シテ少気，気逆シテ吐サント欲スルハ竹葉石膏湯之ヲ主

陰陽易差後労復病篇の総括

陰陽易差後労復病篇は三九二条から三九八条までの七箇条で、傷寒が治愈したあとに生じる諸証とその対策について述べられています。

三九二条　陰陽易とは、病後にセックスをして生じる病である。精を損じ、下半身の脱力と熱の上衝がある。焼褌散で主治。

三九三条　労複病とは病後の過労から生じる。枳実梔子湯で邪熱清宣・解鬱除煩・消痞寛中すればよい。

三九四条　病後再び発熱する者は脈を診て、脈浮であれば発汗、脈沈実であれば瀉下、表裏の証がはっきりしなければ小柴胡湯で主治。

三九五条　大病後の下半身のむくみは、沢瀉牡蛎散証。

三九六条　大病後裏に寒がある者は理中丸（人参湯）で裏を温補せよ。

三九七条　病後に消耗して羸痩・息切れ・咳や嘔吐を生じる者は、竹葉石膏湯証。

三九八条　大病が差えたあとも微かに煩悶する者は、脾胃の気の回復がいまだ不十分なためであるから、ただ食べる量を減らせば治る。

あとがき

漢方はよく『傷寒論』に始まって、『傷寒論』に終わるといわれる。これは漢方の学習においても臨床においてもいえることで、私自身の漢方学習も大塚敬節先生の『傷寒論講義』から始まり、その後の三考塾でも毎回行われている寺師睦宗先生の『傷寒』『金匱』の講義を、すでに何回も繰り返し聴講している。臨床の場でも最初に覚えたのは葛根湯や小柴胡湯などの『傷寒論』の処方であったし、また中医の処方を使う機会が増えても、いつも「この処方の方意は『傷寒』『金匱』ではどの範疇に属すのか」ということを常に考える習慣が身に付いていた。

張仲景の『傷寒卒病論集』がはじめて世に出たとき、おそらく当時の人々に大きな感激と期待を与えたであろうことは想像にかたくない。人々はこの活人済世の福音書ともいうべき十六巻の内容を先を争って写本し、その教えは速やかに世に広まり強烈な影響を与えたことであろう。しかし戦乱の世である。その原本はわずか五十年後には亡失したそうである。

それ以来、およそ医を志す者にとって、一度はこの世に医術の真髄を体現してみせた『傷寒卒病論集』の原本を再びこの世に甦らせたいということが共通の悲願となった。歴代一流の学者たちが心血を注いで原本を復元しようと努力していくうちに、それぞれの時代の医学理論と実践を積み上げて、最高の臨床医学体系が作り上げられ、時代とともに継承された結果、出来上がったのが今日伝えられる『傷寒論』であり『金匱要略』であると考えられる。換言すれば各時代のエネルギーと精華を吸収し尽くして成長し完成した『傷寒』『金匱』であるからこそ、時代を超えて常に漢方医学の聖典として強い光とエネルギーを放ち続けるのであろう。

そのような『傷寒論』を学べば、とりもなおさず漢方医学の精華と真髄を修得できるはずであるが、ただ講義を聴いたり本を読んだりするだけでは、どうもいまひとつ曖昧な部分が残り、自分でも『傷寒論』を理解できたという実感が得られなかった。そこで勉強してわかったことを逐一自分の言葉で書いてみたら、どの程度に理解できているのかよくわかると思い、約十年前から少しずつ書き始めた。その作業のなかで、それまで気がつかなかった発見が少なからず得られた。その中の一つは『傷寒論』の条文はただ漫然と書き連ねられているのではなく、読者の理解の流れを妨げないように十分配列に工夫が凝らされているということであった。例えば互いに関連のある条文同志が隣接して配置されるのは当然であるが、次にそれに対比する概念や変証などへ主題が移行するときの巧みさ、次の篇に移る前の伏線の配置など、現代でも十分通用するような編集技術が用いられており、一見多岐亡羊の感さえある三百九十八箇条もの条文が、いささかの齟齬を生じることなく見事に一本の太い線で繋がれている。

今回東洋学術出版社の山本勝司社長のお計らいと、編集担当の坂井由美さんのご尽力により一冊の本となって世に出ることができたことは望外の喜びであり、深く感謝している。願わくば一人でも多くの先生方にご披見いただき、そのうえで忌憚のないご意見やご批判をいただければ幸せである。

二〇〇七年九月　東京虎ノ門の寓居にて

高山　宏世

参考文献（1～5は、特に参考にして引用したもの）

1. 劉渡舟・傅士垣：『傷寒論詮解』天津科学技術出版社（天津市）、一九八三年
2. 李培生 編：高等中医研究参考叢書十一『傷寒論』知音出版社（台北市）、一九九〇年
3. 劉渡舟・姜元安・生島忍：『現代語訳・宋本傷寒論』東洋学術出版社（千葉県）、二〇〇〇年
4. 呉謙：『医宗金鑑・訂正仲景全書傷寒論註』人民衛生出版社（北京市）、一九八五年
5. 許宏：『金鏡内台方議』人民衛生出版社（北京市）、一九八六年
6. 浅井貞庵：『傷寒論口義』名著出版（東京都）、一九九〇年
7. 劉渡舟：『中国傷寒論解説』東洋学術出版社（千葉県）、一九八三年
8. 劉渡舟：『中国傷寒論解説続編』東洋学術出版社（千葉県）、一九九二年
9. 李心機：『傷寒論図表解』人民衛生出版社（北京市）、二〇〇四年
10. 髙山宏世：『漢方常用処方解説』（四十版）漢方三考塾（東京都）、二〇〇七年
11. 髙山宏世：『漢方処方学時習』（四版）漢方三考塾（東京都）、二〇〇六年
12. 許鴻源：『常用漢方方剤図解』新医薬出版社（台北市）、一九八〇年
13. 日本漢方協会：『実用漢方処方集』薬業時報社（東京都）、一九九八年
14. 焦樹徳：『用薬心得十講』人民衛生出版社（北京市）、一九九五年
15. 神戸中医学研究会：『中医臨床のための中薬学』医歯薬出版社（東京都）、一九九五年
16. 神戸中医学研究会：『中医臨床のための方剤学』医歯薬出版社（東京都）、一九九二年
17. 黄奭 編輯：『神農本草経』中医古籍出版社（北京市）、一九八七年
18. 寺師睦宗 訓：『臨床百味・本草備要』漢方三考塾（東京都）、一九八四年

索　引

図解索引

あ行

か行

さ行

た行

な行

は行

方剤索引

下線入り：処方構成の記載あるもの。(　)内は条文番号。

さ行

た行

は行

ま行

ら行

【編著者略歴】
髙山　宏世（たかやま　こうせい）
（1934-2021）
1934 年　鹿児島県生まれ
1962 年　九州大学医学部卒業
1963 年　九州大学医学部第三内科教室入局
1969 年　漢方医学の独習開始
1970 年　福岡鳥飼病院内科勤務
1974 年　髙山クリニック（福岡市中央区）開業
1979 年　寺師睦宗先生に師事
1984 年　漢方三考塾（寺師先生）加盟
2005 年　日本東洋医学会奨励賞受賞
2007 年　院長職を辞任。以後，執筆と講演活動に専念。
所属学会：日本内科学会，日本東洋医学会

【主な著書】
1）『腹証図解　漢方常用処方解説』漢方三考塾（東京都），1988 年
　『腹証図解　漢方常用処方解説［改訂版］』東洋学術出版社（千葉）2019 年
2）『古今名方　漢方処方学時習』漢方三考塾（東京都），1998 年，現在，東洋学術出版社より刊行
3）『弁証図解　漢方の基礎と臨床』漢方三考塾（東京都），2003 年，現在，東洋学術出版社より刊行
4）『いのちを養う漢方講座』葦書房（福岡市），1995 年
5）『漢方の考え方と使い方』（共著）光原社（東京都），1997 年
6）『臓腑経絡・三焦の弁証と処方』(衷中会編著) たにぐち書店（東京都），2011 年
7）『金匱要略も読もう』東洋学術出版社（千葉県），2016 年

傷寒論を読もう

2008年５月６日　　第１版　第１刷発行
2024年７月１日　　　　　　第８刷発行

編著者　髙山　宏世
発行者　井ノ上　匠
発行所　東洋学術出版社
〒272-0021　千葉県市川市八幡2-16-15-405
販売部：電話 047（321）4428　FAX 047（321）4429
e-mail　hanbai@chuui. co. jp
編集部：電話 047（335）6780　FAX 047（300）0565
e-mail　henshu@chuui. co. jp
ホームページ　http://www. chuui. co. jp/

装幀デザイン／岡本愛子　　処方図解イラスト／三木早苗
印刷・製本／モリモト印刷株式会社
◎本体はカバーに表示してあります　◎落丁，乱丁本はお取り替えいたします

ISBN978-4-904224-00-7 C3047